西医学习中医系列培训教材

中医经典选读

主　编　刘宏岩　苏　颖
副主编　张　焱　金东明　赵力维　周丽雅
编　委　(以姓氏笔画为序)
　　　　刘宏岩　苏　颖　张　焱　张茂云
　　　　金东明　周丽雅　岳冬辉　赵力维
　　　　聂金娜

科学技术文献出版社
SCIENTIFIC AND TECHNICAL DOCUMENTATION PRESS
·北京·

图书在版编目（CIP）数据

中医经典选读 / 刘宏岩，苏颖主编．—北京：科学技术文献出版社，2012.4（2025.2重印）

西医学习中医系列培训教材

ISBN 978-7-5023-7172-2

Ⅰ．①中⋯　Ⅱ．①刘⋯　②苏⋯　Ⅲ．①中国中医药学—古籍—技术培训—教材　Ⅳ．① R2-52

中国版本图书馆 CIP 数据核字（2012）第 008200 号

中医经典选读

| 策划编辑：樊雅莉 | 责任编辑：樊雅莉 | 责任校对：赵文珍 | 责任出版：张志平 |

出 版 者	科学技术文献出版社
地　　址	北京市复兴路15号　邮编 100038
编 务 部	（010）58882938，58882087（传真）
发 行 部	（010）58882868，58882874（传真）
邮 购 部	（010）58882873
官方网址	www.stdp.com.cn
发 行 者	科学技术文献出版社发行　全国各地新华书店经销
印 刷 者	北京虎彩文化传播有限公司
版　　次	2012年4月第1版　2025年2月第13次印刷
开　　本	787×1092　1/16
字　　数	493千
印　　张	21.75
书　　号	ISBN 978-7-5023-7172-2
定　　价	42.00元

版权所有　违法必究

购买本社图书，凡字迹不清、缺页、倒页、脱页者，本社发行部负责调换

西医学习中医系列培训教材
专家指导委员会

主任委员 邱德亮　王之虹

副主任委员 刘宏岩　李芳生　罗　庚

委　　员（以姓氏笔画为序）

　　　　　　王富春　刘明军　苏　颖　杨茂有　冷向阳

　　　　　　宋柏林　宋秀英　张大方　张文风　张奕斌

　　　　　　宫晓燕　曹世奎

秘 书 长 宋秀英　曹世奎

办公室主任 张　杰

办公室成员 安　媛　毕　岩　冯东海

前言

西医学习中医(以下简称"西学中")培训教材是依据国家中医药管理局关于开展"西学中"培训的有关文件精神,在吉林省中医药管理局的规划指导下,由长春中医药大学组织编写、科学技术文献出版社出版的系列培训教材。本套教材共有4部,具体书目为:《中医经典选读》、《针灸推拿学》、《中医内科学》、《中医临床学》,供吉林省各级中医院和综合性医院的西医院校毕业医师学习中医使用。

《中医经典选读》是该系列培训教材之一,由长春中医药大学的相关学科专家集体编写而成。中医学自诞生以来,已有几千年的历史。其中,最具有标志性的历史阶段当属战国到两汉时期,因为在这个历史阶段诞生了《黄帝内经》、《黄帝八十一难经》、《神农本草经》、《伤寒杂病论》4部中医经典巨著,从而建构了中医学基本理论体系和临床辨治诊疗体系,也建构了独特的中医学术范式。此后中医发展几千年,虽然历经了金元时期的学术蜂起、清代温病学说形成等,但中医学的学术范式始终没有发生根本性变化。后来,经清代吴谦等人组织编撰《医宗金鉴》,新中国成立后开展中医高等教育而组织编写了系列的中医教材,从而对中医理论体系及学术范式进行了较为系统的、主动的建构,但始终存在后世历代医家解释中医经典著作仁者见仁、智者见智的问题。因此,对中医学的学术本质进行推本求源的研究,还其本来面目就显得格外重要了。中医学的根本特点就是极具个性化的生命认知系统,即时时处处从整体、动态认知生命的运动、变化,这既给后人认识中医带来困惑,更给后人发展中医留下了无尽的空间。因此,认真学习中医经典著作,力求还其本来面目,对西医学习中医的学生来说,是非常重要的。

本教材由《黄帝内经》选读、《伤寒论》选读、《金匮要略》选读、温病学4部分组成,在编写体例方面不强求统一,针对培训对象特点,结合临床实际,力图用通俗易懂的语言、详略得当的解释,将原著诞生的历史背景、核心思想本质、关键学术观点阐述清楚,将其独特的代表东方科学体系的中医理论内涵、科学先进的方法论交待明白。这部教材将会告诉我们,世界上许多问题的答案都不是唯一的,认识人体和走路一样,可能是殊途同归的。希望通过这部教材的编写,为西医学习中医起到一个桥梁作用。

本教材在编写过程中,编写委员会多次召开编写会议,本着严谨求实的工作态度,认真研究编写思路与编写内容,初稿完成后,又经过多次反复认真修改,最终完成编写任务。聂金娜除完成编写任务外,还承担了大量的编务工作。

由于时间紧、任务重,教材中的不当、欠妥之处在所难免,还望广大读者提出宝贵意见,以便今后不断完善。

刘宏岩　苏　颖
2011 年 12 月于长春中医药大学

目 录

第一部分 《黄帝内经》选读

上篇 概论

第一章 《内经》的成书与沿革 ………………………………………………… 3
第一节 《内经》的成书 ……………………………………………………… 3
第二节 《内经》的沿革 ……………………………………………………… 5
第三节 《内经》注家与注本 ………………………………………………… 6
第二章 《内经》理论体系的形成及基本内容 ………………………………… 10
第一节 《内经》理论体系的形成 …………………………………………… 10
第二节 《内经》理论体系的基本内容 ……………………………………… 14
第三章 《内经》理论体系的学术特点及学术价值 …………………………… 18
第一节 《内经》理论体系的学术特点 ……………………………………… 18
第二节 《内经》理论体系的学术价值 ……………………………………… 19
第四章 学习《内经》的方法 …………………………………………………… 20

下篇 原文选读

素问·上古天真论篇第一(节选) ……………………………………………… 21
素问·四气调神大论篇第二(节选) …………………………………………… 25
素问·生气通天论篇第三(节选) ……………………………………………… 26
素问·阴阳应象大论篇第五(节选) …………………………………………… 30
素问·灵兰秘典论篇第八(节选) ……………………………………………… 39
素问·六节藏象论篇第九(节选) ……………………………………………… 40
素问·五藏生成篇第十(节选) ………………………………………………… 43
素问·五藏别论篇第十一(节选) ……………………………………………… 44
素问·汤液醪醴论篇第十四(节选) …………………………………………… 47
素问·脉要精微论篇第十七(节选) …………………………………………… 49
素问·平人气象论篇第十八(节选) …………………………………………… 52

素問·經脉別論篇第二十一(节选)	54
素問·熱論篇第三十一(节选)	56
素問·咳論篇第三十八	58
素問·举痛論篇第三十九(节选)	61
素問·痹論篇第四十三(节选)	64
素問·痿論篇第四十四(节选)	68
素問·五常政大論篇第七十(节选)	73
素問·至眞要大論篇第七十四(节选)	74
灵枢·本神第八(节选)	81
灵枢·经脉第十(节选)	84
灵枢·营卫生会第十八(节选)	85
灵枢·决气第三十(节选)	88
灵枢·海論第三十三(节选)	91
灵枢·本藏第四十七(节选)	94
灵枢·天年第五十四(节选)	95
灵枢·水胀第五十七(节选)	98
灵枢·百病始生第六十六(节选)	100
灵枢·大惑論第八十(节选)	102

第二部分 《伤寒论》选读

上篇 概论

第一章《伤寒论》主要内容及学术价值	107
第一节 《伤寒论》主要内容	107
第二节 《伤寒论》学术价值	108
第二章《伤寒论》作者及成书背景	109
第一节 《伤寒论》作者	109
第二节 《伤寒论》成书与沿革	109
第三章《伤寒论》学术渊源与成就	111
第一节 《伤寒论》学术渊源	111
第二节 《伤寒论》学术成就	111
第四章 伤寒涵义、《伤寒论》辨证方法和治则治法	113
第一节 伤寒涵义	113
第二节 《伤寒论》辨证方法	113
第三节 《伤寒论》治则治法	114

下篇 各论

第一章 太阳病辨证论治 ……………………………………………………………… 116
概说 …………………………………………………………………………………………… 116
第一节 太阳病辨治纲要 ………………………………………………………………… 116
第二节 太阳病本证 ……………………………………………………………………… 122
第三节 太阳表郁轻证 …………………………………………………………………… 134
第四节 太阳病变证 ……………………………………………………………………… 137

第二章 阳明病辨证论治 ……………………………………………………………… 159
概说 …………………………………………………………………………………………… 159
第一节 阳明病辨治纲要 ………………………………………………………………… 159
第二节 阳明病本证 ……………………………………………………………………… 161
第三节 阳明病变证 ……………………………………………………………………… 168

第三章 少阳病辨证论治 ……………………………………………………………… 171
概说 …………………………………………………………………………………………… 171
第一节 少阳病辨治纲要 ………………………………………………………………… 171
第二节 少阳病本证（小柴胡汤证） …………………………………………………… 172
第三节 少阳病兼变证 …………………………………………………………………… 174

第四章 太阴病辨证论治 ……………………………………………………………… 179
概说 …………………………………………………………………………………………… 179
第一节 太阴病辨治纲要 ………………………………………………………………… 179
第二节 太阴病本证 ……………………………………………………………………… 180
第三节 太阴病兼变证 …………………………………………………………………… 180
第四节 太阴病预后 ……………………………………………………………………… 183

第五章 少阴病辨证论治 ……………………………………………………………… 185
概说 …………………………………………………………………………………………… 185
第一节 少阴病辨治纲要 ………………………………………………………………… 185
第二节 少阴病本证 ……………………………………………………………………… 186
第三节 少阴兼表证 ……………………………………………………………………… 194
第四节 咽痛证 …………………………………………………………………………… 195

第六章 厥阴病辨证论治 ……………………………………………………………… 199
概说 …………………………………………………………………………………………… 199
第一节 厥阴病辨治纲要 ………………………………………………………………… 199
第二节 厥阴病寒热错杂证 ……………………………………………………………… 200
第三节 厥证辨治 ………………………………………………………………………… 201
第四节 湿热下利证 ……………………………………………………………………… 206

第七章 霍乱病辨证论治 ……………………………………………………………… 208

概说	208
第一节　霍乱病特点	208
第二节　五苓散与理中丸的灵活运用	209
第八章　阴阳易差后劳复病辨证论治	**211**
概说	211
第一节　疾病初愈时的治疗与护理	211
第二节　差后病辨治	212
第三节　差后病食疗	214

第三部分　《金匮要略》选读

上篇　概论

下篇　各论

湿病	225
百合病	227
狐惑病	229
历节病	230
血痹病	232
虚劳病	233
咳嗽上气病	237
胸痹病	241
寒疝病	244
肝着病、肾着病	247
痰饮病	248
消渴病	252
水气病	253
黄疸病	256
吐血衄血下血病	258
妇人病	261

第四部分　温病学

上篇　总论

第一章　温病的特点与分类	273

第二章	温病的病因与发病	276
第三章	温病的辨证	278
第四章	温病的常用诊法	281
第五章	温病的治疗	288
第六章	风温病	292
第七章	春温病	293
第八章	暑温病	294
第九章	暑湿病	295
第十章	湿温病	296
第十一章	伏暑病	297
第十二章	温燥病	298
第十三章	大头瘟	299
第十四章	烂喉痧	300

下篇　各论

第一章　温热类温病主要证治 ········ 301
第二章　湿热类温病主要证治 ········ 311

名著选读
叶香岩《外感温热篇》 ········ 319
吴鞠通《温病条辨》 ········ 323

第一部分　《黄帝内经》选读

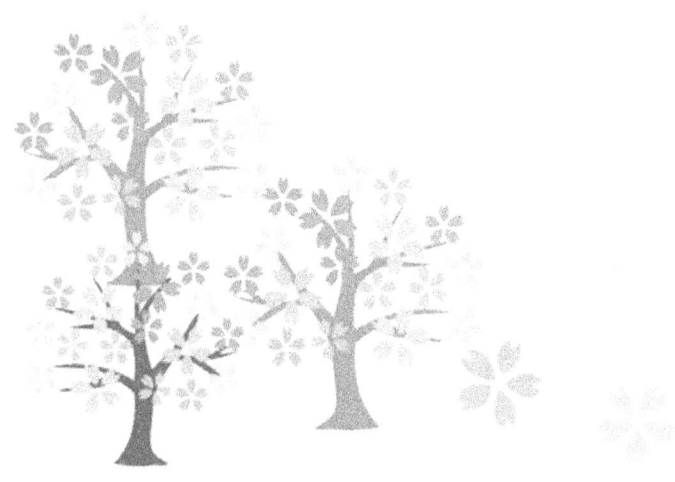

上篇 概 论

《黄帝内经》(以下简称《内经》)是我国现存中医学文献中最早的一部经典巨著。它创建了中医学的理论体系,反映了我国古代医学的成就,奠定了中医学的发展基础。

两千多年以来,历代医家将《内经》理论运用于临床实践的同时,又在积极地探索与创新,推动了中医学的不断发展,为中华民族的健康、生存与繁衍做出了巨大贡献。

第一章 《内经》的成书与沿革

第一节 《内经》的成书

一、《内经》的成书年代

《内经》包括《素问》和《灵枢》两部分,共计162篇。2000多年以来,对于《内经》成书年代的考据一直没有停止过,归纳如下。

1. 成书于黄帝时代　古代医家多认为《内经》成书于黄帝时代。晋·皇甫谧在《针灸甲乙经》序中云:"《黄帝内经》十八卷,今有《针经》九卷,《素问》九卷,二九十八卷,即《内经》也……又有《明堂孔穴针灸治要》,皆黄帝岐伯选事也。三部同归,文多重复。"宋代林亿在《新校正黄帝针灸甲乙经序》中也认为:"乃与岐伯上穷天纪,下极地理,远取诸物,近取诸身,更相问难,垂法以福万世。于是雷公之论,授业传之,而《内经》作矣。"又说"或曰《素问》、《针经》、《明堂》三部书,非黄帝书,似出于战国。曰:人生天地之间,八尺之躯,脏之坚脆,腑之大小,骨之多少,脉之长短,血之清浊,十二经之血气之大数,皮肤包络其外,可剖而视之乎!非大圣上智,孰能知之?战国之人何与焉!大哉《黄帝内经》十八卷,《针经》三卷,最出远古。"

2. 成书于战国时期　古代文史哲学者多认为《内经》成书于战国时期。北宋邵雍在《皇极经世·卷八·心学》中指出:"《素问》、《阴符》,七国时书也。"程颢《二程全书》中也指出:"《素问》书出战国之末,气象可见。若是三皇五帝典文,文章自别,其气运处,绝浅近。"清代魏荔彤《伤寒论本义·自序》中亦云:"轩岐之书,类春秋战国人所为而托于上古。"轩岐之书,指《黄帝内经》。

3. 成书于战国至秦汉之间　宋代司马光《传家集·与范累仁第四书》中云:"谓《素问》为黄帝之书,则恐未可。黄帝亦治天下,岂终日坐明堂,但与岐伯论医药针灸邪?此周、汉之间,医者依托以取重耳。"明代方孝孺《逊志斋集·读三坟书》也持此说,指出:"世之伪书众矣,如《内经》称黄帝,《汲冢书》称周,皆出于战国、秦、汉之人。"《四库全书简明目录》中明确指出《黄帝内经》不是一个时代的作品,也不是一人之作。云:"《黄帝内经》原本残阙,王冰采《阴阳大论》以补之。其书云出上古,固未必然,然亦必周秦间人,传述旧闻,著之竹帛。"

4. 成书于汉代　明代郎瑛在《七修类稿》中指出:"《素问》文非上古,人得知之。以为即全元起所著,犹非隋唐文也。惟马迁刘向近之,又无此著义语。宋·聂吉甫云,既非三代以前文,又非东都以后语,断然以为淮南王之作"。日本医学家丹波元简、丹波元胤父子考证,认为书出汉代,在《素问识》中指出:"是书设为黄帝岐伯之间问答者,亦汉人所撰著无疑。"当代学者从文字字义变迁考证,认为《内经》成书于汉代,"豆"字的含义在先秦时期表示盛装食物的器皿,到汉代才指"谷物"。而《内经》中的"豆"都是谷物之意,亦是书出汉代的一个佐证。

经学者研究考证,《内经》成编的上限为《史记》,下限为《七略》。《史记》是我国第一部通史,记载了上自远古黄帝时代下至汉武帝时代3000多年的历史大事,收录了各个时期的重大历史事件、人物史料,以及各个时代的科技文化成果。《史记》作者司马迁是遍览朝廷藏书、周游全国各地的太史官,但在《史记》中却未见"《内经》"字样的记载,说明当时《内经》尚未成编。如果当时《内经》已成书流传,那么司马迁会收录到《史记》中。在《史记·扁鹊仓公列传》所记阳庆传给仓公的一批医书中,有《上下经》、《五色》、《奇咳术》、《(奇恒)》、《揆度》、《阴阳外变》等,这些也是为《内经》曾引用的古医书,说明《内经》的成书在仓公之后。仓公的生活年代为公元前2世纪内,《史记》是司马迁入狱之后所写,据史学家考证,约在汉武帝太初元年至征和二年间,即公元前104—公元前91年撰成。

《黄帝内经》之名最早见于东汉班固的《汉书·艺文志》。《黄帝内经》与《黄帝外经》、《扁鹊内经》、《扁鹊外经》、《白氏内经》、《白氏外经》、《旁篇》共为"医经七家"。而《汉书·艺文志》是班固据《七略·艺文志》"删其要,以备篇籍"而成。《七略》则是西汉末年(公元前32年)刘向、刘歆父子奉诏整理古代图书时撰写的我国第一部图书分类目录。据《七略》的编撰时间,可以认定《内经》成书年代应当不晚于公元前32年,即西汉末年。

由此推测,《内经》成书时间当在《史记》之后,《七略》之前的公元前1世纪内。

二、《内经》的作者

《黄帝内经》不是出自一人之手,也非一个时代的作品,它在流传过程中,由于战乱等原因使部分内容亡佚,但同时在流传过程中又得到了历代医家的不断补充和完善,因此,它始于春秋战国、完善于秦汉,是战国至秦汉历代医家医学经验和医学成就的总结。

三、《内经》书名的含义

《内经》的全称为《黄帝内经》,包括《素问》、《灵枢》两部分。

1. 黄帝　传说中的黄帝是中原各族的共同祖先。黄帝姓姬,号轩辕氏、有熊氏。黄帝氏族最早居住在涿鹿(今河北省宣化鸡鸣山)一带的山湾里,过着往来不定的游牧生活,打败九黎族、炎帝、蚩尤之后,逐渐在中原地区定居下来。黄帝被拥戴为部落联盟领袖后,开始发展农业、牧业和手工业,尤其该氏族的文化得到了快速发展,开创了人类文明、社会进步的新时代,故当时的人们均以自己是黄帝氏族的子孙为荣,至春秋时期,这个氏族又被称为"华族"。黄帝氏族是中华民族的始祖,黄帝氏族的文化对华族文化的发展有着重要的影响。

《内经》托名黄帝的缘由有三:首先,受古代道家思想的影响。古代道教、阴阳家均尊崇黄帝,"善修黄帝之言",而《内经》学术思想又受道家思想影响较大,因此,书名托以黄帝。其二,受古代尊古思想的影响。西汉刘安《淮南子》云:"世俗之人,多尊古而贱今,故为道者,必托之于神农、黄帝而后能入说。"指出了当时的人们著书立说时,为表明其学问有历史渊源,故托以"黄帝"之名。其三,古代的时尚和风气。古人著书立说时,为了标明学有根本,书名多冠以"黄帝",以示其重要。这是当时流行的风气。

2. 内经　"内"与"外"相对而言。据《汉书·艺文志》所载书目有《黄帝内经》、《黄帝外经》、《扁鹊内经》、《扁鹊外经》、《白氏内经》、《白氏外经》等医经七家。丹波元胤《医籍考》曰:"内外,犹《易》内外卦,及《春秋》内外传,《庄子》内外篇,《韩非子》内外储说,以次第名焉者,不必有深意。"因《黄帝外经》亡佚,无从查考。今学者认为,内外为经书的分类。

"经"引申指常道、法则,古人常将重要的书籍称作"经"。医书名"经",说明该书是学医者必须遵循和掌握的法则、规范,明代医家吴崑曰:"万世宗法谓之经。"

3.《素问》　《素问》之意,历代观点诸多,归纳主要如下:一指事物本源的问答,《新校正》引全元起之语:"素者,本也。问者,黄帝问岐伯也。方陈性情之源,五行之本,故曰《素问》。"二指黄帝与岐伯平素问答之书,《内经素问注证发微》云:"《素问》者,黄帝与岐伯、鬼臾区、伯高、少师、少俞、雷公六臣平素问答之书。"张介宾曰:"平素所讲问,是谓'素问'。"三指法则,胡澍曰:"素则法也……黄帝问治病之法于岐伯,故其书曰《素问》。"四指关于生命本原、现象及疾病的问答,《新校正》云:"按《乾凿度》云:'夫有形者生于无形,故有太易,有太初,有太始,有太素。太易者,未见气也;太初者,气之始也;太始者,形之始也;太素者,质之始也。'气形质具,而疴瘵由是萌生,故黄帝问此太素质之始也,《素问》之名义或由此。"从《素问》的整体内容来看,一般认为这一解释符合经典本意。自然宇宙万物均从无形到有形,人体生命的产生及疾病的发生规律也遵循这一规律。

4.《灵枢》　《灵枢》共计九卷,八十一篇。《灵枢》原名《九卷》、《针经》。《灵枢》之名,是唐代医家王冰根据道家《玉枢》、《神枢》之名所改。《灵枢》之义,历代观点诸多。明代医家张介宾指出:"神灵之枢要,谓之《灵枢》。"宋代医家林亿在《新校正》中指出,是王冰根据《九灵经》更名:"按《隋书·经籍志》谓之《九灵》,王冰名为《灵枢》。"丹波元胤认为,王冰将《针经》改为《灵枢》与其本身尊崇道家思想有关,丹波元胤曰:"今考《道藏》中,有《玉枢》、《神枢》、《灵轴》等之经,而又收入是经,则《灵枢》之称,意出于羽流者欤!"羽流,指道士。今人任应秋先生的解释为:"灵者,验也。针刺的疗效,至为灵验,但必须得其刺法之枢机而后灵,故名之曰《灵枢》。"言简意赅,流畅易懂。

第二节　《内经》的沿革

最早提到《黄帝内经》书名的是西汉刘歆的《七略》,但该书已佚。《七略》的内容在东汉末年班固《汉书·艺文志》有载。

现存文献中最早记载《黄帝内经》的是东汉班固的《汉书·艺文志》。《汉书·艺文志》云："《黄帝内经》十八卷,《外经》三十七卷",并与《黄帝外经》等医经七家一并传世。

晋代医家皇甫谧明确指出《内经》由《素问》、《灵枢》两部分组成。他在《针灸甲乙经·序》中指出:"按《七略》、《艺文志》:《黄帝内经》十八卷,今有《针经》九卷,《素问》九卷,二九十八卷,即《内经》也。"

《素问》之名最早见于东汉末年张仲景《伤寒论杂病论·序》,云:"乃勤求古训,博采众方,撰用《素问》、《九卷》、《八十一难》、《阴阳大论》、《胎胪药录》,并平脉辨证。"

现存最早的《素问》版本是唐代医家王冰的《黄帝内经素问》。王冰在宝应年间面对残缺不全的八卷《素问》"世本",对照家藏"张公秘本",进行了校勘整理,并补入运气七篇,将原八卷改为二十四卷,刊印于世,影响深远。

宋代林亿、高保衡奉召校正《内经》以降中医经典著作。其在整理《内经》时,保留了唐代王冰的《黄帝内经素问》原文和王冰的注文,林亿加的新注释用"新校正"字样标明,不仅使古今分明,而且使王冰本《素问》原文及其注释得以完好流传。

明代翻刻宋本医书风行。明代顾从德刻宋本《黄帝内经素问》质量较高。1956年,人民卫生出版社将明代顾从德刻宋本《黄帝内经素问》影印出版,1963年人民卫生出版社又将明代顾从德刻宋本《黄帝内经素问》铅印横排版印刷出版。此本被视为研究学习《黄帝内经素问》的规范本。

《灵枢》原名《九卷》、《针经》。在东汉张仲景《伤寒杂病论·序》中为《九卷》,晋代王叔和《脉经》中亦为《九卷》,至晋代皇甫谧《针灸甲乙经》中称为《针经》。唐代王冰据《道藏》之《玉枢》、《神枢》、《灵轴》等名称,将《九卷》、《针经》之名改为《灵枢》。

宋代林亿等也曾校勘过《灵枢经》的残本,所校残卷早已亡佚,故《灵枢经》在很长一个时期不见传本。北宋元佑八年(1093年),高丽献来《黄帝内经》,哲宗随即下诏颁发天下,使《灵枢经》复行于世。现在通行的《灵枢经》,是南宋绍兴乙亥年(1155年)锦官人史崧校正"家常旧本《灵枢》九卷,共八十一篇,增修音释,附于卷末,勒为二十四卷"。刊印流传至今。

明·赵府居敬堂刻本《灵枢经》质量较高。1956年人民卫生出版社将明代赵府居敬堂刻本《灵枢经》影印出版,1963年人民卫生出版社又将明代赵府居敬堂刻本《灵枢经》铅印横排版印刷出版。此本被视为研究学习《黄帝内经灵枢》的规范本。

第三节 《内经》注家与注本

《内经》自问世以来,被历代医家奉为圭臬,纵观历代医学大家其学有所成之因,无不精通《内经》。然而,由于其文辞古奥,去古甚远,义理深邃,又涉及古代天文历法等自然科学,加之流传过程中,又因传抄、错简、霉蛀等,使经文有所出入,给学习者带来很多不便。于是,自晋代以降,皇甫谧、全元起、杨上善、王冰等二百余医家分别对《内经》进行整理、注释、阐发,才使其奥旨能流传后世并指导临床实践,现仅将有代表性的注家与注本介绍如下。

一、全元起《素问全元起注》

南朝齐梁间人全元起注《素问》,是已知最早的《内经》注本。《素问全元起注》,又称《素问训解》。《隋志》云:"全氏元起注黄帝《素问》八卷。"《南史》王僧儒传中也有记载。林亿等《新校正》云:"隋杨上善为《太素》。时则有全元起者,始为之训解。"全氏注《素问》时,只存八卷,第七卷已佚,计注释六十八篇。在宋代《素问全元起注》尚存,后亡佚,林亿《新校正》中保留其篇目。史称全元起"悉祖《内经》,以医鸣隋"。全元起临床经验丰富,故其注文对理论及临床研究具有重要参考价值。

二、杨上善《黄帝内经太素》

杨上善撰注《黄帝内经太素》(简称《太素》)。据考证,杨氏为隋末唐初著名医家,《黄帝内经太素》是第一部分类研究《内经》的著作。其书将《内经》的《素问》、《灵枢》两部分重新分类,分为摄生、阴阳、人合、脏腑、经脉、输穴、营卫气、身度、诊候、证候、设方、九针、补泻、伤寒、寒热、邪论、风论、气论、杂病共十九大类,每类分若干篇目,合为三十卷加以注释,以类相从,不失经旨,条理清晰,充分反映了《内经》的学术思想和医学成就。

由于《太素》中关于《素问》部分的原文保存了王冰未改动之前的《素问》原文,故具有较高的文献价值。本书自宋元后已残缺不全,今本《太素》系从日本传回,仍有缺卷。历代医家及学者对《太素》均给了很高的评价。《黄帝内经太素》不仅是现存研究《内经》的早期著作之一,也是研究《内经》必不可少的重要参考著作。

三、王冰《黄帝内经素问》

唐·王冰著《黄帝内经素问》。王冰,自号启玄子,唐代著名医家。王冰因感《素问》"世本纰缪,篇目重迭,前后不伦,文义悬隔",故"精勤博访,历十二年",而重新予以注释,终于唐宝应元年(公元762年)撰成《黄帝内经素问》,世谓"次注本"。王冰注释《素问》以全元起注本为底本,首先调整篇次,纠正谬误,并将原九卷改编为二十四卷,八十一篇。王冰整理注释时,将养生类篇目移至卷首,依次按阴阳、脏象、诊法、病能、经络、治法等排列,能够反映王冰的养生思想、阴阳理论、藏象理论、病机理论等医学观点。由于王冰对《素问》各篇作了系统而详尽的注释,"敷畅玄言",对经旨多有发挥,因此,王冰注释的《素问》对后人影响很大,成为后人学习研究《素问》的基础性著作。

王冰补充了运气七篇。王冰在整理《素问》时,发现亡佚一卷,王氏谓有"旧藏之卷",即取而补之,"旧藏之卷"即是我们现今看到的《天元纪大论》等运气七篇,使五运六气之学得以流传,为中医经典之传承做出了重要贡献。

四、林亿《重广补注黄帝内经素问》

北宋医家林亿在宋仁宗嘉佑二年(公元1057年),奉召修订医书。林亿以王冰整理编次的《黄帝内经素问》为底本,"正谬误者六千余字,增注义者二千余条"。该著作保留了唐代王冰的《黄帝内经素问》原文和王冰的注文,林亿治学严谨,凡所加的新注释一律用"新校正"字样标明,以与王冰注释区分,故后人将林亿的注释称为《新校正》。由于林亿科学的研究方法,使王冰本《素问》原文及注释能够完好流传至今。林亿的《重广补注黄帝内经素问》具有很高的文献学价值,也是后世研究《素问》、编写《内经》教材的规范本。

五、马莳《黄帝内经素问注证发微》、《黄帝内经灵枢注证发微》

马莳,字仲化,号玄台子,浙江会稽人。马莳将《内经》的《素问》、《灵枢》全部注释,著作分为《黄帝内经素问注证发微》和《黄帝内经灵枢注证发微》。由于马莳是注释《灵枢》的第一家,又因马莳娴于针灸经脉腧穴,故其所著《黄帝内经灵枢注证发微》被后人所重视。

六、吴崑《黄帝内经素问吴注》

吴崑,字山甫,别号鹤皋,安徽歙县人,生于明嘉靖三十年(公元1551年),卒于明泰昌元年(公元1620年)。吴崑精于医理,推崇《内经》,又注重临床实践,针药并用,是明代晚期卓有成就的医学家之一。

吴崑以王冰的二十四卷本为底本加以注释,著《黄帝内经素问吴注》二十四卷。所注《素问》阐发医理深入,对于三焦功能等重要医理能结合实际地予以阐明。吴崑订正《素问》原文谬误二百五十余处。他认为原文有讹误之处,直接在原文中修改之后,再在注释中加以说明。吴崑对《素问》中许多字做了必要的形训、声训和义训,而不是望文生义,对《内经》经文的注音释义做出了重要贡献。

七、张介宾《类经》

张介宾,字会卿,号景岳,别号通一子,明·嘉靖崇祯间人(公元1563—1640年),祖籍四川绵竹,后移居浙江绍兴。张介宾在学术上初从朱丹溪"阳常有余,阴常不足"之说,后又提倡"阳非有余,真阴不足",创左归、右归等著名方剂,为温补派的主要代表人物。

张介宾认为《内经》分《素问》、《灵枢》多有不便,且"经文奥衍,研阅诚难",遂潜心研究《内经》,重新分类编著,历时30余年,终于编成条理井然、易于寻览的《类经》。这是继杨上善之后的又一部将《内经》分类阐发的医学巨著。

《类经》将《内经》内容分为摄生、阴阳、藏象、脉色、经络、标本、气味、论治、疾病、针刺、运气、会通共十二大类,三百九十目。张景岳的分类法扼要而实用。由于张景岳学识渊博,精通天文、历法、象数、律吕、兵法等,又熟谙《易经》,故其注文精辟深刻。尤其又撰《图翼》与《附翼》补充《类经》,设专题讨论了运气、针灸、医易、律原等深邃的问题。《类经》的注文,义理周详,结合临床,故对后世影响很大。

八、张志聪《黄帝内经素问集注》、《黄帝内经灵枢集注》

张志聪,字隐庵,浙江钱塘人,生于公元1610年,约卒于1674年。世代医家,师事张子卿学医,业医数十年,曾于杭州胥山建"侣山堂",聚同道论医讲学,攻研古典医籍,辨其是非,从者甚众,是清代初期著名医家之一。

《黄帝内经素问集注》、《黄帝内经灵枢集注》是张志聪率门人高世栻等集体研究《内经》的成果。该书集中了多人的智慧,阐释医理深入,注释精辟简明,取其精华,扬弃糟粕,被后人所重视。

九、李中梓《内经知要》

李中梓,字士材,号念莪,明代末期江苏华亭人,生于明万历十六年(公元1588年),卒于清顺治十二年(公元1655年)。

李中梓一生博览群书,尤对《内经》研究深入。李中梓于崇祯十五年(公元1642年)撰著《内经知要》。《内经知要》择取《素问》、《灵枢》的重要内容,分道生、阴阳、色诊、脉诊、藏象、经络、治则、病能八类进行分类注释,全书共二卷,约5万字。该著作由博返约,要言不烦,故名之为《内经知要》;其内容之精炼、分类之简要,胜过元代滑寿的《读素问钞》。该著作结合临证,提纲挈领地对《内经》进行注释和阐述,所以颇受后世学者重视,是学医者入门必读书目之一。

十、高世栻《黄帝素问直解》

高世栻,字士宗,清初浙江钱塘人,生于公元1637年,卒年不详。高世栻师从张志聪,临床经验丰富,治学严谨,遇病必究其本末,处方不同流俗。

《黄帝素问直解》是高世栻跟随其师张志聪完成《集解》之后,认为《集注》有"义意艰深,其失也晦"之处,故重新对《素问》进行注释,使之"直捷明白,可合正文诵读",故而名为《黄帝素问直解》。是书分节注释,简明流畅,深入浅出,启迪后学,且又繁简适宜,寥寥数语,即能道出经旨之深意,被后世称赞,是学习《素问》的重要参考书之一。

另外,古代研究《内经》比较有影响的著作还有元代滑寿著《读素问钞》、清代汪昂著《素问灵枢类纂约注》、清代姚止庵著《素问经注节解》、清代章楠著《灵素节注类编》、清代张琦著《素问释义》、清代黄元御著《素问悬解》及《灵枢悬解》,以及日本医家丹波元简著《素问识》、《灵枢识》等。2000多年来,历代医家以著作为形式的诸多医学研究成果,不仅使《黄帝内经》得以传承,而且推动了中医学的发展,使中医学在中华民族的健康事业中发挥了巨大的作用。

第二章 《内经》理论体系的形成及基本内容

第一节 《内经》理论体系的形成

从人类科技发展史可知,任何理论的产生、学科的生成都离不开社会、文化、科技发展的历史背景。《内经》理论体系的形成亦是如此,它与当时社会的变革、哲学思想的渗透、科技成果的影响不可分割,最重要的是基于长期医疗实践经验的积累。

一、长期医疗实践经验的积累

《内经》理论体系形成的基本前提是古代医学家长期对人体形态结构探索、人体外部现象观察,以及临床医疗实践验证。

《内经》提出了探索人体形态结构的方法。《灵枢·经水》云:"若夫八尺之士,皮肉在此,外可度量切循而得之,其死可解剖而视之,其脏之坚脆,腑之大小,谷之多少,脉之长短,血之清浊……皆有大数。"认为对于人体的研究,"外可度量切循而得之,其死可解剖而视之",这说明了古代医家探索人体形态结构时所采取的主要方法。

(一)人体组织器官的测量

人体体表的测量。《内经》指出了人体头围、胸围、腰围等各部位的尺寸。例如,《灵枢·骨度》云:"头之大骨围二尺六寸,胸围四尺五寸,腰围四尺二寸。发所覆者,颅至项尺二寸,发以下至颐长一尺,君子终折。结喉以下至缺盆中长四寸……此众人骨之度也,所以立经脉之长短也。"《内经》测量方法及测量结果对于经络腧穴理论的运用具有临床实际运用意义。

人体内脏的观察。《内经》采用解剖的方法,对人体的骨骼形状、血脉长度、内脏器官的大小和容量进行观察。如《灵枢·肠胃》云:"唇至齿长九分,口广二寸半。齿以后至会厌,深三寸半,大容五合。舌重十两,长七寸,广二寸半。咽门重十两,广一寸半,至胃长一尺六寸。胃纡曲屈,伸之,长二尺六寸,大一尺五寸,径五寸,大容三斗五升……肠胃所入至所出,长六丈四寸四分,回曲环反,三十二曲也。"可见,对人体内脏解剖的直观观察是《内经》认识人体脏腑功能的重要方法之一。

(二)人体外部现象的观察

《内经》认为人体是一个以脏腑为核心的联系体表四肢百骸的有机整体。通过对人体外部现象的观察可以推测人体内脏的功能,即"以表知里"(《素问·阴阳应象大论》)、"司外揣内"《(灵枢·外揣》)的观察原则和方法。例如《素问·上古天真论》中对人体生命生长发育不同阶段的外在表现与内里脏腑之间的关系的阐述,即是运用了"以表知里"的方法来研究总结的。

《内经》还运用了比较的方法对人体外部现象进行观察,寻求现象之间的异同,认识事物的本质。《素问·示从容论》云:"别异此类,犹未能以十全,又安足以明之?"认为事物的现象,既有相同之处,也有相异之点。相同之中包含着差异,差异之中包含着相同。例如:《内经》提出肾主藏精,主持人体生长发育和生殖,开窍于耳及二阴的理论,解释了人体生长发育这一过程的全部现象。再如《灵枢·论勇》指出:"有人于此,并行并立,其年之长少等也,衣之厚薄均也,卒然遇烈风暴雨,或病,或不病,或皆病,或皆不病,其故何也?"人群在同样的条件下,发病情况却不同,《内经》认为这是体质差异所致。

(三)临床医疗实践的反复验证

中医学的产生源于人类生产、生活实践。从火的发明与使用到灸焫的产生,从神农尝百草到对药物四气五味、升降沉浮之性的认识等都说明了中医学理论是在与疾病的斗争中不断积累而成。

出土的殷墟甲骨文中,不仅有耳、目、口、鼻等人体器官的名称,并载有牙病、腹病等病名。《诗经》中不仅有阴阳、五行、脏腑、疾病、药物、治疗、保健等医学内容记载,而且记载了车前子、贝母、蟾蜍、虿(全蝎)、蛇、赭石等60余种药物名称。《山海经》载药100多味,记述疾病30余个,汤液醪醴、针疗、灸疗、药物等诊治疾病的方法在春秋时期已被广泛使用。长沙马王堆出土的帛书《五十二病方》是已知我国最早的医学方书,上面记载了涉及内、外、妇、儿、五官等科疾病的病名,记载草谷菜木果等植物药、兽禽鱼虫等动物药,以及雄黄、水银等矿物药共计240余种药物,药方283个。《史记·扁鹊仓公列传》记录了古代医学家"切脉、望色、听声、写形、言病之所在"的四诊活动。《吕氏春秋》也有描述文挚以怒胜思治疗齐闵王之病的病案。

诸多史料证明,在《内经》成书之前,我国古代劳动人民在与疾病进行斗争的过程中已经有大量的医疗活动,并通过对人体生命现象的长期观察,积累了较为丰富的医疗知识和实践经验。从《内经》引证的"上经"、"下经"、"大要"、"奇恒"、"揆度"等医学文献不难发现,前人的医疗实践经验是《内经》理论体系形成的基石。

二、古代哲学思想的影响

先秦时期,诸子辈出,百家争鸣,据《汉书·艺文志》记载,代表人物一百八十九家,著作"四千三百二十四篇",学术思想空前活跃。西汉初年,司马谈《论六家要旨》将诸家思想归纳为阴阳、儒、墨、名、法、道六家,勾画出了先秦诸子学术思想体系的基本轮廓。

先秦阴阳、儒、墨、名、法、道六家哲学思想对《内经》理论体系的形成产生了深远影响,阴阳家和道家的影响尤其处于最显著的地位。

(一)阴阳家思想的影响

阴阳家是战国时提倡阴阳五行说的学派,代表人物有战国时期齐国人邹衍等。

阴阳家的思想有两个重要特征,即重视先兆征象和顺应四时规律。司马谈在《论六家要旨》中评论阴阳家时,指出:"尝窃观阴阳之术,大祥而众忌讳,使人拘而多所畏,而其序四时之大顺。不可失也。"这里的"祥",就是先兆征象,"大祥"就是重视先兆征象。司马谈将重视先兆征象和顺应四时规律作为阴阳家的主要思想,其阐述深刻且符合实际。

1. 四时阴阳的同类相应　四时阴阳的同类相应,主要体现在《内经》理论体系的诊法、治则和养生等理论中。例如,《素问·脉要精微论》云:"四变之动,脉与之上下,以春应中规,夏应中矩,秋应中衡,冬应中权……阴阳有时,与脉为期,期而相失,知脉所分,分之有期,故知死时。"强调脉应四时阴阳则生,脉逆四时阴阳则死,包含着"同则相从,反则相距"的原理。《素问·三部九候论》指出:"实则泻之,虚则补之。"邪气有余,使用性质或趋势相反的方法使其减损,正气不足,使用性质或趋势相同的方法使其增益,以达到调整人体阴阳的目的,正是"同则相从,反则相距"思想的应用。《素问·四气调神大论》阐述地尤为精辟,指出:"夫四时阴阳者,万物之根本也。所以圣人春夏养阳,秋冬养阴,以从其根,故与万物沉浮于生长之门。"阴阳能够说明自然万物的变化规律,人体也是大自然生物之一,故也能说明人体变化规律。阴阳是各种事物的规律,也是人体的根本规律。人体的阴阳变化必须适应四时阴阳的规律,生命力才能旺盛。所以,顺天守时是《内经》养生理论的最高准则,"逆之则灾害生,从之则苛疾不起,是谓得道"(《素问·四气调神大论》)。

2. 五行归类的同类相应　五行归类的同类相应主要体现在《内经》藏象理论中。藏象理论运用了人体之象与自然之象的五行归类方法。五脏显露于外的征象,人体有官窍、形体、情志、功能诸象,自然界有季节、方位、气候、生化、颜色、滋味诸象,将众多的征象按功能、行为的相同或相似归属于五行之中,形成以人体五脏为中心、内系各脏腑、外应自然之象的藏象理论。例如,《素问·五脏生成》云:"五脏之象,可以类推。"王冰解释说:"象,谓气象也。言五脏虽隐而不见,然其气象性用,犹可以物类推之。何者?肝象木而曲直,心象火而炎上,脾象土而安静,肺象金而刚决,肾象水而润下。夫如是皆大举宗兆,其中随事变化,象法傍通者,可以同类而推之尔。"由此可见,《内经》的藏象理论是以五行为基本框架,以同类相应为基本原则建立起来的。

(二)道家思想的影响

道家,指以先秦老子的"道"学说为研究核心的学派。道家最初被司马谈《论六家要旨》称为"道德家",《汉书·艺文志》始称"道家"。老子是道家的创始人。

1. "道"之含义　"道"之含义主要有二:一指原始的混沌,万物的本源。如"有物混成,先天地生,寂兮寥兮,独立而不改,周行而不殆,可以为天下母。吾不知其名,字之曰道"(《道德经》二十五章)。道是一个混然未分的物体,听不见声音,看不到形象,先天地而生,独立存在,周而复始地往复运行不息,是天下万物产生的根源。二指事物运动变化的规律。如"天之道"、"人之道"(《道德经》七十七章)、"万物莫不尊道而贵德"(《道德经》五十一章),把"道"看做是事物运动变化必须遵守的规律。"道法自然"(《道德经》二十五章),老子认为道是以自然为法则,而不以人的意志为转移的自然而然的客观存在。

2. 老子思想的发挥　古代先贤对老子思想进行继承和发挥的学派很多。从医学角度看,宋钘、尹文是最主要的学派。例如,《管子》书中的《心术》上下、《白心》、《内业》等篇反映了其对老子的"道"即是"气"思想的阐发,提出了精气说。

精气是构成人体生命和智慧的物质基础。道家思想认为人的精气充足,则反应敏捷,健康长寿。由于精气对人体的生命和智慧非常重要，因而保持人体精气充足，就成为养生保健、延年益寿的重要内容之一。

3. 道家思想对《内经》的影响　道家思想对《内经》理论体系形成的影响主要有两个方面。首先，《内经》的精气理论是对道家"道"即是"气"思想的继承和发展；其次，《内经》中法于阴阳、恬惔虚无等养生理论是受到道家养生思想的影响；其三，因势利导的治疗原则也是受到道家思想的影响。例如：《道德经》有"高者抑之，下者举之，有余者损之，不足者补之"（《道德经》七十七章）、"甘其食，美其服，安其居，乐其俗"（《道德经》八十章），《内经》就有"不足则补，有余泻"（《素问·骨空论》）、"美其食，任其服，乐其俗"（《素问·上古天真论》），诸多文句酷似的阐述，均来自于对因势利导和"道法自然"的共同认识。

(三) 意象思维方法的运用

意象思维发源于《周易》。意象思维，是指运用物象或符号，并以心智的体悟把握被研究对象抽象内容的一种思维活动。意象思维的过程，包括审察于物、别异比类和慧然独悟三个阶段。"审察于物"（《灵枢·逆顺肥瘦》），指对物象的直接观察。"别异比类"（《素问·示从容论》），指通过对"象"的辨别而进行的寻异求同的方法。"慧然独悟"（《素问·八正神明论》），指从意象的体悟中总结出其中的道理。《内经》对意象思维的运用，主要有取象比类、运数比类两个方面。

在自然科学高度发展的今天，分析的方法尽管使现代医学获得了长足的发展，而宏观整体的认识方法却越来越引起世人的瞩目，因此，深入研究《内经》的思维方法，将会得到有益的启示。

三、古代科技成果的渗透

《内经》在研究人体生命活动规律及人体疾病的发生发展、诊治、养生保健时，始终遵循"天人相应"的医学理念与医学方法，认为人体生命活动与天地自然变化息息相关，因此，研究人体生命活动就必须要研究天地自然变化规律。《内经》强调在医学领域中研究天地自然规律的重要性，以及医生掌握天地自然变化规律的重要性，这种将自然气候变化规律与人体生命变化规律相结合的整体医学思想渗透在《内经》的始终。例如，《素问·气交变大论》云："夫道者，上知天文，下知地理，中知人事，可以长久。"

我国古代科技在相当长的时期内始终处于世界领先地位，天文、历法、气象、地理、物候、农业、生物、植物、矿物、冶炼等科技成果被世人所运用，也被中医学家所运用，并与人体生命紧密结合运用于医疗实践中。

古代科学技术的发展渗透于《内经》，对《内经》理论体系构建与形成产生了较大影响。例如，我国古代的宇宙结构主要有盖天说、浑天说和宣夜说三种，用以说明宇宙的结构及演化。宣夜说是我国历史上较为先进的宇宙结构理论，宣夜说认为宇宙辽阔具有无限性，日月星辰凭借气的托举而飘浮宇宙之中，其思想被《内经》所运用，并用以说明天地万物同步运动及万物生化之理，例如，《素问·天元纪大论》云："太虚寥廓，肇基化元，万物资始，五运终天，布气真灵，总统坤元，九星悬朗，七曜周旋，曰阴曰阳，曰柔曰刚，幽显既位，寒暑弛张，生生化化，品物咸章。"《素问·五运行大论》亦云："夫变化之用，天垂象，地成形，七曜纬虚，五行丽地。地者，所以载生成之形类也。虚者,所以列应天之精气也……地为人之下,太虚之中者也……大气举之也。"文中描述了一个有生命力的、生化不息的宇宙。《素问·六节藏象论》又指出:"五日谓之候,三候谓之气,六气谓之时,四时谓之岁",说明了自然阴阳变化的周年节律性,人体生命是秉承天地之气生、顺应天地之气而成,因此,人体生命活动必须要顺应自然四时变化之理,逆之则遭夭殃。

《内经》在研究"天人相应"的规律时,运用了中国古代天文对北斗星、二十八星宿的研究成果,历法的研究成果,以及气象学、地理学研究成果。这些成果的运用,不仅使我国古代天文、历法、气象、地理等自然科学成果得到了继承,也使中医学"天人相应"理论更具科学性和实用性。最具有代表性的是《内经》的五运六气理论。五运六气理论充分运用了古代天文、历法、气象、地理的研究成果,研究了以六十年为一个周期的气候变化规律及其与人体生命活动、疾病规律的相关性,没有古代科技成果,没有古代科技成果的引用,不可能有五运六气理论的产生。

《内经》认为研究日、地、月变化规律,是为了更好地研究人体生命活动规律,掌握这个规律,对于预防疾病及掌握疾病四时变化节律具有重要意义。

第二节 《内经》理论体系的基本内容

《内经》包括《素问》、《灵枢》两部分,阐述的医学内容极其丰富,归纳其主要内容,有养生、阴阳五行、藏象、经络、病因病机、病证、诊法、论治、运气九个方面。

一、养生

养生,指保养性命。养生学说是研究增强体质、预防疾病,以达到延年益寿、尽终其天年的理论和方法的学问。《内经》中的养生理论和方法极具特色,重视预防,提倡"不治已病治未病"。《内经》养生原则包括外防和内调。外防,要顺应自然,避免四时不正之气伤害人体,即"法于阴阳,和于术数";内调,指精神调养、饮食生活起居等。在外防和内调两个方面中,特别重视内因,即人体正气在预防疾病、延年益寿过程中的重要作用。《内经》指出了很多具体方法,例如,"恬惔虚无","精神内守"(《素问·上古天真论》);"春夏养阳,秋冬养阴"(《素问·四气调神大论》)等。《内经》倡导养生要从饮食、起居、情志、劳伤、风俗等多方面进行调摄,以达到"治未病"的目的。故《素问·四气调神论》云:"是故圣人不治已病治未病,不治已乱治未乱,此之谓也。夫病已成而后药之,乱已成而后治之,譬犹渴而穿井,斗而铸锥,不亦晚乎!"《内经》的养生学内容极其丰富,散见于相关篇章中,集中论养生的篇章有:《素问·上古天真论》、《素问·四气调神大论》等。

二、阴阳五行学说

阴阳学说和五行学说是中国古代重要的哲学思想之一。该学说被引入医学领域后构建了中医学理论体系,用以阐明人体的生理、病理、诊断和治疗的规律。《内经》以此为理论基础,创立了很多重要的学术观点。

阴阳是对自然界相互关联的事物或现象的双方属性的概括。《内经》认为阴阳"有名而无形"(《灵枢·阴阳系日月》),具有互根互用的属性,具有相互交感、消长、转化的性能,运用阴阳学说能够说明自然界万事万物,以及事物的发生、发展与变化规律。人体生命是自然规律的一部分,因此,人体生命活动也可以用阴阳学说来阐释,《内经》认为:"人生有形,不离阴阳"(《素问·宝命全形论》);"阴平阳秘,精神乃治"(《素问·生气通天论》);疾病之所以发生就是人体阴阳失去相对平衡,"阴胜则阳病,阳胜则阴病,阳胜则热,阴胜则寒"(《素问·阴阳应象大论》);疾病诊断离不开阴阳,"善诊者,察色按脉,先别阴阳"(《素问·阴阳应象大论》);治疗疾病就是调整阴阳平衡,"谨察阴阳所在而调之,以平为期"(《素问·至真要大论》)。

《内经》运用五行学说阐释五脏功能系统及其相互之间的关系。《素问·脏气法时论》云:"五行者,金木火水土也。更贵更贱,以知生死,以决成败,而定五脏之气,间甚之时,死生之期也。"《内经》以五脏为中心,外联六腑、五体、五窍、四时等,将人体构成了以五脏为核心的多层次的功能活动系统,《素问·六节藏象论》云:"心者,生之本,神之变也,其华在面,其充在血脉,为阳中之阳,通于夏气……";五个系统之间存在生克制化关系,以维持相对平衡。五行乘侮异常则发生疾病:"亢则害,承乃制,制则生化";《内经》还运用五行的生克乘侮理论解释病机,预测传变,判断预后:"五脏受气于其所生,传之于其所胜,气舍于所生,死于其所不胜",诸多阐述,均反映了《内经》运用阴阳五行理论,从整体恒动角度来认识事物和人体的方法及特点。

三、藏象学说

"藏象"二字,首见于《素问·六节藏象论》。藏,指藏于体内的内脏,象,指表现于外的生理、病理现象。藏象包括各脏腑形态、生理活动和病理变化表现于外的各种征象。藏象学说是研究人体各个脏腑的生理功能、病理变化及其相互关系的学说。它是在历代医家医疗实践的基础上,以阴阳五行学说为指导,概括总结而成的,是中医学理论体系中极其重要的组成部分。

《内经》指出人体是以五脏为核心、联系脏腑组织器官四肢百骸、外应自然界四时阴阳变化的五大功能活动系统,这一认识充分体现了"四时五脏阴阳"的整体观思想。

《内经》中专论藏象的篇章有《素问》的灵兰秘典论、六节藏象论、五脏生成、五脏别论、经脉别论、太阴阳明论、解精微论,《灵枢》的本神、骨度、五十营、营气、脉度、营卫生会、决气、肠胃、平人绝谷、海论、五癃津液别、本脏、天年、阴阳二十五人、邪客、通天、卫气行、大惑论等。

四、经络学说

经络,是与人体脏腑有联系的又一组织结构系统,它与脏腑器官共同构成人体生命活动的基础。经络学说,是研究人体经络系统的组成、功能、病理变化,及其与脏腑关系的学说,它是《内经》理论体系的重要组成部分。《内经》的经络系统,包括十二经脉、十二经别、奇经八脉、十五络脉、十二经筋、十二皮部等,虽然各自具有功能特点,但是,总的功能是通行气血,沟通表里,贯通上下,联系脏腑肢节。经络气血周而复始地运行,为各脏腑组织器官提供了营养物质,加强了各脏腑组织的密切联系。

《内经》主论经络的篇章有《素问》的阴阳离合论、血气形志、皮部论、经络论、气穴论、气府论、骨空论,《灵枢》的九针十二原、本输、根结、经脉、经别、经水、经筋、脉度、四时气、逆顺肥瘦、阴阳清浊、背俞、卫气等。

五、病因病机

病因病机学说,是研究疾病的原因、发生、发展、传变的机制和规律的学说。

在病因方面,《内经》明确提出了六淫、七情、饮食、劳倦等致病因素。这些致病因素当中,自然气候反常变化即六淫和情志刺激即七情是两大重要致病因素。《内经》又根据病因性质不同,将其分为阴阳两大类,风寒暑湿燥火六淫之邪从外而入,故属阳;饮食起居情志过激,病从中生,故属阴。这是中医学最早的病因分类法,为后世病因分类学的研究奠定了坚实的基础。

《内经》认为致病因素作用于人体之后,是否发病取决于人体正气的强弱、个体体质差异,以及精神状态。《素问·刺法论》云:"正气存内,邪不可干",《素问·评热病论》也云:"邪之所凑,其气必虚",正气不足是发病的先导,该观点成为中医学预防疾病、治疗疾病遵循的纲领。

在病机方面,《内经》以阴阳失调、邪正盛衰、升降失常来阐释疾病的基本机理,提出"邪气盛则实,精气夺则虚"、"百病生于气"等著名论断,《素问·至真要大论》进一步提出病机十九条,作为分析病机的纲领。在疾病的传变与转归方面,提出了循经传变、表里相传、脏腑相传等多种传变方式。

《内经》中专论病因病机的篇章有《素问》的生气通天论、玉机真脏论、脏气法时论、逆调论、气厥论、举痛论、脉解、调经论、标本病传论,《灵枢》的邪气脏腑病形、五邪、五乱、病传、顺气一日分为四时、五变、本脏、论勇、论痛、贼风、五味论、九宫八风、岁露论等。

六、病证

病,指疾病;证,指证候。《内经》中的病证,指致病因素作用于机体,引起人体脏腑气血功能失调的病理过程。

《内经》中关于病证的记载,内容丰富,据不完全统计,所有病症名称达300余个,其中,予以专题讨论的有咳、痹、痿、厥、风病、热病、寒热病、疟、诸痛、肿胀、消渴、积聚、癫狂、痈疽、官窍病和外伤等,《内经》所述病证包括今之内、外、妇、儿、五官等多科疾病。《内经》的疾病理论始终受到历代医家的重视,许多病名至今仍沿用。

专论病证的篇章有《素问》的阴阳别论、汤液醪醴论、阳明脉解、热论、刺热、评热病论、疟论、刺疟、咳论、举痛论、腹中论、刺腰痛论、风论、痹论、痿论、厥论、病能论、奇病论、水热穴论,《灵枢》的邪气脏腑病形、寒热病、癫狂、热病、厥病、杂病、周痹、口问、胀论、水胀、上膈、忧恚无言、寒热、大惑论、痈疽等。

七、诊法

诊法,即诊察疾病的方法。《内经》诊法包括望、闻、问、切四诊方法,其中,对望色、切脉阐述尤为详尽。《内经》中的望诊重在五色诊和颜面分部望诊,以及身形动态,对眼和舌等官窍的察验。切诊内容最为丰富,提出了寸口脉、三部九候、尺肤、腹诊、扪按局部等多种诊察方法。提出的脉象有20多种,描述了五脏气绝,没有胃气的"真脏脉"脉象。问诊中既问病史,又问表现,重视病人生活环境和精神状态,以及了解病人的喜恶。闻诊涉及听声音和嗅气味两方面。

《内经》诊法理论特别强调多种诊法的结合运用。指出医者临证,若善于运用四诊,则病情最能明了;告诫医者:"卒持寸口,何病能中,妄言作名,为粗所穷!"(《灵枢·徵四失论》)

专论诊法的篇章有《素问》的阴阳别论、移精变气论、玉版论要、脉要精微论、平人气象论、玉机真脏论、三部九候论、通评虚实论、大奇论、著至教论、示从容论、疏五过论、徵四失论、阴阳类论、方盛衰论,《灵枢》的邪气脏腑病形、师传、五阅五使、外揣、禁服、五色、论疾诊尺等。

八、论治

论治,包括治疗原则和治疗方法。《内经》的基本治疗原则主要有治病求本、标本先后、三因制宜、协调阴阳、因势利导、正治反治、扶正祛邪及早期治疗等。

《内经》记载的具体治疗措施甚多,有砭石、针刺、药物、熏洗、药熨、敷贴、按摩、导引、手术、饮食和精神疗法等,其中,针刺疗法在《内经》中占有特殊重要的地位,仅针刺法就有20余种;针刺方法几乎用于所有疾病的治疗当中。

在《素问》运气七篇中详细论述了中药制方组方原则,对于后世经方形成产生了深远影响。《内经》中所载的方剂数量偏少,全书仅有十三个方剂,通称"《内经》十三方",但仅此十三方已初步具备了各种治疗大法,确立了历代医家所遵循的用药原则,对后世治法的发展和完善起到了重要的指导作用。

《内经》中涉及论治的篇章有《素问》的阴阳应象大论、异法方宜论、移精变气论、汤液醪醴论、玉版论要、八正神明论、标本病传论、至真要大论、五常政大论,《灵枢》的师传、五乱、逆顺肥瘦、五味、逆顺等。专论或主论刺法的篇章有《素问》的诊要经终论、宝命全形论、八正神明论、离合真邪论、刺要论、刺齐论、刺禁论、刺志论、针解、长刺节论、水热穴论、调经论、缪刺论、四时刺逆从论,《灵枢》的九针十二原、小针解、寿夭刚柔、官针、终始、寒热病、逆顺肥瘦、血络论、阴阳清浊、外揣、逆顺、玉版、五禁、行针、邪客、官能、刺节真邪、九针论等。

九、运气学说

运气,即五运六气。运气学说是探讨自然界气候变化规律及其与人体疾病发生流行关系的一门学问。运气学说贯穿着"天地之大纪,人神之通应"(《素问·至真要大论》)的思想。其说理及推演工具是干支甲子和阴阳五行理论。

古人在长期观察中发现,日月星辰环转所致的一年四时寒暑气候变化对生物界特别是人体生命活动有着重要的影响,因此开展了自然气候变化与人体生命活动规律与疾病发生的相关性研究,研究宇宙日地月运行节律、探讨气候变化影响下的疾病发生与流行,形成了以大气运动、气候变化及相应的生物生化、疾病流行为基本内容的五运六气学说。在烈性传染性疾病时有发生的当今时代,研究五运六气具有重要的实际意义。

《内经》论述五运六气的篇章为《素问》的天元纪大论、五运行大论、六微旨大论、气交变大论、五常政大论、六元正纪大论、至真要大论,通常将此七篇称为运气七篇大论。另外,《素问·六节藏象论》、《灵枢·九宫八风》等篇也记载了五运六气的内容。

第三章 《内经》理论体系的学术特点及学术价值

第一节 《内经》理论体系的学术特点

一、整体地认识人体生命活动规律

1. 天人合一　天人合一,指人体生命活动规律与自然界变化规律同步。人类是宇宙万物之一,与天地万物有着共同的生成本源。人体秉承天地阴阳之气而生,依赖自然条件而生存,受到自然气候和环境的影响与制约。《内经》藏象理论以五行原理为基本框架,将自然界的五方、五气、五时等与人体五脏功能活动系统密切联系,形成了一个人体与自然内外相应的整体动态模式。

人体与自然的统一性主要表现在自然对人体的制约性、人体对自然的依存性,以及人体在长期的生存斗争中形成的对自然环境的适应性。

2. 生命一体　《内经》认为,人是一个以五脏为核心的有机整体,人体的各组织器官在结构上相互联系、功能上相互为用,在疾病方面又相互影响。

人体这个有机整体主要表现在五脏一体和形神合一。五脏一体是指人体是以五脏为核心的,通过经络联系其他脏腑组织器官、四肢百骸的有机整体。这个整体以心为主导,各组织器官协调配合。

形神合一是《内经》运用整体观认识人体的又一特点。《内经》认为人是形神和谐的有机整体,人体的形与神相互依存、相互制约。人体生命的形神协调统一是健康长寿的基本保证。形为神之宅,神乃形之主;无神则形不可活,无形则神无所依附,两者相辅相成,不可分离,离则为死,偕则为生。形与神的关系反映在人体生命活动上,则为形壮而神旺,形为精所成,积精可以全神;神旺则形壮,神能驭气,炼气可使体健。形神关系用于诊法上,则强调形神并察,如破䐃脱肉等形败则死,失神亦死也;用于判断寿夭则为形壮神旺者寿,形存神亡者夭。

二、辩证地对待人体生命活动

《内经》深受古代哲学思想影响,辩证地认识自然规律及人体生命规律。运用阴阳理论阐释人体生命活动,解释疾病发生的原因和机理。认为人体生命正常情况应当是阴阳保持着动态的相对平衡状态,疾病发生的总的机理是人体阴阳失去了相对的平衡,出现了阴阳相互盛衰的病理现象,因此,协调阴阳,使其恢复平衡状态就成为治疗疾病的基本原则,正如《素问·至真要大论》所说:"谨察阴阳所在而调之,以平为期。"

第二节 《内经》理论体系的学术价值

一、奠定了独特的中医学理论体系

在世界医学史上,曾经出现过多种传统医学,例如希腊医学、罗马医学、印度医学、埃及医学、阿拉伯医学等,但是经过漫长的历史之后,只有中国的中医学得到了很好的传承与发展,剖析其主要原因,不仅因为中医具有非常好的疗效,更重要的是指导治疗的是一套系统的完善的理论体系,以及动态的整体的认识人体生命的科学认识方法。

二、建立了"天地人三才"医学模式

三才,指天地人。天地人三才是一个统一的整体,相互联系,不可分割。《内经》认为,人体生命现象是自然现象的一部分,强调人体与自然是一个有机整体,它们遵循着同一自然规律。人体秉承天地之气而生,自然气候及环境变化与人体生命息息相关,直接影响着人体的生理、病理、诊断及治疗。《内经》认为作为一名优秀的医生,必须"上知天文,下知地理,中知人事"。天地人三才的医学模式贯穿于《内经》理论的始终,几千年来,有效地指导着养生保健、诊断和治疗。

三、开创了多学科研究医学的典范

《内经》虽然是一部医学经典著作,但是,其内容广泛吸收了中国古代天文学、历法学、气象学、生物学、地理学、心理学,以及哲学等多学科的研究成果,运用多学科的研究成果,以整体观念来研究医学中的问题。也就是说,《内经》对中医学的贡献不仅在于它保留了汉以前的医学成就,而且为我们树立了多学科研究医学的典范。

《内经》运用多学科研究成果来研究医学的方法,一方面反映了古代科学尚未精确分化的特点,另一方面却说明了医学与其他自然科学的相互联系和相互渗透。这种学科之间的相互联系和相互渗透正是产生新学说、新理论的重要途径和基础,也是学术发展的重要规律。这也是《内经》理论历经几千年之后,仍然具有强大生命力的根本原因。现代新兴的医学气象学、时间医学、社会医学、医学心理学等交叉学科的理论,在古老的中医经典《内经》中均有较为具体的阐述,即使是在科学进步的当今时代,仍然具有重要的指导价值和意义。

第四章 学习《内经》的方法

一、文理通

首先,必须读懂《内经》原文。只有读懂原文,才能进一步理解其中的医学道理。因此,学习《内经》要具备一定的古代汉语知识,避免牵强附会,望字生义。学习原文时,还可以借助工具书、古今历代医家注释《内经》的著作,帮助理解经文。《内经》中有一字多义现象,如"能"字在不同的语言环境中,字义不同,《素问·阴阳应象大论》中"阴阳者,万物之能始也","能"作"胎"解;"能冬不能夏"、"能夏不能冬","能"作"耐"解;"此阴阳更胜之变,病之形能也","能"作"态"解。

二、医理明

读懂原文基础上,要掌握《内经》的医学理论与医学思想,以及防病治病的原则和方法。

例如,《素问·灵兰秘典论》云:"心者,君主之官,神明出焉。肺者,相傅之官,治节出焉"等原文,《内经》运用了取类比象的研究方法,将五脏六腑的功能与古代朝廷行政官职相类比,有助于理解五脏六腑的作用、地位及相互之间的关系。又如学习《素问·阴阳应象大论》"故清阳为天,浊阴为地;地气上为云,天气下为雨;雨出地气,云出天气"一段原文时,《内经》借自然界云雨升降之理说明阴阳升降、互根、转化的原理,以此阐明人体阴阳升降出入的生理作用,进而理解"故清阳出上窍,浊阴出下窍;清阳发腠理,浊阴走五藏;清阳实四支,浊阴归六府",以及"清气在下,则生飧泄;浊气在上,则生䐜胀"的人体阴阳升降所导致病证的机理。

学习《内经》原文的同时,还要学会运用《内经》"天人相应"整体恒动的医学研究方法,以及比类、分析、归纳、综合等方法,运用这些独特的医学方法分析疾病,治疗疾病,乃至预防疾病。

三、联系临床实际

学习《内经》的目的是指导临床运用。《内经》医学理论是古代医学家长期医疗实践的经验总结,因此,学习《内经》一定要掌握其精神实质,必须结合临床实际运用它、理解它,进而发展其理论。例如:《素问·五脏别论》中"魄门亦为五脏使",指出了魄门与五脏的关系。临床怎样运用呢?临床中由肺气壅实而上逆的哮喘,用通肠腑之法,令肺气降哮喘平;由肝胆湿热所致的黄疸,用茵陈蒿汤使邪从下解而黄疸退;对于心火上炎、神不守舍的狂证用大承气汤加减釜底抽薪,使心火平神气复;肾虚气化失职所致的关格,用大黄附子汤化裁,使腑气通浊气去,这就是《内经》脏腑相关理论指导下的脏病治腑的治疗思路与方法。

下篇　原文选读

素问·上古天真论篇第一(节选)

上古,即远古,指人类生活的早期时代。天真,指先天真气。"上古天真论篇"主要讨论人类养生的法则和重要意义,以及先天真气在人体生长发育过程中的重要作用。

【原文】(一)

上古之人,其知道[1]者,法于阴阳[2],和于术数[3],食饮有节,起居有常,不妄作劳[4],故能形与神俱[5],而尽终其天年[6],度百岁乃去。今时之人不然也,以酒为浆[7],以妄为常,醉以入房,以欲竭其精,以耗[8]散其真,不知持满[9],不时御神[10],务快其心,逆于生乐,起居无节,故半百而衰也。

【注释】

[1]知道:懂得养生法则。知,懂得。道,此处指养生的法则。

[2]法于阴阳:效法自然界寒暑往来的阴阳变化规律。法,仿效,效法。

[3]和于术数:引申指各种修身养性的方法。如呼吸、吐纳、气功、导引、按跷等调摄精神及锻炼身体的各种养生方法。

[4]不妄作劳:指不要过度操劳。妄,乱。作劳,即劳作,包括形劳、劳心、房劳三个方面。

[5]形与神俱:形体和精神协调统一。俱,共存,协调。

[6]天年:指人类的自然寿命。古人认为人的自然寿命是120岁。

[7]以酒为浆:把酒当成一般的饮料饮用。指饮酒过量或酗酒无度。

[8]耗:通好,嗜好。

[9]不知持满:不懂得保持精气盈满。

[10]不时御神:不善于调摄精神。时,善于。御,掌握。

【释义】

上古时期,那些懂得养生之道的先贤们,能够按照自然界寒暑往来的阴阳变化规律来调整体内的阴阳变化,并懂得运用各种修身养性的方法调摄精神、锻炼身体等。做到饮食有节制,生活作息有规律,不过度操劳,所以能够保持形体和精神的协调状态,健康无病,活到人类应有的自然寿限,即超过百岁以后才去世。现今的人则不然,而是把酒当成饮料一样地过量饮用,把不正常的生活习惯当成正常。还经常在喝醉酒之后乱行房事,恣情纵欲,致使体内的阴精耗竭,因过多的嗜好使体内的真气耗散。这样的人不懂得保持精气的盈满,不善于调摄精神,只知道贪图一时的快乐,违逆生命的长久康乐,生活作息毫无规律,所以这种人活到半百,即五十岁左右就会表现出衰老的状态了。

【按语】

提出养生的法则,分析了早衰的原因。强调了养生的重要性及对祛病延年的重要意义。

养生的法则,包括两个方面:即在外要顺应自然四时阴阳变化规律;在内要生活起居有规律。

具体的养生方法,有五个方面:一是法于阴阳,顺应四时,调养身心;二是和于术数,锻炼身体,保精养神;三是食饮有节,五味调和,滋补气血;四是起居有常,按时作息,怡养神气;五是不妄作劳,劳逸结合,保养形气。如此,才能保精全神,益气全形,实现形神协调,活到自然的寿命限数。

早衰的原因,是由以妄为常、失于调摄而引起。以酒为浆,就会伤脾而损害气血生化之源;醉以入房,就会伤肾而损耗精气之本;起居无节,则妄动损伤形神之气。这样,就会导致精亏气耗,神衰形弱,出现形神相失,活到半百就会变得过早衰老,体弱多病。

"形与神俱"充分反映了《内经》形神统一的学术思想。人体生命的形神协调统一是健康长寿的基本保证。

养生的重要意义,在于提高生存质量,增进健康,祛病益寿,延缓衰老。

【原文】(二)

夫上古圣人[1]之教下也,皆谓之虚邪贼风[2],避之有时,恬惔虚无[3],真气从之,精神内守[4],病安从来?是以志闲而少欲,心安而不惧,形劳而不倦,气从以顺[5],各从其欲,皆得所愿。故美其食,任其服,乐其俗[6],高下不相慕[7],其民故曰朴[8]。是以嗜欲不能劳其目,淫邪不能惑其心,愚智贤不肖[9],不惧于物[10],故合于道。所以能年皆度百岁而动作不衰者,以其德全不危[11]也。

【注释】

[1]圣人:指精通养生之道的先贤。

[2]虚邪贼风:泛指一切不正常的气候变化及自然界的致病因素。

[3]恬惔虚无:指思想闲静,心无杂念。恬惔,清静淡泊。虚无,清静无欲。

[4]精神内守:指精与神都充实于体内而不妄耗。内守,即守持于内。

[5]气从以顺:指真气调达和顺。气,真气。

[6]美其食,任其服,乐其俗:意即不追求美味,吃什么都感觉到甜美;不追逐华丽服饰,随便穿着就觉得舒适;不脱离生活环境,以民间的风俗习惯为快乐。任,随便之意。

[7]高下不相慕:能够安于本位,对地位尊卑贵贱不互相羡慕。

[8]朴:原指未经加工的木材,此引申指质朴敦厚的品质。

[9]愚智贤不肖:愚,指愚笨者;智,指聪明者;贤,指品德高尚者;不肖,不贤之人。

[10]不惧于物:指不因身外之物而思虑过度、焦躁不安。

[11]德全不危:全面实行养生之道,身体就不会因受到病邪侵扰而出现危机。

【释义】

上古时期精通养生之道的圣人,经常教导人们说:外来的不正常气候变化及致病因素,要注意适时加以防范;内在的思想上清静安闲,心无杂念,人体的正气调畅和顺,精气与神气就能够守持于内,人就会健康无病。因此,平常要尽量做到思想清静安闲,减少嗜好和欲望,心中安定而没有恐惧焦虑等不良情绪的影响,工作劳动也不要过于疲劳。这样,人体的气血和顺,很少的要求和愿望都能够得以满足。生活朴实,不追求食物美味,吃什么都感觉到甜美;不追逐华丽服饰,随便穿着就觉得舒适;不脱离周围的生活环境,以民间的风俗习惯为快乐。大家都能够安分守己,对社会地位的尊卑贵贱不互相羡慕,始终保持着质朴敦厚的品质。这样的人,不会因为嗜好和欲望而烦劳自己的身体,也不会听信淫乱邪说的蛊惑,在社会上不管是愚笨的、聪明的、品德高尚的,还是不成才的人,都能做到不因身外之物而思虑过度、焦躁不安,这就是符合养生之道。之所以能够活到百岁而不出现衰老的状态,就是因为他们全面地实行了养生之道,所以不会有多病早衰的危机。

【按语】

进一步提出了养生的原则与方法,突出调摄情志在养生中的重要作用。

养生原则主要有外防与内调两方面:一是外防,指对外环境要适应自然环境的变化,避免邪气的侵袭,即"虚邪贼风,避之有时"。二是内调,指对人体本身要调摄情志,调整生活的饮食起居,即"恬惔虚无,真气从之"、"精神内守"、"美其食,任其服,乐其俗,高下不相慕"等。这是中医养生的基本要求与原则。

突出强调了调摄情志的重要性。调摄情志是中医养生保健的重要内容。人的情志活动由五脏所产生,又能作用于五脏,影响五脏的功能活动,可见,精神情志与五脏功能密切相关。情志过激,喜怒无节,则可耗伤五脏精气,导致五脏功能失常。因此,避免情志过激,保持精神充实而守持于内,可以保持和促进五脏的功能活动。

《内经》中的养生思想深受道家思想影响。《老子》曰:"人法地,地法天,天法道,道法自然。"认为人应当顺应自然,恬惔无为。

中医养生学是《内经》理论体系的重要组成部分。历代有许多医学家、养生学家都在养生方面进行了广泛深入的研究和阐发,唐代孙思邈著《备急千金要方》、《千金翼方》,总结了唐以前的养生理论和养生方法。南朝陶弘景《养性延命录》、宋代陈直《养老寿亲书》、清代曹廷栋《老老恒言》等,都是老年养生学方面的专著。因此,养生在中医学里早已形成一门独立的学科。

【原文】(三)

女子七岁,肾气盛,齿更发长;二七而天癸至[1],任脉通,太冲脉[2]盛,月事[3]以时下,故有子;三七,肾气平均,故真牙[4]生而长极;四七,筋骨坚,发长极,身体盛壮;五七,阳明脉衰,面始焦[5],发始堕;六七,三阳脉衰于上,面皆焦,发始白;七七,任脉虚,太冲脉衰少,天癸竭,地道不通[6],故形坏而无子也。丈夫八岁,肾气实,发长齿更;二八,肾气盛,天癸至,精气溢泻,阴阳和,故能有子;三八,肾气平均,筋骨劲强,故真牙生而长极;四八,筋骨隆盛,肌肉满壮;五八,肾气衰,发堕齿槁;六八,阳气衰竭于上,面焦,发鬓颁白[7];七八,肝气衰,筋不能动;天癸竭,精少;肾藏衰,形体皆极;八八,则齿发去。肾者主水[8],受五藏六府之精而藏之,故五藏盛,乃能泻。今五藏皆衰,筋骨解堕,天癸尽矣,故发鬓白,身体重,行步不正,而无子耳。

【注释】

[1]天癸至:肾精中具有促进生殖功能的一种先天而生的物质。至,成熟。

[2]太冲脉:即冲脉。

[3]月事：即月经。

[4]真牙：又名智齿。

[5]面始焦：开始表现出干燥无光泽的憔悴面容。焦，通憔，憔悴。

[6]地道不通：月经停止来潮。

[7]颁白：即黑白相杂。颁，同斑。

[8]肾者主水：指肾藏精的功能。

【释义】

女子七岁左右，肾中精气开始旺盛，表现为牙齿更换，头发渐盛；十四岁左右时，肾精中具有促进生殖功能的先天而生的物质——天癸，已经成熟并发挥作用，此时任脉中的气血通畅，冲脉中的气血旺盛，表现为月经按时来潮，开始具备生育能力；到二十一岁左右，肾气充满，表现为智齿长出，身体各部位发育成熟，身高达到极限；二十八岁左右，表现出筋骨坚实，头发浓密，身体处于最健壮的时期；三十五岁左右，足阳明胃经脉气血开始衰少，表现为面部皮肤干燥少润、容颜憔悴，开始有头发脱落现象；到四十二岁左右，手足三阳经脉的气血都有所衰少，表现为面容憔悴、干枯少华，头发开始花白；到四十九岁左右，任脉气血虚少，冲脉气血衰少，天癸竭尽，月经停止来潮而出现闭经，此时身体已经衰老虚弱并丧失生育能力。

男子八岁左右，肾中精气开始充实，表现为头发渐长，牙齿更换；到十六岁左右，天癸成熟并发挥作用，表现为精满溢泻，生殖机能发育成熟而具有生育能力；到二十四岁左右，肾气已经充满，表现为筋骨强劲有力，智齿长出，身高达到极限；到三十二岁左右，表现出筋骨强壮结实，肌肉丰满壮实；四十岁左右，肾气衰退，表现为头发开始脱落，牙齿失去光泽并开始松动；到四十八岁左右，人体上部的阳气开始虚衰，表现为面容憔悴、头发斑白；到五十六岁左右，肝气衰退，筋骨活动迟缓，天癸竭尽，阴精衰少，肾中精气衰弱，此时身体已经表现出虚弱衰老状态；到六十四岁左右，牙齿和头发差不多都脱光了。

肾具有藏精的功能，要依赖五脏六腑所化生的后天精气不断培育和补充，所以五脏精气充盛，肾精才能盈满溢泻。人到老年，五脏精气不足，筋骨松懈无力，天癸竭尽，因此会出现鬓发斑白、身体沉重、步履蹒跚，不再具有生育能力了。

【按语】

通过对人体生、长、壮、老等生命过程的论述，强调了肾气对人体生长发育和生殖功能的重要作用。

人体生、长、壮、老的生命过程是肾气由盛至衰过程的外在表现。人体生长发育各阶段表现及生殖功能强弱都是肾气作用的结果，从而突出了肾气在整个生命活动中的重要作用。该理论为儿科临床治疗五迟、五软及五虚证，从肾入手治疗提供了理论依据。由于人体生、长、壮、老主要取决于肾气的盛衰，因此，保养肾中精气成为中医养生的原则，是实现健康长寿的关键。

肾气与生殖功能关系密切。天癸是随着肾气的盛衰由成熟到衰竭，生殖能力也随之发生由弱到强、最终竭尽的变化。《内经》肾气与天癸、冲脉、任脉，及其与月经、胎孕关系的理论，为后世中医妇科学的发展奠定了理论基础。临床上对月经不调或不孕等病证的治疗多从肾和冲任入手，著名医家张锡纯所制"四冲汤"，即理冲汤、固冲汤、安冲汤、温冲汤，都是在此理论的指导下创立出来的效验良方。

"肾者主水,受五脏六腑之精而藏之,故五脏盛乃能泻",说明肾精与五脏六腑之精存在着相互为用的相辅相成关系。肾主藏的先天之精是人体生殖功能及形体盛衰变化的根本因素,是五脏六腑功能活动的物质基础,但在生命活动过程中需要五脏六腑后天之精的不断培育和补充,这样才能保证源泉不竭。肾精与五脏六腑之精是相互依赖、相互为用的。在临床上,中医运用补后天以实先天、补先天以养后天的治疗原则辨证论治疾病,就是该理论的实际应用。

素問·四氣調神大論篇第二(节选)

四气,指春生、夏长、秋收、冬藏的四时气候。调,调摄、调养。神,人的精神意志活动。本篇主要论述了顺应四时气候变化以调摄精神意志的养生方法,提出"春夏养阳,秋冬养阴"的养生原则及"治未病"的预防医学观点。

【原文】

夫四時陰陽者,萬物之根本也。所以聖人春夏養陽,秋冬養陰[1],以從其根,故與萬物沉浮[2]於生長之門,逆其根,則伐其本,壞其眞矣。故陰陽四時者,萬物之終始也,死生之本也。逆之則災害生,從之則苛疾[3]不起,是謂得道。道者,聖人行之,愚者佩[4]之。從陰陽則生,逆之則死,從之則治,逆之則亂。反順為逆,是謂内格[5]。

是故聖人不治已病治未病[6],不治已亂治未亂,此之謂也。夫病已成而後藥之[7],亂已成而後治之,譬猶渴而穿井,鬥而鑄錐,不亦晚乎!

【注释】

[1]春夏养阳,秋冬养阴:春夏顺应生长之气保养阳气,秋冬顺应收藏之气保养阴气。春夏养阳,即养生、养长;秋冬养阴,即养收、养藏。

[2]沉浮:即升降之意。

[3]苛疾:即疾病。苛,同疴,病。

[4]佩:违背,违逆。

[5]内格:人体脏腑气血活动与自然阴阳变化不相适应。

[6]治未病:包括未病先防和已病防变两个方面。

[7]药之:即用药治疗。药,作动词用,治疗之意。

【释义】

自然界春夏秋冬四时阴阳的变化规律,是万物生长变化的根本。所以圣人在春夏时节,要顺应生长之气保养阳气;在秋冬时节,要顺应收藏之气保养阴气。这就是顺应阴阳变化的根本,所以阴阳的升降运动与万物的生长变化是相应的。如果违背这个原则,就会摧残生命的根本,破坏身体的真气。所以说阴阳变化、四时气候规律是万物变化与生死的根本。违逆这个原则,就会发生灾害;顺从这个原则,人就会健康无病,这就叫做顺应自然规律而得道。这种养生之道,圣人会努力去践行,而愚蠢的人却经常去违背。顺应阴阳变化规律则有生机,违背阴阳变化规律就会灭亡;顺应自然规律则天下安定,违逆自然规律则乱象丛生。如果违反自然规律背道而驰,就会出现人体脏腑气血活动与自然阴阳变化不相适应的"内格"病证。

因此圣人主张治病时不要等到疾病已经发生了才进行治疗,而是在疾病还没有发生的时候就要调理;不要等到国家出现混乱才治理,而是在未乱之时就懂得如何治国安邦。这就是治未病。如果等到大病已成才开始用药治疗,天下大乱才开始治理,就好像口渴才想起挖井,开始打仗了再去铸造兵器一样,不是已经晚了吗!

【按语】

以"四时阴阳者,万物之根本"为理论依据,提出"春夏养阳,秋冬养阴"的养生原则,以及"不治已病治未病"的预防医学思想。

"春夏养阳,秋冬养阴"是重要的四时养生原则。春夏养阳,即养生养长,秋冬养阴,即养收养藏。春夏阳气生长,养生应助养阳气;秋冬阳气收藏,养生应保养阴精。《内经》中还提出四时的具体养生方法,阐述春三月、夏三月、秋三月、冬三月应该如何顺应天时进行养生调护等。

后世医家对《内经》"春夏养阳,秋冬养阴"的养生思想多有发挥和运用。王冰从阴阳互根制约角度阐述,主张"春食凉,夏食寒,以养于阳;秋食温,冬食热,以养于阴"。张介宾以阴阳依存互用论述,认为"夫阴根于阳,阳根于阴,阴以阳生,阳以阴长,所以圣人春夏则养阳,以为秋冬之地;秋冬则养阴,以为春夏之地,皆所以从其根也"。张志聪以阴阳盛虚论述,指出"春夏之时,阳盛于外而虚于内;秋冬之时,阴盛于外而虚于内。故圣人春夏养阳,秋冬养阴,以从其根而培养也"。李时珍据此提出了顺应四时用药方法,提出"升降浮沉则顺之,寒热温凉则逆之。故春月宜加辛温之药,薄荷、荆芥之类,以顺春升之气;夏月宜加辛热之药,香薷、生姜之类,以顺夏浮之气……秋月宜加酸温之药,芍药、乌梅之类,以顺秋降之气;冬月宜加苦寒之药,黄芩、知母之类,以顺冬沉之气,所谓顺时气而养天和地"。

"不治已病治未病"反映了《内经》的预防医学思想,说明顺应四时养生对于预防疾病、延年益寿的重要性。

《内经》治未病思想主要包括未病先防和已病防变两个方面。除本篇外"治未病"思想还见于《内经》许多篇章中。

《内经》预防医学思想影响深远,得到后世医家倡导及发扬。例如《金匮要略》云:"夫治未病者,见肝之病,知肝传脾,当先实脾。"《丹溪心法》云:"与其救疗于有疾之后,不若摄养于无疾之先,盖疾成而后药者,徒劳而已。是故已病而后治,所以为医家之法;未病而先治,所以明摄生之理。夫如是,则思患而预防之者,何患之有哉?此圣人不治已病治未病之意也。"

素问·生气通天论篇第三(节选)

生气,即构成人体和维持人体生命活动的阴阳二气;通,相应、贯通之意;天,指自然界。本篇阐释了人体生命活动之气与自然界之气息息相通之理,故名"生气通天"。

【原文】(一)

阳气者,若天与日,失其所则折寿而不彰,故天运当以日光明。是故阳因而上,卫外者也。

因于寒,欲如运枢[1],起居如惊,神气[2]乃浮;因于暑,汗,烦则喘喝[3],静则多言[4],体若燔炭[5],汗出而散;因于湿,首如裹[6],湿热不攘[7],大筋緛短,小筋弛长[8],緛短为拘,弛长为痿;

因于气[9]，为肿。四维相代[10]，阳气乃竭。

【注释】

[1] 运枢：转动的门轴。

[2] 神气：阳气。

[3] 喘喝(hè)：气喘息急，喝喝有声。

[4] 静则多言：指暑热伤及心神出现的神昏谵语、郑声。

[5] 体若燔(fán)炭：指身体发热如燃烧的炭火。

[6] 首如裹：形容头部困重不爽，像被物包裹一样，由湿邪困阻清阳所致。

[7] 攘(rǎng)：消除，祛除。

[8] 大筋緛(ruǎn)短，小筋弛長：此为互文，意为大筋、小筋或收缩变短，或松弛变长。"緛"，收缩；"弛"，同"弛"，松弛，弛缓。

[9] 气：指风气。

[10] 四维相代：指来自于四方的风、寒、暑、湿之邪更替伤人。代，更替。

【释义】

人体的阳气，就好像天空中太阳的作用一样，如果阳气功能失常，就会使人的寿命夭折而不彰著于世，所以天体的运行，需要太阳的光明。因而人体阳气顺应太阳向上、向外的趋势起着卫外御邪的作用。

阳气失常，感受寒邪，人体阳气主司腠理开合，就好像转动的门轴，运转不息，如果生活作息没有规律，起居促暴无常，就会使人体阳气浮越损伤。阳气失常，感受暑邪，出现汗出、烦躁、气喘息急，喝喝有声，如不烦躁，暑热伤及心神会导致神昏谵语、郑声，身体发热如燃烧的炭火，但暑邪会随汗出而外散。阳气失常，感受湿邪，会出现头部困重不爽，如被物裹。湿邪化热，湿热互结不被消除，会出现大筋、小筋或者收缩变短，或者松弛变长，收缩变短为拘急，松弛变长为痿废不用。阳气失常，感受风气，会发生水肿。来自四方的风、寒、暑、湿四种邪气更替伤人，人体的阳气就会竭绝。

【按语】

论述了人体阳气的重要性，以及阳气失常，感受寒、暑、湿、风引发的不同病证。

以取象比类的方法，将人体阳气比作天空中的太阳，认为天体的运转不息，需要太阳的光明和温暖，比类于人体，人体生命活动的运转不息，则需要依赖阳气的温养。阳气若"失其所"，则人的寿命会夭折而"不彰"于世。阳气的生理作用可以概括为两个方面：一是气化温养功能。阳气能温养人体脏腑经脉、四肢百骸，并把饮食水谷化生为人体需要的精微物质，推动精微物质营养输布全身。二是卫外御邪功能。阳气具有固护肌表、抵御外邪侵袭的重要功能。若阳气充盛，则腠理固密，人体不易感受外邪而发病。若阳气虚弱，则腠理疏松，卫外御邪功能低下，人体易感受外邪而发病。

指出阳气卫外失常，感受不同邪气，可引发不同病证。"因于寒"则阳气被遏，邪正交争于肌表；"因于暑"，暑为阳邪，其性炎热，易蒸津外泄，耗伤气津，故见汗出、心烦、喘喝有声。若暑热内扰心神，则见神昏、多言；"因于湿"，湿为阴邪，其性重浊，易困阻清阳，导致清窍失养，可见头身困重如裹。若湿邪化热，湿热留着筋脉，可见筋脉收缩挛急或松弛痿废不用，出现肢体运动障碍之类的病证;"因于风"指风邪侵袭肌表,阳气运化失常,导致气不化水,水邪泛溢肌肤,可见头面甚或全身水肿,即风水。

强调阳气重要性的观点为后世温补理论的创立和发展奠定了基础。如张介宾《类经·疾病类》云:"然则天之阳气,惟日为本,天无此日,则昼夜不分,四时失序,万物不彰矣。其在于人,则自表自里,由上自下,亦惟此阳气而已。人而无阳,犹天之无日,欲保天年,其可得乎!《内经》一百六十二篇,天人大义,此其最要者也。"《类经附翼·大宝论》据此也提出了"天之大宝,只此一丸红日;人之大宝,只此一息真阳"的著名论点。

【原文】(二)

阳气者,烦劳则张[1],精绝,辟积[2]于夏,使人煎厥[3]。目盲不可以视,耳闭不可以听,溃溃乎[4]若坏都[5],汩汩乎[6]不可止。阳气者,大怒则形气绝[7],而血菀[8]于上,使人薄厥[9]。有伤于筋,纵[10],其若不容[11]。汗出偏沮[12],使人偏枯[13]。汗出见湿,乃生痤疿[14]。高粱之变,足[15]生大丁[16],受如持虚[17]。劳汗当风,寒薄为皶[18],郁乃痤。

【注释】

[1]烦劳则张:过劳而致阳气亢盛。烦,同繁;张,即亢盛、鸱张;烦劳,即过劳,同义复词。

[2]辟积:重复。辟,通"襞(bì)",衣服褶子。

[3]煎厥:古代病名。指过劳而阳气亢盛,煎熬阴精,又逢夏季之阳热,两阳相合,阴虚阳亢,亢阳无制而昏厥的病证。

[4]溃溃乎:形容河堤决口的样子。

[5]都:水泽所聚,此指河堤。

[6]汩汩(gǔ)乎:形容水势急流的样子。

[7]形气绝:指脏腑经络之气阻绝不通。

[8]菀(yù):通"郁",郁结。

[9]薄厥:古代病名。指因大怒而致气血上逆,以致脏腑经脉之气阻绝不通而导致的昏厥病证。薄,通"暴",突然。

[10]纵:筋脉弛纵。

[11]不容:肢体不能随意运动。容,通"用"。

[12]汗出偏沮(jǔ):意为半身有汗、半身无汗。沮,阻止。

[13]偏枯:指半身不遂,即偏瘫。

[14]痤(cuó)疿(fèi):痤,疖子;疿,汗疹,俗称痱子。

[15]足:足以,能够。

[16]丁:通"疔",疔疮。

[17]受如持虚:形容得病之易,犹如拿着空虚器皿受物一样。

[18]皶(zhā):指生长于面部的粉刺。一说指酒皶鼻。

【释义】

阳气因为过度繁劳而亢盛,煎熬阴精,导致阴精竭绝,又遇夏季阳盛,两阳相合,亢阳无制而发生煎厥病证,可以出现目盲、耳聋的症状。煎厥病证来势凶猛,发展迅速,就像河堤决口,水势急流,不可阻挡。阳气因为大怒而上逆,导致脏腑经络之气阻绝不通,血随气逆郁积于上,出现薄厥病证。气血上郁,筋脉失养,导致筋脉弛纵,出现肢体不能随意运动。半身有汗,半身无汗,可以使人发生半身不遂的病证。汗出时感受湿邪,可以发生疖子、痱子病证。过食肥甘厚味之品,能够使人发生严重的疔疮病变,得病之易,就像拿着空虚的器皿受纳东西一样。劳动阳盛汗出时,感受风寒之邪,可以产生粉刺及疖子之类的病变。

【按语】

通过列举阳气失常所导致的病证,进一步强调了人体阳气的重要性。

阴亏阳亢无制致煎厥。由于过度繁劳,导致阳气亢盛,煎灼阴精,复加夏季暑热,更伤阴精,则阴亏阳亢无制而突发昏厥。此病来势凶猛,发展迅速,临床表现除昏厥外,还伴有目盲、耳聋等。张介宾《景岳全书·厥逆》曰:"煎厥者,即热厥之类,其因烦劳而病积于夏,亦令云暑风之属也。"

怒则阳气上逆致薄厥。大怒则阳气上逆,导致脏腑经络之气阻绝不通,血随气涌郁积于上而突发昏厥。气血上逆,筋脉失于濡养,临床表现除昏厥外,还可见筋脉弛纵,肢体不能随意运动,出现半身不遂之证。此病类似于临床之中风病。这是中医关于中风病的最早记载。

阳气运行偏沮致偏枯。阳气运行不畅,偏阻于一侧,不能温养全身,出现半身有汗、半身无汗,可导致偏枯,即半身不遂。这常是中风的先兆症状。

阳气郁遏致痤、痱、皶。人体汗出而阳气宣泄之时,若骤遇风寒、冷湿之气,则导致汗孔闭合,汗出不畅使阳气郁遏肌腠,易生疖子、痱子、粉刺之类的皮肤病。如王冰注云:"阳气发泄,寒气制之,热怫内余,郁于皮里,甚为痤疖,微为痱疮。"

阳热蓄积致疔疮。过食肥甘厚味之品,易助湿生痰生热,生热则人体阳热蓄积,痰湿则易阻遏阳气,加重阳热蓄积化热,热毒逆于肉里,易发严重的疔疮病变。

【原文】(三)

凡阴阳之要[1],阳密乃固。两者不和,若春无秋,若冬无夏,因而和之,是谓圣度[2]。故阳强不能密,阴气乃绝;阴平阳秘[3],精神乃治;阴阳离决,精气乃绝。

因于露风[4],乃生寒热。是以春伤于风,邪气留连,乃为洞泄[5];夏伤于暑,秋为痎疟[6];秋伤于湿,上逆而咳,发为痿厥[7];冬伤于寒,春必温病。四时之气,更[8]伤五藏。

【注释】

[1]要:关键。

[2]圣度:即养生保健的最高法度。

[3]阴平阳秘:此为互文,即阴阳平和协调。秘,通"密",固密。

[4]露风:即触冒风邪。又泛指感受外邪。露,触冒。

[5]洞泄:病名。指完谷不化、下利无度的严重泄泻。

[6]痎(jiē)疟:疟疾的总称。

[7]痿厥:病名。症见四肢痿弱、不能行走等。

[8]更:更替。

【释义】

阴阳关系的关键,在于阳气固密于外,阴精才能固守于内。如果阴阳不协调,就好像自然界只有春天而没有秋天,只有冬天而没有夏天。所以调和阴阳,是养生保健的最高法度。若阳气郁遏,不能固密于外,可导致阴精竭绝。若阴阳平和协调,则精神旺盛,生命活动正常。若阴阳不能互相维系,则精神衰败,危及生命。

感受风邪,会产生恶寒、发热的外感病。若春季感受风邪,邪气停留,夏季可发生完谷不化、下利无度的泄泻;若夏季感受暑邪,邪气停留,秋季可发生寒热往来的疟疾;若夏末秋初感受湿邪,可引起肺气上逆,发生咳嗽、四肢痿弱不能行走的痿厥证;若冬季感受寒邪,邪气留连,春季可发生温热性质的疾病。四时不正之气更替着伤害人体五脏。

【按语】

强调了阳气在维持阴阳平衡协调中的主导地位,以及阴阳平衡协调的重要性。

"凡阴阳之要,阳秘乃固"指出了在维持阴阳平衡协调的关系中,阳气发挥着主导地位。只有阳气固密于外,阴精才能安守于内,从而保持阴阳的平衡协调。若阳气郁遏,不能固密于外,则阴精就会竭绝,即"阳强不能密,阴气乃绝",再次强调了阳气在维持阴阳平衡中的重要性。

"阴平阳秘,精神乃治"指出了阴阳平衡协调的重要性。阴阳平和协调,人精神旺盛,生命活动正常,如李中梓《内经知要·阴阳》所说:"阴血平静于内,阳气秘密于外,阴能养精,阳能养神,精足神全,命之曰治。"如果阴阳出现偏盛、偏衰、互损、互亡等失衡情况,则会导致疾病的发生。若阴阳不能互相维系,出现"阴阳离决",则会导致"精气乃绝"。

阐述了"四时之气,更伤五脏"的发病观。人体五脏阴阳通应天之四时阴阳,五脏阴阳与四时阴阳具有协调统一性。若四时阴阳失调,邪气感人则伤五脏。由于受邪种类和时间的不同,以及人体体质的差异,可出现感而即发或伏而后发的发病情况。本段邪气致病属伏而后发。这是《内经》关于伏邪致病的重要论述,为后世伏邪致病理论奠定了基础。

【原文】(四)

阴之所生,本在五味[1];阴之五宫[2],伤在五味。

【注释】

[1]五味:泛指各种饮食物。

[2]五宫:指五脏。

【释义】

阴精的产生来源于饮食五味,而贮藏阴精的五脏,又会因饮食五味而受到伤害。

【按语】

论述了饮食五味对人体有双重作用:饮食五味是化生阴精的物质基础,是五脏精气之源,其化生的精微物质可以补养人体;饮食五味又各有阴阳偏性而分入五脏,如果饮食五味偏嗜,又可导致人体脏腑阴阳失衡而损伤五脏。故饮食五味对人体有"养"和"伤"双重作用,因此,要谨慎地调和饮食五味,才能维持机体脏腑阴阳的协调。

素问·阴阳应象大论篇第五(节选)

阴阳,是对事物对立统一双方属性的概括;应,即对应、相应之意;象,即表象、现象、征象。本篇论述了人体脏腑阴阳与四时五行阴阳,其象相应,所以称为"阴阳应象",论述的内容非常丰富而广博,所以称之为"大论"。

【原文】(一)

黄帝曰:阴阳者,天地之道[1]也。万物之纲纪[2],变化之父母[3],生杀之本始[4],神明之府[5]也,治病必求于本[6]。

故积阳为天,积阴为地。阴静阳躁,阳生阴长,阳杀阴藏。阳化气,阴成形。寒极生热,热极生寒。寒气生浊,热气生清。清气在下,则生飧泄[7];浊气在上,则生䐜胀[8]。此阴阳反作,病之逆从[9]也。

故清阳为天,浊阴为地;地气上为云,天气下为雨;雨出地气,云出天气。故清阳[10]出上窍,浊阴[11]出下窍;清阳[12]发腠理,浊阴[13]走五藏;清阳[14]实四支,浊阴[15]归六府。

【注释】

[1]道:此指法则、规律。

[2]纲纪:纲领。

[3]父母:指本源、根本。

[4]本始:义同"父母"。

[5]神明之府:阴阳是产生自然界事物运动变化内在动力的场所。府,指居所,场所。

[6]本:此指阴阳。

[7]飧泄:大便稀并夹有不消化的食物残渣,又称完谷不化。

[8]䐜胀:指胸膈胀满。

[9]逆从:偏义副词,偏逆之意。

[10]清阳:此指人体吸入的自然之气和饮食水谷化生的精气。

[11]浊阴:粪、尿二便秽浊之物。

[12]清阳:此主要指卫气。

[13]浊阴:指精血津液。

[14]清阳:饮食水谷化生的精微物质。

[15]浊阴:饮食水谷化生的糟粕。

【释义】

黄帝说:阴阳是自然万物的法则和规律,是统括自然万物的纲领,是自然万物变化的根源,是事物新生和消亡的本源,是自然界事物运动变化内在动力的场所。故治疗疾病时,一定要首先推求阴阳。

轻清的物质向上升腾,积聚为天,重浊的物质向下沉降,凝聚为地。阴性柔而主安静,阳性刚而主躁动。阴阳既为生杀之本,亦为长藏之本。阳动而散,主化气;阴静而凝,主成形。阴阳发展到一定程度,可以发生相互转化。寒气的凝固作用,可以产生浊阴,热气的升腾作用,可以产生清阳。清阳之气郁积人体下部,可以出现大便稀并夹有不消化食物残渣的飧泄;浊阴之气停留在人体上部,可以产生胸膈胀满的䐜胀证。这就是阴阳升降失常所出现的病证。

轻清的物质形成天,重浊的物质凝聚为地,地气受阳热的蒸腾上升为云,天气受阴寒的凝固而下降为雨,云变为天气,雨成为地气。人体吸入的自然之气和饮食水谷化生的精气上奉头面官窍,产生声音和视、嗅、听觉等功能;饮食水谷化生的粪、尿二便秽浊之物由前后二阴排出体外。卫气发散于肌肤、脏腑间隙以温养人体;精血津液归于五脏贮藏而濡养五脏。饮食水谷化生的精微物质充实于人体四肢;饮食水谷化生的糟粕归于六腑进行传导变化。

【按语】

指出了阴阳的基本概念。自然界一切事物之所以能够不断地发生、发展、运动、变化、新生和消亡,根源在于事物本身存在着相互对立、相互统一的阴阳双方。阴阳是自然事物变化必须遵循的法则和规律。阴阳理论适用于自然界所有事物,人作为自然界的生物之一,同样也适用于阴阳理论,故阴阳理论能用以说明人体的生理功能和病理变化,进而指导临床治疗。

阐述了阴阳学说的基本内容。以天地、静躁、寒热、云雨等自然现象说明阴阳的属性特征及其相互对立、相互依存、相互为用,以及在一定条件下相互转化的关系。

阐明了人体清阳与浊阴的升降出入规律。人体阴阳的升降规律与自然界阴阳的升降规律相一致。人体清阳之气具有向上、向外、走体表、主升发的特征;人体浊阴之气具有向下、向内、入脏腑、主沉降的特征。其观点为后世治疗方法提供了理论依据。如东垣用益气升提法治疗耳目失聪,仲景用温阳法治疗手足厥逆等,都是在这一观点的启发下发展起来的。

【原文】(二)

阴味出下窍,阳气出上窍。味厚者为阴,薄为阴之阳。气厚者为阳,薄为阳之阴。味厚则泄[1],薄则通[2]。气薄则发泄[3],厚则发热[4]。壮火[5]之[6]气衰,少火[7]之气壮。壮火食[8]气,气食[9]少火。壮火散气,少火生气。气味辛甘发散为阳,酸苦涌泄为阴。

【注释】

[1]泄:泄泻之意。

[2]通:通利之意。

[3]发泄:向外泄越之意。

[4]发热:助阳生热之意。

[5]壮火:药食气味纯阳者。

[6]之:作"使"、"令"解。

[7]少火:药食气味温和者。

[8]食:同"蚀"。消蚀、耗散之意。

[9]食(sì):音义同"饲"。充养、补益之意。

【释义】

凡药食之味重浊,属阴,故多沉降下行而出下窍,药食之气轻清,属阳,故多升发上行而出上窍。药食之味有厚薄的划分,其中味厚者为阴中之阴,味薄者为阴中之阳。药食之气也有厚薄的划分,其中气厚者为阳中之阳,气薄者为阳中之阴。味厚为阴中之阴,具有泄泻的作用;味薄为阴中之阳,具有通利的作用。气薄为阳中之阴,具有向外发泄,即发汗解表的作用;气厚为阳中之阳,阳盛助热,故具有补阳生热的作用。药食气味纯阳者为壮火之品,服之可以使人体正气受损,药食气味温和者为少火之品,服之可以使人体正气强壮。药食气味纯阳者可以消耗人体正气,药食气味温和者可以补养人体正气。药食气味阴阳属性不同,作用各异。辛味走气而性散,甘味入脾,脾主中央,而能灌溉四旁,故辛味、甘味主发散为阳;酸味主收敛,而又属春生之木性,能上涌而下泄,苦味主泄下,而又能炎上作苦,故酸苦涌泄为阴。

【按语】

论述了药食气味的阴阳属性划分及作用。根据药食同源理论,药食不仅有气味之别,还有气味厚薄之分。药食气味分阴阳,并且根据气味厚薄不同、阴阳属性不同,药食气味的作用亦不相同。气主升发为阳,气厚者为阳中之阳,有助阳发热的作用,如附子之属;气薄者为阳中之阴,有向外发散的作用,如麻黄之属。味主沉降为阴,味厚者为阴中之阴,有泻下的作用,如大黄之属;味薄者为阴中之阳,有通利的作用,如茯苓之属。五味分阴阳,其中辛、甘之味,性主发散,故为阳;酸、苦之味,性主收敛,故为阴。本段药食气味的阴阳属性划分及作用,对后世药物性能归类及临床应用有重要的指导意义。

指出了壮火、少火的作用及对人体的影响。药食气味纯阳者为壮火,药食气味温和者为少火。"壮火之气衰,少火之气壮。壮火食气,气食少火。壮火散气,少火生气"阐述了壮火、少火之品的作用及人体"火"与"气"之间的关系。即亢盛的阳气消耗人体正气,温和的阳气补益人体正气。这一观点对后世医家认识火热证的病机及治疗产生了很大影响。如张仲景在治疗发热证的方药中加入补气药,如白虎加人参汤、小柴胡汤中用人参,是补热邪耗伤之气之意;李东垣提出的"火者,元气之贼"、"火与元气不两立"的"气火"理论,认为火盛则气衰,气盛则火灭,在临床用"甘温益气除热"之法治疗发热证,为后世治疗气虚发热提供了理论基础与治疗思路。

【原文】(三)

风胜则动[1],热胜则肿[2],燥胜则干[3],寒胜则浮[4],湿胜则濡泻[5]。天有四时五行,以生长收藏,以生寒暑燥湿风。人有五藏化五气,以生喜怒悲忧恐。故喜怒伤气,寒暑伤形[6]。暴怒伤阴,暴喜伤阳[7]。厥气上行,满脉去形[8]。喜怒不节,寒暑过度,生乃不固。故重阴必阳,重阳必阴。故曰:冬伤于寒,春必温病[9];春伤于风,夏生飧泄;夏伤于暑,秋必痎疟;秋伤于湿,冬生咳嗽。

【注释】

[1]动:指肢节动摇震颤、头晕目眩的病证。

[2]肿:痈疡红肿之证。

[3]干:指津液干涸之证。

[4]浮:浮肿之证。

[5]濡泻:泄泻稀溏。又称湿泻,由湿邪伤脾所致。

[6]喜怒伤气,寒暑伤形:喜怒,泛指七情;寒暑,泛指六淫。喜怒从内发,首先伤人五脏之气;寒暑从外入,首先伤人形体。

[7]暴怒伤阴,暴喜伤阳:阴,指肝。阳,指心。大怒则肝气逆而血乱,故伤阴。过喜则心气弛缓而神逸,故伤阳。

[8]满脉去形:逆行之气满于经脉,神气浮越,去离形骸。

[9]温病:温热性质疾病。

【释义】

风邪伤人,会产生动的病证,如肢节的动摇震颤、头晕目眩等病证。热邪伤人,会出现痈疡红肿类的病证。燥邪伤人,人体会表现出津液干涸的病证。寒邪伤人,会出现浮肿类的病证。湿邪伤人,会产生大便稀并夹有不消化食物残渣的泄泻。自然界有春夏秋冬四时的更替、木火土金水五行的运动变化。四时的更替产生事物生长收藏的变化规律，五行的运动产生了自然界寒、暑、燥、湿、风五气的气候变化。人有肝、心、脾、肺、肾五脏，产生五脏之气，在外表现出喜、怒、悲、忧、恐等情绪与神志的变化。故喜怒七情变化首先伤人五脏之气，寒暑六淫变化首先伤人形体。大怒，则肝气逆而血乱，故伤阴。过喜则心气弛缓而神逸，故伤阳。厥逆之气上行，满于经脉，导致神气脱离形骸。如喜怒七情不加以节制、寒暑六淫不能躲避，使人发病，就会使人的寿命受到危害。所以阴太胜，可以转化为阳，阳太胜，可以转化为阴。故冬季感受寒邪，寒邪内伏，至春季阳气生发，体内伏邪随阳化热，可产生温热性质疾病；春季感受风邪，邪气留连至长夏脾土当令之时，克伐脾土，可产生完谷不化的泄泻；夏季感受暑邪，暑热内伏，至秋季寒凉外束，寒热交争，可产生寒热往来的疟疾；夏末秋初感受湿邪，湿邪困脾，至冬季感受寒邪，新感引动伏邪，可产生咳嗽。

【按语】

阐述了外感六淫、内伤七情的致病特点及感受四时邪气伏而后发的病证。

"风胜则动，热胜则肿，燥胜则干，寒胜则浮，湿胜则濡泻"概括了风、热、燥、寒、湿五邪为病的致病特点。外感五邪的致病特点，丰富了中医病因病机学的内容，突出了病因辨证的要点，对后世研究病因、分析病机及指导治法用药均有重要意义。后世医家据此多有发挥与应用。如"湿胜则濡泻"，提示湿邪易导致濡泻的发生，而且也提示濡泻多由湿邪引起。所以后世医家治疗濡泻多从湿论治，主要以祛湿为主，如利水祛湿、温阳化湿、健脾利湿等。

"喜怒伤气，寒暑伤形"、"暴怒伤阴，暴喜伤阳"、"厥气上行，满脉去形"，指出了外感、情志内伤的致病特点。情志太过，直接损伤五脏气机，出现五脏气机失调的病证；外感六淫，首先伤人形体。此内容也提示了养生既要内调情志，又要外防邪气。

指出了感受四时邪气伏而后发的病证。后世认为感受四时不同邪气，当时不病，邪气伏藏，至下一时令感受当令邪气，新感引动伏邪而发病即为后世伏邪致病。冬季感受寒邪，当时不病，寒邪内伏，郁而化热，至春季感受春令风邪，风为阳邪，新感引动伏邪，两阳相合，发生温热性质疾病。春季感受风邪，风属木，内通于肝，当时不病，风邪内伏，至长夏脾土当令之时，木郁乘土，发生飧泻。夏季伤于暑邪，暑邪内伏，郁而化热，至秋季感受当令之邪，外寒内热，寒热交争，发生痎疟。夏末秋初伤于湿邪，湿邪内伏化热，至冬季外感寒邪，外寒引动伏邪，发生咳嗽。本段邪气伏而后发的理论，为后世"伏气温病"奠定了理论基础。

【原文】(四)

故曰：天地者，万物之[1]上下也；阴阳者，血气之男女也；左右者，阴阳之道路也[2]；水火者，阴阳之徵兆也；阴阳者，万物之能始[3]也。故曰：阴在内，阳之守[4]也，阳在外，阴之使[5]也。

【注释】

[1]之：与、和之意。

[2]左右者，阴阳之道路也：古人观测天体时面南背北而立，则左侧是东，右侧是西，太阳从东方升起，西方下落，即左主升右主降，故左右为阴阳升降出入的道路。

[3]能(tāi)始：原始、本始之意。能，胎之借字。

[4]守：镇守于内。

[5]使：役使于外。

【释义】

天地是自然万物之上与下;阴阳在人体是血和气,在人则为男和女;左右是阴阳升降出入的道路;水火是自然界最能代表阴阳属性的事物;阴阳是自然万物产生的本始。所以,阴气居于内,为阳气镇守于内;阳气居于外,为阴气役使于外。

【按语】

指出了阴阳在自然界存在的广泛性及阴阳之间存在对立统一关系。天地、男女、气血、左右、水火等自然界的事物皆有阴阳之分。

"阴在内,阳之守也;阳在外,阴之使也"阐明了阴阳互根互用、不可分割的关系。阴阳双方存在着互为根本、相互为用的相辅相成关系。人体阴精为阳气镇守于内,是转化阳气的物质基础;阳气为阴精役使于外,是阴精的功能表现。此观点对理解阴阳之间的关系具有重要意义。

【原文】(五)

帝曰:法阴阳[1]奈何?岐伯曰:阳胜则身热,腠理闭,喘麤为之俛仰[2],汗不出而热,齿干以烦冤[3],腹满死,能冬不能[4]夏。阴胜则身寒汗出,身常清[5],数栗[6]而寒,寒则厥,厥[7]则腹满死,能夏不能冬。此阴阳更胜[8]之变,病之形能[9]也。

【注释】

[1]法阴阳:效法阴阳的法则或规律。

[2]喘麤为之俛仰:呼吸气粗困难而身体前俯后仰。麤,粗之异体字。俛,俯之异体字。

[3]烦冤:心胸烦闷不舒。冤,同"悗"。

[4]能:音义同"耐"。

[5]清:同凊(qìng),冷也。

[6]数栗:频频战栗。数,频繁之意。

[7]厥:四肢厥冷。

[8]更胜:指阴阳胜负更替。

[9]病之形能(tài):即疾病的症状和体征。能,同"态"。

【释义】

黄帝说:怎样效法阴阳的变化规律,分析人体疾病的阴阳变化呢?岐伯说:阳胜表现出身热,腠理闭塞,呼吸气粗而身体呈现前俯后仰之状,热邪不能随汗外散,发热热势高,若热盛伤阴,则牙齿干枯,如果出现腹部胀满,这样的病人能耐受冬天而不能耐受夏天。阴胜表现出身体寒冷,汗出,身体常感清冷,频频战栗,四肢厥冷,如果出现腹部胀满,提示预后不良,这样的病人能耐受夏天而不能耐受冬天。这就是阴阳胜负更替而出现的不同症状表现。

【按语】

指出了效法阴阳的法则和规律辨别疾病的阴阳属性、症状及预后。阳胜伤阴,临床表现以热为主,如"身热,腠理闭,喘麤为之俛仰,汗不出而热,齿干以烦冤",如果出现腹部胀满,预后不良;而阴胜则阳衰,临床表现以寒凉为主,如"身寒汗出,身常清,数栗而寒,寒则厥",如出现腹部胀满,预后凶险。这是阴阳学说在诊断中的应用。

指出了在阴胜阳胜的严重阶段,其预后好坏主要看脾胃的运化功能。"腹满"一症反映出脾胃之气已衰败,脾胃不仅是气血生化之源,而且是脏腑气机升降出入之枢,病虽重,若脾胃不败,当有可生之机;否则脾胃气绝,必不免于死。

"能冬不能夏"、"能夏不能冬"指出了自然界四时阴阳盛衰对疾病轻重预后的影响,这是人与天地阴阳之气相通应在疾病转归上的体现。阳盛病人的病情存在白天和夏季加重,夜晚或冬季减轻的规律;阴盛病人的病情存在夜晚和冬季加重,白天和夏季减轻的规律。疾病病情随自然寒暑盛衰变化而有轻重变化的规律,对临床分析病证的阴阳性质具有重要意义。

【原文】(六)

故邪风之至[1],疾如风雨,故善治者治皮毛,其次治肌肤,其次治筋脉,其次治六府,其次治五藏。治五藏者,半死半生也。故天之邪气,感则害人五藏;水谷之寒热,感则害人六府;地之湿气,感则害皮肉筋脉。

【注释】

[1]邪风之至:邪风,此泛指六淫邪气。至,侵入之意。

【释义】

六淫之邪侵入人体,发病迅速。所以善于治疗疾病的高明医生,在邪气刚侵犯人体皮毛之时,就进行治疗。稍差一点的医生,在邪气从皮毛传入肌肤之时,就对疾病进行治疗。再其次,在邪气由皮毛传至肌肤,然后传至筋脉之时,对疾病进行治疗。再差一点的医生,在邪气传至六腑之时,对疾病进行治疗。最差的医生,在邪气已经传入五脏之时,才对疾病进行治疗。五脏病是疾病发展的严重阶段,此时病情深重,治愈的机会较少,所以治愈五脏病非常困难。故来自于自然界的外邪,侵犯人体,容易深入五脏;饮食水谷伤害人体,容易伤人六腑;来自于地面的湿气,易阻遏阳气,伤人皮肉筋脉。

【按语】

阐述了外邪侵犯人体的传变规律。外邪侵犯人体,具有由表入里、由浅及深的传变规律,即按照由皮毛至肌肤、由肌肤至筋脉、由筋脉至六腑、由六腑至五脏的规律传变。进一步提示了在临床早期诊断、早期治疗的重要意义。

指出了由于邪气来源、性质不同,侵袭人体部位亦不同。来自于自然界的邪气易损伤人体五脏,饮食水谷之寒热易损伤人体六腑,来自于地之湿气易损伤人体皮肉筋脉。

【原文】(七)

故善用针者,从阴引阳,从阳引[1]阴,以右治左,以左治右,以我知彼[2],以表知里,以观过与不及之理,见微得过[3],用之不殆。

善诊者,察色按脉,先别阴阳;审清浊,而知部分[4];视喘息,听音声[5],而知所苦;观权衡规矩[6],而知病所主。按尺寸[7],观浮沉滑涩,而知病所生。以治无过,以诊则不失矣。

【注释】

[1]引:指引经络之气以调节虚实。

[2]以我知彼:用医生正常的形体测知患者的异常。我,医生;彼,患者。

[3]见微得过:在疾病初起轻微之时,就能判断其发展变化情况。微,疾病初起轻微;过,疾病发展变化情况。

[4]审清浊,而知部分:根据面部望诊判断疾病的脏腑分部。清浊,指面部色泽;部分,指与面部相对应的脏腑疾病。

[5]音声:音,指角、徵、宫、商、羽;声,指呼、笑、歌、哭、呻。

[6]权衡规矩:此指四时常脉。《素问·脉要精微论》曰:"春应中规,夏应中矩,秋应中衡,冬应中权。"

[7]尺寸:尺,指尺肤部位;寸,指寸口脉。

【释义】

善于使用针刺治疗疾病的医生,能够针刺阳分或阴分,以调节相对一方经脉的虚实盛衰,病在左刺其右,病在右刺其左,通过医生正常的形体衡量患者异常的形体,通过表象推测机体内部脏腑的变化,分析疾病的虚实盛衰,在疾病初起轻微之时,就能判断其发展变化转归的情况,以此诊治疾病就不会出现错误。

善于诊治疾病的医生,通过望面部色泽、切脉象的变化,首先辨别疾病的阴阳属性。审察面部是光滑明润,还是晦暗污浊,可以知道内在脏腑的变化情况。看病人呼吸的状态,听病人发出的音声,可以知道病人的痛苦所在。通过分析脉象的变化,可以知道疾病归哪一脏腑所主。通过按尺肤部及寸口脉,可以知道疾病的所在。用这种方法治疗疾病不会出现错误,诊断疾病也不会出现过失。

【按语】

论述了阴阳学说在针刺及诊法中的运用,强调了针刺调整阴阳及四诊合参辨别疾病阴阳属性的重要性。

根据人体脏腑经络气血阴阳交相贯通的理论,提出针刺治疗当法阴阳。用针刺治疗疾病时,可以从阴引阳分之邪,从阳引阴分之邪,病在左刺其右,病在右刺其左。这是针刺治疗疾病的法则,对临床针刺治疗疾病有重要的指导价值。

强调四诊合参辨别疾病阴阳属性的重要性。八纲辨证以阴阳为总纲,通过望、闻、问、切确定疾病的阴阳属性至关重要,这是辨证论治的基础。

【原文】(八)

病之始起也,可刺而已;其盛,可待衰而已。故因其轻[1]而扬之[2],因其重[3]而减之[4],因其衰[5]而彰之[6]。形不足者,温之以气;精不足者,补之以味。其高者[7],因而越之[8];其下者[9],引而竭之[10];中满者[11],泻之于内[12];其有邪者,渍形[13]以为汗;其在皮者,汗而发之[14];其慓悍者[15],按而收之[16];其实者,散而泻之[17]。审其阴阳,以别柔刚,阳病治阴,阴病治阳,定其血气,各守其乡,血实[18]宜决之[19],气虚[20]宜掣引[21]之。

【注释】

[1]轻:指邪轻病浅。

[2]扬之:宣散解表法。

[3]重:指邪重病深。

[4]减之:逐步削减之法。

[5]衰:气血虚弱之证。

[6]彰之:指补益之法。彰,障显。

[7]高者:指病位高,邪在上焦。

[8]越之:升散、涌吐之法。

[9]下者:指病位低,邪在下焦。
[10]引而竭之:通利、泻下之法。
[11]中满者:中焦胀满之证。
[12]泻之于内:指消导之法。
[13]渍形:指以热水或汤液浸渍、熏蒸形体。
[14]汗而发之:指发汗法。
[15]慓悍者:邪气急猛之证。
[16]按而收之:控制症状,制伏邪气之意。
[17]散而泻之:宣散、泻下之法。
[18]血实:指瘀血之证。
[19]决之:破血逐瘀之法。
[20]气虚:气虚下陷之证。
[21]掣引:指益气升提之法。

【释义】

疾病刚开始比较轻微时,可以用针刺治疗;邪气正盛时,可以等待病邪稍衰后再行针刺治疗。病邪轻浅,可以用轻扬宣散之法治疗。病邪深重,可以逐步攻减邪气。阴阳气血虚弱的病证,应该用补益阴阳气血之法使其彰显。形体虚弱、阳气不足的病证,宜用补气的药物进行温补。阴精虚损的病证,宜用味厚或血肉有情之品进行补养。病邪在上焦时,应因势利导,采用升散、涌吐之法以祛邪。病邪在下焦时,应因势利导,采用通利或泻下之法以祛邪外出。中焦胀满的病证,也应因势利导,运用逐步消导之法,以使积滞在体内渐消缓散。邪在体表时,可以用热水或汤液浸渍、熏蒸形体,使其汗出。邪在皮毛时,可以用发汗散邪的方法治疗。邪气急猛的病证,要迅速制伏邪气,防止传变。表实证,用宣散之法治疗;里实证,用泻法治疗。审察疾病的阴阳属性,治疗时采用阴中求阳、阳中求阴之法,安定气血,使其各自在其部位运行。瘀血类的病证,应用破血逐瘀之法治疗;气血下陷类的病证,应用益气升提之法进行治疗。

【按语】

以阴阳理论为指导,提出了"因势利导"的治疗原则。

针刺治疗应掌握时机。"病之起也,可刺而已;其盛,可待衰而已"明确指出了根据邪正斗争盛衰确定治疗的最佳时机。某些周期性发作的疾病,应在发作前予以治疗,如疟病的治疗。

因势利导,本意是顺着事物发展的自然趋势,向有利于实现目标的方向加以引导。一是根据病情轻重,分别采用宣散解表、攻下逐邪之法治疗。二是辨别形虚与精亏,分别采用温补阳气、填补真精之法治疗。三是根据病邪所在上、中、下三焦部位的不同,分别运用涌吐、消导、攻下等方法治疗。四是根据邪实在表和在里的不同,分别采用散法、泻法。病在表,用汗法,病邪急猛者及时制伏病势。五是辨别疾病阴阳属性的不同,确定从相对一方进行治疗,即"阴病治阳,阳病治阴"。六是辨别气血之虚实,分别采用破血逐瘀、益气升提之法治疗。此为后世汗、吐、下、和、温、清、消、补八法的形成奠定了基础,对后世中医治则的发展及临床实践具有重要指导意义。

素問·灵兰秘典論篇第八(节选)

灵兰,指灵台兰室,相传为帝王藏书之所;秘典,即秘藏的典籍。本篇主要讨论人体十二脏腑的功能及相互之间的协调关系,强调了心在生命活动中的主导地位。因其内容至关重要,值得将其藏于灵台兰室以完好流传,故名"灵兰秘典"。

【原文】

黃帝問曰:願聞十二藏之相使[1],貴賤[2]何如? 岐伯對曰:悉乎哉問也,請遂言之。心者,君主之官也,神明[3]出焉。肺者,相傅[4]之官,治节[5]出焉。肝者,將軍之官[6],謀慮[7]出焉。胆者,中正[8]之官,决斷出焉。膻中[9]者,臣使之官,喜樂出焉。脾胃者,蒼廪之官[10],五味出焉。大腸者,傳導[11]之官,變化[12]出焉。小腸者,受盛[13]之官,化物[14]出焉。腎者,作强[15]之官,伎巧[16]出焉。三焦者,決瀆[17]之官,水道出焉。膀胱者,州都[18]之官,津液藏焉,气化則能出矣。凡此十二官者,不得相失[19]也。故主明則下安,以此養生則壽,殁世不殆,以為天下則大昌。主不明則十二官危,使道[20]閉塞而不通,形乃大傷,以此養生則殃,以為天下者,其宗[21]大危,戒之戒之。

【注释】

[1]相使:相互使用之意,指脏腑之间相互联系、相互使用的关系。

[2]貴賤:指十二脏腑功能活动的主、次之分。

[3]神明:人的精神意识思维活动。

[4]相傅:辅佐君主治理国家大事的宰相。

[5]治节:治理调节。比喻肺佐心调气血、行营卫、治理诸脏的功能。

[6]將軍之官:肝属风木,性动而急,犹如将军之勇。

[7]謀慮:指谋划、考虑。

[8]中正:不偏不倚,公正无私。

[9]膻中:此指心包络。

[10]倉廪:指贮存粮食的仓库。

[11]傳導:指传递、输送之意。

[12]變化:指大肠将糟粕化为粪便的功能。

[13]受盛:接受、受纳之意。

[14]化物:指小肠泌别清浊的功能。

[15]作强:指肾精充足,筋骨劲强有力。

[16]伎巧:伎,同"技"。指精巧多能。

[17]决瀆:通利水道之意。

[18]州都:此指水液汇聚之处。

[19]相失:失去相互联系、相互使用的关系。

[20]使道:十二脏腑相互联系的通道。

[21]宗:宗庙,此代指国家政权。

【释义】

黄帝说:我想听人体十二脏腑相互为用的关系,以及十二脏腑功能的主次划分。岐伯回答说:这么全面而详尽地问我,就请让我给您说说。心,在人体的地位相当于一个国家的君主,主人的精神意识思维活动。肺,在人体的地位相当于一个辅佐君主治理国家的宰相,主治理调节全身营卫气血的运行,助心调节各脏腑的功能活动。肝,在人体的地位相当于一个骁勇善战的将军,主运筹帷幄。胆,在人体的地位相当于一个公正无私的官制,主下做事的最后决定。心包络,在人体的地位相当于君主身边的一个内臣,主传达君主的喜乐情绪变化。脾胃,在人体的地位相当于一个主管贮藏粮食的仓库,主管将饮食水谷化生精微。大肠,在人体的地位相当于一个主管运输的官制,主将饮食水谷化生的糟粕转化为粪便。小肠,在人体的地位相当于一个主受纳的官制,主将饮食水谷化生的物质分清别浊。肾,在人体的地位相当于一个主人体力强健的官制,主人智力及精巧多能。三焦,在人体的地位相当于一个主管水利的官制,主水液运行通畅。膀胱,在人体的地位相当于一个主水液汇聚的官制,主藏津液,在肾的气化下转化成尿液排出体外。人体的这十二个脏腑,必须互相协调,不能失去相互联系、相互使用的关系。所以心的功能正常,则其他脏腑功能就会正常,用这种方法养生,终身没有危险,用这种方法治理国家,则国家必定昌盛。若心的功能失常,则会影响其他脏腑功能,使十二脏腑相互联系的通道闭塞而不通畅,形体受到严重损伤,用这种方法养生则危险,用这种方法治理国家,国家政权就会危亡,一定要避免。

【按语】

论述了十二脏腑的主要生理功能及其协调互用的关系,强调了心在人体的主导地位。

以古代官职作比喻,形象地论述了十二脏腑的主要生理功能及其相互为用的关系。十二脏腑特性不同,决定功能各异,其功能活动不是孤立的,而是既分工又协作,彼此之间存在着协调互用的关系,共同维持人体的生命活动。故曰"凡此十二官者,不得相失也",说明十二脏腑是一个统一协调的整体,体现了中医藏象学说的整体观。

通过论述君主与诸官主次的关系,强调了心为五脏六腑主宰的观点。"心者,君主之官,神明出焉"、"主明则下安"、"主不明则十二官危",强调了心在十二脏腑功能活动中占有主导地位。心在人体相当于一个国家的君主,主持一身脏腑的功能活动,若心功能失常,则犹如国之无主,必然影响其他脏腑的功能活动,危及生命。这种重视心君的思想体现于《内经》原文多处。例如《灵枢·口问》云:"心者,五脏六腑之主也……悲哀忧愁则心动,心动则五脏六腑皆摇。"《灵枢·邪客》云:"心者,五脏六腑之大主也,精神之所舍也……心伤则神去,神去则死矣。"

素问·六节藏象论篇第九(节选)

六节,古人以甲子纪天度,甲子一周为一节(六十日),六个甲子为一年,故曰"六六之节,以成一岁",简称"六节"。本篇先论天度,而由于天地阴阳与人体五脏阴阳相通应,故继论藏象,因此,以"六节藏象"名篇。

【原文】(一)

天食[1]人以五气[2],地食人以五味[3]。五气入鼻,藏于心肺,上使五色脩明[4],音声能彰[5]。五味入口,藏于肠胃,味[6]有所藏,以养五气[7],气和而生,津液相成,神乃自生。

【注释】

[1]食:音义同"饲",供养之意。

[2]五气:即寒、暑、燥、湿、风。此泛指自然界供人呼吸之清气。

[3]五味:指酸、苦、甘、辛、咸。此泛指各种饮食物。

[4]五色脩明:指面部明亮润泽。脩,通"修"。

[5]彰:彰显。此指声音响亮。

[6]味:指饮食水谷化生的精微之气。

[7]五气:此指五脏之气。

【释义】

自然界给人提供呼吸的清气,大地给人提供各种饮食物。自然界的清气经鼻吸入后,藏于心肺两脏,心肺之气充足,上可以使人面色明亮润泽,声音响亮。各种饮食物经口摄入后,首先藏于肠胃,经消化吸收,饮食水谷化生的精微之气藏于五脏,滋养五脏之气,五脏之气调和,化生气血功能正常,津液产生,五神形成。

【按语】

指出了天地可提供人体生存的必需物质,及其对生命活动的重要意义。

人与自然界是一个统一的整体,依赖自然界提供生存的必需物质。五气上受于天,喉主天气,肺通于喉,而上焦心肺相通,故五气藏于心肺,化生气血,使面部色泽明润,声音响亮;五味下受于地,咽主地气,故五味由口经咽,藏于肠胃,经消化吸收,滋养五脏之气,产生气血津液,化生五神。从五脏与自然界相通应关系认识人体复杂的生命活动,是《内经》构建藏象理论的主要方法。

【原文】(二)

帝曰:藏象[1]何如?岐伯曰:心者,生之本[2],神之变[3]也,其华[4]在面,其充[5]在血脉,为阳中之太阳[6],通于夏气。肺者,气之本,魄[7]之处也,其华在毛,其充在皮,为阳中之太阴[8],通于秋气。肾者,主蛰[9],封藏之本[10],精之处也,其华在发,其充在骨,为阴中之少阴[11],通于冬气。肝者,罢极之本[12],魂[13]之居也,其华在爪,其充在筋,以生血气,其味酸,其色苍[14],此为阳中之少阳[15],通于春气。脾、胃、大肠、小肠、三焦、膀胱者,仓廪之本[16],营之居[17]也,名曰器[18],能化糟粕,转味而入出者也,其华在唇四白[19],其充在肌,其味甘,其色黄,此至阴[20]之类,通于土气。凡十一藏取决于胆[21]也。

【注释】

[1]藏象:指藏于体内的脏腑及表现于外的生理、病理现象。

[2]生之本:生命的根本。

[3]变:居处之意。下文"魄之处"、"精之处"、"魂之居"、"营之居",与此同。

[4]华:精华、荣华之意。

[5]充:充养。

[6]阳中之太阳:心居上焦阳位,与夏气通应,其性属火,故为阳中之太阳。

[7]魄:指形体固有的感觉、运动及其他本能的行为。如寒、温、痛觉等。

[8]阳中之太阴:肺居上焦阳位,但其性主收敛、肃降,通于秋气,秋为少阴之气,故应为"阳中之少阴"。《甲乙经》、《太素》同。

[9]蛰:指动物冬眠伏藏。

[10]封藏之本:此指肾主藏精、宜闭藏而不妄泄的功能。

[11]阴中之少阴:肾居下焦阴位,主闭藏,通于冬气,冬为太阴之气,故应为"阴中之太阴"。《甲乙经》、《太素》同。

[12]罢极之本:即肝是耐受疲困的根本。罢,音义同"疲";罢极,疲困之意。

[13]魂:神的活动之一。包括人的谋虑、梦幻等意识思维活动,以及怒恐惊等情感活动。

[14]其味酸,其色苍:据林亿"新按正",此六字及下文的"其味甘、其色黄"为衍文,当删。

[15]阳中之少阳:肝居膈下阴位,通于春气,主少阳生发之气,故应为"阴中之少阳"。《甲乙经》、《太素》同。

[16]仓廪之本:此处比喻脾胃是贮藏粮食的仓库。

[17]营之居:指脾胃是化生营气的地方。

[18]器:指容器。比喻胃、肠、三焦、膀胱等转五味入脏腑,出糟粕的功能。

[19]唇四白:指口唇四周白肉。

[20]至阴:脾居中焦,位于上焦阳位与下焦阴位之间,故称至阴。至,到达。

[21]凡十一藏取决于胆:历代观点不一,有人提出"十一"乃"土"字之误,可参。

【释义】

黄帝说:藏象情况是怎么样的呢?岐伯说:心,是生命的根本,是藏神之处,其荣华表现于面部,充养人体血脉。为阳中之太阳,与夏气相通应。肺,是主气的根本,是藏魄之处,其荣华表现于体毛,充养人体皮肤,为阳中之少阴,与秋气相通应。肾,是封藏的根本,是藏精之处,其荣华表现于头发,充养人体的骨,为阴中之太阴,与冬气相通应。肝,是耐受疲困的根本,是藏魂之处,其荣华表现于四肢指甲,充养人体的筋,可以化生气血,五味主酸味,五色主青色,为阴中之少阳,与春气相通应。脾、胃、大肠、小肠、三焦、膀胱,是贮藏粮食的地方,是营气化生之处,像容器一样主受纳水谷,吸收精微,排泄糟粕,其荣华表现于口唇四周的白肉,充养人体四肢肌肉,五味主甘味,五色主黄色,属于至阴之类,与长夏之气相通应。人体十一脏腑的功能取决于胆。

【按语】

论述了藏象的概念,以及藏象的基本内容。

本篇首先提出"藏象"一词。"藏"指藏于体内的内脏,"象"指内脏功能活动反映于外的征象。心为"生之本"、肺为"气之本"、肝为"罢极之本"、肾为"封藏之本"、脾胃为"仓廪之本",指出了五脏各自的生理功能,强调了人以五脏为中心,明确了藏象学说的主体是藏于体内的脏。对"象"的理解,主要指与五脏相联系的五体、五华、五神等。五华是五脏荣华之外在表现,五体为五脏精气之充养部位,五神为五脏功能活动显露于外的神志表现,而五脏又与自然界不同季节之气相通应,这是中医藏象学说整体观思想的体现。

中医藏象学说是研究脏腑经络形体官窍的形态结构、生理、病理变化规律及其相互关系的理论。人体以五脏为中心,通过经络的联系作用,外应五体、五窍等,形成肝、心、脾、肺、肾五大功能活动系统。这一功能活动系统揭示了人体内在脏腑与外在体表征象之间的有机联系,是藏象学说的理论基础,是中医临床根据现象诊治脏腑疾病的理论依据。藏象学说是中医理论体系的核心内容和临床辨证论治的理论基础。

"凡十一脏取决于胆",强调了胆对诸脏的重要性。历代医家十分重视胆对其他脏腑功能的影响。如李杲《脾胃论》说:"胆者少阳春升之气,春气升则万化安,故胆气春升,则余脏从之,所以十一脏皆取决于胆。"张介宾《类经》说:"足少阳为半表半里之经,亦曰中正之官,又曰奇恒之腑,所以能通达阴阳,而十一脏皆取决乎此也。"本句为中医治疗相关五脏疾病提供了新的思路与方法。如李东垣在补益脾胃的同时,注重生发阳气,阳气升,则脾气随之而升,水谷精气得以输布,故在补中益气汤中加入柴胡生发肝胆之气。

素問·五藏生成篇第十(节选)

生成,即生化形成。因篇中主要论述五脏、五体、五味、五色、五脉之间的相生相克、相因相成关系,故名"五藏生成"。

【原文】

諸脉者皆屬[1]于目,諸髓者皆屬于腦,諸筋者皆屬于节[2],諸血者皆屬于心,諸气者皆屬于肺,此四支八溪[3]之朝夕[4]也。故人臥血归于肝,肝受血而能視[5],足受血而能步,掌受血而能握,指受血而能攝[6]。

【注释】

[1]屬:连属、统属之意。

[2]节:指骨节。

[3]四支八溪:指上肢的肘、腕关节和下肢的膝、踝关节。支,同"肢";溪,同"谿",指肉之小会。

[4]朝夕:即潮汐。海水早涨为潮,晚涨为汐,此处指早晚。

[5]肝受血而能视:目为肝之窍,肝受血滋养于目故能视。

[6]攝:摄取、取物之意。

【释义】

五脏六腑之精气,通过十二经脉上注于目,脊髓上通于脑,筋附于骨节,联络骨骼,使关节运动自如,人体血液在心气的推动下,运行于脉中,以营养脏腑组织,肺主持呼吸之气及一身之气,维持全身脏腑组织的正常功能,人身脏腑之气血从早到晚出入流行于四肢关节、血脉、骨髓、筋膜之间,如同潮汐般不断地营养全身脏腑组织。肝具有贮藏血液和调节外周血量的作用,所以人在休息时,人体外周血液回流贮藏于肝。肝开窍于目,目得到血液的滋养而能视,足受血而能行走,掌受血而能弯曲合拢,指受血而能取物。

【按语】

指出了脉、髓、筋、血、气在人体的所属关系及对人体重要的生理作用。脉、髓、筋、血、气在人体能够发挥各自的生理作用,主要依赖于各自的所属关系。五脏六腑之精气通过十二经脉上注于目,产生视觉功能。肾藏精,主骨生髓而髓又可以上注于脑,使脑具有协调肢体运动和思维的功能。肝主筋,筋连属骨骼,维持关节的正常屈伸活动。心主血脉,血液在心气的推动下沿着脉道濡养脏腑组织。肺主气,治理调节一身营卫之气的宣发布散,以营养全身脏腑组织官窍。

强调了血液的重要作用。人体一切脏腑组织都需要血的濡养和调节,才能发挥其正常作用。所说的"肝受血而能视,足受血而能步,掌受血而能握,指受血而能摄",均系举例而已。其中"人卧血归于肝"指出了肝具有贮藏血液和调节外周血量的生理作用,这是肝藏血功能的具体表现和理论依据。如王冰云:"肝藏血,心行之,人动则血运于诸经,人静则血归于肝脏。"

素問·五藏別論篇第十一(节选)

别,分别、区别之意。本篇虽论五藏六腑的生理功能,但主要从"藏"、"泻"角度论脏腑,有别于其他论述脏腑的篇章,故名"五藏别论"。

【原文】(一)

黄帝問曰:余聞方士[1],或以腦髓為藏;或腸胃為藏,或以為府。敢[2]問更相反,皆自謂是,不知其道,願聞其説。岐伯對曰:腦、髓、骨、脉、膽、女子胞[3],此六者,地氣[4]之所生也,皆藏於陰而象於地[5],故藏而不瀉[6],名曰奇恒之府[7]。夫胃、大腸、小腸、三焦、膀胱,此五者,天氣[8]之所生也,其氣象天,故瀉而不藏[9],此受五藏濁氣[10],名曰傳化之府[11],此不能久留,輸瀉者也。魄門[12]亦為五藏使[13],水穀不得久藏。

所謂五藏者,藏精氣而不瀉也[14],故滿[15]而不能實[16];六府者,傳化物而不藏,故實而不能滿也。

【注释】

[1]方士:泛称医、卜、星、相等通晓方术之人。此指医生。

[2]敢:谦词,自言冒昧之意。

[3]女子胞:即子宫,又称胞宫,位于下焦,主月事及孕育胎儿,为奇恒之腑之一。

[4]地气:此指阴气。

[5]藏于阴而象于地:指脑、髓、骨、脉、胆、女子胞具有贮藏阴精的功能,如大地藏纳万物一样。阴,阴精;象,征象。

[6]藏而不泻:指脑、髓、骨、脉、胆、女子胞主贮藏精气,而不主输泻水谷。

[7]奇恒之府:指异于通常所说之腑,包括脑、髓、骨、脉、胆、女子胞。奇者,异也;恒者,常也。

[8]天气:此指阳气。

[9]泻而不藏:指胃、大肠、小肠、三焦、膀胱主转输水谷,而不主贮藏精气。

[10]五藏浊气:此指五脏在代谢中产生的废物。

[11]傳化之府:传导变化饮食物的脏腑,包括胃、大肠、小肠、三焦、膀胱。

[12]魄门:通"粕",指肛门。

[13]使:役使。

[14]藏精气而不泻也:五脏主藏精气而不主输泻水谷。
[15]满:精气盈满之意。
[16]实:水谷充实之意。

【释义】

黄帝问:我听有的医生把脑髓称为脏,或把肠胃称为脏,或又把脑髓、肠胃称为腑。冒昧地再请教又都更改了前面的说法,并都认为自己的观点是正确的。我不知道其中的道理,想听听您的解释。岐伯回答说:脑、髓、骨、脉、胆、女子胞,这六个脏腑禀受于阴气所化生,具有贮藏阴精的功能,像大地藏纳万物一样,所以主贮藏精气而不主输泻水谷,功能上似脏,形态上似腑,似脏非脏,似腑非腑,称为奇恒之腑。胃、大肠、小肠、三焦、膀胱五个脏腑禀受于阳气所化生,具有转输水谷、传化糟粕的功能,像天体运转不息一样,所以主输泻水谷而不主贮藏精气,其能接受五脏在代谢中产生的废物,故称为传化之腑,水谷化生的糟粕不能长时间在体内停留,通过传化之腑输泻排出体外。肛门也为五脏发挥役使的功能,使水谷所化的糟粕不在体内长期停留。

五脏主贮藏精气而不主输泻水谷,故宜于精气盈满而不能水谷充实;六腑主传化水谷而不主贮藏精气,故宜于水谷充实而不能精气盈满。

【按语】

论述了奇恒之腑、传化之腑的概念及功能特点。奇恒之腑,指异于通常所说的腑,包括脑、髓、骨、脉、胆、女子胞。因其功能上属阴,与五脏相似,主藏阴精,形态上中空似腑,没有脏腑表里的配属关系,似脏非脏,似腑非腑,故称奇恒之腑。"藏于阴而象于地,故藏而不泻"概括了奇恒之腑的功能特点,即主贮藏精气而不主输泻水谷。传化之腑,指传导变化饮食物的脏腑,包括胃、大肠、小肠、三焦、膀胱。"其气象天,泻而不藏"指出了传化之腑的功能特点,即主输泻水谷而不主贮藏精气。

指出了五脏、六腑的功能及功能特点。"藏精气而不泻"指出五脏具有主贮藏精气而不主输泻传化水谷的功能。"满而不能实"指出五脏具有宜于精气盈满而不宜水谷充实的功能特点。"传化物而不藏"指出六腑具有主输泻传化水谷而不主精气盈满的功能。"实而不能满"指出六腑具有宜于水谷充实而不宜于精气盈满的功能特点。

脏腑"藏""泻"理论为认识脏腑虚实的病证特点及治疗提供了理论依据。五脏主贮藏阴精,故脏病多属精气不足的虚证,临床多用补法治疗,但切忌不可纯补、峻补,应该补中寓通。如补血时,可加入活血行气的药物,使补而不滞;六腑主传化水谷,故腑病多属水谷传化迟滞的实证,临床多以通降去实为治疗大法。后世治则中提出的"六腑以通为用","六腑以降为顺"的观点即源于此。临床上采用通里攻下法治疗急腹症,也是以六腑"以通为用"、"以降为顺"的理论为指导在临床取得的显著成果。五脏藏中有泻,即五脏除了贮藏精气,还能在代谢中产生废物;六腑泻中有藏,即六腑除了传化水谷,还能吸收精气传入五脏,故脏腑的"藏""泻"功能不是绝对的,而是相辅相成的。脏腑"藏""泻"理论在临床应用时,应当灵活掌握,不可拘泥。

"魄门亦为五脏使,水谷不得久藏",指出了魄门与五脏之间的密切关系。魄门的启闭要依赖于心神的主宰、肝气的条达、脾气的升提、肺气的宣降、肾气的固摄,才能不失常度,发挥正常生理作用。而魄门功能的正常又能协调内在脏腑的升降之机,所以魄门的功能常能反映内在脏腑的功能状况；反之，相关脏腑的功能也能影响魄门的启闭。这对临床辨证、治疗、预后等都有一定的指导意义。如魄门久藏不泻，则见腑气不通之承气汤证；若门户不约，洞泻不止，则为脾肾阳虚之泄泻，宜用四神丸、真人养脏汤等。

【原文】（二）

帝曰：气口[1]何以独为五藏主？岐伯曰：胃者，水谷之海，六府之大源也。五味入口，藏于胃，以养五藏气，气口亦太阴也，是以五藏六府之气味，皆出于胃，变见于气口[2]。故五气[3]入鼻，藏于心肺，心肺有病而鼻为之不利也。

凡治病，必察其下[4]，适其脉，观其志意，与其病也。

拘[5]于鬼神者，不可与言至德[6]；恶于针石者，不可与言至巧[7]；病不许治者，病必不治，治之无功矣。

【注释】

[1]气口：两手腕部桡骨内侧诊脉之处。又称脉口、寸口。

[2]变见于气口：即脏腑气血盛衰变化表现于气口。见，音现。

[3]五气：指自然界之清气。

[4]下：指二便。下，《太素》作"上下"，可参。

[5]拘：拘执、迷信之意。

[6]至德：指医学道理的至真至善。至，极也。德，道也。

[7]至巧：指针刺技术的巧妙。巧，技巧。

【释义】

黄帝说：为什么气口脉可以诊察五脏的疾病呢？岐伯说：胃是气血生化之源，六腑中最大的源头。饮食五味入口后藏于胃，经脾胃的运化转输，产生的水谷精微可以滋养五脏之气，气口属于手太阴肺经，手太阴肺经起于中焦，而脾胃居中焦，故气口与足太阴脾经密切相关。人体五脏六腑之精气均来源于脾胃化生的水谷精微，其变化可以在气口脉上体现出来。自然界清气被鼻吸入后，藏在上焦心肺，所以心肺功能失常，鼻子会出现呼吸不畅，或者嗅觉不灵。

治病必须察问二便的情况，切按脉象的变化，看病人的情志状态，然后再进行诊病。

迷信鬼神而不相信医学的，不要和他说医学道理的至真至善；讨厌用针灸治疗的人，不要和他说针刺技术如何巧妙；不愿意接受医生治疗的，疾病就很难治愈，即使治疗也不会取得疗效。

【按语】

论述了气口"独为五脏主"的道理。首先，气口属手太阴肺经，肺主气而朝百脉，治理调节全身脏腑经络的气血，所以通过诊察气口可以了解全身脏腑经脉气血盛衰情况。其次，手太阴肺脉起于中焦，而脾胃居中焦，为气血生化之源，五脏六腑之精气均来源于脾胃化生的水谷精微，故通过气口可观察胃气的盛衰和脏腑经脉气血的盛衰，了解脏腑功能及疾病变化情况。最后，结合临床实际，寸口诊法较三部九候诊法、跗阳脉诊法、太溪脉诊法更为方便可行，所以至今仍为医生所普遍应用。

提出了"心肺有病而鼻为之不利"的理论观点。其道理有三：一是肺开窍于鼻，而心脉系于肺。《灵枢·经脉》云："心手少阴之脉……其直者，复从心系上却肺。"故心肺有病可通过经脉的联系而影响鼻窍。二是心肺共同摄藏自然界之清气。本文指出"五气入鼻,藏于心肺",即自然界清气由鼻窍入于肺,而心肺相通,可共同摄藏自然界清气,进而化生气血,布达周身。故心肺有病可影响清气的摄藏,进而见鼻窍功能失常。三是鼻之嗅觉与心主神志功能相关。心主人的感觉思维活动,鼻之嗅觉为人的感觉之一,故心病可见鼻息不利、呼吸困难、嗅觉不灵或幻嗅等临床表现。临床实践也证明了嗅觉不灵或幻嗅之症有时是心功能失常的前兆,而某些精神疾患出现此类症状时从心论治也常见疗效。

强调了诊治疾病必须全面诊察,综合分析。同时,还要了解患者的精神状态,以及考虑病人心理状态对疗效的影响。

素问·汤液醪醴论篇第十四(节选)

汤液和醪醴是由五谷制成的酒类,古人用以治疗疾病。其中,味淡轻清者为汤液;味厚黏稠者为醪醴。醪指醇酒而未滤去滓者,即浊酒;醴指味甘而酒味不浓者,即甜酒。因本篇一开始就讨论古代汤液醪醴的制作和应用,故以"汤液醪醴"名篇。

【原文】

帝曰:其有不从毫毛[1]而生,五藏阳以竭[2]也。津液[3]充郭[4],其魄[5]独居,孤精[6]于内,气耗于外,形不可与衣相保[7],此四极急而动中[8],是气拒于内而形施[9]于外,治之奈何?岐伯曰:平治于权衡[10],去宛陈莝[11],微动四极[12],温衣[13],缪刺[14]其处,以复其形。开鬼门[15],洁净府[16],精以时服[17],五阳已布,疏涤五藏[18]。故精自生,形自盛,骨肉相保,巨气[19]乃平。

【注释】

[1]毫毛:此指体表。

[2]竭:阻遏之意,与下文"五阳已布"相对应。

[3]津液:此指水邪。

[4]郭:本意为外城,此指形体胸腹。

[5]魄:属阴,此指水邪。

[6]孤精:此指水邪。

[7]相保:相适应之意。

[8]四极急而动中:四肢极度浮肿,扰动心肺出现喘悸。四极,四肢;急,肿急;中,此指心肺。

[9]施:音义同"易",改变。

[10]平治于权衡:调节阴阳的偏盛偏衰,使之平衡协调。权衡,平衡协调。

[11]去宛(yù)陈莝(cuò):指祛除郁积陈久之水邪。宛,音义同"郁";莝,祛除;陈,此指水邪。

[12]四极:指四肢。

[13]温衣:指穿衣以保暖。

[14]缪(miù)刺:病在左刺其右、病在右刺其左的刺络脉法。

[15]开鬼门:指发汗法。

[16]洁净府:指利小便法。
[17]服:行也。
[18]疏涤五藏:荡涤体内的水邪。
[19]巨气:此指正气。

【释义】
黄帝说:有些水肿病不是由体表感邪而发,而是由五脏阳气郁遏所致。水邪充斥形体胸腹,属阴的水邪独盛于体内,阳气耗散损伤于外,水肿的形体与原有衣服不相适应,由于四肢的极度浮肿,导致心肺受累而出现喘悸,水气格拒与内,形体肿胀表现于外,水肿病该怎样治疗呢? 岐伯说:调节阴阳的偏盛偏衰,使之恢复平衡协调的状态,祛除体内郁积陈久之水邪。轻微地活动四肢,多穿衣服以保暖,采取病在右刺其左、病在左刺其右的刺络脉法,以消除水肿,恢复正常的形体。还可以采用发汗和利小便的方法,使体内阴精得到及时运行,五脏阳气得到敷布,荡涤体内的水邪。故人体精气自然产生,形体强壮,水肿消失,形体恢复正常,正气调和。

【按语】
论述了水肿病的病因病机、症状、治则、治法及预后。

"其有不从毫毛而生"指出水肿病的病因既有外感又有内伤,本节所论水肿病的病因属内伤所致。"五脏阳以竭也"指出了水肿病发生的病机。即五脏阳气郁遏,气滞水停,导致水邪泛溢肌肤胸腹,形成水肿。

"津液充郭"、"形不可与衣相保"、"四极急而动中"、"形施于外"指出了水肿病以形体浮肿为主症,而浮肿以四肢尤甚,使衣服难以穿上,甚则影响内脏,如水邪凌心射肺会出现心悸、喘咳等症。

提出"平治于权衡,去宛陈莝"的水肿病治疗原则。即平调阴阳盛衰(扶正),并祛除郁积陈久的水邪(祛邪),体现了中医扶正祛邪并重的治疗原则。

水肿病的具体治疗方法:①微动四极:即轻微地活动四肢以运脾气化水湿,此为后世健脾利湿法的先导。②温衣:取衣保暖以保护机体阳气,目的是助阳气散阴凝,此为后世温阳利水法的先导。③缪刺其处:采用左右交错的刺络法祛除在络瘀滞,使阳气敷布,经络疏通,祛除水邪。④开鬼门,洁净府:采用发汗、利小便法以祛除水邪,消除水肿。

"开鬼门,洁净府"是治疗水肿病的基本方法,至今仍在临床广泛应用。汗和小便是人体津液代谢的主要途经,因此,津液内停所致的水肿病可以采用发汗和利小便的治法以祛除水邪、消除水肿。发汗主要是调节肺的宣发功能,利小便主要是调节肾的气化功能。因此,"开鬼门,洁净府"实质是通过调整肺、肾的功能以促进津液代谢、消除水肿的有效治法。在临床运用时,可根据病情需要采用适宜治法。如张介宾将水肿称为水气,在水肿病治疗上指出:"此法当病水,若小便自利及汗出者,自当愈……诸有水者,腰以下肿,当利小便;腰以上肿,当发汗乃愈。"其在临床运用时,利小便多采用肾气丸、防己茯苓汤;发汗多采用越婢汤、大小青龙汤;利小便兼发汗,则用五苓散。《景岳全书》及《医宗必读》均认为水肿与人体肺、脾、肾三脏密切相关,《丹溪心法》及《医学入门》等将水肿分为阳水和阴水两类。《血证论》根据"瘀血化水,亦发水肿"提出了活血化瘀法治疗水肿病。诸多医家对水肿病的研究和认识,为后世水肿病的分类及临床辨治奠定了重要基础。

素問·脉要精微論篇第十七(节选)

脉,脉诊,这里泛指各种诊法;要,要领、大要之意;精微,精深微妙。本篇论述了望、闻、问、切四种诊察方法及要领,尤其重点论述了脉诊精深微妙的原理,其道理至精至微,故篇名冠以"脉要精微论"。

【原文】(一)

黄帝問曰:診法何如? 岐伯對曰:診法[1]常以平旦[2],陰氣未動,陽氣未散,飲食未進,經脉未盛,絡脉調勻,气血未乱,故乃可診有过之脉[3]。

切脉动静,而视精明[4],察五色,观五藏有余不足,六府强弱,形之盛衰,以此参伍[5],决死生之分。

【注释】

[1]診法:此指脉诊。

[2]平旦:太阳刚升出地平线之时,即清晨。

[3]有过之脉:指有病变的脉象。过,过失、异常。

[4]精明:指眼睛及神气。

[5]参伍:彼此相参互证。

【释义】

黄帝问:诊病的方法应该注意什么呢? 岐伯回答说:脉诊常在清晨初醒之时进行,此时人体尚未劳作,阴气没有受到扰动,阳气没有散乱,没有进食,经脉没有接受饮食化生气血的充盈,络脉气血调和,气血运行正常,能够如实反映体内的真实情况,所以清晨可以诊察出有病变的脉象。

通过切脉,了解脉象的变化,观察眼睛和眼神的情况,望面部五色的变化情况,了解五脏精气的有余不足,六腑功能的强弱,形体的盛衰情况,把望、闻、问、切收集到的情况综合分析,彼此相参互证,判断疾病的预后吉凶。

【按语】

阐述了诊脉常以平旦的道理。平旦之时,人体内外环境处于相对平静的状态,人体尚未劳作,未进饮食,体内阴阳、气血、脏腑、经络等没有受到除疾病以外因素的干扰,此时诊脉能够较真实地反映出脏腑气血的盛衰变化情况,有利于做出正确诊断。但在临床实际中,要求都在平旦诊脉是不现实的。因此,"诊法常以平旦"的精神实质在于提示:诊脉时要有相对安静的内外环境,尽可能排除非疾病因素对患者的干扰,以获取准确的病情资料,做出正确诊断。

强调诊脉要四诊合参,全面诊察。通过望、闻、问、切,可以从不同角度收集病情资料,只有将这些收集到的信息放在一起,彼此相参互证,综合分析,才能全面掌握病情,把握病势,做出正确诊断。《素问·徵四失论》指出"卒持寸口,何病能中?"提示医生诊病不可偏执一诊。

【原文】(二)

五藏者,中之守[1]也。中盛藏滿[2],气胜伤恐[3]者,声如从室中言[4],是中气之湿[5]也;言而微,終日乃復言者,此奪气[6]也;衣被不斂[7],言語善惡,不避親疏者,此神明之乱[8]也;倉廩不藏者,是门户不要[9]也;水泉不止[10]者,是膀胱不藏也。得守者生,失守者死。

【注释】

[1]中之守:指五脏主藏精气神,藏而不泻,宜守而不宜失的功能。

[2]中盛藏满:中焦邪气壅盛,脏腑气机郁滞而脘腹胀满。

[3]气胜伤恐:指脾脏功能失调,湿邪壅盛而善恐。土克水,故善恐。

[4]声如从室中言:指病人语声沉闷而重浊。

[5]中气之湿:脾胃壅滞,水湿内蕴。中气,指脾胃。

[6]夺气:指肺气被劫夺、耗伤。

[7]衣被不敛:衣冠不整之意。

[8]神明之乱:心神失守。

[9]门户不要:脾藏失守导致幽门、阑门、魄门等失去约束。门户,指幽门、阑门、魄门等门户;要,通"约",约束之意。

[10]水泉不止:遗尿、小便失禁。水泉,指小便。

【释义】

五脏藏精气神,主藏而不泻,宜守而不宜失。中焦邪气壅盛,脏腑气机郁滞而表现脘腹胀满,由于脾脏功能失调,湿邪壅盛,按五行土克水,会表现出善恐的症状,说话声音沉闷而重浊,这是由于中焦脾胃壅滞,水湿内蕴所致;说话声低息微,言不接续,是肺气被劫夺所致;衣冠不整,说话不分轻重,不识亲疏远近,这是由于心神受到扰乱、心神失守所致;脾胃不能藏纳水谷,出现大便泄泻不止,是脾藏失守导致幽门、阑门、魄门等失去约束所致;遗尿、小便失禁,是膀胱不能贮藏津液所致。五脏藏精气神的功能正常,则预后好;五脏藏精气神的功能失常,则预后差,严重者可以出现死亡。

【按语】

论述了五脏精气内守的重要性。五脏主藏精舍神的功能,精气神是人体生命活动的基础。若五脏藏精气神的功能正常,即五脏精足、气充、神旺,则语声、神志、大小便正常,即使有病而预后良好,故曰"得守者生";若五脏藏精气神的功能失常,即五脏精亏、气耗、神衰,则语声、神志、大小便失常,提示疾病预后不良,故曰"失守者死"。进一步强调了五脏藏而不泻的重要性。

指出了五脏失守的临床表现。原文通过闻诊、望诊和问症诊察了五脏失守的临床表现。首先列举了说话、语声异常可以反映不同脏腑失守,这是通过问诊获得的信息。如语声沉闷、重浊,为中土壅滞,水湿内蕴,脾脏失守所致;声低息微,语不接续,为肺气被耗伤,肺脏失守所致;言语不分轻重,不识亲疏远近,为心神受到扰乱,心神失守所致。其次列举了穿着异常,即衣冠不整,可以反映心神失守,这是通过望诊获得的信息。最后列举了大小便失常可以反映先后天脏腑失守,这是通过问诊获得的信息。如大便泄泻不止,是门户不要,脾脏失守所致;遗尿、小便失禁,是膀胱不能贮藏津液,肾脏失守所致。通过对大小便的论述强调了脾、肾对人体的重要性,即"肾为先天之本,脾为后天之本"。

【原文】(三)

夫五藏者,身之强也。头者,精明[1]之府,头倾视深[2],精神将夺[3]矣;背者,胸中之府[4],背曲肩随[5],府将坏[6]矣;腰者,肾之府,转摇不能,肾将惫[7]矣;膝者,筋之府,屈伸不能,行则偻附[8],筋將憊矣;骨者,髓之府,不能久立[9],行則振掉[10],骨將憊矣。得强则生,失强则死。

【注释】

[1]精明:即精气神明之意。

[2]头倾视深:头低垂不能举,目深陷而无光。

[3]夺:脱失之意。

[4]背者,胸中之府:心肺位居胸中,其俞在肩背,故称背为胸中之府。背,指胸背部;胸中,指心肺。

[5]背曲肩随:背屈曲不能直,肩下垂不能举。此为心肺精气衰败,不能营于肩背所致。曲,屈曲;随,下垂。

[6]坏:衰败之意。

[7]憊(bèi):衰竭之意。

[8]偻(lǚ)附:指身体弯曲不能直立,需依附他物而行。

[9]久立:长时间站立。

[10]振掉:震颤摇摆之意。

【释义】

五脏是身形强健的根本。头是藏精气出神明之处,若头低垂不能举,目深陷而无光,是人的精气神明脱失所致;心肺位居胸中,其俞在肩背,故背是心肺的居处,若背屈曲不能直,肩下垂不能举,是心肺功能衰败所致;腰是肾之居处,若腰部活动受限,不能转动,提示肾的功能衰败;膝是筋汇聚的地方,若膝屈伸受限,身体弯曲不能直立,行走时需要依附于他物,提示筋的功能衰败;骨是髓之居处,若不能长时间站立,行动时肢体震颤摇摆,提示骨的功能衰败。五脏精气旺盛,则身形强健,故预后好;五脏精气衰败,则身形败坏,预后不良,严重者可以出现死亡。

【按语】

阐述了五脏是身形强健的根本。身形既是人体的支架,又是脏腑精气盈亏的外在表现。人体身形需要五脏精气的滋养,若五脏精充气旺,则人体身形强壮,虽病预后良好;若五脏精亏气衰,则人体身形败坏,疾病预后差。故形体的动态变化,可以直接反映内在脏腑精气的盛衰,故曰"得强则生,失强则死"。

论述了五脏失强的临床表现。五脏精气盛衰决定人体"五府"功能强弱,而"五府"功能状况又可反映五脏精气的盛衰。头、背、腰、膝、骨为人体精明、心肺、肾、筋、髓寄居之处,其功能状况是五脏精气盈亏的外在表现,被称为人体"五府"。通过观察五府的功能状况,可以了解内在五脏精气盛衰的情况,人体五脏精气亏虚,则会出现对应的五府功能失常,如五脏精亏神衰,表现出头低垂不举,目陷无光;心肺功能衰败,出现背屈曲不能直,肩下垂不能举;肾气衰败,出现腰部活动不利,转动受限;肝主筋,膝为筋之府,肝气衰败,表现出膝关节屈伸不利,需扶物而行;肾主骨生髓,肾气衰败,出现不耐久立,行则震颤摇摆。

历代医家对"头者,精明之府"的认识观点不一。一说指"目",然而,头不只是目之所在,上五官七窍均居于头。如张介宾注:"五脏六腑之精气,皆上升于头,以成七窍之用,故头为神明之府。"张志聪也指出:"诸阳之神气,上会于头。诸髓之精,上聚于脑。故头为精髓神明之府。"

故"精明"作精气和神明理解更合经义。

【原文】(四)

四变之动,脉与之上下,以春应中规[1],夏应中矩[2],秋应中衡[3],冬应中权[4]。

【注释】

[1]中规:中,合也,下同;规,作圆之器,取其流畅圆滑之象。

[2]矩:指作方之器,取其方盛之象。

[3]衡:指秤杆。取其平衡之象。

[4]权:指秤锤。取其伏沉之象。

【释义】

随着春夏秋冬四季气候的变动,人体脉象也随之发生相应变化。春天脉象呈现流畅、圆滑之象;夏天脉象呈现洪大之象,触摸明显;秋天脉象不浮不沉,呈现平缓之势;冬天阳气潜藏,脉象呈现伏沉之势。

【按语】

指出了脉应四时的道理。自然界随着阴阳的消长盛衰变化,产生了春、夏、秋、冬四时的更替,根据天人相应的观点,人体阴阳变化与自然界阴阳消长变化相同步,反映到脉象上可出现春规、夏矩、秋衡、冬权的四时正常脉象,即春弦、夏洪、秋毛、冬石,反映了人体脉象受四时阴阳消长变化影响的观点。

阐述了四时脉象的特点。随着自然界四时阴阳的消长盛衰变化,人体脉象随之有规、矩、衡、权的变化。春季是阳气生发、万物呈现生机勃勃的季节,故人体阳气亦随之生发,脉象呈现流畅、圆滑之象;夏季自然界阳气旺盛,人体气血也随之充盛,脉象触摸明显,呈现洪大之象;秋季自然界阳气内敛,人体阳气亦随之收敛,脉象不浮不沉,呈现平缓之势;冬季自然界阳气潜藏,人体阳气亦随之潜藏,脉气敛缩,呈现伏沉之势。临床可根据四时脉象的正常变化判断异常变化。

素問·平人氣象論篇第十八(節選)

平人,阴阳协调,气血和平,健康无病之人;气,指经脉之气;象,乃是脉体形象。本篇主要以正常之人的脉气和脉象为标准,以病脉、死脉予以对比互参,分析病情,故以"平人气象"名篇。

【原文】(一)

黃帝問曰:平人[1]何如?岐伯對曰:人一呼脈再動[2],一吸脈亦再動,呼吸定息[3],脈五動,閏以太息[4],命曰平人。平人者不病也。常以不病調[5]病人,醫不病,故為病人平息[6]以調[7]之為法。

【注释】

[1]平人:此指健康无病之人。

[2]再动:指搏动两次。再,两次。

[3]呼吸定息:指一息既尽至换息未起之时的一段时间。

[4]闰以太息:呼吸定息之时,伴有一次较长的呼吸。闰,余也。

[5]调(diào):计算之意。

[6]平息:使呼吸均匀。

[7]调(tiáo):调节之意。

【释义】

黄帝问:健康人的脉搏、呼吸是什么样的呢?岐伯回答说:人在呼气的时候,脉搏动两次,在吸气的时候,脉又搏动两次,一息既尽至换息未起之时的一段时间,脉搏动第五次,而呼吸定息之时,伴有一次较长的呼吸,这就是健康无病之人的呼吸、脉搏情况。平人就是健康无病之人。常常用医生正常的呼吸次数计算病人的脉息情况。医生是健康人,所以要调节自己的呼吸,使之均匀,来衡量病人的脉息至数。

【按语】

论述了平息调脉的诊脉方法。健康无病之人呼吸均匀,脉律整齐,一息脉搏动五次。故以平人呼吸与脉搏比率作为判断患者脉息至数的正常与否,提出"常以不病调病人"平息调脉的诊脉方法。临床医生在诊脉时,要掌握这种简便易行的诊脉方法,即通过调节自己的呼吸,使之均匀,衡量病人脉息的频率。这种利用正常人体脉息节律推测患者脉息正常与否的诊脉方法,为临床诊察脉象提供了有力的帮助。

【原文】(二)

颈脉[1]动喘疾咳,曰水;目裹[2]微肿,如卧蚕起之状,曰水。溺[3]黄赤安卧者,黄疸[4]。已食如饥者,胃疸[5]。面肿曰风。足胫肿曰水。目黄者曰黄疸。

妇人手少阴脉[6]动甚者,妊子也。

【注释】

[1]颈脉:指人迎脉。

[2]目裹:指上下眼睑。

[3]溺(niào):同"尿",指小便。

[4]黄疸:病名。多由湿热或寒湿之邪内阻中焦,迫使胆汁不循常道所致。临床以身黄、目黄、小便黄为主症。

[5]胃疸:病名。指胃中有热,消谷善饥的病证,即中消。疸,通瘅,热也。

[6]手少阴脉:指手少阴心经神门穴之处。

【释义】

人迎脉搏动明显,出现喘咳症状,这属于水肿病;上下眼睑轻微浮肿,好像卧蚕刚蜕皮,皮肤发亮,这也是水肿病。小便黄赤,身体沉重困倦,这属于黄疸病。胃有热,出现消谷善饥,这是胃疸。头面肿,属风水。小腿肿,属石水。白睛发黄,属黄疸。

妇女手少阴心经神门穴之处搏动明显,说明已经怀孕。

【按语】

阐述了水肿、黄疸、胃疸病证的临床诊察要点。水肿是由体内气化失常导致的水液运行障碍,水湿停留,以至全身浮肿的病证,病多与肺脾肾相关。其诊察要点有三个方面:一是察眼睑,若出现眼睑浮肿,好像卧蚕刚蜕皮,皮肤发亮,这属水肿病发生的早期诊断之一。二是察人迎,若人迎脉搏动明显,伴见喘咳症状,这属水肿病水气上逆所致。三是察部位,若头面先肿,属风邪上受的风水;若小腿先肿,属下焦阳虚的石水。水肿的临床诊察要点为其辨证治疗提供了依据。如风邪上受所致的头面浮肿,治当以疏风利水为主;下焦阳虚所致的小腿浮肿,治当以温阳化气利水为主。

黄疸是由湿热或寒湿之邪内阻中焦,迫使胆汁不循常道所致,临床以目黄、身黄、小便黄为主症。胃疸是胃中阴虚燥热,消谷善饥的病证,又称中消,临床以多食易饥、消瘦为主症,由阴虚燥热、胃热炽盛所致。

指出了妊娠的脉象特点。手少阴脉属心经,心主血脉,妇女在妊娠时,月经停止以聚血养胎,故手少阴心经的神门穴之处搏动明显。这种判断妊娠的方法还有待进一步研究。

素问·经脉别论篇第二十一(节选)

别,区别、分别之意。由于本篇主要论述了经脉在精气输布中的重要作用,以及诊断经脉变化可以决死生,与一般论述经脉的篇章有所不同,故以"经脉别论"名篇。

【原文】

食气[1]入胃,散精于肝,淫气于筋[2]。食气入胃,浊气[3]归心,淫精于脉[4]。脉气[5]流经,经气归于肺,肺朝百脉[6],输精于皮毛[7]。毛脉合精[8],行气于府[9]。府精神明[10],留于四藏[11],气归于权衡[12]。权衡以平,气口成寸[13],以决死生。

饮[14]入于胃,游溢精气[15],上输于脾,脾气散精,上归于肺,通调水道[16],下输膀胱。水精四布,五经[17]并行。合于四时五藏阴阳[18],揆度以为常也[19]。

【注释】

[1]食气:泛指谷食。
[2]淫气于筋:指谷食之精气布散于肝而濡养于筋。淫,浸淫,此指滋养濡润。
[3]浊气:指谷食之气中浓稠的部分。
[4]淫精于脉:水谷精微中浓稠的部分入心,化生为营血,濡养运行于经脉之中。
[5]脉气:指经脉之气。
[6]肺朝百脉:指全身经脉中气血的运行有赖于肺的调节。朝,朝会、会聚;百脉,泛指全身的经脉。
[7]皮毛:代指全身。
[8]毛脉合精:肺主气外合皮毛,心主血脉,毛脉合精,即气血相合之意。
[9]府:指经脉。
[10]府精神明:指经脉中精气运行正常而不紊乱。府精,经脉中的精气;神明,运行正常而不紊乱。
[11]留于四藏:脉中精气流行输布于心、肝、脾、肾四脏。留,通"流"。
[12]权衡:即平衡。
[13]气口成寸:气口为手腕桡动脉手太阴肺经所过之处,因长一寸九分,故曰气口成寸。
[14]饮:泛指饮料。

［15］游溢精气：指水饮精气从胃中浮游满溢。游，流动也；溢，渗溢、满溢。

［16］通调水道：指肺主宣发肃降，具有疏通调节三焦的功能。水道，指三焦。

［17］五经：指与五脏相连的经脉。

［18］合于四时五脏阴阳：饮食水谷精气在人体的输布、运行与四时五脏阴阳变化相应。合，应也。

［19］揆（kuí）度以为常也：结合四时五脏阴阳变化诊察人体精气输布、运行是常规大法。揆度，揣度、诊察之意；常，指常规大法。

【释义】

谷食入胃后转化成精微之气，一部分布散于肝，濡养人体的筋，另一部分水谷精微中浓稠的部分注入于心，化生为营血，濡养运行于经脉之中。经脉之气沿着经脉运行，首先到肺，在肺宣发布散功能的调节下，运行于全身经脉之中，外布散于皮毛，气血相合沿着经脉循行。经脉中精气运行正常而不紊乱，流行输布于心、肝、脾、肾四脏，精气在敷布过程中要保持平衡协调的状态。脏腑之气平衡协调，则十二经脉之气也随之盈满而均衡，气口为手太阴肺经在手腕所过之处，长一寸九分，通过诊气口可了解脏腑的气血盛衰与疾病的预后吉凶。

各种饮料入胃后转化成精气，从胃中浮游满溢上输于脾，通过脾主升清功能，将精微之气输布于肺，经过肺的宣发布散功能，以三焦为通道将饮所化生的精微之气营养输布于全身，将饮所化生的糟粕下达膀胱。精微之气布散于周身，通灌于五脏六腑的经脉之中。饮食水谷精气在人体的输布、运行同四时五脏阴阳变化相应，结合四时五脏阴阳变化诊察人体精气输布、运行是必须遵循的常规大法。

【按语】

论述了谷食和水饮在人体内的输布运行过程。谷食入胃后，其所化生的一部分精微物质布散于肝，滋润濡养全身的筋膜。其所化生的另一部分浓稠的精微物质，输注于心，流于经脉，再经过肺的宣发布散输送到全身的经脉。精微之气外至皮毛，气血相合，汇聚于经脉之中，通过经脉的转输再流注于心、肝、脾、肾四脏。在精气敷布过程中，要保持平衡协调的状态。经文突出了经脉在精气输布过程中的重要作用，并突出强调了肝、心、肺的重要作用，尤其是"肺朝百脉"的理论，更突出了肺在精微物质输布过程中的主要作用。

水饮入胃后，转化成精微之气，精气浮游满溢上输于脾，再经脾的升清，把精气输布到肺，经肺的宣发肃降功能，以三焦为通道，清者输布于全身四肢百骸、肌肉皮毛，如此把水精布散周身，流于五脏六腑；浊者下达膀胱，变为尿液排出体外。在水液代谢过程中，肺、脾、肾三脏发挥重要作用，需要肺的宣降，脾的运化转输，肾的气化功能才能完成水液在体内的转输过程。同时，水液代谢还要与四时五脏阴阳变化相适应。后世治疗痰饮水湿类疾病，多从肺、脾、肾三脏入手。后世"肺为水之上源"理论也导源于此，提出了"提壶揭盖"治疗水肿病的重要方法。

论述了"四时五脏阴阳"的整体观思想。人与自然息息相应，随自然四时阴阳的变迁，人体脏腑阴阳亦随之发生相应变化，因此，经文提出人体精微之气在敷布过程中要"合于四时五脏阴阳"的观点，这是揣度精气在人体敷布的常规大法。这一观点与"藏气法时"的学术思想是一致的，体现了中医天人相应的整体观思想，这为中医学探讨人体生命活动节律提供了思考。

指出了诊脉独取寸口的原理及重要性。"权衡以平,气口成寸,以决死生",补充说明了寸口诊病的原理及重要性,可与《素问·五脏别论》中"气口何以独为五脏主"经文互参。

素問·熱論篇第三十一(节选)

热,指热病,外感发热性疾病的总称。本篇为论外感热病的主要篇章,系统地讨论了热病的概念、病因病机、传变规律、证候特点、预后、治疗原则及饮食禁忌等,故以"热论"名篇。

【原文】(一)

黄帝问曰:今夫热病者,皆伤寒[1]之类也。或愈或死,其死皆以六七日之间,其愈皆以十日以上者,何也?不知其解,愿闻其故。

岐伯对曰:巨阳[2]者,諸阳之屬[3]也,其脉连于风府[4],故为诸阳主气也。人之伤于寒也,则为病热,热虽甚不死。其两感[5]于寒而病者,必不免于死。

【注释】

[1]伤寒:病名,有广义与狭义之分。广义伤寒指感受四时邪气引起的外感热病;狭义伤寒指感受寒邪引起的外感热病。

[2]巨阳:即太阳,指足太阳膀胱经。

[3]諸阳之屬:指足太阳膀胱经与阳维脉、督脉等阳经相互连属。诸阳,指督脉、阳维脉;属,连属,络属之意。

[4]风府:督脉经穴,位于项后正中入发际一寸处。

[5]两感:指表里两经同时受邪而发病。如太阳与少阴两感,阳明与太阴两感,少阳与厥阴两感。

【释义】

黄帝问:现在发热性质的疾病,都属于广义伤寒范畴。有的痊愈而有的死亡,死亡的在六七日之内,而痊愈的要在十日以上,这是为什么呢?不知道什么原因,想听听其中的解释。

岐伯回答:足太阳膀胱经与人体督脉、阳维脉在风府穴相互络属,所以,足太阳经脉能统率人身阳经之气。人感受寒邪,可引起发热性质的疾病,发热虽然非常严重,但是不会引起死亡,而表里两经同时受邪发病,则预后差,严重者会出现死亡。

【按语】

提出了外感热病的概念及病因病机。热病由外感邪气所致,将外感热病命名为广义伤寒。《难经·五十八难》提出:"伤寒有五:有中风,有伤寒,有湿温,有热病,有温病。"前一"伤寒"为广义伤寒,是一切外感热病的总称。后一"伤寒"为狭义伤寒,是感受寒邪引起的发热性疾病。《内经》伤寒概念的提出为后世医家研究外感热病提供了重要资料。如张仲景在《伤寒论》中直接引用了这一概念,并在此基础上创立了六经辨治的理论体系。因太阳主表,所以外邪侵犯人体,首犯太阳,卫阳与邪气交争,卫阳郁闭,故见发热。本篇称外感病为"热病"是从症状言,称"伤寒"是从病因言。

指出了外感热病的预后。外感热病的预后取决于是否两感。"热虽甚不死。其两感于寒而病者,必不免于死"指出了两感对外感热病预后的重要影响。若寒邪束表,邪盛正强,邪正交争,热虽甚而正气未衰,提示预后良好,即"热虽甚不死";若表里两经同时受邪发病,即两感,则邪盛正衰,病邪内传伤及脏腑气血,提示预后较差,甚至死亡,即"必不免于死"。

【原文】(二)

帝曰:治之奈何? 岐伯曰:治之各通其藏脉[1],病日衰已矣。其未满三日[2]者,可汗[3]而已;其满三日者,可泄[4]而已。

【注释】

[1]藏脉:指与五脏相连的经脉。

[2]三日:并非指具体日数,而是指热病所处的发展阶段。

[3]汗:指用针刺发汗。

[4]泄:指用针刺泄热。

【释义】

黄帝说:怎么治疗热病呢? 岐伯说:疏通调治病变所在的各脏腑经脉,疾病就会痊愈。病邪在三阳之表时,可用针刺发汗治愈;病邪在三阴之里时,可用针刺泄热治愈。

【按语】

论述了外感热病的治则和治法。"各通其藏脉"指出了外感热病的治疗原则,即疏通调治病变所在的脏腑经脉。"未满三日者,可汗而已;其满三日者,可泄而已"指出了外感热病的具体治法。热病未满三日,邪在三阳之表时,可用发汗法;热病已满三日,邪入三阴之里时,可用泄热法。这里发汗和泄热均指针刺治法。《伤寒论》在此基础上提出汗、吐、下、和、温、清、消、补诸法,丰富和发展了外感热病的治法。

【原文】(三)

帝曰:热病已愈,时有所遗[1]者,何也? 岐伯曰:诸遗者,热甚而强食之,故有所遗也。若此者,皆病已衰,而热有所藏,因其谷气相薄,两热相合,故有所遗也。帝曰:善。治遗奈何? 岐伯曰:视其虚实,调其逆从,可使必已矣。帝曰:病热当何禁之? 岐伯曰:病热少愈,食肉则复,多食则遗,此其禁也。

【注释】

[1]遗:指热邪遗留,迁延不愈。

【释义】

黄帝说:热病基本痊愈,而时常有热邪遗留,这是为什么呢? 岐伯说:在热病没有完全治愈时勉强进食,所以造成热邪遗留不去。这种情况的发生是因为病情已经缓解,谷气化热助长邪气,遗留之热与体内谷气之热相结合,使热邪遗留不去。黄帝说:怎么治疗呢? 岐伯说:先察看病人虚实情况,调其逆,使其从,这样就可以祛除遗热。黄帝说:热病有什么禁忌呢? 岐伯说:在热病已经减轻的时候,食肉可以助长内热,容易使热病复发,过食则可以造成热邪遗留不去,这就是热病的禁忌。

【按语】

论述了热病遗复的机理及热病后期的饮食宜忌。遗,指病邪遗留不去;复,指病愈而复发。热病后期,正气受损,脾胃虚弱,运化力弱,多食或食肉则引起遗热与谷食之热相搏结,使热邪稽留不去,或导致热病复发。提示热病后期应注意饮食护理,不宜勉强进食、多食或食肉等,否则会造成余热再起,使热病复发。如姚止庵所说:"病热少愈,胃气尚虚,食肉难化,郁而助热,热病当复发如故矣。肉故不可多食,凡不可多食者而多食之,则病热有所遗焉,当禁者也。"

【医案】

叶天士医案:时热食复,胸痞,恶心欲呕,进半夏泻心汤。炒半夏、川连、枳实、杏仁、姜汁、厚朴、草蔻。又方人参、山楂、枳实、干姜、姜汁炒半夏。(《宋元明清名医类案》)

本案先以辛开苦降清其热结,后以健脾消积化其食。

【原文】(四)

凡病伤寒而成温者,先夏至日者为病温,后夏至日者为病暑,暑当与汗皆出,勿止[1]。

【注释】

[1]暑当与汗皆出,勿止:暑邪可随汗而解,故不可止汗。

【释义】

感受寒邪引发的温热性质疾病,如果在夏至日之前发病,为温病,如果在夏至日之后发病,则为暑病,暑邪可随汗出而外散,故不可见汗止汗。

【按语】

指出了外感热病有温病与暑病之别。从寒邪发病分析,冬日感受寒邪,伏藏于体内,至春日阳气升发之时化热,又感时令之邪,新感引动伏邪而发病,如在夏至之前发病,为温病;如在夏至之后发病则为暑病。这为后世伏邪温病理论的提出奠定了基础。从感受四时邪气发病分析,春季感受温邪为温病,夏日感受暑邪为暑病。这种按感受四时邪气所患病证的分类方法对后世温病学的形成和发展产生了深远影响。如张介宾在《类经》中也提出:"暑气侵入,当令有汗,则暑随汗出,故曰勿止。"

素问·咳论篇第三十八

咳,即咳嗽。本篇是论咳专篇,主要讨论咳嗽的病因、病机、症状、分类、传变规律及治疗原则,故名"咳论"。

【原文】(一)

黄帝问曰:肺之令人咳,何也?岐伯对曰:五藏六府皆令人咳,非独肺也。帝曰:愿闻其状。岐伯曰:皮毛者,肺之合[1]也,皮毛先受邪气,邪气以从其合也。其寒饮食入胃,从肺脉上至于肺[2],则肺寒,肺寒则外内合邪,因而客之,则为肺咳。五藏各以其时受病[3],非其时各传以与之[4]。人与天地相参,故五藏各以治时,感于寒则受病,微则为咳,甚者为泄、为痛[5]。乘秋则肺先受邪,乘春则肝先受之,乘夏则心先受之,乘至阴[6]则脾先受之,乘冬则肾先受之。

【注释】

[1]皮毛者,肺之合:肺主皮毛。

[2]其寒饮食入胃,从肺脉上至于肺:因肺脉起于中焦,还循胃口,故寒凉饮食入胃后,寒气循肺脉上入肺中。

[3]五藏各以其时受病:五脏在其所主的时令感受邪气而发病。其时,五脏之气当旺之时,即下文之"治时"。

[4]非其时各传以与之：若不在肺脏所主之时受病，则他脏传至于肺。

[5]微则为咳，甚者为泄、为痛：轻微的出现咳嗽，严重的出现咳兼泄或兼痛。

[6]至阴：此指长夏。

【释义】

黄帝问：肺可以使人发生咳嗽，这是为什么呢？岐伯回答：五脏六腑都可以使人发生咳嗽，不止是肺。黄帝说：五脏六腑咳，都有哪些症状呢？岐伯说：肺外合皮毛，皮毛首先感受邪气，邪气从其合传入肺。寒凉饮食入胃，肺脉起于中焦，还循胃口，故寒邪随肺脉上至于肺，肺有寒邪。内有寒凉饮食入胃上至于肺，外有风寒侵袭肌表内舍其合，所以寒邪停留于肺，可引发肺咳。五脏各自在其所主的时节感邪发病，若不是在肺所主之时受病，则是他脏传至于肺所致。根据天人相应，所以五脏在各自所主之时，感受寒邪则发病，轻微的可产生咳嗽，严重的可引发泄与痛。当秋则肺先受邪，继则影响于肺发生咳嗽；当春则肝先受邪，继则影响于肺发生咳嗽；当夏则心先受邪，继则影响于肺发生咳嗽；当长夏则脾先受邪，继则影响于肺发生咳嗽；当冬则肾先受邪，继则影响于肺发生咳嗽。

【按语】

论述咳嗽的病因病机及与四时季节的关系。

咳的病因："外内合邪"，即外有风寒邪气侵袭，内有寒凉饮食入胃。咳的病机：一是风寒侵袭肌表，邪气由表及里，内舍于肺；二是内有寒冷饮食入胃，邪气从肺脉上至于肺，肺为娇脏不耐寒凉，内外之寒邪伤及于肺，导致肺气宣降失常，发为肺咳。

提出"五脏六腑皆令人咳，非独肺也"的重要论点。揭示咳虽为肺的病变，但其他脏腑病变也可影响到肺而发生咳嗽。例如：肝火犯肺、寒水射肺、脾湿犯肺、心肺气虚等均可导致肺气上逆而发生咳嗽。此理论不仅体现了中医藏象的整体观思想，而且也扩展了咳嗽辨证论治的范围。后世医家据此提出了"咳不止于肺而亦不离于肺"的观点，创立了诸多治咳的理论和方剂，对临床咳嗽的辨证与治疗具有重要的指导意义。

咳嗽与四时季节关系密切。感受不同时令的邪气，可影响不同脏腑，继则波及于肺而发生咳嗽。肝、心、脾、肾四脏在各自所主季节感受邪气，影响到肺，均可发生咳嗽。这说明五脏对所主季节时邪具有易感性的同时，也提示了五脏之间可以相互影响。

【原文】(二)

帝曰：何以异之？岐伯曰：肺咳之状，咳而喘息有音，甚则唾血。心咳之状，咳则心痛，喉中介介如梗状[1]，甚则咽肿、喉痹。肝咳之状，咳则两胁下痛，甚则不可以转，转则两胠[2]下满。脾咳之状，咳则右胁下痛，阴阴[3]引肩背，甚则不可以动，动则咳剧。肾咳之状，咳则腰背相引而痛，甚则咳涎[4]。

帝曰：六府之咳奈何？安所受病？岐伯曰：五藏之久咳，乃移于六府。脾咳不已，则胃受之，胃咳之状，咳而呕，呕甚则长虫[5]出。肝咳不已，则胆受之，胆咳之状，咳呕胆汁。肺咳不已，则大肠受之，大肠咳状，咳而遗失[6]。心咳不已，则小肠受之，小肠咳状，咳而失气[7]，气与咳俱失。肾咳不已，则膀胱受之，膀胱咳状，咳而遗溺。久咳不已，则三焦受之，三焦咳状，咳而腹满，不欲食飲，此皆聚于胃，关于肺[8]，使人多涕唾而面浮肿气逆也。

帝曰：治之奈何？岐伯曰：治藏者治其俞[9]，治府者治其合[9]，浮肿者治其经[9]。帝曰：善。

【注释】

[1]喉中介介如梗状:形容咽喉部如有物阻塞之感。

[2]两胠:左右腋下胁肋部位。

[3]阴阴:同隐隐。指隐隐疼痛。

[4]咳涎:咳吐涎沫稀痰。

[5]长虫:即蛔虫。或称蚘,蛕。

[6]遗失:指大便失禁。失,通"屎"。

[7]失气:肛门排气。

[8]此皆聚于胃,关于肺:水饮困聚于胃而上犯于肺发生咳。

[9]俞、合、经:指五输穴中的输穴、合穴、经穴。

【释义】

黄帝说:五脏咳有什么区别呢?岐伯说:肺咳出现咳嗽,伴有气喘,严重可咳血。心咳出现咳嗽,伴有心痛,咽喉部阻塞不利,严重者出现咽肿喉痹。肝咳出现咳嗽,伴有两胁肋部疼痛,甚至不可以转侧,转侧会出现两胁肋部胀满。脾咳出现咳嗽,伴有右胁肋部疼痛,隐隐地牵扯肩背疼痛,甚至不可以活动,活动会加重咳嗽。肾咳出现咳嗽,伴有腰背相互牵扯疼痛,甚至咳吐涎沫稀痰。

黄帝说:六腑咳症状怎么样呢?怎样接受邪气发病的呢?岐伯说:五脏久咳不愈,传给六腑,引发六腑咳。脾咳日久不愈,胃接受邪气发病,出现咳嗽伴有呕吐的症状,严重者能把蛔虫吐出来。肝咳日久不愈,胆接受邪气发病,出现咳嗽伴有呕吐胆汁的症状。肺咳日久不愈,大肠接受邪气发病,出现咳嗽伴有大便失禁的症状。心咳日久不愈,小肠接受邪气发病,出现咳嗽伴有肛门排气的症状。肾咳日久不愈,膀胱接受邪气发病,出现咳嗽伴有小便失禁的症状。脏腑咳日久不愈,三焦接受邪气发病,出现咳嗽伴有腹部胀满、厌食的症状。咳嗽发生与肺胃两脏关系密切,使人流鼻涕、咳涎、气逆而颜面浮肿。

【按语】

论述五脏咳、六腑咳的症状特点、传变规律及针刺治疗原则。

五脏咳的症状特点在临床表现上除咳嗽外,还伴有各脏经络气血运行失常的症状。表现出以咳嗽伴有相关部位疼痛的症状特点。如手少阴心经之脉上挟咽,故心咳症状为咳嗽兼心痛、咽喉阻塞不利等;足厥阴肝经之脉行胁肋,故肝咳症状为咳嗽兼两胁疼痛等;足太阴脾经之脉上膈,挟咽,其气主右,故脾咳症状为咳嗽兼右胁下痛;足少阴肾经之脉贯脊属肾、入肺中,故肾咳症状为咳嗽兼腰背疼痛。

六腑咳为五脏咳日久不愈,按脏腑表里相合的关系传变而成。因其病深日久,症状特点除咳嗽外,还伴有六腑功能失常的症状。因其病程较长,故以咳嗽伴有吐、泄、遗失、遗溺等气虚不能收摄的症状为特点。

从咳的症状特点来看,五脏咳是初起阶段,出现各脏腑经络气血运行失常的症状特点,以咳兼"痛"为主要表现。六腑咳是咳久不愈的后期阶段,出现气虚下陷、不能收摄的症状特点,以咳兼"泄"为主要表现。反映了咳的传变是由脏及腑,症状由轻转重的特殊传变规律。

提出了咳"皆聚于胃,关于肺"的理论观点,该论点指出咳嗽的发生与肺胃两脏关系最为密切。咳的病因是皮毛受邪，从其合入肺，寒饮食入胃，从肺脉上至于肺，外内合邪，发生咳嗽；咳的病机是肺失宣降，气机上逆。另外，咳与胃存在密切关系：一是胃是五脏六腑之海、气血生化之源，若胃弱则气血不足，抗病力差，易感外邪病咳；二是肺脉起于中焦，还循胃口，上膈属肺，所以胃受邪可沿肺脉上至于肺而发生咳嗽。

提出"治藏者治其俞，治府者治其合，浮肿者治其经"的咳嗽针刺治疗原则。即五脏咳，宜针刺五脏之俞穴；六腑咳，宜针刺六腑之合穴；久咳伴见浮肿，是邪气入经，水液泛溢所致，宜针刺经穴以疏经通络，祛除水肿。此随证分经取穴的治咳原则，寓含了辨证论治的思想。

此篇关于咳嗽的论述，对临床有重要指导意义。例如对咳嗽的分类，历代所用名称不同。张介宾切合临床实际，将咳分为外感和内伤两大类。临床对咳的治疗，不但从肺论治，还从其他脏腑进行论治，即源于本篇"五脏六腑皆令人咳，非独肺也"的理论观点。

素問·舉痛論篇第三十九（节选）

举，列举；痛，指疼痛，一种自觉症状；举痛，列举诸痛进行论述。本篇列举了多种疼痛之证进行讨论，并提出"百病生于气"的著名观点，故篇名为"举痛论"。

【原文】（一）

黃帝問曰：余聞善言天者，必有驗於人；善言古者，必有合於今；善言人者，必有厭[1]於己。如此則道不惑而要數[2]極，所謂明也。今余問於夫子，令言[3]而可知，視[4]而可見，捫[5]而可得，令驗於己而發蒙解惑[6]，可得而聞乎？岐伯再拜稽首[7]對曰：何道之問也？帝曰：願聞人之五藏卒痛[8]，何氣使然？岐伯對曰：經脈流行不止，環周不休，寒氣入經而稽遲[9]，泣[10]而不行，客於脈外則血少，客於脈中則氣不通，故卒然而痛。

【注释】

[1]厭：与上文"验"、"合"之意相通，检验，对照之意。

[2]要数：即要理，重要的道理。数，理也。

[3]言：指问诊。

[4]视：指望诊。

[5]扪：指切诊。

[6]发蒙解惑：启发蒙昧，解除疑惑。

[7]稽首：古时的一种大礼，头、两手、两膝至地，即五体投地。

[8]卒痛：指突然疼痛。

[9]稽迟：经脉气血运行涩滞不畅。稽，留止也。迟，徐行也。

[10]泣：同"涩"，凝涩之意。

【释义】

黄帝问：我听说善于研究自然规律的人，一定要用这种规律应验于人；善于研究古代事物的人，一定要和当今的现实对照；善于议论他人善恶是非的人，一定要对照一下自己的言行。这样对重要的道理会理解得很透彻，而不会有迷惑，这才是聪明智慧的人。我今天向老师请教，使自己通过问诊，就可以知道患者病情，通过望诊，就可以了解病情，通过切诊，就能够获得病情,用这些理论指导自己,以启发蒙昧、解除疑惑,能把这些道理告诉我吗?岐伯再一次朝拜稽首问:想问什么问题呢?黄帝说:想听一听人的五脏突然出现疼痛,这是什么原因导致的呢?岐伯回答说:经脉气血在人体周而复始有规律地运行,寒邪侵袭经脉导致气血运行不畅,凝涩不行。寒邪停留在脉外,导致经脉中气血衰少;寒邪停留在脉中,导致气血凝滞不通,所以五脏出现突然疼痛。

【按语】

提出了研究世界万物的重要思维方法。人与自然相通应,要研究人体的生命活动规律,必须联系自然环境对人体的影响;研究古代事物必须结合当今现实;谈论他人必须对照自己。在诊治疾病时,也一定要掌握望、闻、问、切四诊,这样才能抓住疾病本质做出正确诊断。

论述了疼痛属实和属虚的病因病机。"客于脉外则血少,客于脉中则气不通"主要从两个方面探讨了寒邪致痛的机理。寒邪侵袭经脉内外不同,可产生虚实疼痛两种不同的机理。属虚的机理为寒邪停留经脉之外,导致经脉收缩,脉中血气衰少,或血流不畅,组织失养,不荣则痛;属实的机理为寒邪停留经脉之中,导致经脉中的气血运行涩滞不畅,不通则痛。此乃疼痛机理的总纲,对临床辨治疼痛起到了重要指导意义。

【原文】(二)

帝曰:善。余知百病生于气[1]也,怒则气上[2],喜则气缓[3],悲则气消[4],恐则气下[5],寒则气收[6],炅则气泄[7],惊则气乱[8],劳则气耗[9],思则气结[10],九气不同,何病之生?岐伯曰:怒则气逆,甚则呕血及飧泄[11],故气上矣。喜则气和志达,荣卫通利,故气缓矣。悲则心系[12]急,肺布叶举[13]而上焦不通,荣卫不散,热气在中,故气消矣。恐则精却[14],却则上焦闭,闭则气还,还则下焦胀,故气不行[15]矣。寒则腠理闭,气不行,故气收矣。炅则腠理开,荣卫通,汗大泄,故气泄。惊则心无所倚,神无所归,虑无所定,故气乱矣。劳则喘息汗出,外内皆越[16],故气耗矣。思则心有所存,神有所归,正气留而不行,故气结矣。

【注释】

[1]气:指气机失调。

[2]气上:肝气上逆。

[3]气缓:心气过缓,以至涣散不收。

[4]气消:正气销铄。

[5]气下:正气下陷。

[6]气收:气机收敛。

[7]气泄:气向外泄越。

[8]气乱:气机逆乱。

[9]气耗:正气耗伤。

[10]气结:正气郁结。

[11]飧泄:肝气乘脾,导致脾气不升,出现大便稀并夹有不消化的食物残渣。

[12]心系:指心与其他脏腑相联系的脉络。

[13]肺布叶举:指肺叶布举,即肺叶胀举,不能正常宣降。布,胀,举也。

[14]精却:肾精衰退而不能上奉。却,退也。

[15]气不行:当作"气下行"。与上文相合,可从。

[16]外内皆越:指外内之气均向外泄越。

【释义】

黄帝说:我知道许多疾病的发生都与人体气机失调有关。大怒可以使肝气上逆;过喜可以使心气迟缓;悲伤可以销烁正气;恐惧可以使正气下陷;寒可以使气机收敛;热可以使气向外泄越;惊吓可以使气机逆乱;过劳可以使正气耗伤;思虑过度可以使正气郁结。九种气机变化不同,能引起哪些疾病呢?岐伯说:大怒可使肝气上逆,血随气涌,甚至出现呕血,肝气乘脾,甚至出现大便泄泻,所以属气机上逆所致。喜正常可使正气调和,志意畅达,营卫之气运行通畅,而过喜可使心气迟缓,以至涣散不收。悲伤可使心与其他脏腑相联系的脉络拘急,肺失宣发肃降功能而出现上焦之气闭阻不通,营卫之气不能宣散,郁而化热,销烁正气。恐可使肾精衰退,不能上奉,上下不相交通,导致上焦闭阻,正气还降于下,下焦胀满,所以出现气机下陷。寒属阴,可使腠理闭塞,气郁滞不行,故出现气机收敛。热属阳,可使腠理开,营卫之气运行通畅,阳热可蒸腾津液外泄而有汗出,气也随汗泄越于外。惊吓可使心无所依附,神无所归藏,思虑不能正常进行,所以出现气机逆乱。过劳可使人气喘汗出,汗出是气外越,气喘是气内越,人体内外之气均泄越,所以出现正气耗损。思虑过度可使心神有所归,正气郁滞不行,所以出现正气郁结。

【按语】

提出了"百病生于气"的重要观点。许多疾病的发生都是由于人体气机失调所致。此处的"气"指各种原因导致的气机异常变化,非指病因。正常情况下,人体通过神的调节,能够适应一定程度的情志刺激和气候的寒热变化,但神的这一调节功能是有限度的,若超越了这一限度,就会引起人体气机异常变化,发生许多疾病,故原文提出许多疾病的发生都与人体气机异常有关。

指出了影响九种气机失调的因素。根据本文,导致九种气机失调的因素有三个方面,一属情志因素,如"怒则气上,喜则气缓,悲则气消,恐则气下"、"惊则气乱,思则气结";二属气候因素,如"寒则气收、炅则气泄";三属生活起居因素,如"劳则气耗"。通过对引起九种气机失调因素的分析,突出了情志因素对气机影响的重要性。此观点对临床诊治情志疾病具有重要指导意义。

概括了"九气为病"的病机特点。"气上"、"气下"、"气泄"、"气结"等是对九气致病病机特点的高度概括,对临床诊断不同因素致病及分析其证候特点具有指导作用。如"气上"可出现面红目赤、头晕目眩、呕血等证候表现;"气下"可出现遗尿、滑精、带下等证候表现。

【医案】

怒则气上案:丹溪治一妇人,年十九岁,气实多怒不发,忽一日大发叫而欲厥,盖痰闭于上,火起于下,上冲故也。与香附末五钱,甘草三钱,川芎七钱,童便、姜汁煎。又与青黛、人中白、香附末为丸,稍愈,后大吐乃安。复以导痰汤加姜炒黄连……当归龙荟丸。(《古今医案按》)

素问·痹论篇第四十三(节选)

痹,闭也,闭塞不通之意;痹证,病名。指由于经络阻滞,营卫凝涩,脏腑气血运行不畅而致的以肢体关节疼痛为主要表现的病证。由于本篇较为系统地讨论了痹证的病因、病机、分类、证候、治则、预后等,是论述痹证的专篇,故篇名为"痹论"。

【原文】(一)

黄帝问曰:痹[1]之安生?岐伯对曰:风、寒、湿三气杂至[2],合而为痹也。其风气胜者,为行痹[3];寒气胜者,为痛痹[4];湿气胜者,为著痹[5]也。

帝曰:其[6]有五者,何也?岐伯曰:以冬遇此[7]者为骨痹[8];以春遇此者为筋痹[8];以夏遇此者为脉痹[8];以至阴[9]遇此者为肌痹[8];以秋遇此者为皮痹[8]。

帝曰:内舍[10]五藏六府,何气使然?岐伯曰:五藏皆有合[11],病久而不去者,内舍于其合也。故骨痹不已,复感于邪,内舍于肾;筋痹不已,复感于邪,内舍于肝;脉痹不已,复感于邪,内舍于心;肌痹不已,复感于邪,内舍于脾;皮痹不已,复感于邪,内舍于肺。所谓痹者,各以其时重感于风寒湿之气也。

【注释】

[1]痹:病名。指由风寒湿三邪杂至,导致经络闭阻、营卫凝涩、脏腑气血运行不畅的病证。

[2]杂至:混合相杂而至。

[3]行痹:以肢节痛处游走无定处为特点的痹证。因其由风邪偏胜所致,故亦称风痹。

[4]痛痹:指以疼痛剧烈为特点的痹证。因其由寒邪偏胜所致,故亦称寒痹。

[5]著痹:指以痛处重著固定,或顽麻不仁为特点的痹证。因其由湿邪偏胜所致,故亦称湿痹。

[6]其:代指痹。

[7]此:指风寒湿三种邪气。

[8]骨痹、筋痹、脉痹、肌痹、皮痹:统称为五体痹。由风寒湿三邪在不同季节,侵袭与之相应的五体所致。

[9]至阴:此指长夏。

[10]舍:稽留、侵袭之意。

[11]五藏皆有合:指五脏外合五体。

【释义】

黄帝问:痹证是怎样产生的?岐伯回答:风寒湿三种邪气混合相杂侵袭人体,就产生了痹。以风邪偏胜引发的痹证,称为行痹;以寒邪偏胜引发的痹证,称为痛痹;以湿邪偏胜引发的痹证,称为著痹。

黄帝说:痹有五种,这是怎么分类的呢?岐伯说:冬季感受风寒湿三种邪气引发骨痹;春季感受风寒湿三种邪气引发筋痹;夏季感受风寒湿三种邪气引发脉痹;长夏感受风寒湿三种邪气引发肌痹;秋季感受风寒湿三种邪气引发皮痹。

黄帝说：邪气入里停留五脏六腑，这是什么原因导致的呢？岐伯说：五脏外合五体，五体痹日久不愈，向内传至与之相合的五脏。所以骨痹日久不愈，重复感受风寒湿三邪，传入与之相合的肾，引发肾痹；筋痹日久不愈，重复感受风寒湿三邪，传入与之相合的肝，引发肝痹；脉痹日久不愈，重复感受风寒湿三邪，传入与之相合的心，引发心痹；肌痹日久不愈，重复感受风寒湿三邪，传入与之相合的脾，引发脾痹；皮痹日久不愈，重复感受风寒湿三邪，传入与之相合的肺，引发肺痹。所以五脏痹是由在各自所主的季节重复感受风寒湿之邪所引发的。

【按语】

论述了痹证的病因。首先明确了痹的病因是风、寒、湿三种邪气杂至合而为痹，强调了痹的发生与风、寒、湿三邪密切相关。行痹，由风邪偏胜所致，因风"善行而数变"，故其表现为肢体关节痛处游走不定，波及关节范围广泛。痛痹，由寒邪偏胜所致，因寒性凝滞收引，可致气血凝滞，故其表现为疼痛剧烈，关节僵硬；著痹，由湿邪偏胜所致，因湿性黏腻重着，故其表现为肢体关节沉重，麻木不仁，而且病情缠绵难愈。这说明了痹证病情的复杂性，所以在临床诊治时要全面考虑，分清主次。

提出了痹证的分类方法。首先，按病因分为行痹、痛痹和著痹，即根据感受风、寒、湿邪气的多少分为风痹、痛痹和著痹；其次，按病位分为五体痹和五脏痹。即根据邪气侵犯的部位分为骨、筋、脉、肌、皮五体痹和肾、肝、心、脾、肺五脏痹。

指出了五脏痹发生的机理。五脏痹发生的机理有二：一是五体痹"病久而不去"，即五体痹日久不愈，正气虚损；二是"重感于风寒湿之气"，即五脏各自在其所主的季节重复感受风寒湿之邪，加之五体痹日久不愈，内舍其合，就可以发生五脏痹。

【医案】

风寒湿致痹：李士材治盐贾叶作舟，遍体疼痛，尻髀皆肿，足膝挛急。曰：此寒伤荣血，筋脉为之引急，《内经》所谓痛痹也。用乌药顺气散，七剂而减。更加白术、桂枝，一月而愈。

震按：此案用温燥发散药，乃风寒湿三气成痹正治法。（《古今医案按·痹》）

【原文】（二）

凡痹之客五藏者，肺痹者，烦满[1]，喘而呕。心痹者，脉不通，烦则心下鼓[2]，暴上气而喘，嗌干[3]，善噫[4]，厥气[5]上则恐。肝痹者，夜卧则惊[6]，多饮，数小便，上为引如怀[7]。肾痹者，善胀[8]，尻以代踵[9]，脊以代头[10]。脾痹者，四支解墯[11]，发咳，呕汁[12]，上为大塞[13]。肠痹者，数饮而出不得，中气喘争[14]，时发飧泄。胞痹[15]者，少腹膀胱按之内痛，若沃以汤[16]，涩于小便，上为清涕。

阴气[17]者，静则神藏，躁则消亡。饮食自倍，肠胃乃伤。淫气[18]喘息，痹聚在肺。淫气忧思，痹聚于心。淫气遗溺，痹聚在肾。淫气乏竭[19]，痹聚在肝。淫气肌绝[20]，痹聚在脾。

诸痹不已，亦益内也。其风气胜者，其人易已也。帝曰：痹，其时有死者，或疼久者，或易已者，其故何也？岐伯曰：其入藏者死，其留连筋骨间者疼久，其留皮肤间者易已。

帝曰：其客于六府者，何也？岐伯曰：此亦其食饮居处，为其病本也。六府亦各有俞，风寒湿气中其俞，而食饮应之，循俞而入，各舍其府也。

帝曰：以针治之奈何？岐伯曰：五藏有俞，六府有合，循脉之分，各有所发，各随其过则病瘳[21]也。

【注释】

[1]烦满:烦闷之意。满,通"懑"(mèn),烦闷。

[2]心下鼓:心下鼓动,指心悸。

[3]嗌干:咽干。

[4]噫(ài):嗳气。

[5]厥气:指逆气。

[6]夜卧则惊:睡眠不好,容易惊醒。

[7]上为引如怀:形容腹部胀满膨大,如怀孕之状。

[8]胀:胀满。

[9]尻(kāo)以代踵:指足不能行,以尾骶部代之。尻,尾骨;踵,足跟。

[10]脊以代头:指背驼甚,头俯不能仰而使脊高于头。

[11]解㑊:松懈、倦怠之意。

[12]汁:痰涎,黏液之意。

[13]大塞:即痞塞不通。大,当作"不",形之误。不,是"否"通"痞"。

[14]中气喘争:指腹中有气攻冲,肠中雷鸣,即肠鸣。

[15]胞痹:指膀胱痹。胞,同"脬",即膀胱。

[16]若沃以汤:似灌热水感,形容热甚。沃,灌;汤,热水。

[17]阴气:五脏之精气。

[18]淫气:内脏淫乱之气。

[19]乏竭:指疲乏力竭,由气血衰败所致。

[20]肌绝:指肌肉消瘦,由邪闭脾胃甚饥不食所致。

[21]瘳(chōu):痊愈。

【释义】

痹邪停留在五脏引发五脏痹。肺痹,出现烦闷、气喘、呕吐。心痹,出现脉不通、心烦、心悸,突然气机上逆可致气喘、咽干、嗳气,逆行之气可引起惊恐。肝痹,出现睡眠不好,容易惊醒,饮水多,小便多,腹部胀满膨大,像怀孕的妇女一样。肾痹,出现腹胀,足不能行而以尾骶部代之,头俯不能仰而使脊高于头。脾痹,出现四肢松懈无力、咳嗽、呕吐痰涎,上焦痞塞不通。肠痹,出现饮水多而小便不畅,肠鸣,大便泄泻。膀胱痹,出现少腹膀胱部位按之疼痛,似灌热水感,小便涩滞,在上表现为鼻流清涕。

五脏贮藏的阴精,宁静则精神内藏,躁扰妄动则精神耗散损伤。饮食不节可损伤肠胃。脏气淫乱出现喘息,说明痹邪在肺。脏气淫乱出现忧思,说明痹邪在心。脏气淫乱出现小便失禁,说明痹邪在肾。脏气淫乱出现疲乏力竭,说明痹邪在肝。脏气淫乱出现肌肉消瘦,说明痹邪在脾。

各种痹证日久不愈,可以向内传变。以风邪胜为主的痹证容易治愈。黄帝说:有的痹可以引起死亡,有的痹疼痛时间久、病程长,有的痹容易治愈,这是为什么呢?岐伯说:内脏痹不容易治愈;由寒湿之邪偏胜引起的痹证,病位深,易伤筋著骨,所以疼痛日久而病程长;由风邪偏胜引起的痹证,邪气停留肌表,容易治愈。

黄帝说：痹邪停留在六腑，这是什么原因导致的呢？岐伯说：饮食不节和居处失宜，是六腑痹发生的根本原因。六腑有其在体表对应的俞穴，风寒湿之邪从俞穴侵袭，再加上饮食不节，邪气循俞穴内传至六腑而发生六腑痹。

黄帝说：怎样用针刺治疗痹证呢？岐伯说：五脏有对应的俞穴，六腑有对应的合穴，经脉在人体循行各有一定的部位，相应部位会有一定的症状表现，各自在经脉所过之处取穴针刺，痹证就会痊愈。

【按语】

论述了脏腑痹的成因及临床表现。五脏痹的成因：内因为"阴气者，静则神藏，躁则消亡"，即五脏精气损伤；外因为各以其时复感风寒湿之邪（见上段原文）。五脏痹的临床表现与相应五脏功能及经气失调有关，如肺痹表现为烦闷，喘促，呕逆等；心痹表现为心烦，心悸，咳喘，咽干，嗳气等；肝痹表现为夜卧惊惕不安，多饮，小便数，上位引如怀等；肾痹表现为脘腹胀满，身体屈曲不伸；脾痹表现为四肢倦怠无力，咳而呕清水痰涎，上焦痞塞不通等。

六腑痹的成因：内因为"饮食自倍，肠胃乃伤"，即由于饮食不节，首先内伤肠胃；外因为"风寒湿气中其俞"。即在饮食不节损伤肠胃的基础上，又由于居处失宜，风寒湿邪从其俞穴入侵而内犯相应六腑，导致六腑痹发生。六腑痹临床表现出相应之腑功能及经气失调的症状，如肠痹表现饮水多而小便不畅，肠鸣，时发飧泄等；膀胱痹，出现少腹膀胱部位似灌热水，灼热而疼痛，小便涩滞，或见鼻流清涕等。

指出了痹证的病势、预后与针刺治疗原则。痹证的病势及预后与感邪性质及病位深浅、病程长短有关：①"其风气胜者，其人易已也"。因风为阳邪，性升散易走表，故较易驱除；②"其留皮肤间者易已"。因邪留较浅，易于治疗；③"其留连筋骨间者疼久"。邪留较深，病情缠绵持久，病程较长，不易治愈；④"其入藏者死"。病邪入藏者，病情深重，难以治愈，预后较差。

"五脏有俞，六腑有合，循脉之分，各有所发，各随其过，则病瘳也"指出了痹证的针刺治疗原则。即痹证的针刺治疗原则为辨证论治、局部取穴和循经取穴相结合。如五脏取俞，六腑取合，循经辨证取穴，再配合局部痛处取穴，就可以有效治愈痹证。

"阴气者，静则神藏，躁则消亡"指出了五脏痹发生的内在因素，强调了五脏精气宁静内守的重要性。阴气，指五脏之气。五脏的精气，宁静则精神内藏，躁扰妄动则精神耗散损伤。五脏内藏精血津液，若形不妄动，情志宁静，则神藏其中，形神正常；若形体躁扰不宁，情志波动不安，则阴精耗损，神气消亡，容易导致五脏痹。

【医案】

东垣治一人，冬时忽有风气暴至，六脉弦甚，按之洪大有力，其证手挛急，大便秘涩，面赤热，此风寒始至于身也。四肢者，脾也。以风寒之邪伤之，则搐如挛痹，乃风淫未疾而寒在外也。《内经》曰：寒则筋挛，正谓此也。素饮酒，内有实热乘于肠胃之间，故大便秘涩而面赤热，内则手足阳明受邪，外则足太阴脾经受风寒之邪。用桂枝二钱，甘草一钱，以却其寒邪而缓其急缩；黄柏二钱苦寒，滑以泻实润燥，急救肾水；升麻、葛根各一钱，以升阳气行手阳明之经，不令遏绝。桂枝辛热，入手阳明之经为引用润燥，复以甘草专补脾气，使不受风寒之邪，而退贼邪，专益肺经也，佐以人参补气，当归和血润燥。作一帖，水煎服，令暖房中摩搓其手，遂安。

震按：此案寒热补散并用，恰与标本俱合，但东垣立方，分量甚轻，此却重用者，盖以风寒大

病,逐邪宜急,不比他证,调理脾胃,只取轻清以升发元气也。(《古今医案按·痹》)

【原文】(三)

帝曰:荣卫之气,亦令人痹乎?岐伯曰:荣者,水谷之精气也,和调于五藏,洒陈[1]于六府,乃能入于脉也,故循脉上下,贯五藏,络六府也。卫者,水谷之悍气[2]也,其气慓疾滑利[3],不能入于脉也,故循皮肤之中,分肉之间,熏于肓膜[4],散于胸腹。逆其气则病,从其气则愈,不与风寒湿气合,故不为痹。

【注释】

[1]洒陈:布散之意。

[2]悍气:指卫气具有勇悍急疾之性。

[3]慓疾滑利:形容卫气运行急疾滑利,不受脉管的约束。慓疾,急疾。

[4]肓膜:指胸腹腔及肉理之间的脂膜。

【释义】

黄帝说:营卫之气和痹证的发生有什么关系吗?岐伯说:营气来源于水谷精微之中精专柔和的部分,运行布散于全身上下表里内外,无处不到。营气循行脉中,通过经脉通灌于人体五脏六腑,濡养脏腑。卫气来源于水谷精微之中勇悍急疾的部分,卫气运行急疾滑利,不受脉管的约束,主要循行于皮肤、分肉间,温煦胸腹腔及肉理之间的脂膜,布散于人体胸腹。营卫之气逆乱失调则可以引发痹证;营卫之气调和则不病,或有病也容易痊愈。如果营卫失调不与风寒湿之气相合,也不会发生痹证。

【按语】

论述了营卫之气的来源、性质及功能。营卫二气,均来源于水谷精微。营气属水谷精微中精专而柔顺的部分,运行于经脉之中,灌注于五藏六腑,循脉周行于上下表里,无处不到,濡养营运于全身;卫气属水谷精微中慓悍滑利的部分,不能入于脉中,运行分布于皮肤分肉之间,温煦布散于胸腹肓膜。

指出了营卫之气运行失常,加之外感风寒湿之邪,可发生痹证。营卫失常可致腠理疏松,经脉涩滞,筋骨肌肉、五脏六腑失于温煦濡养,此时若感受风寒湿之邪则可引发痹证,故曰:"逆其气则病","不与风寒湿气合,故不为痹"。说明了痹证的发生与营卫二气关系密切,强调了痹证的发生既有外在风寒湿邪侵袭,又有内在脏腑营卫气血失调,突出了《内经》既重视外因、也不忽略内因的发病学观点,对临床痹证的辨证论治及预防具有重要指导意义。

根据此段原文,临床上常采用调和营卫方法治疗痹证。如张仲景在《金匮要略》中创立的桂枝芍药知母汤等即是典型的从调和营卫治疗痹证的实例。后世医家对痹病诊断治疗也多重视调和营卫。《内经》论痹除本篇外,尚有《灵枢·周痹》,二者均为痹证专论,另还有 40 余篇涉及,以痹命名的病证大约有 50 余种。

素问·痿论篇第四十四(节选)

痿,即痿证,指肢体筋脉迟缓,痿弱无力,甚则手不能握物,足不能任身,肘、腕、膝、踝关节如觉脱失,渐至肌肉萎缩而不能随意运动的一类病证。本篇论述了痿证的病因、病机、症状和治疗法则,是讨论痿证的专篇,故名"痿论"。

【原文】(一)

黄帝问曰:五藏使人痿[1],何也?岐伯对曰:肺主身之皮毛,心主身之血脉,肝主身之筋膜,脾主身之肌肉,肾主身之骨髓。故肺热叶焦[2],则皮毛虚弱急薄[3],著[4]则生痿躄[5]也。心气热,则下脉厥而上,上则下脉虚,虚则生脉痿,枢折挈[6],胫纵[7]而不任地也。肝气热,则胆泄口苦,筋膜干,筋膜干则筋急而挛,发为筋痿。脾气热,则胃干而渴,肌肉不仁,发为肉痿。肾气热,则腰脊不举[8],骨枯而髓减,发为骨痿。

【注释】

[1]痿:痿证。指肢体痿软无力,渐至肢体不能随意运动的一类病证。痿,同萎,有痿弱和枯萎两层含义,即四肢痿废不用和肌肉枯萎不荣。

[2]肺热叶焦:形容肺叶受热、灼伤津液的病理状态。《太素》、《针灸甲乙经》"肺"下有"气"字,可参。

[3]皮毛虚弱急薄:肺外合皮毛,肺中津液亏虚则皮毛干枯不泽,肌肉消瘦。

[4]著(zhuó):留着不去之意。

[5]痿躄(bì):指四肢痿废不用,包括下文的脉痿、筋痿、骨痿、肉痿等各种痿证。躄,指两腿行动不便。

[6]枢折挈:形容关节弛缓,不能提举,如枢轴折断不能活动一样。枢,枢轴,此指关节;折,断也。挈,提挈也。

[7]胫纵:小腿纵弛不收。

[8]腰脊不举:腰部举动无力。

【释义】

黄帝问:五脏可以使人发生痿证,这是为什么呢?岐伯回答:肺外合皮毛,心主血脉,肝主筋膜,脾主肌肉,肾主骨生髓。所以肺叶受热、灼伤津液,则可致皮毛干枯不泽,肺热留着不去可发生各种痿证。心气热,火热上炎,下部经脉气血随热上逆,所以下部经脉气血亏虚,产生脉痿,出现关节不能提举,小腿纵弛不能站立。肝气热,肝胆相表里,使胆气上逆,出现口苦,筋膜失养,则可出现筋膜拘急挛缩,发生筋痿。脾气热,导致胃中津液不足,出现肌肉麻木不仁,发生肉痿。肾气热,出现腰部举动无力,髓不足不能濡养骨,发生骨痿。

【按语】

根据五脏外合五体,论述了五体痿的病机,提出了"五脏使人痿"的学术观点。五脏分别对应在外相应的五体,痿证病变虽表现在五体,而产生根源却在五脏。由于五脏气热,灼伤精血津液,导致与之相合的五体失养,即内伤五脏,外损五体,发生五体痿证。

论述了五体痿的证候特点。五脏气热可导致五体痿,而五体痿临床表现又各具特点。痿躄可出现皮肤干枯不泽,肌肉消瘦,四肢痿弱,不能站立和行走等证候;脉痿可出现关节松弛痿软而不能提举,下肢软弱不能站立、行走等证候;筋痿可出现口苦,肢体筋脉拘急挛缩等证候。肉痿可出现肌肉麻木不仁,四肢痿弱无力等证候。骨痿可出现腰脊举动无力,下肢痿软不能站立和行走等髓海不足的临床证候。

【原文】(二)

帝曰：何以得之？岐伯曰：肺者，藏之长也[1]，为心之盖也，有所失亡[2]，所求不得，则发肺鸣[3]，鸣则肺热叶焦。故曰五藏因肺热叶焦[4]，发为痿躄，此之谓也。悲哀太甚，则胞络绝[5]，胞络绝则阳气内动，发则心下崩[6]，数溲血[7]也。故《本病》[8]曰：大经空虚，发为肌痹[9]，传为脉痿。思想无穷，所愿不得，意淫于外，入房太甚，宗筋[10]弛纵，发为筋痿，及为白淫[11]。故《下经》曰：筋痿者，生于肝，使内[12]也。有渐[13]于湿，以水为事，若有所留，居处相湿[14]，肌肉濡渍，痹而不仁，发为肉痿。故《下经》曰：肉痿者，得之湿地也。有所远行劳倦，逢大热而渴，渴则阳气内伐[15]，内伐则热舍于肾，肾者水藏也，今水不胜火[16]，则骨枯而髓虚，故足不任身，发为骨痿。故《下经》曰：骨痿者，生于大热也。

【注释】

[1]肺者，藏之长也：肺主气、朝百脉，又居于五脏之上，故称肺为藏之长。

[2]失亡：所爱之物亡失，心情不畅。

[3]肺鸣：呼吸喘息有声。

[4]故曰五藏因肺热叶焦：《针灸甲乙经》中无此九字，可参。

[5]胞络绝：心包之络脉阻绝不通。

[6]心下崩：心血下崩。崩，大量出血。

[7]溲血：尿血。

[8]《本病》：古医书名，现已亡佚。

[9]肌痹：《太素》作"脉痹"。此指经脉空虚，血行涩滞，痹而不通，当发为脉痿。

[10]宗筋：筋之所聚，泛指全身筋膜。

[11]白淫：男子滑精、女子带下之病证。

[12]使内：行房事。

[13]渐(jiān)：浸渍。

[14]相湿：《针灸甲乙经》作"伤湿"，可参。

[15]阳气内伐：阳热之气内侵，耗伤阴液。伐，侵也。

[16]水不胜火：肾阴受损，不能制约火热之邪。

【释义】

黄帝说：痿证的病因是什么呢？岐伯说：肺主气、朝百脉，位居于五脏之上，像心的华盖一样。若所爱之物丢失，追求的没有得到，导致气机不畅，则可出现呼吸喘息有声，气郁化火灼伤肺津导致肺热津枯。肺热津枯，内可灼伤五脏精血津液，导致五脏气热；外可熏蒸五体，导致五体功能失常，痿废不用，发生各种痿证。就是这个道理。悲哀太过，导致心包络脉阻绝不通，心阳妄动，气郁化火，可出现经常大量尿血。故《本病》说：大的经脉气血空虚，可以导致气血郁滞，闭阻不通，产生脉痹，进一步发展可引起脉痿。杂念太多，愿望没有实现，这种意念浸淫于外，两性生活过于频繁，均可导致全身筋膜纵弛不收，产生筋痿，还可出现男子滑精、女子带下等病证。故《下经》说：筋痿的产生与肝有关，由房事太过引起。湿邪浸渍，或在水中劳作，若湿邪有所停留，或居处环境湿邪太过而被湿邪所伤，肌肉被湿邪浸渍出现麻木不仁，发生肉痿。故《下经》说：肉痿的产生与居处潮湿有关。远行或过劳，同时，又遇天气炎热伤阴，出现口渴，阳热之气内侵，耗伤肾阴，肾主人体一身阴精，所以肾阴受损，不能制约火热之邪，导致骨枯髓虚，出现下肢不能站立，发生骨痿。故《下经》说：骨痿的产生与大热有关。

【按语】

进一步论述了痿证的病因病机。痿证的病因病机主要有四个方面：一是情志所伤，如"有所失亡，所求不得"，"悲哀太甚"，"思想无穷，所愿不得"等，即情志不遂，气郁生热，耗伤津液。二是劳倦过度所致，如"远行劳倦"，"入房太甚"，即劳倦过度，伤精耗气，阴不制阳，阴虚生热伤津成痿。三是湿邪浸淫，如"有渐于湿，以水为事，若有所留，居处相湿"，即湿邪浸淫，阻遏阳气，郁而化热，久则生痿。四是触冒暑热，如"逢大热而渴"，即外感热邪，伤津耗液而成痿。

痿证虽病因各不相同，临床表现也各具特点，但五脏气热，气血津液内耗，皮肉筋脉骨五体失养是其共同病机。可见，痿证病变表现虽在五体，但病机关键却在五脏。如张志聪云："夫五脏各有所合，痹从外而合病于内，外所因也。痿从内而合病于外，内所因也。"所以治痿应以辨脏腑为主。

"五脏因肺热叶焦，发为痿躄"强调了肺气热是痿证发生的主要机理之一。肺脏有热，在内可致肺叶枯萎，在外可致四肢痿废不用的各种痿证。痿证症状虽表现在四肢，但其产生根源却在五脏，而五脏之中，尤以肺为关键。因肺主气，朝百脉，能宣发布散精血津液，内养五脏，外濡五体。若肺气热，内可灼伤五脏精血津液，导致五脏气热；外可熏蒸五体，导致五体功能失常，痿废不用，发生各种痿证。

【原文】（三）

帝曰：如夫子言可矣。論言治痿者，独取阳明何也？岐伯曰：阳明者，五藏六府之海，主閏[1]宗筋[2]，宗筋主束骨而利机关[3]也。冲脉者，經脉之海也。主渗灌溪谷[4]，与阳明合于宗筋，阴阳揔宗筋之会[5]，会于气街[6]，而阳明为之長[7]，皆属于带脉，而络于督脉。故阳明虚，则宗筋縱，带脉不引，故足痿不用也。帝曰：治之奈何？岐伯曰：各补其荥而通其俞[8]，調其虚实，和其逆顺，筋脉骨肉，各以其时受月[9]，则病已矣。帝曰：善。

【注释】

[1]閏：同润，濡润、滋养之意。《太素》、《针灸甲乙经》中均作"润"。

[2]宗筋：指众筋，泛指全身筋膜。

[3]主束骨而利机关：指筋主司约束骨骼、滑利关节。

[4]溪谷：指肌肉分腠。

[5]阴阳揔宗筋之会：指阴经、阳经汇聚于宗筋。阴阳，指阴经、阳经；揔，音义同"总"，汇聚；宗筋，指前阴处。

[6]气街：穴名，又称气冲，位于横骨两端鼠蹊上一寸，属足阳明经。

[7]阳明为之長：阳明经在滋养众筋中发挥主导作用。長，主持之意，引申为起主导作用。

[8]各补其荥而通其俞：针刺荥穴和俞穴，以补益疏通气血。补，致其气也；通，行其气也。

[9]各以其时受月：在各脏所主的时月进行针刺治疗。

【释义】

黄帝说：如老师您说的，医论中说治疗痿证，要重视足阳明，这是为什么呢？岐伯说：足阳明经是五脏六腑气血生化之源，可以滋养人体的筋膜，筋具有约束骨骼、滑利关节的作用。冲脉,可以调节十二经的气血,为十二经之海,主灌注濡养肌肉分腠,与足阳明汇聚于前阴部位。阴经与阳经汇聚于前阴气街穴,而足阳明经发挥主导作用,与带脉连属,督脉络属。所以阳明虚弱,则人体众筋弛纵,带脉不能约束诸经,故出现下肢痿废不用的痿证。黄帝说:怎样治疗呢? 岐伯说:针刺病变脏腑所属的荥穴和俞穴,以补益疏通其气血,调整虚实的病理状态,使气血运行调顺,对筋痿、脉痿、骨痿、肉痿,各自在其所主的时月进行针刺治疗,疾病就会痊愈。

【按语】

提出了"治痿独取阳明"的重要观点。这一观点突出了调治脾胃对痿证治疗的重要性。其道理有三个方面:一是痿证的主要病机为五脏气热导致气血津液衰少,以致五体失养而痿废不用。而足阳明胃是五脏六腑之海、气血生化之源。若要五体恢复其正常的功能,就必须有充足的气血来源,所以治痿重视取阳明。二是人身阴阳诸经及冲脉都与足阳明经汇合于前阴之气街穴,并连于带脉,络于督脉,而足阳明经为"十二经之长"。故阳明经虚弱,会出现"宗筋纵,带脉不引"、"足痿不用",所以治疗阳明经,则阴阳诸经皆得以调治,恢复五体功能。三是阳明能"主润宗筋,宗筋主束骨而利机关",即阳明能够滋养众筋,阳明气血充盛,众筋得以濡养,则关节滑利,运动自如;若阳明虚,则众筋纵弛不收,不能约束骨而滑利机关,故可发生肢体痿废不用的痿证。由此可见,调治阳明是治疗痿证的关键。高世栻指出:"阳明者,胃也,受盛水谷,故为五脏六腑之海,皮、肉、筋、脉、骨,皆资于水谷之精,故阳明主润宗筋……痿则机关不利,筋骨不和,皆由阳明不能濡润,所以治痿独取阳明也。"

论述了痿证的基本治疗原则。"治痿独取阳明"是强调痿证的治疗应重视阳明,并非仅取阳明之意。原文还提出了"各补其荥而通其俞,调其虚实,和其逆顺"、"各以其时受月"的治痿针刺原则。前一针刺治则是根据痿证的病变部位,虚实顺逆情况,采取补其荥穴、通其俞穴的针刺治则,以调补虚实,疏通气血,体现了辨证论治的原则。如张介宾说:"盖治痿者,当取阳明,又必察其所受之经而兼治之也"。后一针刺治则体现了因时制宜的原则,即在治疗时结合脏腑所主时月立法选穴。

后世医家在《内经》痿证理论的基础上,又丰富和发展了痿证的内容。如《三因极一病证方论》指出:"痿躄证属内脏气不足之所为也"的病机特点;《儒门事亲》将风、痹、厥、痿作了鉴别,指出痿的病机是"肾水不能胜心火,心火上烁肺金,肺金受火制,六叶皆焦,皮毛虚弱而薄者,则生痿躄"及"痿病无寒";朱丹溪提出"泻南方、补北方"的治痿原则;张介宾提出痿证非尽为火,尚有"元气败伤"。

【医案】

易思兰治一妇人,年十九,禀赋怯弱,庚辰春因患痿疾,卧榻年余,首不能举,形瘦如柴,发结若毡,起便皆赖人扶,一粒不尝者五月,惟日啖甘蔗汁而已,服滋阴降火药百帖不效。有用人参一二钱者,辄喘胀不安。其脉六部俱软弱无力,知其脾困久矣。以补中益气汤加减治之,而人参更加倍焉,服二剂遂进粥二盏,鸡蛋二枚。后以强筋健体之药,调理数月,饮食步履如常,全愈。或问曰:诸人皆用滋阴降火,公独用补中益气,何也?易曰:痿因五内不足,治在阳明。阳明者胃也,为五脏六腑之海,主润宗筋,宗筋主束骨而利机关,痿由阳明之虚,胃虚不能生金,则肺金热不能荣养一方,脾虚则四肢不能为用。兹以人参为君,芪、术为佐,皆健脾土之药也。土健则能生金,金坚而痿自愈矣。又问:向用人参一二钱,便作喘胀,今倍用之,又加诸补气药而不喘胀,何也?曰:五月不食,六脉弱甚,邪气太盛,元气太衰,用参少则杯水车薪,不惟不胜,而反为所制,其喘胀也宜矣。予倍用之,如以大军摧大敌,岂有不剿除者哉?加减补中益气汤方:人参一钱,黄芪八分,归身八分,陈皮六分,白术八分,炙甘草五分,泽泻六分,黄柏五分,丹皮六分。(《续名医类案·痿》)

素问·五常政大论篇第七十(节选)

五,指五运,即木、火、土、金、水五行之气的运动变化。常,常规,规律。政,运气对自然万物的生化政令。本篇主要论述了五运平气、太过、不及的变化规律,故名"五常政"。

【原文】(一)

能毒者以厚药[1],不胜毒者以薄药[2],此之谓也。气反[3]者,病在上,取之下;病在下,取之上;病在中,傍取之。治热以寒,温而行之;治寒以热,凉而行之;治温以清,冷而行之;治清以温,热而行之。

【注释】

[1]能毒者以厚药:身体强壮、能耐受作用峻猛之药的人,可给予气味厚重的药物。能,音义同"耐"。

[2]薄药:指气味淡薄的药物。

[3]气反:谓病情标本出现假象。

【释义】

正气充足,身体强壮,能耐受作用峻猛之药的人,可给予气味厚重的药物;正气不足,身体虚弱,不能耐受作用峻猛之药的人,可给予气味淡薄的药物,就是说的这个道理。对于病情标本出现假象的疾病,当用反治法进行治疗,病在上的,从下部治疗;病在下的,从上部治疗;病在中央的,从四旁进行治疗。治热证用寒性之药,宜温服;治寒证用热药,宜凉服;治温热证用寒凉之品,宜冷服;治寒凉证用温热之品,宜热服。

【按语】

论述了体质与用药的关系,即用药气味的厚重与淡薄由体质决定。如果体质强,则对药物的耐受性好,可选择气味厚重而作用峻猛的药物,其作用快、疗效好,否则药力不足,疗效不佳;如果体质弱,则对药物的耐受性差,可选择气味淡薄而作用轻缓的药物,否则易伤正气,疗效差。根据体质选择药物气味的厚薄体现了《内经》"因人制宜"的治疗学思想。

论述了病位与治疗的关系。当病情标本出现假象时,应采用反治法进行治疗,即"病在上,取之下;病在下,取之上;病在中,傍取之"。如张介宾指出:"气反者,本在此,而标在彼也。其病既反,其治亦治反,故病在上,取之下,谓如阳病者治其阴,上壅者疏其下也;病在下,取之上,谓如阴病者治其阳,下滞者宣其上也;病在中,傍取之,谓病生于内而经连乎外,则或刺或灸,或熨或按,而随其所在也。"

提出了服药方法。常见有四种:一是寒药温服,即治疗热病用寒凉的方药,在汤药尚温时服用。二是热药凉服,即治疗寒证用热性方药,待药凉后再服用。三是凉药凉服,即治疗温热病证当用寒凉方药,要待药凉后再服用。四是热药热服,即治疗寒凉病证当用温热方药,要趁药汤热时服用。此属服药反佐法的体现。目的是防止药性与病性格拒。如张介宾认为:"凡药与病逆者,恐不相投,故从其气以行之,假借之道也。"

【原文】(二)

岐伯曰:病有久新,方有大小,有毒无毒,固宜常制[1]矣。大毒治病,十去其六;常毒治病,十去其七;小毒治病,十去其八;无毒治病,十去其九。谷肉果菜,食养尽之[2],无使过之,伤其正也。不尽,行复如法[3],必先岁气,无伐天和[4],无盛盛,无虚虚[5],而遗人天殃,无致邪,无失正[6],绝人长病。

【注释】

[1]固宜常制:指制方、服药皆有常规法则。

[2]谷肉果菜,食养尽之:尚有余邪未尽之症,可用谷肉果菜调养正气以祛邪。

[3]行复如法:余邪难除,病久不愈者,可再行上述治法。

[4]必先岁气,无伐天和:用药时必须掌握该年五运六气变化的规律,不要克伐人体的和平之气。

[5]无盛盛,无虚虚:勿使实证更实、虚证更虚。

[6]无致邪,无失正:勿使邪气更盛,正气更虚。

【释义】

岐伯说:病有新久之分,方有大小之别,用药气味的厚薄与峻缓之性,皆有常规法则。用作用峻猛的药物治疗疾病,等病邪去掉六成时,就要停止使用;用剧烈程度缓和一点的药物治疗疾病,等病邪去掉七成时,就要停止使用;用剧烈程度再缓和一点的药物治疗疾病,等病邪去掉八成时,就要停止使用;用药性不猛的药物治疗疾病,等病邪去掉九成时,就要停止使用。余下的邪气,可用谷肉果菜调养正气以祛除。用药不要太过,以防止损伤正气。对余邪通过饮食调养不能祛除的,可再行上述治法。用药时必须掌握该年五运六气变化的规律,不要克伐人体的和平之气。不要使实证更实、虚证更虚,给病人留下祸患,不要使邪气更盛、正气更虚,断送病人的性命。

【按语】

论述了用药的基本法度。凡用药治病,必须掌握药物气味的厚薄与作用的峻猛,力争达到中病即止,切勿过用,这是用药的基本法度。《素问·六元政纪大论》曰:"衰其大半而止,过者死。"后世医家对此也颇有体会。如张从正指出:"凡药有毒也,非止大毒、小毒谓之毒,虽甘草、苦参,不可不谓之毒,久服必有偏胜。"指出即便是药性平和无毒之品,也不可过服。

指出了饮食调养的重要作用。指疾病恢复期,余邪未尽时,应进行谷肉果菜的饮食调养,以恢复正气,提高抗病御邪的能力,达到驱除余邪的目的。体现了《内经》重视饮食调养、扶正祛邪的治疗学思想。

素问·至真要大论篇第七十四(节选)

至,极也;真,精微,精深;要,重要、纲要。本篇主要讨论了五运六气方面的有关内容及六气变化所致疾病的病机、证候、诊断、治疗等。这些理论都是极其精深而重要的,故篇名为"至真要"。由于本篇论述内容范围广泛,理论精深,篇幅较长,故称为"大论"。

【原文】(一)

帝曰:善。夫百病之生也,皆生于风寒暑湿燥火,以之化之变[1]也。經言:盛者泻之,虚者补之。余锡[2]以方士,而方士用之尚未能十全,余欲令要道必行,桴鼓相应[3],犹拔刺雪污[4],工巧神圣[5],可得闻乎? 岐伯曰:审察病机[6],无失气宜[7],此之谓也。

帝曰:愿闻病机何如? 岐伯曰:诸风掉眩[8],皆属于肝;诸寒收引[9],皆属于肾;诸气膹郁[10],皆属于肺;诸湿肿满[11],皆属于脾;诸热瞀瘛[12],皆属于火;诸痛痒[13]疮,皆属于心;诸厥[14]固泄[15],皆属于下;诸痿喘呕,皆属于上;诸禁鼓慄[16],如丧神守[17],皆属于火;诸痉项强[18],皆属于湿;诸逆冲上[19],皆属于火;诸胀腹大[20],皆属于热;诸躁狂越[21],皆属于火;诸暴强直,皆属于风;诸病有声,鼓之如鼓[22],皆属于热;诸病胕肿[23],疼酸惊骇,皆属于火;诸转反戾[24],水液浑浊,皆属于热;诸病水液[25],澄澈清冷[26],皆属于寒;诸呕吐酸,暴注下迫[27],皆属于热。

故《大要》[28]曰:谨守病机,各司其属[29],有者求之,无者求之[30];盛[31]者责之,虚[32]者责之。必先五胜[33],疎其血气,令其调达,而致和平。此之谓也。

【注释】

[1]之化之变:即"之变化",指六气的异常变化。

[2]锡:通"赐",赐予之意。

[3]桴鼓相应:以槌击鼓,槌到鼓响。用来比喻治疗效果显著,药到病除。桴,鼓槌。

[4]拔刺雪污:治病如同拔除棘刺、洗去污浊一样的容易。雪,洗也。

[5]工巧神圣:指望、闻、问、切四诊。此指高超的医疗技术。

[6]病机:疾病发生、发展变化的机理。

[7]无失气宜:指审察病机时不要违背六气主时的规律。

[8]掉眩:指肢体搐动震摇、头目眩晕之类病证。掉,摇也;眩,指眩晕。

[9]收引:指肢体踡缩、筋脉拘急、关节屈伸不利的病证。收,收缩;引,拘急。

[10]膹郁:指胸部胀闷。膹,通愤;郁,闷也。

[11]肿满:指肌肤肿胀,脘腹胀满。

[12]瞀(mào)瘛(chì):神志昏糊、手足抽搐之意。瞀,昏糊;瘛,抽搐。

[13]痒:疡也,即疮疡。

[14]厥:指阳气衰于下之寒厥和阴气衰于下之热厥。

[15]固泄:固,指二便固闭不通;泄,指二便泻利不禁。

[16]禁鼓慄:指口噤不开和骨颔战栗之证。同"噤",口噤不开。

[17]如丧神守:犹如失去神明主持而自身不能控制。

[18]痉项强:痉,病名,症见牙关紧闭、筋脉拘急、角弓反张等。项强,颈项强直,转动不灵。

[19]逆冲上:指气机急促上逆引起的病证,如急性呕吐、吐血、呃逆等。

[20]胀腹大:指腹部胀满膨隆之证。

[21]躁狂越:躁,躁动不安;狂,神志狂乱;越,言行举止超越常度。

[22]鼓之如鼓:指腹胀,叩之声响如击鼓。前一"鼓"字,动词,叩打;后一"鼓"字,名词。

[23]胕肿:即皮肉腐烂肿胀。胕,通"腐"。

[24]转反戾:指筋脉拘急所致的各种症状。转,指身体拘急扭转;反戾,指角弓反张,如犬出户下。

[25]水液:指人体代谢排出的各种液体,如汗、尿、痰、涕、涎及女子白带等。

[26]澄澈清冷:指人体代谢排除的液体清稀透明而寒冷。

[27]暴注下迫:暴注,突然剧烈的腹泻。下迫,即里急后重。

[28]《大要》:古医书。现已亡佚。

[29]各司其属:掌握各种病证的病机归属。司,掌握;属,归属。

[30]有者求之,无者求之:有此症当探究其机理,无彼症也应探求其原因,务求与病机相合。有者,无者,指与病机相应之症的有无。求,探求,推求。

[31]盛:指邪气盛。

[32]虚:指正气虚。

[33]必先五胜:必须首先掌握天之五气与人之五脏之气的五行更胜规律。

【释义】

黄帝说:许多疾病的发生,都与风寒暑湿燥火六气的异常变化有关。医经说:邪气盛的用泻法,正气虚的用补法。我把这个重要的治则赐予医生,而医生用此治疗疾病没有收到百分之百的治疗效果,我想使这些重要的道理得到推广和应用,在临床收到立竿见影的效果,就如拔除棘刺、洗去污浊一样容易,同时,掌握望闻问切四种诊断技术,我能听听怎样才能办到吗?岐伯说:抓住疾病发生、发展变化的机理,不要违背六气主时的规律,就是方法所在。

黄帝说:我想听听病机的具体情况。岐伯说:多种肢体搔动震摇、头晕目眩之风类病证,其病机多属于肝;多种形寒肢冷、肢体蜷缩、筋脉挛急、关节屈伸不利的寒类病证,其病机大多属于肾;多种气逆喘急、胸部胀闷的气机方面的病证,其病机大多属于肺;多种肌肤肿胀、腹部胀满的湿类病证,其病机大多属于脾;多种发热、神昏、抽搐的病证,其病机大多属于火邪所导致;多种肿痛瘙痒的疮疡病证,其病机大多属于心;多种手足逆冷或手足心发热的厥证、二便固闭不通或泻利不禁的病证,其病机大都属于下部脏腑的病变;多种痿证、喘促、呕吐的病证,其病机大都属于中上二焦;多种口噤不开、骨颔战栗而自身不能控制的病证,大多由火邪导致;多种筋脉拘急、身体强直、牙关紧闭、颈项强直等病证,其病机大都属于湿邪所致;多种气机急促上逆的病证,大多由火邪导致;多种腹部胀满膨大的病证,其病机大都属于热邪导致;多种躁动不安、神志狂乱失常的病证,大多由火邪导致;多种发病急骤,突然出现筋脉拘挛、身体强直不能屈伸的病证,其病机大多属于风邪所致;多种肠鸣,腹部胀满、叩之如鼓的病证,其病机大都属于热邪所致;多种痈肿、疼痛酸楚、惊恐不安的病证,大多由火邪导致;多种筋脉拘挛抽搐所致的肢体拘挛,甚至角弓反张,排出水液混浊的病证,其病机大都属于热邪所致;多种排出液体清稀透明而寒凉的病证,其病机大多属于寒邪所致;多种呕吐吞酸、急剧腹泻、里急后重的病证,其病机大都属于热邪所致。

所以《大要》说:谨慎地抓住疾病的病机,掌握症状的病机归属,有此症当探究其机理,无彼症也应探求其原因,务求与病机相合;邪气盛的,要讨求邪气为什么盛,正气虚的,要探求正气为什么虚。必须首先掌握天之五气与人之五脏之气的五行更胜规律,疏通气血,令其调畅,使其平和,就是这个道理。

【按语】

一、论述了病机的概念及审察病机的重要性

病机,指疾病发生、发展变化的机理。中医辨病的过程,其实就是审察病机的过程,只有抓住疾病的病机,才能正确指导治疗,这是中医辨证论治的基础,因此,掌握病机对于诊治疾病非常重要。如王冰指出:"得其机要,则动小而功大,用浅而功深也。"

二、提出了病机十九条

(一)五脏病机

1. 诸风掉眩,皆属于肝

肝属风木之脏,其病多化风;肝藏血,主身之筋膜,开窍于目,若肝血虚,则木失滋养,伤及所合之筋,所主之目,故肝血虚,肝木化风可见肢体震颤、动摇、头晕目眩、视物昏花等。常见的肝阳上亢化风、血虚生风等与肝之病变相关。

2. 诸寒收引,皆属于肾

肾属寒水之脏,主温煦蒸腾气化。肾阳虚,则寒气内生,气血凝敛,筋脉失养,故可见肢体蜷缩、筋脉拘急、关节屈伸不利等证。

3. 诸气膹郁,皆属于肺

肺主气,司呼吸,故气之为病,首责于肺。肺病宣降失常,使气机上逆或壅郁于胸,则见呼吸困难、气喘、胸膈胀满等证。

4. 诸湿肿满,皆属于脾

脾为土脏,主运化水湿,在体主四肢。若脾失健运,水湿停留,郁阻中焦,则见腹部胀大,泛滥肌肤则见四肢浮肿等证。

5. 诸痛痒疮,皆属于心

心为阳脏,五行属火,主身之血脉。若心火炽盛,火热之邪郁积于血脉肉理,腐蚀局部肌肤,可出现痈肿疮疡等证。

(二)上下病机

1. 诸痿喘呕,皆属于上

肺位居上焦,为心之华盖,主宣降精血津液以敷布全身。若肺气热,气血不能敷布全身四肢,导致肢体失养则发生痿证;肺失肃降,其气上逆则为喘;胃气以降为顺,胃失和降,其气上逆,则见呕吐等。

2. 诸厥固泄,皆属于下

《素问·厥论》云:"阳气衰于下则为寒厥,阴气衰于下则为热厥",《灵枢·本神》又说:"肾气虚则厥"。说明厥证与肾相关。肾阳衰于下,则为寒厥;肾阴衰于下,则为热厥。肾、膀胱、大肠皆位于下焦,与二便关系密切。肾主二阴,司二便,主气化,肾气虚,气化失常,则可影响大肠及膀胱,出现二便不通或二便泻利不禁;如膀胱和大肠功能失常,同样可出现二便异常。

(三)六淫病机

1. 诸热瞀瘛,皆属于火

火为热之极,火盛则高热;火热上扰心神,蒙蔽心窍,则神志不清,或神志昏糊;火灼阴血,筋脉失养则肢体抽掣,或拘急等。

2. 诸禁鼓栗,如丧神守,皆属于火

火热郁闭,不得外达,阳盛格阴,火极似水,上扰神明,故见口噤、鼓颔战栗,而病人自身不能控制,即真热假寒证。

3. 诸逆冲上,皆属于火

火性炎上,扰动气机,引起脏腑气机向上冲逆。如肺气上逆,则产生气喘等;肝火上逆,则见目赤、衄血等;胃火上逆则出现呕吐、呕血、呃逆等。

4. 诸躁狂越,皆属于火

火性属阳主动,心藏神,火热伤人易扰心神,心神失守,则见神志错乱、狂言骂詈、殴人毁物;火盛于四肢,则见烦躁不宁、逾垣上屋等。

5. 诸病胕肿,疼酸惊骇,皆属于火

火热壅滞于皮肉血脉,导致血热肉腐,出现局部肌肤肿胀、溃烂、疼痛酸楚;火毒内迫脏腑,扰乱神志,则见惊骇不宁等。

6. 诸胀腹大,皆属于热

热邪入里,壅结肠胃,致气机升降失常,腑气不通,出现热结腑实证,则见腹胀、腹大、疼痛拒按、大便不通等。

7. 诸病有声,鼓之如鼓,皆属于热

无形之热壅滞肠胃,导致气机不畅,传化失司,故见肠鸣有声,气机郁滞则叩之如鼓。

8. 诸转反戾,水液浑浊,皆属于热

热邪炽盛,伤津耗血,筋脉失养,可见肢体拘急、转筋、屈曲不伸,甚则角弓反张;热盛煎熬津液,则现涕、唾、痰、尿、汗液、带下等排泄物黄赤浑浊等。

9. 诸呕吐酸,暴注下迫,皆属于热

热邪犯胃,或食积化热,致使胃失和降而气机上逆,故见呕吐、反酸;邪走肠间,传导失职,则出现突然剧烈的腹泻,湿热互结,热急湿缓,则出现里急后重、粪便秽臭等。

10. 诸暴强直,皆属于风

风气通于肝,风邪内袭,伤肝及筋,故见颈项、躯干、四肢关节强直不柔、屈伸受限等;风性主动,善行数变,故发病突然。

11. 诸颈项强,皆属于湿

湿为阴邪,其性黏滞,易阻遏阳气,致使筋脉失于温煦;或湿邪壅阻脉络,导致气血运行不畅,筋脉失于濡养,故可见筋脉拘急而项强不舒、屈颈困难,甚则角弓反张等。

12. 诸病水液,澄澈清冷,皆属于寒

寒为阴邪,易伤人体阳气。阳气虚损,不能温化津液,故病人液体分泌物或排泄物呈现澄澈清晰透明,如痰涎清稀、小便清长、大便稀薄、带下清冷等。

三、阐明了审察病机的原则与方法

（一）谨守病机，各司其属

谨慎地抓住疾病的病机，掌握各种病症的病机归属。如肢体动摇震颤、头晕目眩的病证，大都归属于肝的病变。肺气上逆，产生的气喘；肝火上逆，产生的目赤等；胃火上逆则出现呕吐、呃逆等，其病机大都与火有关。

（二）有者求之，无者求之

有此症当探究其机理，无彼症也应探求其原因，务求与病机相合。病机十九条不是中医分析病机的全部，临床应用时应注意运用其分析病机的思路与方法，做到举一反三，指导临床诊断治疗。

（三）盛者责之，虚者责之

临证分析病机时，对邪气盛的，要分析邪气为什么盛；对正气虚的，要分析正气为什么虚。这是审察病机的基本原则和方法。

（四）审察病机，无失气宜

审察病机时，一定不要违背六气主时的规律，要与自然气候变化相结合，首先掌握天之五气与人之五脏之气的五行更胜规律。体现了"天人相应"的整体观思想。

四、指出了病机十九条的精神实质

（1）利用相同的病机分析不同的症状，如属火的病机条文，虽病状表现不同，但机理相同，因而临床治疗应"异病同治"。

（2）取相似的症状推求不同的病机。如"诸风掉眩，皆属于肝"、"诸暴强直，皆属于风"、"诸转反戾，水液混浊，皆属于热"等条文中，均有筋脉拘急、抽搐的症状表现，但病机却不同，因而临床治疗应"同病异治"。

（3）以六淫五脏上下部位为纲，把错综复杂的病证进行分析归类，体现了审因论治、治病求本的辨证思想。如归纳为五脏病机、六淫病机、上下病机等。

病机十九条为后世医家提供了分析病机的示范，对后世病机理论的发展产生了深远影响。如金代刘完素进一步阐发了六气病机，提出"诸涩枯涸，干劲皴揭，皆属于燥"，补充了《内经》燥邪病机。清代喻嘉言明确地提出"秋燥论"，创制了清燥救肺汤，使《内经》的六气病机臻于完善。

【原文】（二）

寒者热之，热者寒之，微者逆[1]之，甚者从[2]之，坚者削[3]之，客者除[4]之，劳者温[5]之，结者散[6]之，留者攻[7]之，燥者濡[8]之，急者缓[9]之，散者收[10]之，损者温[11]之，逸者行[12]之，惊者平[13]之，上之，下之，摩之，浴之，薄之，劫之，开之，发之，适事为故[14]。

帝曰：何谓逆从？岐伯曰：逆者正治，从者反治，从少从多，观其事也。帝曰：反治何谓？岐伯曰：热因热用[15]，寒因寒用[16]，塞因塞用[17]，通因通用[18]。必伏其所主，而先其所因[19]；其始则同，其终则异；可使破积，可使溃坚，可使气和，可使必已。帝曰：善。气调而得者，何如？岐伯曰：逆之从之，逆而从之，从而逆之，疏气令调，则其道也。

【注释】

[1]逆:指逆治法,即正治法。

[2]从:指从治法,即反治法。

[3]削:削伐之法。

[4]除:祛除邪气之法。

[5]温:温补法。

[6]散:散结法。

[7]攻:攻下法。

[8]濡:滋润生津之法。

[9]缓:舒缓之法。

[10]收:收敛之法。

[11]温:温养补益之法。

[12]行:行气活血之法。

[13]平:镇静安神之法。

[14]适事为故:各种治法要以适应病情为原则。

[15]热因热用:指以热性药物治疗真寒假热之证。

[16]寒因寒用:指以寒性药物治疗真热假寒之证。

[17]塞因塞用:指用补益之法,治疗正虚所致的胀满闭塞不通病证。

[18]通因通用:指用通利攻下之法,治疗邪实下利病证。

[19]必伏其所主,而先其所因:要想抓住疾病的本质,必先探求疾病的病因。伏,制伏;主,疾病的本质;因,病因。

【释义】

寒病用热性药物治疗;热病用寒性药物治疗;病邪轻浅,病情单纯无假象的,用逆治法;病邪较重,病情复杂有假象的,用从治法;体内有积块的,用削伐之法;有邪气停留的,用祛除邪气之法;虚劳疾病,用温补之法;气血郁结的病证,用散结之法;邪留不去的,用攻下之法;津液耗伤的病证,用滋润生津之法;筋脉拘急、挛缩的病证,用甘缓之法;精气耗散的病证,用收敛之法;虚损的病证,用温养补益之法;气血郁阻的病证,用行气活血之法;惊悸不安的病证,用镇静安神之法;中气下陷,用益气升提之法;邪气在下,用通泄之法;气机上逆,用下降之法。按摩之法、洗浴之法、贴膏药之法、劫夺之法、开泄之法、发散之法要以适应病情为原则。

黄帝说:什么是逆治法、从治法?岐伯说:逆治又称正治,从治又称反治,根据疾病情况确定用多少从治药。黄帝说:什么是反治法?岐伯说:用热性药物治疗真寒假热之证,用寒性药物治疗真热假寒之证,用补益之法,治疗正虚所致的胀满闭塞不通之证,用通利攻下之法,治疗邪实于内的下利之证。要想抓住疾病的本质,必需先探求疾病的病因。反治法的初始阶段,药性与疾病假象相同,治疗过程中,疾病假象逐渐消失,真象显露,最终仍是药性与疾病病性相反的治法,可以破除积块,使坚硬的病块溃散,可以使正气调和,疾病痊愈。黄帝说:怎样能使气机调和呢?岐伯说:各种治法都可以,或者逆治,或者从治,或者逆而从之,或者从而逆之,使气血调畅,这就是最根本的规律。

【按语】

论述了正治法与反治法。

正治法,又称逆治法。指逆疾病征象而治的一种治法,所用药物的药性与病性相反。适用于病邪轻浅、表里证候一致、病情单纯而无假象的疾病,所谓"微者逆之"。如文中"寒者热之,热者寒之","坚者削之,客者除之,劳者温之,结者散之,留者攻之,燥者濡之,急者缓之,散者收之,损者温之,逸者行之,惊者平之"等均属于正治法。运用时应把握"适事为故"的原则。

反治法,又称从治法。指顺从疾病假象而治的一种治法,所用药物的药性与疾病假象相一致。适用于病邪较重、病情复杂并出现假象的疾病,所谓"甚者从之"。如文中"热因热用,寒因寒用,塞因塞用,通因通用"等均属于反治法。反治法所用药物的药性与疾病的病机本质是相反的,因此,仍然是针对疾病本质治疗的一种方法。运用时应把握疾病本质及药量多少,即"必伏其所主,而先其所因","从多从少,观其事也"。

【原文】(三)

诸寒之而热者,取之阴;热之而寒者,取之阳。

【释义】

用寒凉药物治热证而热势不减的,属阴虚发热,当用滋阴清热法治疗。用温热药物治寒证而寒象不减的,属阳虚生寒,当用补阳法治疗。

【按语】

论述了虚热证与虚寒证的治法。对于阳气不足、阴气偏盛的虚寒证,以及阴气亏损、阳气偏亢的虚热证,应当采取补阳以抑阴及滋阴以制阳的方法。此乃治疗寒热证的变法,也是治疗虚寒证和虚热证的基本法则。

灵枢·本神第八(节选)

本,根本,引申为推求。神,指精神意识思维活动,包括精、神、魂、魄、意、志、思、虑、智。本篇论述了神的概念、生成,人的思维过程,神与五脏的相互关系,情志过激所致病证等。

【原文】(一)

黄帝问于岐伯曰:凡刺之法,先必本于神[1]。血脉营气精神,此五藏之所藏也,至其淫泆离藏[2]则精失,魂魄飞扬,志意恍乱,智虑去身者,何因而然乎?天之罪与?人之过乎?何谓德气生精神魂魄心意志思智虑?请问其故。岐伯答曰:天之在我[3]者德也,地之在我者气也,德流气薄[4]而生者也。故生之来谓之精,两精相搏[5]谓之神,随神往来者谓之魂[6],并精而出入者谓之魄[7],所以任物[8]者谓之心,心有所忆谓之意[9],意之所存谓之志[10],因志而存变谓之思[11],因思而远慕[12]谓之虑,因虑而处物[13]谓之智。故智者之养生也,必顺四时而适寒暑,和喜怒而安居处,节阴阳而调刚柔[14],如是则僻邪[15]不至,长生久视[16]。

【注释】

[1]本于神:以病人神气盛衰为诊治的根本。

[2]淫泆离藏:七情过激,嗜欲过度,任情放恣,可致使五脏所藏的精气离散。淫,满溢、过分。泆,放恣不收。离藏,指五脏不藏精气。

［3］我：指人类。

［4］德流气薄：天德下流，地气上交，阴阳升降相因，始有生命的产生。说明人类生命源于天德地气。

［5］两精相搏：男女生殖之精相结合。

［6］魂：属神志活动，依附神而存在，又称阳神。魂在神的支配下运动，如果魂离开了神的支配，则出现梦话、梦游、梦幻等无意识的感觉和动作。

［7］魄：属神志活动，依附有形之精而存在，又称阴神。主管形体本能的感觉、运动及行为都属于魄的作用表现，如视觉、听觉、触觉，婴儿吸吮、眨眼反射等。

［8］任物：指心具有认识事物和处理事物的能力。

［9］意：指一念产生，但尚未成定见之时的思维活动。

［10］志：意念逐渐积累形成的认识。

［11］思：对已有的认识反复思考的思维活动过程。存变，反复思量。

［12］远慕：即深谋远虑。

［13］处物：对事物做出正确的判断和处理。

［14］调刚柔：调节刚柔性情。

［15］僻邪：即邪气。僻，邪。

［16］长生久视：即生命长久。视，活。

【释义】

黄帝问岐伯说：大凡使用针刺治疗方法的时候，要以病人神气盛衰为根本。血、脉、营、气、精、神，都是五脏所藏的精微物质，那些七情过激、嗜欲过度、任情放恣的人，五脏所藏的精气就会散失，出现魂魄不安、精神恍惚、思维混乱的症状，这是什么原因导致的呢？是上天的惩罚，还是人为的过失呢？什么叫做德气生精、神、魂、魄、心、意、志、思、智、虑，请问其中的原理是什么。

岐伯回答说：天赋予人类四时气候、阳光雨露等生存的客观条件，地赋予人类五谷果蔬等物质条件。天地自然界蕴藏生化万物的生机，是生命产生的源泉。所以，基于阴阳两气交感而产生生命的原始物质，就叫做精；男女生殖之精相结合而形成的生命活力，叫做神；伴随着神气往来存在的精神活动叫做魂；随着精气而出入运动的神气功能叫做魄；具有认识事物和处理事物的能力叫做心；心中有所记忆并进一步形成意念的思维活动，叫做意；由意念逐渐积累而形成的认识，叫做志；对已有的认识反复思考的思维活动，叫做思；在反复思考的基础上对事物进行多方论证与推理的思维过程，叫做虑；在深思熟虑的基础上对事物做出正确的判断和处理，叫做智。

智者的养生方法，必定是顺应四季的时令来适应寒暑往来的气候变化；懂得调和喜怒情志而能安居乐业；不断调节体内的阴阳而达到刚柔相济。这样，才能实现祛病延年、健康长寿的养生目的。

【按语】

论述了人体生命源于天地阴阳升降相因的交互作用。人体生命与自然界生物一样，都是秉承天地自然之气而产生；自然界存在着人类赖以生存的必备条件，即四时气候和五谷果蔬。

论述神的重要性，阐发人的认知思维过程。文中对人体内"神"的作用、人的认知思维过程的描述，极为精致。由任物到处物的过程，包含了由感觉→知觉→记忆→比较→分析→综合→判断，由感性到理性、由低级到高级、由刺激到反应、由认识事物到正确处理事物的意识思维过程。对临床诊治心身疾病，以及中医心理学研究与发展具有重要指导价值。

精、神、魂、魄四者，并存并用。人体生命源于父母之精，两精相合形成新生命时即产生神，所谓"形具而神生"。魂，指在神的支配下、随神往来的非本能性的较高级的精神意识思维活动，如人的情感、思维等；魂若离开神的支配，则出现幻觉、梦游等。魄，指与生俱来的本能的、较低级的精神意识活动，主要指人体本能的感觉和动作，如新生儿的啼哭、吸吮、非条件反射的四肢运动及触觉、痛觉、温觉、视觉等均属魄的范畴。精神魂魄四者的关系正如张介宾所说："精对神而言，则神为阳而精为阴，魄对魂而言，则魂为阳而魄为阴，故魂则随神往来，魄则并精出入。"四者并存并用，才能成为形神俱备的健康生命体。

提出"凡刺之法，先必本于神"的重要观点，强调了神机在诊治疾病中的重要作用。神是生命活动的主宰，也是脏腑精气的外在表现。病人神气盛衰、有神无神直接反映脏腑精气的盈亏及功能状态。治疗方法取效与否，除了治疗措施正确外，更主要的是取决于病人的神气盛衰。如果气血精神竭绝、神机衰败，则再高超的治疗技术也将无能为力。因此，神气盛衰与否，直接决定治疗的效果及预后。

神，是《内经》中的重要命题之一。神的含义，有奇妙、变幻、难测之意。《易经·说卦》云："神也者，妙万物而为言也。"《荀子·天论》云："不见其事，而见其功，夫是之谓神。"《内经》中多篇论及"神"，含义较广，归纳有三：

第一，指自然界阴阳变化规律。如"阴阳不测谓之神"，阴阳为"神明之府"。第二，指人体生命活动的神机而言，即人体生命活动力。如"出入废则神机化灭"、"得神者昌，失神者亡"、"神转不回，回则不转"、"神不使"等。第三，指人的精神意识。精神意识及思维活动总统于心而分属于五脏，如"心者，君主之官也，神明出焉"、"血舍魂"、"营舍意"、"脉舍神"、"气舍魄"、"精舍志"等。

【原文】（二）

肝藏血，血舍魂[1]，肝气虚则恐，实则怒。脾藏营，营舍意，脾气虚则四肢不用，五藏不安，实则腹胀，经溲不利[2]。心藏脉，脉舍神，心气虚则悲，实则笑不休。肺藏气，气舍魄，肺气虚则鼻塞不利，少气，实则喘喝胸盈仰息。肾藏精，精舍志，肾气虚则厥，实则胀，五藏不安。必审五藏之病形，以知其气之虚实，谨而调之也。

【注释】

[1]血舍魂：倒装句，即魂舍于血。

[2]经溲不利：此指二便不利。

【释义】

肝有藏血的功能，魂寄附在肝血之中。如果肝气虚，就会产生恐惧之感；肝气郁滞，就会使人变得容易发怒。脾有藏营的功能，意就寄附在营气之中。如果脾气虚就会出现四肢软弱无力、不能随意运动的病证，进而会导致五脏功能失调；脾气壅滞，就会运化不利，出现腹胀、二便不利的病证。心有主血脉的功能，神寄附于血脉之中。心气虚的人，容易产生悲忧情绪；心火盛实的人常会出现大笑不止的表现。肺有藏气的功能,魄寄附于气中。肺气虚的人会有鼻塞不通、少气乏力的表现;肺气壅实的人会出现气喘、胸闷、呼吸困难的表现。肾有藏精的功能,志寄附于肾精之中。肾气虚的人会出现四肢厥逆(手足逆冷或手足心热)的表现;肾有实邪、下焦湿热,就会出现小腹坠胀,甚至引起五脏失调的病证。在临床实践中,一定要审察五脏病变的外在表现情况,来了解五脏精气的虚实盛衰,然后再根据具体病情谨慎地加以调理,才能获得满意的疗效。

【按语】

概述了五脏藏精藏神及五脏虚实证候。

人的精神意识及思维活动总统于心,分属于五脏。文中指出五脏各有所藏之精(血、营、脉、气、精)、各有所舍之神(魄、意、神、魂、志)、各有所主的虚实病证。在正常情况下,五脏藏精舍神,精与神相互为用,密不可分。在临床上,五脏病变可致情志异常,情志过激也能致使五脏功能失常而引起疾病发生。

因五脏内藏五神,所以后世医家将其称为"五神脏"。其义有二:一是五神活动以五脏所藏之精为基础;二是五神状态是五脏精气盛衰的外在表现。所以五神过用则易伤五脏,五脏病变则五神异常,充分体现了中医学"形神合一"的学术思想,是中医藏象学说的重要内容之一。现代医学研究认为,原发性精神疾病大多是由情志因素所伤而诱发,而继发性精神疾患多因内脏病变继而导致精神异常。可见,《内经》精气神理论来自于长期临床实践经验的积累,对现今临床实践具有重要的指导意义。

五脏虚实证候,既有躯体症状,也有神志症状。神志的病证侧重心与肝,躯体病证侧重肺、脾、肾,其中强调了脾、肾的重要性。脾肾功能失常直接影响他脏,出现"五藏不安"的理论观点,对临床治疗有重要指导价值。如李东垣在《脾胃论》中指出:"治脾可以安五脏。"

灵枢·经脉第十(节选)

经脉,又称经络。经脉是人体运行气血、联络脏腑形体官窍、沟通上下内外的通道,是人体重要的组织系统。经络系统主要包括经脉和络脉,经脉为主干,络脉为分支。本篇主要论述了十二经脉和十五别络的名称、循行、所主病证、诊断及治则。

经络学说是研究人体经络系统的生理功能、病理变化及其与脏腑相互关系的学说,是《内经》理论体系的重要组成部分。其理论对于指导养生、诊断、治疗及用药具有重要作用。

【原文】

黄帝曰:人始生,先成精,精成而脑髓生,骨为干,脉为营,筋为刚,肉为墙,皮肤坚而毛发长,谷入于胃,脉道以通,血气乃行。雷公曰:愿卒[1]闻经脉之始生。黄帝曰:经脉者,所以能决死生,处百病,调虚实,不可不通。

【注释】

[1]卒:全面、详尽。

【释义】

黄帝说:人在开始孕育的时候,首先是源自于父母的生殖之精而形成先天之精,精形成之后再生成脑髓,渐渐形成以骨骼为支架、以血脉为营运气血的通道,筋使身体变得刚劲有力,肌肉组织像城墙一样起着保护内脏和筋脉的作用,皮肤致密,毛发生长,饮食物入胃以后,其所化生的营养精微就会通过脉道使气血得以运行通畅。

雷公说:我希望能够全面地了解经脉的起始情况与运行路线。

黄帝说:经脉是用以判断生死顺逆、诊断治疗疾病、调和虚实的,所以做为医生,一定要精通经脉之道。

【按语】

论述了人体经脉的重要性。首先提出了掌握经脉是医生诊治疾病的根本。医生诊治疾病必须掌握经脉的循行、气血多少及其与五脏六腑的关系。继而阐述了经脉是人体生命活动重要的组织系统。人体生命源于先天之精,赖后天水谷营养。经脉运行气血,联络脏腑,沟通上下表里内外。

人体疾病产生的证候常循经脉反映到体表,也常以经脉为传变途径。经脉对于人体生命活动、疾病的诊断与治疗等各方面,都是至关重要的。正如明代著名医家李梴所说:"医者不明经络,犹人夜行无烛。"

灵枢·营卫生会第十八(节选)

营,指营气;卫,指卫气;生,指生成;会,指会合。本篇主要论述营气和卫气的生成、循行及会合。是《内经》论述营卫的专篇。

【原文】(一)

黄帝问于岐伯曰:人焉受气?阴阳焉会?何气为营,何气为卫?营安从生?卫于焉会?老壮不同气,阴阳异位,愿闻其会[1]。

岐伯答曰:人受气于谷,谷入于胃,以传与肺,五藏六府,皆以受气,其清者为营,浊者为卫[2],营在脉中,卫在脉外,营周不休,五十而复大会[3]。阴阳相贯,如环无端。卫气行于阴二十五度,行于阳二十五度[4],分为昼夜,故气至阳而起,至阴而止[5]。

【注释】

[1]会:即道、理之意。

[2]清者为营,浊者为卫:水谷精气中清纯柔和、具有滋养作用者,为营;慓悍滑利、具有卫护作用者,为卫。清、浊,此指营卫之气的性能而言。

[3]大会:指营卫二气各自在一昼夜运行五十周次后,于夜半子时会合一次。

[4]度:周次。

[5]气至阳而起,至阴而止:即卫气行至阳分体表则人寤,行至阴分体内则人寐。起、止,指寤与寐。

【释义】

黄帝问岐伯说:人是从哪里得到精气的呢?阴阳是在哪里交会?何为营气,何为卫气?营气是从哪里产生的?与卫气在哪里相会?老年人和壮年人营卫之气盛衰有所不同,营卫二气运行部位也不同,希望听一听这其中的道理。

岐伯回答说:人是从水谷所化生的精微中得到精气的,当水谷饮食物进入胃中,化生为水谷精气,精气传送到肺,再由肺输布到五脏六腑,使全身得到精气的充养,其中清柔精专的为营气,迅疾滑利的为卫气,营气运行在经脉之中,卫气运行在经脉之外,二者营运周行于全身,各运行五十周次之后在半夜子时会合于手太阴肺经。阴阳经脉相互交贯,循环往复,如环无端。卫气夜行于阴经二十五周次,昼行于阳经二十五周次,所以当卫气运行到阳经的时候,人会睡醒而起来活动;当卫气运行到阴经的时候,人应该休息而处于睡眠状态。

【按语】

论述了营卫之气的生成、循行与会合。

营卫之气均化生于水谷精微,而水谷精微由中焦脾胃所化生。由于营卫二气的性质不同,循行部位不同,作用也各异。营在脉中,具有滋养作用,主内守;卫在脉外,具有捍卫功能,主卫外。

营卫二气循行的大体规律:营气沿着十二经脉次序循行,一昼夜运行人身五十周次。卫气白昼运行于人体阳分二十五周,黑夜运行于人体阴分二十五周,一昼夜共运行五十周次。营卫二气各行其道,周而复始,如环无端,于夜半子时会合于手太阴肺。

营气运行的具体路线:根据本篇及《灵枢·营气》、《灵枢·五十营》、《灵枢·脉度》等篇,可知营气循行是从手太阴肺经开始,沿十二经脉循行次序运行,又复合于手太阴肺,如此"阴阳相贯,如环无端",一昼夜运行五十周次。此外,还有一"支别"与其并行。支别,从手太阴肺经始,经过督脉、任脉,复入于手太阴肺经。营气在一昼夜如此运行五十周次,夜半子时与卫气会合于手太阴肺经。见图1。

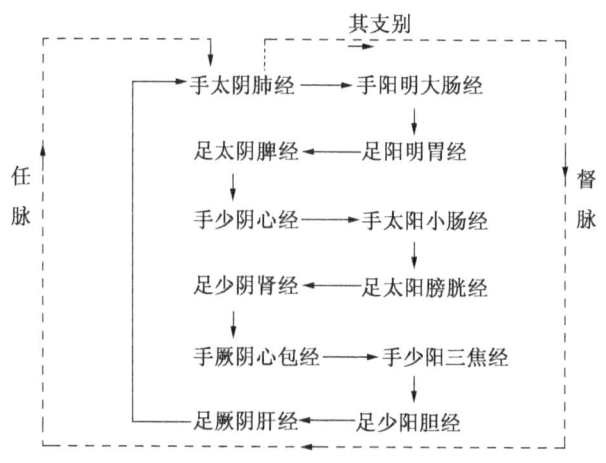

图1 营气昼夜运行图

卫气的具体运行有三种情况:

(1)卫气与营气相随运行,指卫在脉外,营在脉中,卫气与营气俱行,阴阳相随,外内相贯。

(2)卫气昼夜调节运行,是指卫气昼行三阳,夜行三阴循脉而行。本篇及《灵枢·五十营》、《灵枢·卫气行》等描述了具体循行路线。卫气昼行于三阳,即每日平旦阴尽阳受气时,卫气由阴出阳,出于足太阳膀胱经之睛明穴,之后,其气循面部的手足三阳经穴位,散行于手足三阳经;沿着足三阳经下行,从足三阳抵足,进入足心,经内踝下,循跻脉,上行至目内眦之睛明穴,此为卫气昼行于人体阳分一周的路线,卫气在白昼如此运行二十五周。卫气夜行于阴分,即傍晚阳尽阴受气时,卫气从足心,经过肾经进入肾脏,之后以五行相克之序周流五脏,即肾→心→肺→肝→脾→肾,此为卫气夜行于阴分一周的路线,黑夜如此运行二十五周。次日平旦阴尽阳受气时,卫气从肾经通过跻脉出于足太阳膀胱经之睛明穴,又开始在人体阳分的循行。此为卫气一昼夜循行人身五十周次的顺序,卫气在夜半子时与营气会合于手太阴肺。见图2。

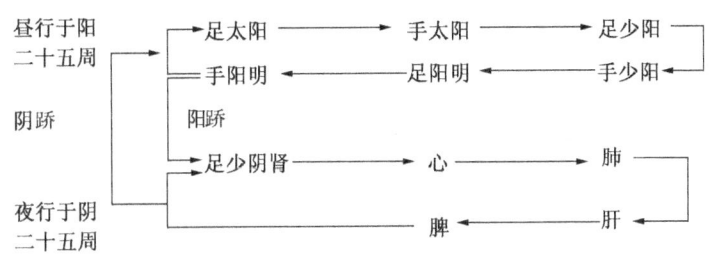

图 2　卫气昼夜运行图

(3)卫气有应激运行的功能。卫气不循脉道而散行的部分,主要分布于人体皮肤、腠理、分肉、肓膜、四肢等处,因其性属阳,慓急滑利,故能"温分肉,充皮肤,肥腠理,司开合者也"(《灵枢·本藏》)。《素问·八正神明论》还指出了卫气运行与阴阳寒暑日月运行相关。

营卫昼夜运行节律是人体生命节律之一。人体生命活动与自然阴阳寒暑变化息息相关,人体生命随着自然界年、月、日、时的阴阳消长变化,而出现各种节律变化现象,主要有日节律、半月节律、月节律、双月节律、季节律、半年节律、年节律等,人体的营卫阴阳在昼夜循行部位的变化,提示人体生命机能在昼夜节律中,某些机能旺盛于白昼,某些机能旺盛于黑夜。

现代研究认为,所谓阴阳二气的消长规律,实际上代表了人体不同的神经活动、物质代谢,乃至于细胞运动等生命活动在昼夜节律变化中活动的峰期不同。

这些理论对于研究人体生命节律、探索生命奥秘,以及指导临床防病治病具有重要意义。

【原文】(二)

黄帝曰:夫血之与气,异名同类,何谓也?岐伯答曰:营卫者,精气也;血者,神气[1]也。故血之与气,异名同类焉。故夺血者无汗,夺汗者无血。故人生有两[2]死,而无两[3]生。

【注释】

[1]神气:指血是水谷精微的精汁奉心神所化而形成。

[2]有两:此指夺血又夺汗。即夺血与夺汗两者同见。

[3]无两:夺血不夺汗,或夺汗不夺血。即夺血与夺汗两者只见其一。

【释义】

黄帝说:血与营卫之气,虽然名称不同,但是本质是同一类物质,这是为什么呢?岐伯回答说:营气和卫气都是来源于水谷精气,血是水谷精微的精汁奉心神所化而形成的,因此,血与营卫之气,只是名称不同,却是一类物质。因此说对于血液耗伤过度的人禁用汗法,大汗伤津的人禁用活血放血等疗法。所以,在临床上,如果病人夺血与夺汗两者同时并见,则预后不良,病情凶险;如果夺血与夺汗两者只见其一,则尚有生机,预后良好。

【按语】

提出"血之与气,异名而同类"的重要观点。血是人体生命活动的物质基础,由水谷精微之气奉心神变化为赤色汁液而成;营卫二气也是由水谷精微之气所化生。血与营卫二气,都来源于水谷精微,是属于同源而异名的一类物质。血与营卫二气虽然都源自于水谷的精微,但因各自作用与性质不同,所以名称也不同。

提出"夺血者无汗,夺汗者无血"的重要观点。在生理上,血与汗两者关系密切,汗由津液所化,血由营气所生,二者均来源于水谷精微。而津液又是血液的重要成分,故二者同源。在病理上,血与汗两者相互影响,若出汗太多,必然伤津,化血无源而血少;而失血之人必伤津液,津液亏损,汗出无源而少汗。在治疗上,对失血、血虚患者,不能妄夺其汗;对于脱汗者,也不宜采用活血化瘀等动血之品或针刺放血等疗法。

此理论对临床实践有重要的指导意义,后世医家多有所发挥与运用,如《伤寒论》"衄家不可汗"、"亡血家,不可发汗"、"咽喉干燥者,不可发汗",以及刘完素指出产后"不可汗、不可下、不可利小便"之法,都是以伤血而不可再伤津液为原则创立的治则,后世医家据此提出"血汗同源"的观点。

【原文】(三)

黄帝曰:善。余闻上焦如雾[1],中焦如沤[2],下焦如渎[3],此之谓也。

【注释】

[1]上焦如雾:形容上焦心肺宣发布散水谷精微的功能,如同雾露弥漫灌溉周身。

[2]中焦如沤:形容中焦脾胃腐熟水谷,吸收精微,进而将营养物质上输转送到全身的功能,如沤渍饮食物,使之变化。

[3]下焦如渎:形容下焦肾和膀胱排泄水液的功能,如同沟渠。

【释义】

黄帝说:(上文)说的太好了!我理解上焦心肺宣发布散水谷精微的功能,就如同雾露一样,弥漫灌溉周身;中焦脾胃腐熟水谷、吸收精微,并将营养物质上输转送到全身的功能,就像沤渍食物一样,使之发生变化;下焦肾和膀胱排泄水液的功能,就像排水的沟渠一样,时刻都要保持通畅。这就是三焦的功能和特点。

【按语】

论述了三焦的气化功能与特点。上焦的功能特点是宣发卫气,布散水谷精微以营养全身。中焦的功能特点是腐熟消化水谷,吸收输布水谷精微,化生血液,奉养周身。下焦的功能特点是将进入到小肠的谷食进一步分清别浊,清者注入膀胱,浊者下到大肠,及时排出体外。

关于三焦的功能特点,对后世医家影响很大,一直被后世所遵循。

灵枢·决气第三十(节选)

决,分别、辨别之意。气,此指精、气、津、液、血、脉六气。六气虽名称、性质、功能及病变各不相同,但均由水谷精气所化,本篇主要论述了六气的生成,一气别而为六的道理,故名"决气"。

【原文】(一)

黄帝曰:余闻人有精、气、津、液、血、脉,余意以为一气耳,今乃辨为六名,余不知其所以然。岐伯曰:两神相搏[1],合而成形,常先身生[2],是谓精。何谓气? 岐伯曰:上焦开发,宣五谷味[3],熏肤,充身,泽毛,若雾露之溉,是谓气。何谓津? 岐伯曰:腠理发泄,汗出溱溱[4],是谓津。何谓液? 岐伯曰:谷入气满,淖泽[5]注于骨,骨属[6]屈伸,泄泽[7]补益脑髓,皮肤润泽,是谓液。何谓血? 岐伯曰:中焦受气取汁[8],变化而赤,是谓血。何谓脉? 岐伯曰:壅遏[9]营气,令无所避,是谓脉。

【注释】

[1]两神相搏:指男女媾合。搏,交也。

[2]常先身生:通常是在身体成形之前而产生。

[3]宣五谷味:指肺的宣发布散水谷精微的功能。宣,宣发布散;五谷味,水谷之精微。

[4]汗出溱溱(zhēn):形容汗出很多的样子。溱溱,众盛貌。

[5]淖(nào)泽:指水谷精微中滑腻而浓稠的部分。淖,本义指"泥",在此引申指浓稠的精微物质。

[6]骨属:骨与骨之连接处。

[7]泄泽:渗出而起滋润作用。泄,渗出之意。

[8]取汁:吸取水谷精气中的精汁部分。

[9]壅遏:限制、约束。

【释义】

黄帝说:我知道人有精、气、津、液、血、脉,我意下以为这些都是一气而已,现在却把它们分辨为六种不同的名称,我不懂这是什么原因。岐伯说:男女两性交合之后,可以产生新的生命体,在身体成形之前构成人体的基本物质,就叫做精。黄帝问:什么是气呢? 岐伯说:上焦肺具有宣发布散五谷精微的功能,能够把饮食精微物质布散到全身,可以温煦肌肤、充养身体、滋润毛发,就像雾露灌溉万物一样均匀弥漫,这就叫做气。黄帝问:什么是津? 岐伯说:人的腠理疏泄太过,汗出过多而湿漉漉的样子,这种汗就叫做津。黄帝说:什么是液? 岐伯说:水谷入胃后,化生的水谷精气充满于全身各部,其中比较浓稠的精微物质流注于骨骼滋养骨骼,使骨骼关节等屈伸自如,渗出而起滋润作用的部分用于补益脑髓,并能够保持皮肤润泽,这就是液。黄帝说:什么是血? 岐伯说:中焦脾胃受纳腐熟饮食物化生精微物质,提取其中的精汁部分,在体内经过复杂的气化过程变成红色的液体,这就是血。黄帝问:什么是脉? 岐伯说:能够起到约束营血,使之不能向外流溢或逆行的作用,就叫做脉。

【按语】

论述了六气的概念、生成及作用。六气源于先天,赖后天水谷精微不断充养。因其性质、分布不同,作用名称亦各异,而分为精、气、津、液、血、脉六者,又称为六气。精,禀受于先天父母,养于后天,是孕育形成新生命的原始物质;气,由天之清气与水谷之精气相合,经上焦宣发布散,温煦肌肤,充养全身;津,是体液中较清薄者,可滋润皮肤肌腠,外泄为汗;液,体液中较浓浊者,滑利骨骼关节,内补脑髓,外润皮肤;血,源于水谷精微,经过气化变赤,奉养生身,维持生命活动;脉,为血液运行之通路,约束营血,使之不得妄行于外。文中六气同源而异名,相互依存、相互转化的医学观点具有重要的临床指导意义。

【原文】(二)

黄帝曰：六气者，有余不足，气之多少，脑髓之虚实，血脉之清浊，何以知之？岐伯曰：精脱[1]者，耳聋；气脱者，目不明；津脱者，腠理开，汗大泄；液脱者，骨属屈伸不利，色夭[2]，脑髓消，胫痠，耳数鸣；血脱者，色白，夭然不泽，其脉空虚，此其候也。

黄帝曰：六气者，贵贱何如？岐伯曰：六气者，各有部主[3]也，其贵贱善恶，可为常主，然五谷与胃为大海[4]也。

【注释】

[1]脱：夺失、耗散、虚损之意。

[2]色夭：皮肤面色枯槁无华。

[3]部主：指六气各有所统领之部，如肾主精、脾主津液、肺主气、心主脉、肝主藏血等。

[4]五谷与胃为大海：指水谷与胃是六气化生的源泉。

【释义】

黄帝说：六气的有余不足、气的虚实多少，脑髓的虚实、血脉的清浊通过什么才能了解到呢？岐伯说：骤然失精的人，会出现耳鸣、耳聋的症状；耗气严重的人，会出现两目昏花、视物不清的症状；伤津严重的人，会因腠理开泄而大汗不止；伤液严重的人，会出现关节屈伸不利，面色枯槁没有光泽，脑髓消减，小腿酸软，经常耳鸣；失血严重的人，面色苍白，干枯无华；脉虚的人，脉见空虚而微弱。这就是六气耗脱的证候特点。

黄帝说：六气之中，主次关系是什么样的？岐伯说：六气各有所统主的内脏，六气的虚实盛衰可以通过所统主的五脏表现出来，但是六气都是五谷精微所化生的，而这些精微物质又来源于胃。因此，五谷与胃是产生六气的源泉。

【按语】

论述了六气耗脱的证候特点。精脱者，耳鸣，甚则耳聋；气脱者，视物不清，甚则失明；津脱者，多因汗出太过所致；液脱者，面色枯槁、骨骼关节屈伸不利、脑髓不盈、腿胫酸软、时常耳鸣；血脱者，肤色苍白无华；脉脱者，脉道空虚不充等。

六气者，各有部主。六气耗脱，多为虚证，在症状表现上，精血津液之间常相互影响。提示临床治疗六气耗脱的病证，当以调补所主之脏为主，相关之脏为辅。如精虚者，常以补肾填精、益气聪耳为法，方如六味地黄丸、左归丸、耳聋左慈丸等；气虚者，常以益气升阳明目为法，方如补中益气汤、生脉散、益气聪明汤等；津液虚者，常以健脾益胃、养阴生津为法，方如益胃汤、麦门冬汤、玉女煎等；血脉虚者，常以补血养心、补血养肝为法，方如归脾汤、四物汤、当归补血汤等。

"五谷与胃为大海"的观点，体现了脾胃为后天之本的医学思想。进一步明确了六气功能及所主部位虽有不同，但均来源于水谷所化生的精微，即五谷与胃是六气化生的源泉。掌握这一思想，对临床从六气化源于中焦脾胃这一根本上分析辨治六气耗脱病证具有重要意义。

【医案】

"气脱者，目不明"案：表兄余兆文之子，年十六，长夏病风热赤肿。医既瘥，双睛得气瞥，状如死人目怕看。兄亲往南丰求治，余以祖母至戚，冒暑偕行。视症固怪，且脉亦乱来。问所喜所便,日腹满不思食,唯渴而需饮,小水多。问所见,曰:昼犹夜。因悟医药过甚,邪虽去,而脏气大损,乃以附子理中汤加归、芪,傍晚复处左右合归方与服。翌日风轮下际如新月,清朗逾常。遂依此进药,日开一钱,恰计十五日全清。后又一人,暴得气障,发手昼以补中益气汤,夜八味地黄丸递投十数日,亦好。(清·黄庭镜《目经大成·气瞖》)

耳目不聪治从中案:陈某,54 岁。初诊 1963 年 5 月 29 日。症状:耳不聪目不明。辨证:中气不足,清阳不升。治法:补脾益气。方药:益气聪明汤加味。蔓荆子 9g,生芪 9g,升麻 4.5g,党参 9g,葛根 9g,黄柏 6g,石菖蒲 1.5g,炙甘草 3g,白芍 6g。6 剂。(《何任医案选·耳聋》)

灵枢·海論第三十三(节选)

海,是自然界百川汇聚之所,生物赖以生存的水分之源。本篇以自然界东西南北四海为比喻,指出了胃、冲脉、膻中、脑为人身之四海,突出了四海的功能及其所藏物质在生命活动中的重要性,继而分述了人身四海腧穴的部位、名称,四海逆顺有余不足的病变及治疗原则。

【原文】(一)

黄帝问于岐伯曰:余闻刺法于夫子,夫子之所言,不离于营卫血气。夫十二经脉者,内属于府藏,外络于肢节,夫子乃合之于四海乎?岐伯答曰:人亦有四海、十二经水[1]。经水者,皆注于海,海有东西南北,命曰四海。黄帝曰:以人应之奈何?岐伯曰:人有髓海,有血海,有气海,有水谷之海,凡此四者,以应四海也。

黄帝曰:远乎哉,夫子之合人天地四海也,愿闻应之奈何?岐伯答曰:必先明知阴阳表里荥输[2]所在,四海定矣。黄帝曰:定之奈何?岐伯曰:胃者水谷之海。其输上在气街[3],下至三里。冲脉者为十二经之海,其输上在于大杼,下出于巨虚之上下廉。膻中[4]者为气之海,其输上在于柱骨之上下[5],前在于人迎。脑为髓之海,其输上在于其盖[6],下在风府。

【注释】

[1]十二经水:指清、渭、海、湖、汝、渑、淮、漯、江、河、济、漳十二条大的河流,人体与之相应,有十二经脉。

[2]荥(xíng)输:此处主要指四海所流注的穴位。输,与"腧"、"俞"同。

[3]气街:穴位名。属足阳明胃经,位于任脉曲骨穴旁开二寸处。

[4]膻中:此指胸中而言。

[5]柱骨之上下:指督脉哑门穴和大椎穴。柱骨,指天柱骨、项骨。

[6]盖:指百会穴。

【释义】

黄帝问岐伯说:我听您讲述刺法,所谈的内容总不离开营卫血气。人体的十二经脉在内联属于五脏六腑,在外联络于四肢关节,老师您能把十二经脉与四海结合起来论述一下吗?岐伯回答说:自然界有东、南、西、北四海,人体内也有四海、十二经脉。自然界中的十二条河流,都要流注于大海,海有东西南北之分,叫做四海。黄帝说:人体内的四海是怎样与自然界四海相应的呢?岐伯说:人体内有髓海,有血海,有气海,有水谷之海,这四海与自然界中的四海是相应的。

黄帝说:这其中的道理真深远啊!老师您将人体内四海与自然界中的四海相联系,我希望能听一下他们之间到底是如何相应的呢?岐伯回答说:必须首先明确懂得人体的阴阳表里、经脉流注的具体穴位,这样才能确定四海的位置。黄帝说:具体怎么才能确定呢?岐伯说:胃是水谷之海,他的腧穴上在气街穴,下在足三里穴。冲脉是十二经之海,他的腧穴部位上在大杼穴,下在上巨虚和下巨虚。膻中是气海,他的腧穴位于柱骨上边的哑门穴和柱骨下边的大椎穴,在前部位于人迎穴。脑为髓海,他的腧穴在上的位于百会穴,在下的位于风府穴。

【按语】

以自然界有四海、十二经水,比喻说明人身亦有四海和十二经脉。指出了人身四海的功能特点及其上下腧穴的部位。

胃为水谷之海。此与《素问·灵兰秘典论》"脾胃者,仓廪之官"、《素问·五脏别论》"胃者,水谷之海,六府之大源也"、《灵枢·胀论》"胃者,太仓也"、《灵枢·动输》"胃为五脏六府之海"等所述一致,均说明胃受纳转输水谷,化生精微,为气血生化之源。该理论是脾胃为后天之本的理论基础。

冲为十二经之海。《灵枢·百病始生》曰:"所谓伏冲者,以其最深也,故凡十二经之气血,此皆变之以荣养周身。"《素问·痿论》亦曰:"冲脉者经脉之海,主渗灌豀谷,与阳明合于宗筋,阳明揔宗筋之会,会于气街,而阳明为之长,皆属于带脉而络于督脉",都说明冲脉上下贯通全身,并与多条经脉相联,为人身气血的要冲之脉。

膻中为气海。《灵枢·五味》曰:"其大气之抟而不行者,积于胸中,命曰气海,出于肺,循喉咙,故呼则出,吸则入。"《灵枢·邪客》曰:"宗气积于胸中,出于喉咙,贯心脉而行呼吸,故膻中为气之海。"均说明膻中是宗气的生成和汇聚之处,由谷气与自然清气相合而成,聚积于胸中,走息道司呼吸、贯心脉行血气,是生命活动的动力。

脑为髓海。《素问·五脏生成》曰:"诸髓者,皆属于脑",说明脑是髓汇聚之处,而髓又产生于先、后天之精,如《灵枢·经脉》曰:"人始生,先成精,精成而脑髓生。"《素问·脉要精微论》将头脑谓之"精明之府"。正因为脑髓由精气而化,又与精神、意识、思维活动紧密相关,是生命的中枢,所以对生命活动至关重要。

【原文】(二)

黄帝曰:凡此四海者,何利何害?何生何败?岐伯曰:得顺者生,得逆者败;知调者利,不知调者害。黄帝曰:四海之逆顺奈何?岐伯曰:气海有余者,气满胸中,悗息[1]面赤;气海不足,则气少不足以言。血海有余,则常想其身大,怫然[2]不知其所病;血海不足,亦常想其身小,狭然[3]不知其所病。水谷之海有余,则腹满;水谷之海不足,则饥不受谷食。髓海有余,则轻劲多力,自过其度;髓海不足,则脑转[4]耳鸣,胫痠眩冒,目无所见,懈怠安卧。黄帝曰:余已闻逆顺,调之奈何?岐伯曰:审守其输而调其虚实,无犯其害[5],顺者得复,逆者必败。黄帝曰:善。

【注释】

[1]悗(mǎn)息:即胸满喘息,是气海有实邪的主要症状之一。悗,音义同"满"。

[2]怫然:郁闷不舒貌。

[3]狭然:自觉身体狭小紧缩。

[4]脑转：即头晕目眩。

[5]无犯其害：不要犯"虚虚实实"的错误。无，同"毋"。

【释义】

黄帝说：这四海的功能，对于人体有什么利和害？如何起到促进生理功能和败坏经脉气血的呢？岐伯说：四海功能正常，就能起到促进人的生命活动的作用；四海功能失常，就会使生命活动受到损害。懂得调养四海，就有利于健康；不懂得调养四海，就有害于健康。黄帝说：人身四海正常与否有什么表现呢？岐伯说：气海有余的人，会表现出胸中满闷，呼吸急促，面色红赤；气海不足，会出现少气乏力，语不接续。血海有余的人，会表现出自觉身体高大，心中郁闷不舒，不知自己到底生了什么病；血海不足的人，通常会自觉有身体狭小紧缩感，说不清自己到底患有什么病。水谷之海有余的人，会出现腹满；水谷之海不足的人，会表现出虽然感到饥饿但却不愿意吃东西。髓海有余的人，身体轻快而强劲有力，自然超过平常所能达到的程度；髓海不足的人，会出现头晕耳鸣，下肢酸软，眼花而头昏闷，视物不清，身体疲倦无力而嗜睡多卧。黄帝说：我已经了解四海正常、失常的表现了，那么对于四海失常应该如何调治呢？岐伯说：应该仔细地审察并掌握四海的输注部位来调理虚实，不要违背虚实补泻的原则。能够遵循这个原则进行治疗，就能够得以康复，违背这个原则必然会导致败坏。黄帝说：说得好。

【按语】

论述了四海有余、不足的症状特点及其调治原则。指出气海有余则面赤、胸闷、喘息，不足则言语轻怯无力；血海有余则自觉身形大而重、怫郁不舒，不足则自觉身形小而轻、紧闷不舒；水谷之海有余则腹部胀满，不足则饥而不欲食；髓海有余则力气过人、狂躁妄动、举止失常，不足则头晕目眩、耳目失聪、胫酸腿软、神疲力乏。为临床分析四海有余不足的病机及辨证论治提供了依据。

后世医家对《内经》四海理论的应用多有发挥。如清代名医喻嘉言于《医门法律》中创"大气论"，云："五脏六府，大经小络，昼夜循环不息，必赖胸中大气乾旋其间。大气一衰，则出入废，升降息，神机化灭，气立孤危矣。"张锡纯在《医学衷中参西录》中制诸升陷汤以治大气下陷各证，其理论皆源自于"气海"之说。又如张仲景以承气汤类承顺胃气，治疗"胃家实"之证；李东垣以补中益气汤类治疗脾胃气虚证，以调整水谷之海不足。张锡纯据"冲为血海"创制了温冲汤、固冲汤、安冲汤、理冲汤等系列名方。

【医案】

血海不足、经水过少案：松女，往日经行量少，今更甚、且淡，无所苦，不可攻，其人形瘦故也。全当归12g　熟地12g　怀牛膝9g　阿胶12g　炒丹皮9g　淡吴萸4.5g　麦芽9g　山萸肉9g。（朱良春《章次公医案·月经不调》）

髓海不足案：一人嗜欲无度，年虽未迈，向有耳鸣腰痛、头重目眩诸症。《灵枢经》云：脑为髓海，髓海有余，则轻劲有力。欲过不禁，髓海有亏则眩冒胫酸。要之眩晕实由色欲过度，精虚脑空而成也。精不足者补之以味，宜大补肾元，六味地黄丸加麦冬、五味。（明·秦昌遇《医验大成·眩晕章》）

灵枢·本藏第四十七(节选)

本,根本,有推本求源之意。藏,指脏腑。本藏,即本于脏腑之意。本篇首先论述了血气精神皆化藏于脏腑,脏腑正常则人常平,故人以脏腑为本,故名"本藏"。

经脉、气、血、精、神是人体生命活动的物质基础,五脏"和畅"人体才能健康无病,这一观点对于指导养生防病及临床认识治疗疾病具有十分重要的指导意义。

【原文】

人之血气精神者,所以奉生而周于性命[1]者也。经脉者,所以行血气而营阴阳[2],濡筋骨,利关节者也。卫气者,所以温分肉,充皮肤,肥[3]腠理,司开合[4]者也。志意[5]者,所以御[6]精神,收魂魄,适寒温,和喜怒者也。是故血和则经脉流行,营复阴阳[7],筋骨劲强,关节清利[8]矣;卫气和则分肉解利[9],皮肤调柔,腠理致密矣;志意和则精神专直[10],魂魄不散,悔怒不起,五藏不受邪矣;寒温和则六府化谷,风痹不作,经脉通利,肢节得安矣,此人之常平也。五藏者,所以藏精神血气魂魄者也;六府者,所以化水谷而行津液者也。此人之所以具受于天[11]也,无愚智贤不肖,无以相倚[12]也。

【注释】

[1]奉生而周于性命:奉养生命、维持正常的生命活动。奉,养也。周,周全、保全。

[2]营阴阳:即营运气血于人体三阴三阳经脉。营,有营运与滋养二意。

[3]肥:此处有充养、滋养之意。

[4]司开合:主司腠理汗孔的开合。司,主也。

[5]志意:指人的自我控制及调节的精神活动。

[6]御:驾驭、统帅之意。

[7]营复阴阳:指气血流动循环往复,营运周身。营,营运。复,往复。阴阳,指内外。

[8]关节清利:即关节滑利、屈伸自如。

[9]分肉解(xiè)利:指肌肉滑润,通利无滞。

[10]精神专直:指精神集中,思维敏捷。

[11]具受于天:指脏腑的功能禀受于先天。具,通"俱"。受,禀受。天,指先天。

[12]倚:引申指不同。

【释义】

人的血气精神是奉养身体而维持生命的物质。经脉具有通行气血而营养人体内外的脏腑、组织器官,濡润筋骨,滑利关节的功能。卫气能够温养肌肉,充养皮肤,滋养腠理,主管汗孔的正常开合。人的志意,可以统御精神,收摄魂魄,使人体能够适应四时气候的寒温变化,正常调节自身的喜怒情志变化。因此,血和就能够在经脉中正常流行,营运周身而滋养身体的内外,使人筋骨强劲有力,关节滑利、屈伸自如;卫气和就能够使肌肉舒展滑润,皮肤协调柔润,腠理致密;志意和就会精神集中、思维敏捷、魂魄得安,没有懊悔恼怒等不良情绪的干扰,这样五脏功能能够维持正常而不会被邪气入侵;寒温和就能够保证六腑的消化吸收功能正常,不会引发风痹病,使得经脉的运行通利正常,肢体关节得以正常,这就是人体的健康无病状态。五脏是主管贮藏精、神、血、气、魂、魄的；六腑是主管消化转输水谷饮食物及通行津液的。五脏六腑的功能都是禀受于先天的，没有愚智贤不肖的不同，都是一样的。

【按语】

阐述了血气精神、经脉、卫气、志意在人体生命活动中的重要作用。指出了人之常平是人体健康的标准，讨论了血气精神与五脏六腑的关系。

论述血气精神在人体生命活动中的重要作用。血气精神既是奉养生命、维持人体生命活动的基本物质基础，也是脏腑功能活动中的产物。文中不但指出了血气精神总的功能及相互为用的关系，而且强调了四者在人体生命活动过程中的重要作用。

论述经脉、卫气、志意对人体的重要作用。经脉是气血运行的通道，具有行血气、营阴阳、濡筋骨、利关节的作用。卫气为水谷之悍气所化，具有温分肉、充皮肤、肥腠理、司开合的作用。志意属于神的范畴，具有御精神、收魂魄、适寒温、和喜怒的作用。志意，在此包括了人体自身对情志及外界寒暑变化的调节能力。

人之常平是健康的标准。"人之常平"，即指健康无病之人。健康无病的基本标准是"和"，"血和"、"卫气和"、"志意和"、"寒温和"。即健康的基本标准是气血运行和畅、精神活动协调、适应自然环境。

血气精神与脏腑关系密切。血气精神源于五脏六腑，藏之于五脏，需要六腑"化水谷"、"行津液"地不断补充滋养。五脏六腑的功能正常，则血气精神生化有源，血气精神充足，又能滋养五脏六腑使其功能正常。因此，血气精神与脏腑功能之间相辅相成，关系密切。

灵枢·天年第五十四（节选）

天年，指天赋的年寿，即自然赋予的寿命。本篇系统论述了人体的发育、生长、衰老、死亡的生命过程；从十岁的"五脏始定"到百岁的"五脏皆虚"，说明了脏腑强弱和气血盛衰是寿夭的关键所在，"五脏坚固，血脉和调"是健康长寿的必要条件，故名"天年"。

【原文】（一）

黄帝问于岐伯曰：愿闻人之始生，何气筑为基[1]，何立以为楯[2]，何失而死，何得而生？岐伯曰：以母为基，以父为楯[3]。失神者死，得神者生也。

黄帝曰：何者为神？岐伯曰：血气已和，荣卫已通，五藏已成，神气舍心，魂魄毕具，乃成为人。

黄帝曰：人之寿夭各不同，或夭寿，或卒死，或病久，愿闻其道。岐伯曰：五藏坚固[4]，血脉和调，肌肉解利[5]，皮肤致密，营卫之行，不失其常，呼吸微徐[6]，气以度行[7]，六府化谷，津液布扬[8]，各如其常，故能长久。黄帝曰：人之寿百岁而死，何以致之？岐伯曰：使道隧以长[9]，基墙高以方[10]，通调营卫，三部三里起[11]，骨高肉满，百岁乃得终。

【注释】

[1]基：根基，基础。

[2]楯（shǔn）：护卫，此引申为护卫和遮蔽的意思。

[3]以母为基，以父为楯：指人体胚胎的形成全赖父精母血，阴阳两性的结合而成。阴精为

基础,阳气为卫外,阴阳互用,促使胚胎发育成长。

[4]五藏坚固:五脏阴精充盛,阳气秘固。

[5]肌肉解利:指肌肉润滑,通利无滞。

[6]微徐:指气息调匀,不粗不疾。

[7]气以度行:气血运行速度与呼吸次数之间保持着正常的比例关系。

[8]津液布扬:指津液输布畅通无阻。

[9]使道隧以长:指人中沟深且长。

[10]基墙高以方:指面部骨骼肌肉高厚方正。

[11]三部三里起:指颜面的上(额角)、中(鼻头)、下(下颌)三部骨骼高起,肌肉丰满。三部,即三里。

【释义】

黄帝问岐伯说:我希望了解一下人体生命开始的时候,以什么作为基础,又以什么作为保障,丧失什么会死亡,得到什么才能生存呢？岐伯说:人的生命之初,是以母亲的阴血作为基础,以父亲的阳精作为保障,两者结合产生神,才有了生命活动。丧失了神气,人就会死亡;保持了神气,人才能够生存。

黄帝说:什么是神气呢？岐伯说:父母两精结合而产生新的生命,当血气已经调和,营卫之气已经畅通,五脏已经成形,所产生的神气便藏于心中,此时魂魄俱全,发育成为一个健全的人形。

黄帝说:人的寿命有长短,有的长寿,有的短寿,有的发生猝死,有的久病不起,我想了解这其中的道理。岐伯说:五脏强健而功能正常,血脉和调通畅,肌肉滑润通利,皮肤致密,营卫运行正常,呼吸调畅均匀,气血运行和顺有规律,六腑正常传化食物,并将所化生的津液布散全身,身体各部的功能活动都正常进行,就能够长寿。黄帝说:有的人活到百岁才死,怎样才能测知呢？岐伯说:这样的人,鼻道深隧而长,面部的骨骼和肌肉高厚方正,额角、鼻头、下颌三部的骨骼高起,肌肉丰满。有这些征象的人,一般会活到百岁而寿终。

【按语】

论述了人体生命形成的物质基础和人体生命形成过程。提出了"以母为基,以父为楯"的重要理论观点。认为人体生命的形成赖父精母血,父精为阳,母血为阴,阴为基,阳为用,阴阳交感,胚胎形成,继而脏腑相继发育,营卫气血调和、神气舍于心,魂魄毕具,脱离母体,成为独立的人体生命。

决定人体生命寿夭的因素有先天禀赋,也有后天调养,先天条件是内因和基础,后天调养是外因和条件,两者相互作用,缺一不可。

【原文】(二)

黄帝曰:其气之盛衰,以至其死,可得闻乎？岐伯曰:人生十岁,五藏始定,血气已通,其气[1]在下,故好走[2]。二十岁,血气始盛,肌肉方长,故好趋[2]。三十岁,五藏大定,肌肉坚固,血脉盛满,故好步[2]。四十岁,五藏六府,十二经脉,皆大盛以平定,腠理始疏,荣华颓落,发颁斑白,平盛不摇[3],故好坐。五十岁,肝气始衰,肝叶始薄,胆汁始灭[4],目始不明。六十岁,心气始衰,苦忧悲,血气懈惰[5],故好卧。七十岁,脾气虚,皮肤枯。八十岁,肺气衰,魄离,故言善误。九十岁,肾气焦[6],四藏经脉空虚。百岁,五藏皆虚,神气皆去,形骸独居而终矣。

黄帝曰:其不能终寿而死者,何如?岐伯曰:其五藏皆不坚,使道不长,空外以张[7],喘息暴疾,又卑基墙,薄脉少血,其肉不石[8],数中风寒,血气虚,脉不通,真邪相攻,乱而相引[9],故中寿而尽也。

【注释】

[1]气:生长之气。

[2]走、趋、步:《说文》段注"《释名》曰:徐行曰步,疾行曰趋,疾趋曰走"。

[3]平盛不摇:已经达到一定限度,不再发展。

[4]灭:《太素》《甲乙经》均作"减"。

[5]血气懈惰:指气血运行无力。

[6]焦:枯竭。

[7]空外以张:指鼻孔外张。

[8]其肉不石:肌肉松弛不坚实。《太素》"石"作"实"。

[9]乱而相引:指正气衰败,邪气侵入。

【释义】

黄帝说:气在人一生中的盛衰情况,以及直到老死的表现,能讲一讲这方面的内容吗?岐伯说:人生长到十岁的时候,五脏发育基本健全,血气已经畅通,此时生长之气在下部表现突出,所以表现为善跑多动。生长到二十岁的时候,血气开始充盛,肌肉渐壮,所以表现为动作敏捷、走路轻快。到三十岁的时候,五脏发育完善,肌肉发达而坚实,血脉充盛,表现为步履沉稳而善走。到四十岁的时候,五脏六腑和十二经脉都达到最强盛状态而出现渐衰的表现,腠理开始变得疏松,颜面的色泽逐渐消退,头发变得花白,脏腑精气已经发展到极限而渐现衰弱表现,所以此时人会表现为多坐少动。到五十岁的时候,肝气开始衰弱,肝叶开始变薄,胆汁开始减少,表现为眼睛视物不清。到六十岁的时候,心气开始衰弱,容易产生悲忧伤感等不良情绪,气血运行无力,所以表现为喜欢躺卧。到七十岁的时候,脾气虚,表现为皮肤干枯无华。到八十岁的时候,肺气虚衰,此时魄因肺气虚而离散,所以会表现出思维能力下降、语言容易发生错误。到九十岁的时候,肾气枯竭,其余四脏的经脉也会变得空虚。到百岁的时候,五脏全部虚衰,所藏的神气消散了,只剩下形体躯壳而寿终。

黄帝说:那些没有活到终寿就死了的人,是什么原因呢?岐伯说:这样的人五脏都不坚实,鼻道不长,鼻孔外张,呼吸急促,易生暴病。并且面部的颊侧和下颌塌陷,脉弱血少,肌肉不坚实,多次被风寒外邪侵袭,使人更加气血虚少,经脉不通,正邪相互交争,正气衰败,邪气入侵,因此没活到百岁就死亡了。

【按语】

论述了人体生、长、壮、老、已的生命规律及中寿而尽的道理。文中以"好走"、"好趋"、"好坐"、"好步"、"好卧"等描述了各阶段的特征,指出了中寿而尽的原因是内有五脏不坚,外有数中风寒,正邪相攻,乱而相引,故中寿而尽。人体生命衰老过程中,各脏腑功能是按五行相生的顺序依次衰退的,说明了各脏腑功能衰退有早有晚,有一定规律。本段经文对于研究生命规律,探索健康长寿之道具有重要意义。

《内经》从年龄角度研究生命规律的篇章有三:《素问·上古天真论》以女七男八为一个阶段,从肾气盛衰角度,研究了人体生长发育及衰老的过程,阐释了人体生殖机能的盛衰在生命过程中起的重要作用。《素问·阴阳应象大论》从年四十论至年六十,阐述了不能正确运用七损八益等养生之道是早衰的原因。《灵枢·天年》以十岁为阶段,从五脏盛衰的角度,探讨了人体生命生、长、壮、老、已的生命过程。三篇虽然所述角度不同,但对探索生命科学、研究人体生命活动规律均具有重要价值。

灵枢·水胀第五十七(节选)

水胀,指津液代谢障碍,水湿内停所致的以浮肿、腹胀为主症的病证。本篇分别论述了水胀、肤胀、鼓胀、肠覃、石瘕的病因病机、临床症状和鉴别诊断。由于首论水胀,故名"水胀"。

【原文】(一)

黄帝问于岐伯曰:水[1]与肤胀、鼓胀、肠覃、石瘕、石水[2],何以别之?岐伯答曰:水始起也,目窠[3]上微肿,如新卧起之状,其颈脉动[4],时咳,阴股间寒[5],足胫瘇,腹乃大,其水已成矣。以手按其腹,随手而起,如裹水之状[6],此其候也。黄帝曰:肤胀何以候之?岐伯曰:肤胀者,寒气客于皮肤之间,𪔆𪔆然[7]不坚,腹大,身尽肿,皮厚[8],按其腹,窅[9]而不起,腹色不变,此其候也。鼓胀[10]何如?岐伯曰:腹胀身皆大,大与肤胀等也,色苍黄,腹筋起[11],此其候也。

【注释】

[1]水:指水胀,即水肿的病证。

[2]石水:病名。下文未见论及。疑原文有脱漏。

[3]目窠(kē):窠,《太素》作"裹"。目裹,即眼睑。

[4]颈脉动:人迎脉搏动明显。因水湿内停,内泛血脉,脉中水气涌动所致。

[5]阴股间寒:大腿内侧因水湿所伤感觉寒冷不温。阴股,大腿内侧。

[6]如裹水之状:形容以手按其腹部,如同按压水囊一样有波动感。

[7]𪔆𪔆然:鼓声也。指腹部胀气,外形臌隆,叩击呈鼓音。

[8]皮厚:此指与水胀之皮薄而光泽相对而言。

[9]窅(yǎo)而不起:以手按其腹,凹陷有压痕,不能随手而起。窅,凹陷。

[10]鼓胀:病名。指腹胀如鼓的病证。

[11]腹筋起:指腹壁有青筋脉络显露。《太素》"筋"作"脉"。

【释义】

黄帝问岐伯说:水胀与肤胀、鼓胀、肠覃、石瘕、石水等病证,怎样鉴别呢?岐伯回答说:水胀病初起的时候,病人的眼睑浮肿,就好像刚刚睡醒的样子,颈部的人迎脉搏动明显,经常咳嗽,大腿内侧发凉,脚和小腿浮肿,腹部也会胀大,这样的人,说明水胀病已经形成了。用手按压病人的腹部,放开手时,被按压部位的凹陷随手而起,好像按在盛水的袋子上面一样,这就是水胀病的特征。黄帝说:肤胀病怎么诊断呢?岐伯说:肤胀病患者,是由于寒邪侵犯于皮肤之间而引起的,腹部膨大叩之如鼓,全身都浮肿,皮肤厚,按压腹部,凹陷而不能随手而起,腹部皮肤的颜色无改变,这是肤胀病的特征。鼓胀是什么表现?岐伯说:腹胀病全身都会因为肿胀而变大,腹部胀大与肤胀病的情况基本相同,但是肤色青黄,腹部的青筋暴露,这是鼓胀病的特征。

【按语】

论述了水胀、肤胀、鼓胀的症状及鉴别要点。

水胀的主要症状有眼睑微肿,颈脉动甚,咳嗽,足胫肿,腹肿大如裹水之状等;主要病机为阳气不达,水湿停聚。肤胀的主要症状有腹部胀大,全身肿胀,但㼁㼁然不坚,皮厚,以手按其腹窅而不起;主要病机为寒邪所伤,阳气阻滞,水饮留而不行。鼓胀的主要症状有腹胀身皆大,色苍黄,腹筋起;主要病机为肝脾不调,气滞水泛,血行瘀阻。

水胀、肤胀的鉴别要点。水胀与肤胀都有腹大身肿,但水胀的特点是以手按其腹,随手而起,如囊裹水之状,有波动感,腹腔有水;肤胀的特点是腹部按之无波动感,叩之如鼓,腹色不变,腹腔无水而有气。水胀的病机关键是阳气不达,水湿停聚,故其治疗重在利水。肤胀的病机关键是寒邪所伤,阳气阻滞,水饮不行,故其治疗重在行气。

肤胀与鼓胀的鉴别要点:肤胀与鼓胀皆有腹大身肿的症状,但是,肤胀其病在气,腹色不变,而鼓胀其病在血,以腹色苍黄、腹筋起为特点,病机关键是气血瘀阻,故其治疗重在活血。

"石水",本篇未见描述。《太素》云:"石水一种,缺而不解也。"但《内经》它篇有所论及,如《灵枢·邪气脏腑病形》云:"肾脉……微大为石水,起脐已下至小腹腄腄然,上至胃脘,死不治。"《素问·大奇论》云:"肾肝并沉为石水。"《素问·阴阳别论》云:"阴阳结斜,多阴少阳曰石水,少腹肿。"综上可见,石水,是以少腹部重坠肿胀为特征的病证。命名石水,是因少腹按之硬满如石之故。病因是寒水之邪凝聚于少腹。由于肝肾位居下焦,阳气不足,水寒痼结,故石水见肝肾之脉俱沉,《金匮要略》亦有"石水其脉自沉,外证腹满不喘"的论述。

【原文】(二)

肠覃[1]何如?岐伯曰:寒气客于肠外,与卫气相搏,气不得荣,因有所系,癖而内著[2],恶气乃起,瘜肉乃生。其始生也,大如鸡卵,稍以益大,至其成,如怀子之状,久者离岁,按之则坚,推之则移,月事以时下,此其候也。

石瘕[3]何如?岐伯曰:石瘕生于胞中,寒气客于子门[4],子门闭塞,气不得通,恶血当泻不泻,衃[5]以留止,日以益大,状如怀子,月事不以时下。皆生于女子,可导而下[6]。黄帝曰:肤胀、鼓胀,可刺邪?岐伯曰:先泻其胀之血络,后调其经,刺去其血络也。

【注释】

[1]肠覃(xùn):病名。指生于肠外,形如菌状的肿瘤。覃,通"蕈",地菌。

[2]癖而内著(zhuó):指寒邪在体内停留。癖,积也。著,留也。

[3]石瘕:病名。指寒邪内侵,瘀血内留于子宫,坚硬如石,状如怀子的病证。

[4]子门:子宫口。

[5]衃:指凝聚的死血。

[6]可导而下:指破血逐瘀的方法。

【释义】

肠覃病是什么样的表现呢?岐伯说:寒邪侵犯在肠外,与卫气相搏结,营卫之气不能发挥营养周身的作用,与寒邪搏结在一起,寒邪就会留于体内,病邪滋生,就会引发瘜肉生成。在初期的时候,大小如鸡蛋一样,一点点地渐增,到大病已成的时候,就好像妇人怀孕的状态,病久而经年累月,用手按压,肿块很坚硬,推动肿块则活动良好,月经也会按时来潮,这是鼓胀病的辨证要点。

石瘕病的表现是什么样的呢?岐伯说:石瘕生于子宫内,是由于寒邪侵犯了子宫口,使子宫口闭塞,气血阻碍不通,不能很好地排泄恶血,凝聚的坏血日益增大,看上去像怀孕的妇女一样,并且月经不按时来潮。此病都生于女子,治疗时可以运用通导攻下的方法。黄帝说:肤胀和鼓胀病,能用刺法治疗吗?岐伯说:首先应该用针刺的方法泻除胀大的血络,然后再调和经脉,并用针刺的方法除去血络中的瘀血。

【按语】

论述了肠覃、石瘕的病因病机、症状特点、鉴别要点及治疗方法。

肠覃是因寒邪客于肠外,寒邪与卫气相互搏结,气血凝滞,日久形成结块。肿物初起大如鸡卵,渐渐长大,至病后期,腹部胀大如怀子。按其包块质地坚硬,推之可移,月经按时来潮。石瘕是因寒邪侵犯子宫,使子宫闭塞,气血不通,恶血凝结成块,留滞宫内而成,其病发展迅速,病之后期腹部大如怀孕。因病在胞宫,影响月经,故月经不能按时来潮。

肠覃、石瘕的鉴别要点。肠覃与石瘕均是以腹部包块为特征的积证,均有腹大状如怀子、按之坚硬的症状。但是,肠覃生于肠外,男女皆可发病,其在女子则月经不受影响;石瘕生于子宫,只发于女子,月经多受其影响,或闭经,或不规则流血。以此可作为两者的鉴别要点。

肠覃与石瘕均为气滞血瘀之证,故可采用通导攻下、行气逐瘀之法治疗。

肠覃与石瘕均属中医学积聚范畴。积聚,指以腹内积块或胀或痛为主要特征的一类疾病。《内经》中的瘕(水瘕、血瘕、石瘕)、瘤(筋瘤、肠瘤、昔瘤、伏梁、肥气、息贲、肠覃、奔豚)等均属积聚的范畴。《内经》认为积聚的病机关键是寒凝、气滞、血瘀、津停。因此,散寒、行气、活血、除湿是其基本治则,《素问·至真要大论》中"坚者削之"、"结者散之"、"留者攻之"等治法可根据病情选用。

灵枢·百病始生第六十六(节选)

百病,泛指各种疾病。始生,开始发生。本篇重点讨论了多种疾病发生的原因及发病机理,外感邪气侵犯人体的途径、病邪传变规律及病证表现,故名"百病始生"。

文中强调了人体正气在发病过程中的主导作用,虽然邪气入侵是疾病发生的必备条件,但是正气强弱才是疾病发生与否的根本所在。

【原文】

黄帝问于岐伯曰:夫百病之始生也,皆生于风雨寒暑,清湿[1]喜怒。喜怒不节则伤藏,风雨则伤上,清湿则伤下,三部之气[2],所伤异类,愿闻其会。岐伯曰:三部之气各不同,或起于阴,或起于阳,请言其方。喜怒不节则伤藏,藏伤则病起于阴也;清湿袭虚[3],则病起于下;风雨袭虚,则病起于上,是谓三部。至于其淫泆[4],不可胜数。

黄帝曰:余固不能数,故问先师,愿卒[5]闻其道。岐伯曰:风雨寒热,不得虚,邪不能独伤人。卒[6]然逢疾风暴雨而不病者,盖无虚,故邪不能独伤人。此必因虚邪之风[7],与其身形,两虚相得[8],乃客其形。两实相逢[9],众人肉坚。其中于虚邪也,因于天时,与其身形[10],参以虚实[11]，大病乃成。气有定舍，因处为名[12]，上下中外，分为三员[13]。

【注释】

[1]清湿：此指寒湿邪气。

[2]三部之气：即上下文所说伤于表之上部的风雨、伤于表之下部的清湿、伤于五脏的喜怒三类邪气。

[3]袭虚：乘人体正虚而侵入。

[4]淫泆：此指邪气在体内的浸淫传变。淫，浸淫。泆，同"溢"，有布散之意。

[5]卒(zú)：全部，详尽。

[6]卒(cù)：同"猝"，突然。

[7]虚邪之风：泛指一切不正常的气候变化及自然界的致病因素。

[8]两虚相得：正气虚衰的机体，又遭遇虚邪之风。得，合也。

[9]两实相逢：指自然界气候正常和人体正气充实。相逢，即相遇。

[10]因于天时，与其身形：指外有感受四时邪气，内有人体正气虚弱。

[11]参以虚实：盛实的邪气与正虚的机体相结合。参，合也。虚，正气虚。实，邪气实。

[12]气有定舍，因处为名：邪气入侵有一定的部位，根据邪气所犯的部位而确定病名。气，此指邪气。舍，邪留之处。因，凭借、根据。

[13]三员：即上中下三部。

【释义】

黄帝问岐伯说：许多疾病开始发生的时候，都是因为风雨寒暑、阴冷潮湿等邪气的侵袭和喜怒哀乐等情志失调所导致的。喜怒等七情不节就会内伤五脏，风雨等外邪入侵会伤及人体的上部，阴寒潮湿等邪气损伤人体的下部。伤害身体上部的风雨、损伤身体下部的清湿、伤于五脏的喜怒三类邪气，伤害人体各不相同，希望听听这其中的道理。岐伯说：这三部能够导致疾病发生的邪气各不相同，有的起于阴分，有的起于阳分，请听我说明其中的道理。喜怒等情志不节就会内伤五脏，五脏受伤则疾病是起于阴分；阴冷潮湿等邪气乘虚而入侵，引起的疾病是起于人体的下部；风雨等气候变化伤人，引起的疾病起于人体的上部，这就叫做三部。至于病邪在人体内传变扩散所引起的疾病，就会变得复杂多样了，是难以统计的。

黄帝说：我确实无法统计，所以还要请教先生，希望能详尽地听听其中的道理。岐伯说：风雨寒热等气候变化，如果不遇到人体正气虚的话，邪气是不能单独侵害人体而引发疾病的。突然遭受疾风暴雨的袭击却没有生病的人，是因为身体的正气不虚，所以说邪气不能独伤人。生病一定是因为在自然界气候变化不正常的情况下感受了虚邪之风，并正好与身体正气虚相遇，这样就造成两虚相得，使邪气侵犯身体而引发疾病。如果是自然界气候正常和人体正气充实相逢，此时人体肌肉坚实、健康无病。那些感受虚邪的人，都是由于外有感受四时邪气，内有人体正气虚弱，这样正虚邪实相参，就会导致大病发生。邪气入侵人体有一定的部位，可以根据邪气侵犯的部位不同而确立病名，在外有上、下，中在内，共分为三部。

【按语】

本节从病因与正气两个方面讨论了疾病发生的问题，着重阐明了正气与邪气在疾病发生过程中各自所起的重要作用。

唯物主义的发病观。疾病的发生，必因于相应的邪气侵犯所引起，不管是外感六淫疫疠，还是内伤的七情过激、饮食失节、劳逸无度，总之，无邪则不病，故本篇开宗明义便指出："百病之始生也，皆生于风雨寒暑，清湿喜怒。"这与《素问》的《调经论》、《至真要大论》，《灵枢》的《口问》、《顺气一日分为四时》等的发病观思想完全一致。尤其是《灵枢·贼风》批判了当时鬼神致病的错误认识，从而创立了《内经》唯物主义的发病观。也正是因为疾病的发生与邪气的作用分不开，因此，《素问·至真要大论》强调治病"必伏其所主，而先其所因"。驱逐病邪，消除病因，尽可能减少其对人体的伤害，则成为中医学治疗疾病的基本原则之一。

三部之气与发病部位的关系。文中根据致病因素的来源，将其分为"三部之气"，即源于天之风雨寒暑、源于地之清湿、源于人体本身之喜怒不节。由于邪气的来源与性质不同，其初始伤人的部位也就不相同。风雨从天而降、清湿由地而生，然其皆由外而侵，故初始所伤，病发于体表阳分之上下。喜怒忧思由五脏所生，七情过激则直接伤害五脏，病由内生，故始发于阴分。

此段所论仅指邪气伤人、疾病始发的部位而言，若邪气深重，病情严重之时邪气则在体内浸淫传变，发生错综复杂的各种变化，所谓"至于其淫泆，不可胜数"意即在此。

邪气的性质不同，其侵害人体的部位及症状表现也不同，病证名称也就各异。所谓"气有定舍，因处为名"，既论病因，也论病位，这与《灵枢·顺气一日分为四时》"气合而有形，得脏而有名"的意义完全相同，均是《内经》病证命名的原则和方法。举凡《素问·咳论》中"五脏咳"、"六腑咳"，《素问·风论》中"五脏风"以及胃风、肠风、脑风、首风、目风等的命名，无不遵循着这一原则和方法。

邪气的重要性与正气的主导性。疾病的发生、发展与转归，都因于邪气与正气两个方面的相互作用。

邪气损伤正气，从而导致疾病。疾病是邪气作用于人体而引起邪正相搏的结果，任何疾病只有在邪气入侵并伤害机体的条件下才会发生。因此，邪气是发病与否必须的重要条件，而及时、有效、彻底地驱逐邪气，也就成为治疗疾病尤其外感疾病不可忽视的重要手段。

正气具有抗逐邪气、消除疾病的功能。正气强盛，自能逐邪抗病；正气不足，邪易入侵，病易发生。显然，正气不足才是疾病能否发生最根本的内在依据，正气的强弱在疾病过程中起着决定性的主导作用。本节原文反复强调"邪不能独伤人"，纵然"逢疾风暴雨而不病者"，其根本原因就在于"盖无虚"。而之所以发病，就在于"必因虚邪之风，与其身形"，即致病邪气乘正气虚衰而侵入，以致"大病乃成"。因此，扶助正气自然成为治疗疾病、尤其是内伤疾病必不可少的重要手段。

综观本节所论，对于疾病的发生既论述了邪气伤害的重要性，更强调了正气抗邪的主导性，这与《素问遗篇·刺法论》"正气存内，邪不可干，避其毒气"的精神完全一致。《内经》这一发病学观点对于临床防治疾病具有重要的现实意义。

灵枢·大惑論第八十（节选）

惑，迷乱眩晕之意；大，言其甚。本篇首先论述登高而惑的机理，之后重点论述了眼睛的生理结构、病理变化及其与五脏、脑的关系。同时，阐述了善忘、善饥、不得卧、少瞑、多卧等病证是由于营卫逆行,阴阳偏盛偏衰所致。篇名为"大惑论",含义有二:一因篇首有登高而惑之论述;二为篇中所论病证,释疑解惑。本篇关于眼睛的生理结构与五脏精气的密切关系之理论,为后世中医眼科学的"五轮学说"奠定了基础。

【原文】

五藏六府之精气,皆上注于目而为之精[1]。精之窠为眼[2],骨之精为瞳子[3],筋之精为黑眼[4],血之精为络[5],其窠[6]气之精为白眼,肌肉之精为约束[7],裹撷[8]筋骨血气之精而与脉并为系[9],上属于脑,后出于项中。

【注释】

[1]精:指眼睛的视物功能。精,同"睛"。

[2]精之窠为眼:指五脏六腑的精气汇集于目,使眼睛各部分能发挥正常的功能。

[3]骨之精为瞳子:指肾的精气汇聚于瞳孔。瞳子,指瞳孔。

[4]筋之精为黑眼:指肝的精气汇聚于黑睛。黑眼,即瞳孔外围黑眼睛部分。

[5]血之精为络:指心的精气汇聚于目眦的血络。络,指目眦内血络。

[6]其窠:《甲乙经》无此二字,疑为衍文。

[7]肌肉之精为约束:脾之精上注于眼睑,使其具有开合功能。约束,指上下眼睑。

[8]裹撷(xié):指眼胞具有包裹眼睛的作用。撷,同"襭",指用衣襟收裹东西,此指包裹网络之意。

[9]系:指目系,是眼球内连于脑的脉络。

【释义】

五脏六腑的精气都向上输注到人的眼部而产生精明视物的作用。脏腑精气汇聚于眼窝,便形成眼睛。其中肾的精气充养瞳仁,肝的精气充养黑睛,心的精气充养内外眦的血络,肺的精气充养白睛,脾的精气充养眼胞。脾的精气包裹着肝、肾、心、肺的精气,且与脉络合并,形成目系,向上连属于脑部,向后出属于项部。

【按语】

论述了眼睛的生理结构及眼与五脏、脑的关系。

五脏六腑之精气通过血脉上注于目,形成眼的形态结构,使之发挥视物的生理功能,即本文所说"五脏六腑之精气,皆上注于目而为之精"。

眼的形态结构与五脏在生理上关系密切,即瞳子属肾,黑眼属肝,络脉属心,白眼属肺,上下眼睑属脾。这一理论为后世中医眼科学的"五轮学说"奠定了基础。宋代《银海精微》创立的五轮学说,即将瞳子称为水轮,黑眼称为风轮,血络称为血轮,白眼称为气轮,眼睑称为肉轮,分别与肾、肝、心、肺、脾五脏相联系,并用以诊断和治疗眼科疾患。眼睛与五脏在病理上相互影响,即眼睛病变能反映五脏精气的变化及病变,五脏功能失调亦能导致眼睛发生病变。如《素问·脉要精微论》从眼睛变化判断五脏精气盛衰,指出:"精明者,所以视万物……以长为短,以白为黑,如是则精衰矣。"

眼睛与脑的关系极为密切。五脏精气与脉络相合构成的目系直接向上连属于脑,并受脑的支配,如原文所述:"裹撷筋骨血气之精而与脉并为系,上属于脑,后出于项中。"因此,脑病亦可影响到眼睛。

第二部分 《伤寒论》选读

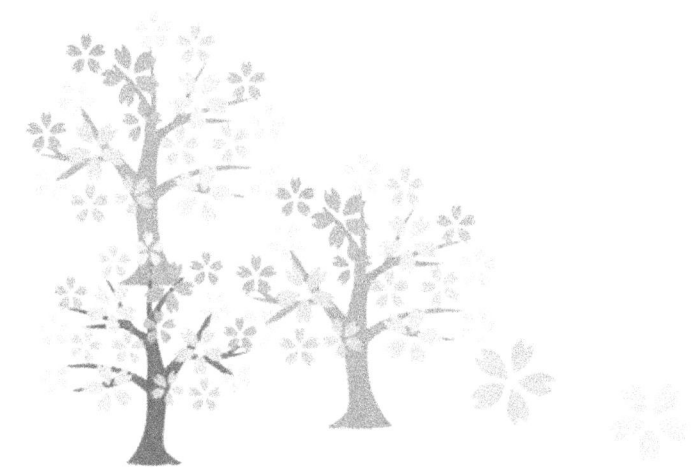

上篇 概 论

第一章 《伤寒论》主要内容及学术价值

第一节 《伤寒论》主要内容

《伤寒论》是中医学第一部阐述多种外感疾病及部分杂病辨证论治的专著。

《伤寒论》创造性地将外感风、寒、热等病邪及内伤引起的气、血、水等失调导致的病变归纳整理成六经病;再根据六经病不同表现而确立治疗原则,并提出具体治疗方剂及药物;一般在每药后标明其修治,在每方后规定其煎服法、使用注意及如何根据病情变化加减使用方中药物。

如《伤寒论》第一篇所论:凡由外感风寒引起,以发热、恶寒、头痛、脉浮为主要表现的便诊断为太阳病,治疗原则为发汗解表。在此基础上,如有汗出,脉浮缓,则辨证为太阳病中风证,应用解肌祛风、调和营卫法,方选桂枝汤治疗。桂枝汤药物、药量、药物炮制分别为:桂枝三两(去皮)、芍药三两、甘草二两(炙)、生姜三两(切)、大枣十二枚(擘)。煎服法及使用注意为:前三味药需研碎,用水七升,微火煮取三升,去药滓,适寒温,服一升。服药片刻,喝热稀粥,以助药力,并加盖衣被取暖,保证微微汗出,不可汗出如水流,否则病必不除。若一服汗出病愈,停后服,而且不必尽剂;若不出汗,需再服;仍不出汗,继服时需缩短两次服药间隔时间,约半日时间,服完三服;若病重者,需昼夜服药。护理需注意忌食生冷、黏滑、肉面、五辛、酒酪、臭恶等食物。

又如《伤寒论》最后篇《辨阴阳易差后劳复病脉证并治》提出"病人脉已解,而日暮微烦,以病新差,人强与谷,脾胃气尚弱,不能消谷,故令微烦,损谷则愈"。是指大病初愈,脾胃消化能力差,如果食物过饱,会出现傍晚微微心烦症状。这时,只要注意饮食适度,症状就会消除,不一定非得用药治疗。

可见,《伤寒论》不但是较为完整的辨证论治体系,也是较为完整的辨证护理体系。

第二节 《伤寒论》学术价值

由于《伤寒论》是中医学中第一部治疗学专著,首次提出辨证论治理论,在理论与实践的有机结合方面做出了开拓性贡献,所以具有极高的学术价值。主要体现在:

第一,《伤寒论》是古今公认的中医学经典著作。

中医的理论与经验,经过数千年的积淀,其著作堪称浩若烟海,但能成为经典的却是寥若晨星,而且说法不一。但无论怎样历数,《伤寒论》都不可或缺。

第二,《伤寒论》是古今公认的学习、应用、研究中医的必读书。

《伤寒论》问世后,便为历代医家所喜爱,成为学习中医、指导治疗的必读书。伤寒方不但广为医家所用,甚至因为其疗效显著而秘其方不传。《伤寒论》出书至今已近 2000 年,伤寒方已被开发和正被开发成中药新药的可谓层出不穷。在今天,读经典、做临床已经成为时尚,这在世界医学史上也不能不说是个奇迹。

第二章 《伤寒论》作者及成书背景

第一节 《伤寒论》作者

《伤寒论》作者姓张、名机，字仲景，东汉时期南郡涅阳（今河南南阳邓县）人，生卒年代约为公元150—219年。宋·林亿《伤寒论·序》载："张仲景，《汉书》无传，见《名医录》云，南阳人，名机，仲景乃其字也。举孝廉，官至长沙太守。始受业于同郡名医张伯祖，时人言，识用精微过其师。"可见早年从同郡名医张伯祖学医，因勤奋好学，不但尽得师传，而且在日后行医中，理论与医技均高于师。

张仲景的最大贡献在于晚年穷毕生精力著成了《伤寒杂病论》。其不但解当时疾疫无药可治燃眉之急，而且被后世奉为经典，直至今天都在指导着中医的理论研究和临床实践，更因其不可比拟的历史地位而被公认为"医圣"，爱称为"仲景"、"仲师"。

第二节 《伤寒论》成书与沿革

《伤寒论》是《伤寒杂病论》中的太阳病、阳明病、少阳病、太阴病、少阴病、厥阴病、霍乱病、阴阳易差后劳复病内容。

东汉末年，战争不断，疾疫流行，尸横遍野，时医束手无策。张仲景家族二百余人，不到十年，死亡者三分有二，其中死于伤寒的十居其七。残酷的社会现实，急切的医疗需求，强烈的医生责任感，促使张仲景勤求古训、博采众方，并结合自己的临床经验，终于公元200—219年写成了《伤寒杂病论》。

此书问世后，便被历代医家奉为至宝，在唐朝年间甚至形成"秘仲景书而不传"的局面。

因战火动乱等因素，《伤寒杂病论》原书散佚不全。至西晋，太医令王叔和搜集、整理、编次了其中的太阳病、阳明病、少阳病、太阴病、少阴病、厥阴病、霍乱病、阴阳易差后劳复病内容，辑成一册，始名《伤寒论》。至唐，孙思邈在"江南诸师秘仲景书而不传"状况下于《千金翼方》中收载了当时能够收集到的《伤寒论》全书内容，被认为是《伤寒论》最早版本。至北宋，朝廷命高保衡、孙奇、林亿等人校正《伤寒论》，并从国家角度刊行，即"《伤寒论》十卷，总二十二篇"，"合三百九十七法，除重复，定有一百一十二方"。此本称为"宋本"，被认为最接近《伤寒论》原貌。但此本亦佚,流传至今的是明代赵开美的复刻本,一直被中医药高等院校《伤寒论》教学所采用。

《伤寒论》流传过程中,颇具影响的除上述版本外,还有金代成无己的《注解伤寒论》。因其是第一次注释《伤寒论》的著作,广为历代医家所关注。继《注解伤寒论》后,注家蜂起,对推动伤寒学派的形成、壮大与发展起了很大作用,并以此形成中医各家学说中最大的学派。近2000年来,伤寒学派派内效尤,派间争鸣,不仅推动了伤寒学术的蓬勃发展,也对推动中医药学术的发展起了积极的作用。

第三章 《伤寒论》学术渊源与成就

第一节 《伤寒论》学术渊源

《伤寒论》学术渊源可概括为3个方面。

一、前人的学术成果

自《黄帝内经》问世后,中医学理论体系基本形成。至东汉末年,中医的诊断与治法也初具规模,张仲景遍览他所能看到的古典医籍,如《素问》、《九卷》、《八十一难》、《阴阳大论》、《胎胪药录》等,充分继承了前人的学术成果。

二、同时代其他医家的医疗经验

充分学习同时代其他医家的先进经验。如《伤寒杂病论·张仲景原序》言"勤求古训,博采众方"。

三、作者个人的独到见解

照搬前人,人云亦云,前人的成果再充实,同代的经验再丰富,也不会把中医的技术发挥到极致,更不会在中医的理论方面有所建树。张仲景个人的临床经验积累,特别是独到见解,是《伤寒论》学术思想形成的最重要前提。

第二节 《伤寒论》学术成就

《伤寒论》的学术成就可概括为四个方面:

一、创立六经辨证体系,使外感病和部分杂病辨治有规律可循

《伤寒论》一改以往零散的、缺乏系统的、无内在规律的中医治疗状态,将错综复杂的外感病和部分杂病概括为六经病进行治疗,从而使外感病和部分杂病辨治有规律可循。

二、创立辨证论治原则,提出中医治疗学一般指导原则

无论外感病,还是内伤杂病,由于病因不同,病人的体质不同,病情往往千变万化。即便是同一种疾病,表现在不同的人、不同的发展阶段,其病变也不尽相同。所以,单靠一种或几种固定的辨证方法,远远满足不了治病需要。此时最好的办法,就是根据患者的病情,参照望闻问切四诊,将其辨为某种证,按此证进行立法处方。用《伤寒论》的话说,就是"观其脉证,知犯何逆,随证治之"。

辨证论治原则的创立,确立了中医治疗学一般指导原则,成为中医学两大显著特点之一,至今仍是中医临床必须遵循的法规。

三、理法方药护综合运用,使理论与实践有机结合

《黄帝内经》谈医理,只有十三方,《神农本草经》谈药性,不具备辨证。将理法方药护综合运用,《伤寒杂病论》是开山之作。《伤寒杂病论》记载、保留、创制了众多验方、方剂,且剂型繁多,讲究护理,不但是较为全面的治疗学专著,而且是较为全面的护理学专著。因其理论和实践有机结合,理明实用,疗效确切,至今仍是中医药理论创新和新药开发的重要依据。

四、有效指导了后世中医药学术的发展

《伤寒论》提出六经辨证理论、辨证论治原则,确立理法方药综合运用的中医临床一般规则之后,各种辨证理论如三焦辨证、卫气营血辨证、八纲辨证等辨证方法不断出现,不断丰富和完善中医学的辨证理论。《伤寒论》的理法方药被广泛应用于中医学的基础和临床各科,特别是方剂学、内科、妇科等。

用伤寒方开发中药新药一直是中医科研的常新课题。今天,医院、药店中深受医生喜用、广大患者自用的许多中药新药就是《伤寒论》的原方原药,如小柴胡颗粒、葛根芩连片等。

第四章

伤寒涵义、《伤寒论》辨证方法和治则治法

第一节 伤寒涵义

伤寒有广义和狭义之分：广义伤寒指一切外感热病的总称。如《素问·热论》言"今夫热病者，皆伤寒之类也"。狭义伤寒指外感风寒，感而即发的疾病。如《难经》言"伤寒有五，有中风、有伤寒、有湿温、有热病、有温病"。其中，"伤寒有五"，指广义伤寒；"有伤寒"，指狭义伤寒。《伤寒论》内容涉及广义伤寒，重点论述狭义伤寒。

显然，《伤寒论》的伤寒与西医学的伤寒不能等同。虽然两者不同，但在西医学伤寒的病变过程中，有许多症状可以通过用六经辨证方法、应用《伤寒论》方治疗。

第二节 《伤寒论》辨证方法

《伤寒论》的辨证方法为六经辨证。具体为：

一、太阳病辨证方法

太阳主表。凡由外邪引起发病，病症以恶寒、发热、头痛、脉浮为主要表现，即为太阳病。太阳病常为外感病的初期阶段。在此基础上，如有汗，脉浮缓，则为太阳病中风证；如无汗，脉浮紧，则为太阳病伤寒证；如病程相对较久，病症反应轻微，表虚与表实相兼，为太阳轻证。

太阳病治疗得当，疾病在表即可得到解除。如失治误治，或表病加重，或表邪入里，就会引起各种变证：如蓄水、蓄血、结胸等实证，或心悸、脉结代等虚证，以及脾虚气滞腹胀等虚实相兼证。

二、阳明病辨证方法

阳明主生化气血，为后天之本。凡由外感热邪、或表邪入里化热、或脏腑失调引起，以发热、口渴、腹痛、腹胀、便秘，或胃脘冷痛、呕吐为主要病症，即为阳明病。如果以发热、口渴、脉洪大为主要脉症，为阳明热证；如果以发热、腹痛、腹胀、便秘为主要脉症，为阳明实证；如果以胃脘冷痛、呕吐为主要脉症，为阳明虚寒证。

阳明与太阴相表里,阳明为多气多血之经,故阳明病容易出现湿热证、血热证,湿热如发黄、血热如黑便等。

三、少阳病辨证方法

凡由外感、内伤、病邪传变等引起,以往来寒热、胸胁苦满、嘿嘿不欲饮食、心烦喜呕、口苦、咽干、目眩、脉弦等为主要病症,便为少阳病。

在此基础上,如兼有发热恶寒,为少阳兼表;如兼有腹胀便秘,为少阳兼里;如兼有小便不利,为少阳兼水饮;如兼有烦惊谵语,为少阳邪气弥漫三焦。

四、太阴病辨证方法

凡由外感病邪、内伤脾胃等因素引起,以腹满痛、喜温按,自利等为主要病症,便为太阴病。在此基础上,如兼有发热恶寒,为太阴兼表;如兼有腹痛便秘,为太阴兼里。

五、少阴病辨证方法

凡由外感病邪、内伤脾肾等因素引起,以脉微细、但欲寐为主要病症,便为少阴病。如见有四肢厥逆、脉沉微,为少阴虚寒;如见有虚烦不眠,脉沉细数,为少阴虚热。

在此基础上,如兼有发热恶寒表证,为少阴兼表。

六、厥阴病辨证方法

凡由外感、内伤、病邪传变等因素引起,以消渴,气上撞心,心中疼热,饥而不欲食,食则吐蛔为主要病症,便为厥阴病寒热错杂证。寒热错杂证是厥阴病的代表病证。

以手足厥寒,脉细欲绝为主要表现的为厥阴寒证;以下利便脓血证,里急后重为主要表现的为厥阴热证。

七、坏病辨证方法

除上述六经辨证外,凡由误治等因素导致病情加重,病症表现难以用六经证候命名的疾病,称为坏病。

坏病辨证方法,是根据邪正双方的盛衰,伤及的脏腑经络,机体气血津液的盈亏等,确诊为何种病证,然后按证立法、选方、用药。

第三节 《伤寒论》治则治法

《伤寒论》总的治疗原则为扶正祛邪。三阳病正邪相争相对剧烈,治疗多以祛邪为主;三阴病多正气虚衰,治疗多以扶正为主。无论三阳病、还是三阴病,治疗中都要时时注意顾护正气,这是《伤寒论》治疗学的突出特色。

一、太阳病治法

太阳病为表证，解表为主要治法。太阳病中风证，应用解肌祛风、调和营卫法，方选桂枝汤治疗；太阳病伤寒证，应用发汗解表、宣肺平喘法，方选麻黄汤治疗；表郁轻证根据不同表现可选桂枝麻黄各半汤、桂枝二麻黄一汤、桂枝二越婢一汤等治疗。

太阳病变证，治疗当观其脉症，随证治之。

二、阳明病治法

阳明热证，治用清阳明热法，选白虎汤治疗；阳明实证，治用攻下阳明腑实法，选大、小、调胃承气汤治疗；阳明虚寒证，治用温补阳明法，选吴茱萸汤治疗。

阳明湿热证，治用清热利湿法，用茵陈蒿汤等治疗；阳明血热证，治用泻热逐瘀法，用桃核承气汤、抵当汤丸等治疗。

三、少阳病治法

少阳病为半表半里证，治疗方法为和解少阳，代表方剂为小柴胡汤。

少阳兼表，用柴胡桂枝汤治疗；少阳兼里，用大柴胡汤等治疗；少阳兼水饮，用柴胡桂枝干姜汤治疗；少阳邪气弥漫三焦，用柴胡加龙骨牡蛎汤治疗。

四、太阴病治法

太阴病为脾虚寒证，治疗方法为温中健脾、散寒祛湿，代表方剂为理中丸。

太阴兼表，用桂枝人参汤治疗；如兼有腹满时痛，用桂枝加芍药汤治疗；如腹痛为大实痛，用桂枝加大黄汤治疗。

五、少阴病治法

少阴病为心肾虚衰、气血不足，常表现为真阳、真阴不足。真阳不足为少阴虚寒证，治疗方法为回阳救逆，代表方为四逆汤；真阴不足为少阴虚热证，治疗方法为滋阴降火，代表方为黄连阿胶汤。

少阴兼表，用麻黄细辛附子汤治疗。

六、厥阴病治法

厥阴病复杂，寒热错杂证是其主要证候。治疗方法为寒热并用，代表方为乌梅丸。厥阴寒证如手足厥寒，脉细欲绝，用当归四逆汤治疗；厥阴热证如热利下重，用白头翁汤治疗。

七、坏病治法

应注意根据机体正气的强弱、邪气的轻重，所导致的脏腑、气血、阴阳等的损伤程度，确立相应的治疗原则。此为中医治疗灵活性的具体体现。

下篇 各论

第一章 太阳病辨证论治

概 说

太阳包括足、手太阳经脉和膀胱、小肠腑。

太阳病以足太阳膀胱经腑病变为主。

太阳又称"巨阳",阳气旺盛,故能主表。外感之邪侵犯人体,太阳首当其冲,所以太阳病往往表现为外感病的初期阶段。太阳病,又称"表证"。

太阳发病,与其相关的脏腑、经络、气化功能失调密切相关。外邪袭表,伤及太阳,营卫失调,所以"恶寒";太阳经脉经气不利,导致经脉巡行部位出现疼痛,最常见为"头项强痛";因为正邪相争于体表,所以"脉浮"。太阳病,以"脉浮,头项强痛而恶寒"为主要脉症。

太阳病为表证,基本治则为解表。太阳本证,分为太阳中风表虚证、太阳伤寒表实证、太阳表郁轻证,分别治以解肌祛风、发汗解表、微汗解表法,桂枝汤、麻黄汤、桂枝麻黄各半汤为代表方。太阳病兼变证,证候繁多,治法以"观其脉证,知犯何逆,随证治之"为原则。

太阳病治疗得当,病愈在表证阶段。失治误治,则病情加重,变证多端。因此,太阳病治疗是否得当,对于尽早治愈疾病、防止病情传变尤为重要。

第一节 太阳病辨治纲要

一、太阳病主要脉证

(一)太阳病脉证总纲

【原文】太阳之为病,脉浮,头项强痛[1]而恶寒。(1条)

【词解】

[1] 头项强痛:头及项部僵板不舒、疼痛。

【释义】太阳病证候基本特点:脉浮,头及项部僵板不舒、疼痛,恶寒。

【提要】太阳病脉证总纲。

【分析】

太阳的基本功能是卫护体表。外感邪气侵犯人体，太阳首当其冲。正气祛邪于体表，故脉象应之而浮。太阳经脉巡行经过头及项部，故外邪侵犯太阳，导致太阳经气不通，所以头项强痛。恶寒是表证的特点。外邪侵犯太阳，导致卫阳受伤，故出现恶寒。"有一分恶寒，即有一分表证"，是中医对恶寒与表证关系的经典论述。

学习此条条文，有下述几点需要注意：

第一，在《伤寒论》中，凡条文提及太阳病，一般指此条。第二，必须要明确：在太阳病典型症状中，应该有发热。因为正邪相争常表现为发热，发热恶寒并见才是太阳病诊断要点。第三，恶寒应指恶风寒。第四，传统观点认为本条是太阳病提纲。辨治太阳病，必须依照此条。

(二) 太阳中风脉证提纲

【原文】太阳病，发热，汗出，恶风，脉缓者，名为中风[1]。(2条)

【词解】

[1] 中风：证名。指外感风寒，出现恶风寒，发热，汗出，脉浮缓的表证。非指出现口眼歪斜等症状的中风病。

【释义】太阳病，证见发热，汗出，恶风寒，脉浮缓，称为中风。

【提要】太阳中风脉证提纲。

【分析】

太阳病，当指第1条内容。发热，是太阳病的必见症。因为风寒袭表，正邪相争而发热。汗出的病机有两方面：一是由于外邪袭表，卫气不能外固体表；营卫失调，又导致营阴不能内守。二是风邪的特点为开泄，使腠理疏松而汗出。恶风，当指恶风寒，是由于风寒袭表，卫阳温煦功能失职导致。脉缓当指脉浮缓：一方面，正气抗邪于体表，所以脉浮；另一方面，风性开泄，营阴外泄，所以脉缓。汗出，脉浮缓是太阳中风证的突出特征。也正由于病呈汗出，脉浮缓，所以，又称太阳中风表虚证。

《伤寒论》条文凡提"中风"，一般指此条。

(三) 太阳伤寒脉证提纲

【原文】太阳病，或已发热，或未发热，必恶寒，体痛，呕逆，脉阴阳俱紧[1]者，名为伤寒。(3条)

【词解】

[1] 脉阴阳俱紧：即脉浮紧。阴阳指部位，尺为阴，寸为阳，阴阳当指寸关尺三部，紧当指浮紧。

【释义】太阳病，有即病即发热的情况，也有即病不发热的情况，但恶寒是必见症状。又见身体疼痛，呕逆，脉浮紧。出现这样的脉症，称为伤寒。

【提要】太阳伤寒脉证提纲。

【分析】

感受外邪而得太阳病，因为邪气轻重、身体素质不同，疾病的表现也不尽相同。如果邪气郁闭肌表程度不重，体质强，则感邪后正气及时抗邪，故见发热；如果邪气郁闭肌表程度重，体质相对弱，则感邪后正气不能够及时抗邪，故未见发热。无论发热与否，恶寒都是必见症。因为足太阳膀胱经脉循行经过头项、背、腰、腿后部、足等部位,故外邪侵犯太阳,经气不通,则出现上述相应部位疼痛。表邪干胃,胃气上逆,故呕逆。因为是风寒之邪袭表,所以脉浮紧。

《伤寒论》条文中,凡提"伤寒",一般指此条内容。

寒邪伤人,使腠理闭塞,所以无汗出症状。正因为病呈无汗、脉浮紧,所以太阳伤寒又称为太阳伤寒表实证。

太阳中风和太阳伤寒是太阳病两大证型。两者病因都是风寒之邪。中风证侧重于风邪,伤寒证侧重于寒邪。两者症状都有恶风寒,发热。鉴别的关键点在于:中风证有汗,脉浮缓;伤寒证无汗,脉浮紧。

(四)太阳温病脉证提纲

【原文】太阳病,发热而渴,不恶寒者,为温病[1]。若发汗已,身灼热者,名曰风温。风温[2]为病,脉阴阳俱浮,自汗出,身重,多眠睡,鼻息必鼾,语言难出。若被下者,小便不利,直视,失溲[3];若被火者,微发黄色,剧则如惊痫,时瘛疭[4];若火熏之,一逆尚引日,再逆促命期。(6条)

【词解】

[1] 温病:感受温热之邪,以发热、口渴为主的疾病。属广义伤寒范畴。

[2] 风温:温病误汗的变证,非温病学中的风温。

[3] 失溲:溲,多指小便,此指二便失禁。

[4] 时瘛疭:阵发性抽搐。

【释义】太阳病,发病即见发热,口渴,不恶寒,名为温病。

【提要】太阳温病脉证提纲。

【分析】《伤寒论》条文谈到太阳病,一般指第1条狭义伤寒内容,但此条特指广义伤寒。

外邪侵犯太阳,发病即见发热、口渴,说明外感邪气是温热之邪,而不是风寒之邪。温热伤人,必见发热;温热之邪,最易伤阴,故见口渴。邪气的性质不是风寒,所以不恶寒。总之,外感病发病即见发热、口渴、不恶寒,即可诊断为温病。

需要注意的是:外感温热和外感风寒相比,虽病因不同,但都能引起太阳发病。所以,多数情况下有恶寒,只不过是或轻或重的问题。相对比较而言:外感风寒恶寒重,发热轻;外感温热发热重,恶寒轻。

第1条、第2条、第3条、第6条,共计4条条文集中论述了太阳病脉证总纲、太阳中风脉证提纲、太阳伤寒脉证提纲、太阳温病提纲,可以认为是太阳病的诊断要点及太阳中风、太阳伤寒、太阳温病的鉴别要点。

二、太阳病传变及预后

(一)太阳病传变

【原文】伤寒一日,太阳受之,脉若静[1]者为不传;颇欲吐,若躁烦,脉数急[2]者,为传也。(4条)

伤寒二三日,阳明少阳证不见者,为不传也。(5条)

【词解】

[1] 脉若静:脉(证)未发生变化(病仍在太阳)。

[2] 脉数急：脉数，病邪传入阳明；脉急，病邪传入少阳。

【释义】伤寒之邪最初侵犯人体，太阳首当其冲。如果脉象与症状未发生变化，说明邪气仍在太阳。如脉象变数、变急，说明邪气发生传变。按传统观点，一日太阳，二日阳明，三日少阳。如频频欲吐（传入少阳），躁烦不安（传入阳明），脉象变数（传入阳明）、变急（传入少阳），说明邪气发生了传变。

如太阳发病第二日、第三日，未见阳明、少阳证候，说明邪气仍在太阳，未发生传变。

【提要】辨别太阳病是否发生传变的依据。

【分析】

从条文论述看，辨别疾病是否传变，主要根据两点：一是日期；二是证候。从条文强调的重点看，虽说辨别疾病传变与否和日期相关，但根本原则在于辨别证候是否发生了变化。提示辨别太阳病是否发生传变，关键看证候，日期仅作参考。

表1　太阳中风、伤寒、温病鉴别要点

	中风	伤寒	温病
病因	风邪为主	寒邪为主	温热之邪
病症	发热恶风（寒）	发热恶（风）寒	发热（微恶风寒）
	有汗	无汗	有汗
	口不渴	口不渴	口渴
病机	风（寒）袭表	（风）寒袭表	温热袭表
治法	辛温解表（解肌祛风）	辛温解表（发汗散寒）	辛凉解表
选方	桂枝汤	麻黄汤	银翘散

(二) 太阳病预后（六经病欲解时）

【原文】太阳病，头痛至七日以上自愈者，以行其经尽[1]故也。若欲作再经[2]者，针足阳明，使经不传则愈。（8条）

风家[3]，表解而不了了[4]者，十二日愈。（10条）

凡病若发汗、若吐、若下、若亡血、若亡津液，阴阳自和者，必自愈。（58条）

太阳病欲解时[5]，从巳至未[6]上。（9条）

附：阳明病欲解时，从申至戌[7]上。（193条）

少阳病欲解时，从寅至辰[8]上。（272条）

太阴病欲解时，从亥至丑[9]上。（275条）

少阴病欲解时，从子至寅[10]上。（291条）

厥阴病欲解时，从丑至卯[11]上。（328条）

【词解】

[1] 行其经尽：太阳行经之期结束。

[2] 欲作再经：将要发生再传经。

[3] 风家：常患感冒（太阳中风）之人。

[4] 不了了:(病症)未完全消除。
[5] 欲解时:疾病将要(可能得到)解除的时间。
[6] 巳至未:巳、午、未时辰,上午九点到下午三点时间。
[7] 申至戌:申、酉、戌时辰,下午三点到晚上九点时间。
[8] 寅至辰:寅、卯、辰时辰,凌晨三点到早晨九点时间。
[9] 亥至丑:亥、子、丑时辰,晚九点到凌晨三点时间。
[10] 子至寅:子、丑、寅时辰,半夜十一点到清晨五点时间。
[11] 丑至卯:丑、寅、卯时辰,凌晨一点到早晨七点时间。

【释义】太阳病,头痛,七日以上自愈,是因为邪气行太阳之期结束。如要发生再传(阳明)经,可先针足阳明,振奋阳明经气,阻断邪气传变,疾病向愈。

常患感冒(太阳中风)之人,表证已解,身体仍有不适,约十二天左右病情能完全解除。

疾病治疗经过发汗、催吐、攻下,损伤阴血、津液,如机体阴阳能自行调和,病情必能自愈。

太阳病可能得到解除的时间是:上午九点到午后三点之间。

阳明病可能得到解除的时间是:下午三点到晚上九点之间。

少阳病可能得到解除的时间是:早晨三点到上午九点之间。

太阴病可能得到解除的时间是:晚上九点到早晨三点之间。

少阴病可能得到解除的时间是:半夜十一点到早晨五点之间。

厥阴病可能得到解除的时间是:凌晨一点到早晨七点之间。

【提要】六经病欲解时。

【分析】

太阳病存在自愈可能。根据身体素质情况时间可长可短。体质好的可能需要七天左右,体质差的可能需要十二天左右。不用药物治疗而病情向愈,即是中医常说的"体内自有大药",即机体自身的抗病和康复能力。

如果发觉疾病可能发生传变,可提前予以治疗,阻断传变,使疾病向愈。

疾病欲解时理论反映了时间医学内容,在今天也非常重要,但要灵活看待。

六经病欲解时的理论基础是天人相应。太阳为大阳、巨阳,阳气旺盛。天之阳气最盛时间为上午九点到下午三点之间,天人相应,天之阳气助人身之阳气,故太阳病可能在这个时间段得到解除。阳明病欲解时为下午三点到晚上九点时间,正值自然界阳气衰减,阳明病阳热亢盛也可能衰退。少阳病欲解时为凌晨三点到早晨九点,正值一天中阳气生发之时,人身之阳得天阳资助有利于抗邪外出,病易解除。太阴病欲解时为晚上九点到早晨三点,阳生于子,阳气渐生;少阴病欲解时为半夜十一点到早晨五点,自然界阴气已衰,阳气生发;厥阴病欲解时为凌晨一点到早晨七点,为阳气始生渐至旺盛起始阶段,阳气生发与旺盛,利于疾病向愈。

另一方面,临床实践也同样证明了某些病症在此时间段发生或加重。比如在中午前后时出现头痛、或头痛加重,用辨治太阳的方法同样收到理想治疗效果,这就是为什么要灵活看待的道理。

三、太阳病治疗

(一)太阳病治疗要点

1. 基本治法

太阳病为表证,解表为太阳病治法第一要义。

表证为三大证候:表虚、表实、轻证。太阳中风表虚证应用解肌祛风、调和营卫法,代表方为桂枝汤;太阳伤寒表实证应用发汗解表、宣肺平喘法,代表方为麻黄汤。相对难以把握治疗尺度的是太阳轻证。因为其病程相对较久,邪气不甚,表郁较轻,身体有虚。此时治疗不能不汗,又不能过汗。所以,只能采用小汗、微汗法,常用方为桂枝麻黄各半汤、桂枝二麻黄一汤、桂枝二越婢一汤。

2. 辨证论治

太阳病中论述太阳本证,即典型的太阳病表证辨证论治的条文并不多。大部分条文内容是论述病情已脱离太阳表证,邪气在里,引起脏腑经络、气血阴阳失调的辨证论治。

中医古有"走马看伤寒"之说。意思是伤寒之邪时时处于传变状态,症状复杂,证候多端,完全按六经辨证、治病满足不了临床需要。况且,按书本得病的患者是很少见的。因此,大多数患者还是采取辨证论治的方法。

(二)太阳病治疗注意

1. 汗法标准

太阳病为表证,解表为太阳病核心治法,即汗法。《伤寒论》提出的汗法最佳标准是:遍身微微汗出。纵观古今所论,此有两点涵义:一是强调遍身;二是强调微微。遍身,是保证祛邪彻底;微微,是保证祛邪不伤正气。

需要强调的是:民间也有通过出一场透汗来治疗感冒的,也确实效果很好。究竟采用哪一种方法更得当,其实还是要看患者的体质。体质强盛,可用透汗;体质虚弱,只能用微汗。这应该是一种基本尺度。

2. 邪气传变

太阳病虽是表证,但太阳病的治疗不是一成不变的。根据病情传变的结果确立治疗原则是太阳病治疗的常用法则。按传统观点看,太阳病条文几乎占了六经病一半,但论述表证的条文不足十分之一,足见治疗的基本前提是邪气传变。只有注意这一点,才是准确治疗,才能保证疗效。

3. 适度护理

被称为"群方之冠"的桂枝汤,用了大量文字来强调护理。诸如药后喝粥、温覆微汗、小促期间、忌食辛辣等等,足见《伤寒论》对护理的重视程度。这样重视表证的护理,意义重大。关键是将邪气阻断、消除在外感病初期阶段。一旦邪气内传,会给身体带来更大伤害,同时给治疗带来更大难度。护理和治疗同样重要。

第二节 太阳病本证

一、太阳(中风)表虚证

(一)桂枝汤证

1. 桂枝汤证治

【原文】太阳中风,阳浮而阴弱[1],阳浮者热自发,阴弱者汗自出,啬啬恶寒[2],淅淅恶风[3],翕翕发热[4],鼻鸣[5]干呕者,桂枝汤主之。(12条)

太阳病,头痛,发热,汗出,恶风,桂枝汤主之。(13条)

病常自汗出者,此为荣气和。荣气和者,外不谐,以卫气不共荣气谐和故尔。以荣行脉中,卫行脉外,复发其汗,荣卫和则愈,宜桂枝汤。(53条)

病人藏无他病,时发热,自汗出而不愈者,此卫气不和也。先其时发汗则愈,宜桂枝汤。(54条)

太阳病,下之后,其气上冲者,可与桂枝汤,方用前法。若不上冲者,不得与之。(15条)

太阳病,初服桂枝汤,反烦不解者,先刺风池、风府,却与桂枝汤则愈。(24条)

服桂枝汤,大汗出,脉洪大者,与桂枝汤如前法。若形似疟,一日再发者,汗出必解,宜桂枝二麻黄一汤。(25条)

太阳病,外证未解,脉浮弱者,当以汗解,宜桂枝汤。(42条)

太阳病,外证未解,不可下也,下之为逆。欲解外者,宜桂枝汤。(44条)

太阳病,先发汗不解,而复下之,脉浮者不愈。浮为在外,而反下之,故令不愈。今脉浮,故在外,当须解外则愈,宜桂枝汤。(45条)

伤寒发汗已解,半日许复烦,脉浮数者,可更发汗,宜桂枝汤。(57条)

【词解】

[1]阳浮而阴弱:一指脉象,阳浮指浮取为浮,阴弱指沉取为缓;二指病机,阳浮指卫强,阴弱指营弱。

[2]啬啬恶寒:怕冷呈畏缩状。

[3]淅淅恶风:怕风如风雨侵袭肌肤。

[4]翕翕发热:发热似羽毛覆盖之温热。

[5]鼻鸣:指鼻塞。

[6]㕮咀:药物碎成小块(本指将药咬碎)。

[7]须臾:很短的时间。

[8]歠:喝。

[9]温覆:加衣盖被取暖。

[10]漐漐:微微汗出,全身湿润。

[11]五辛:大蒜、小蒜、韭、胡荽、云苔。

【释义】太阳病,中风证,见啬啬恶寒,淅淅恶风,翕翕发热,鼻鸣干呕,脉浮缓,用桂枝汤主治。

太阳病,证见头痛,发热,汗出,恶风,用桂枝汤主治。

病人常自汗出的原因是:营气无病,卫气不能与营气协和,导致营卫失调所致。治宜用桂枝汤发汗,使营行于脉内,卫行于脉外,营卫协调,疾病向愈。

病人内脏无病,时时发热、汗出症状不解除的原因是:卫气不能与营气协和。治宜在发热汗出症状出现之前,用桂枝汤发汗,即可治愈。

太阳病,应用下法,属于误治。如出现气上冲(症状仍属表虚证),可继续用桂枝汤,方法同前。若不上冲(症状不属表虚证),不可用桂枝汤。

太阳病,桂枝汤证,初用桂枝汤,出现心烦不除,可能有两种情况:一是病重药轻;二是余邪复聚为患。治疗宜先刺风池、风府穴,以泻风邪;再服用桂枝汤解肌祛风,有利于治愈表虚证。

服桂枝汤,大汗出,脉洪大,是由于桂枝汤的解表作用,使阳气浮盛,而出现大汗出,脉洪大。病仍属桂枝汤证,宜再用桂枝汤。如发热恶寒如疟,一日两度发作,是微邪郁表,宜用桂枝二麻黄一汤微汗解表。

太阳病,表虚证未除,脉浮弱,当用桂枝汤辛温发汗。

太阳病,表证未除,宜用桂枝汤解表,不可攻里,攻里为误治。

太阳病,先用汗法,病情未愈,继用下法,如脉浮等表证仍在,说明病情未愈,也未因误治而病情变坏,故宜用桂枝汤解表,使病向愈。脉浮反映病邪在表,病在表而用下法,这属于误治,当然不会病愈。

太阳伤寒应用汗法解除,半日左右时间出现心烦,脉浮数,是余邪未尽,宜用桂枝汤发汗祛除余邪。

【提要】太阳中风表虚的证治及护理。桂枝汤的灵活应用。

【分析】

症状:恶风寒,发热,头痛,汗出,鼻塞,干呕,脉浮缓。

病机:风邪袭表,营卫不和。

治法:解肌祛风,调和营卫。

方药:桂枝汤

桂枝三两(去皮)　芍药三两　甘草二两(炙)　生姜三两(切)　大枣十二枚(擘)

上五味,咬咀[6]三味。以水七升,微火煮取三升,去滓,适寒温,服一升。服已须臾[7],啜[8]热稀粥一升余,以助药力,温覆[9]令一时许,遍身漐漐[10],微似有汗者益佳,不可令如水流漓,病必不除。若一服汗出病差,停后服,不必尽剂;若不汗,更服,依前法;又不汗,后服小促其间,半日许,令三服尽;若病重者,一日一夜服,周时观之。服一剂尽,病证犹在者,更作服;若汗不出者,乃服至二三剂。禁生冷、黏滑、肉面、五辛[11]、酒酪、臭恶等物。

因风邪袭表,故用桂枝汤解肌祛风。因风性开泄,汗出伤营,故芍药当为白芍,白芍酸甘,用其敛阴和营。桂芍相伍,为全方配伍及功效核心,极具特色:一辛一酸、一散一收,发汗中寓敛汗之意,和营中有调卫之功,祛邪而不伤正。生姜助桂枝散邪,并能和胃止呕;大枣助芍药和营,并能健脾生津;甘草调和诸药,伍桂姜助阳祛邪,伍芍枣益阴扶正。

煎服法及护理:将桂枝汤五味药碎成小块,加水七升,用小火煎煮,取三升,去药渣,服一升。稍候片刻,喝热稀粥一升,以帮助药物发汗。加衣盖被取暖,使全身微微汗出为最佳发汗尺度。不能使汗出如水流,这样病必不除。如一服后,汗出病愈,停后服,不用非得将余药服完。如不出汗,继服,方法同前。如再不出汗,应该缩短两次服药间隔时间,可在半日内服完三服。如病重,可昼日服,24小时观察病情。一剂药服完,病症还在,继续服。如不出汗,可服至二三剂。禁生冷、黏滑、肉面、五辛、酒酪、臭恶等物。

【应用】桂枝汤临床应用广泛,被誉为"群方之冠",对内、外、妇、儿、五官、皮肤、骨科等疾病都有治疗作用。总体看,主要用于感冒,特别是老年、体弱、儿童感冒;发热,尤其是顽固性低热、不明原因低热;出汗,以顽固性自汗为多;脾胃病,过敏性疾病等。患者舌、苔一般无明显变化,脉象多见浮缓或弱;病机上要注意把握营卫不和、表气不固、脾胃偏弱。应用重点:一是与外感相关,典型症脉为恶风寒,发热,汗出,头痛,脉浮缓;病位以表为主,病因与风相关,病机多营卫不和。二是外无表证,内无他病,营卫不和,病症主要体现在常自汗出,脏无他病,时发热自汗出。第二点是属于桂枝汤的灵活运用。

2. 桂枝汤禁例

【原文】……桂枝[1]本为解肌[2],若其人脉浮紧,发热汗不出者,不可与之也。常须识[3]此,勿令误也。(16条)

若酒客病,不可与桂枝汤,得之则呕,以酒客[4]不喜甘故也。(17条)

凡服桂枝汤吐者,其后必吐脓血也。(19条)

【词解】

[1] 桂枝:指桂枝汤。

[2] 解肌:指解肌祛风。

[3] 识:记住。

[4] 酒客:嗜酒之人。

【释义】桂枝汤的功效本为解肌祛风。如病人脉浮紧,发热,无汗,则不能使用。必须记住,不可误用。

如嗜酒之人患病,不可轻易用桂枝汤。如误用,容易出现呕吐,因为嗜酒之人难以耐受味甜之品。

病人服用桂枝汤后出现呕吐,可能还要吐脓血。

【提要】桂枝汤使用禁例。

【分析】

桂枝汤禁例主要有三点:

第一,表实证禁用。桂枝汤属于发汗平剂。最适宜用于风寒袭表,风邪为主,营卫不和。如病人脉浮紧,发热,无汗,是风寒袭表,寒邪为主,是太阳伤寒表实证,治疗当发汗解表,用麻黄汤,桂枝汤发汗之力不足。不但无力祛邪外出,反而容易导致邪气内陷,出现变证。

第二,湿热证禁用。嗜酒之人,体内有湿热壅滞。桂枝汤属于辛甘之品,辛甘之品禁用于湿热证,误用只能加重病情。

第三,里热证禁用。里热壅盛之体,服用辛甘之品桂枝汤,容易加重里热。如胃气上逆,就要出现呕吐。如果出现吐脓血,表明里热盛极。通过里热盛之人服用桂枝汤呕吐,甚至吐脓血,说明里热证禁用桂枝汤。

(二)桂枝汤兼证

1. 桂枝加葛根汤证

【原文】太阳病,项背强几几[1],反汗出恶风者,桂枝加葛根汤主之。(14 条)

【词解】

[1] 项背强几几:项背部拘紧不柔和。

[2] 将息:调理休息。

【释义】太阳病,证见项背拘紧不柔和,汗出,恶风,应用桂枝加葛根汤主治。

【提要】太阳中风兼经输不利证治。

【分析】

症状:恶风寒,发热,汗出,恶风,项背拘紧不舒,舌苔薄白,脉浮缓。

病机:风邪袭表,营卫不和,经输不利,筋脉失养。

治法:解肌祛风,调和营卫,升津舒经。

方药:桂枝加葛根汤

葛根(四两) 芍药(二两) 生姜(三两,切) 甘草(二两,炙) 大枣(十二枚,擘) 桂枝(二两,去皮)

上六味,以水一斗,先煮葛根,减二升,去上沫,内诸药,煮取三升,去滓。温服一升,覆取微似汗,不须啜粥,余如桂枝法将息[2]及禁忌。

本方为桂枝汤加葛根。因为是表虚兼证,故用桂枝汤解肌祛风,调和营卫。兼证是项背拘紧,故加葛根升津舒经。葛根之用有三,一为其解肌发汗助桂枝解表;二为起阴气,升津液,舒经脉;三为通痹止痛。

【应用】桂枝加葛根汤常用治感冒头项痛,颈椎病最为多见。还用于治疗高血压、心绞痛、突发性耳聋、脑动脉供血不足、脑血管意外、糖尿病、胃下垂、腹泻、胃痛、落枕、支气管哮喘、感冒、外科感染、酒精致皮肤过敏等中医辨证属营卫不调、太阳经输不利证。

2. 桂枝加厚朴杏子汤证

【原文】太阳病,下之微喘者,表未解故也,桂枝加厚朴杏子汤主之。(43 条)

喘家[1],作桂枝汤,加厚朴杏子佳。(18 条)

【词解】

[1] 喘家:素患喘疾之人。

【释义】太阳病,中风证,证见喘或久喘,治疗宜用桂枝加厚朴杏子汤。

【提要】太阳病误治微喘或久喘外感风邪的证治。

【分析】

症状:恶风寒,发热,汗出,喘咳,舌苔薄白,脉浮。

病机:风寒在表,营卫不和,肺气上逆。

治法:解肌祛风,降气平喘。

方药:桂枝加厚朴杏子汤

桂枝三两(去皮) 芍药三两 甘草二两(炙) 生姜三两(切) 大枣十二枚(擘) 厚朴二

两(炙,去皮)　杏仁五十枚(去皮尖)

上七味,以水七升,微火煮取三升,去滓,温服一升,覆取微似汗。

本方为桂枝汤加厚朴、杏仁。桂枝汤解肌祛风,调和营卫。厚朴化湿导滞,降气平喘。杏仁止咳定喘。

止咳平喘一般容易想到用杏仁,常忽视厚朴。实际上,厚朴不但降气,其燥湿祛痰功能更利于止咳平喘。其煎剂对肺炎球菌、白喉杆菌、溶血性链球菌、金黄色葡萄球菌均有抑制作用,对实验性病毒性肝炎有改善肝脏实质作用,对结核杆菌有抑制作用,对支气管平滑肌有兴奋作用,在治疗咳喘中还是不能忽视。其不利之处是可使心率增加。

全方表里同治,标本兼顾,为治疗太阳中风兼肺气上逆喘息良方。

【应用】治疗外感、内伤咳嗽,哮喘(急慢性支气管炎、支气管哮喘、过敏性哮喘)最为多见。历代名医有用此方专用杏仁、不用厚朴者,如清代叶天士。实际上,仍以合用为良。总体看,本方偏实,若肺肾两虚而喘者用此方,当加补肾纳气之品,如蛤蚧、胡桃肉、冬虫夏草等。另又用于腹胀、便秘等疾病。

3. 桂枝加附子汤证

【原文】太阳病,发汗,遂漏不止[1],其人恶风,小便难[2],四肢微急[3],难以屈伸者,桂枝加附子汤主之。(20条)

【词解】

[1] 遂漏不止:因而汗出不止。

[2] 小便难:小便量少不畅。

[3] 微急:轻度拘急。

【释义】因太阳病发汗太过,导致汗出不止,病人恶风寒,小便量少不畅,四肢拘急、屈伸不利,用桂枝加附子汤证主治。

【提要】太阳病过汗导致阴阳两虚、阳虚为主的证治。

【分析】

症状:恶风寒,发热,头痛,汗出不止,四肢拘急不适,小便不利。

病机:风寒在表,阴阳两虚,阳虚为主。

治法:扶阳解表。

方药:桂枝加附子汤

桂枝三两(去皮)　芍药三两　甘草二两(炙)　生姜三两(切)　大枣十二枚(擘)　附子一枚(炮,去皮,破八片)

上六味,以水七升,煮取三升,去滓,温服一升。本云,桂枝汤今加附子,将息如前法。

本方为桂枝汤加附子。桂枝汤调和营卫,附子温经复阳,固表止汗。

本证病机为过汗伤阴阳。治疗上只是考虑扶阳,没有用滋阴药,是因为阳复汗止,则阴液自复,小便自调,四肢能柔和自如。附子在此方中温阳功效非一般药物所能及。

本证实属阴阳两虚,因阳气大伤,卫表不固,故汗出不止,已非黄芪、龙骨所能胜任,故急用附子回阳,阳复即摄阴,实为求本论治妙法。

【应用】常用治痹证(风湿、类风湿关节炎)、痛证。也有用治心动过缓、血压偏低、坐骨神经痛、小腿腓肠肌溃疡、头痛、感冒、阳虚形寒、腰椎间盘脱出等病,前提是中医辨证属阳虚、营卫不调证。

4. 桂枝去芍药汤证

【原文】太阳病,下之后,脉促[1]胸满者,桂枝去芍药汤主之。(21条)

【词解】

[1]脉促:全国高等中医药院校十一五规划教材《伤寒学》解释为脉象急促有力;或急中一止,止无定数。此处以灵活看待为宜。

【释义】表证误下,胸阳不振,证见胸满不适,脉促(沉),用桂枝去芍药汤主治。

【提要】太阳病误下后胸阳不振证治。

【分析】

症状:恶风寒,发热,汗出或无汗,胸满,脉促(沉)。

病机:表邪不解,胸阳不振。

治法:解肌祛风,宣通阳气。

方药:桂枝去芍药汤

桂枝三两(去皮)　甘草二两(炙)　生姜三两(切)　大枣十二枚(擘)

上四味,以水七升,煮取三升,去滓,温服一升。本云,桂枝汤今去芍药,将息如前法。

本方为桂枝汤去芍药。桂枝汤去芍药解肌祛风,桂枝伍甘草辛甘化阳,用以温通胸阳。芍药阴柔,有碍阳气宣通,故去之。

【应用】常用于冬季预防感冒,治疗风寒感冒,胸痹(风心病胸痛、心率偏慢),胃痛(慢性胃炎)等病,中医辨证属营卫不调、胸阳不振证。

5. 桂枝去芍药加附子汤证

【原文】若微寒者,桂枝去芍药加附子汤主之。(22条)

【释义】在上条基础上,如见到恶寒,脉微,用桂枝去芍药加附子汤主治。

【提要】表虚兼胸阳损伤证治。

【分析】

症状:恶风寒,发热,胸闷,恶寒,脉微。

病机:表邪不解,胸阳损伤。

治法:解肌祛风,温经复阳。

方药:桂枝去芍药加附子汤

桂枝三两(去皮)　甘草二两(炙)　生姜三两(切)　大枣十二枚(擘)　附子一枚(炮,去皮,破八片)

上五味,以水七升,煮取三升,去滓,温服一升。本云,桂枝汤今去芍药加附子,将息如前法。

本方为桂枝汤去芍药加附子。桂枝汤去芍药解肌祛风,附子温经复阳。

【应用】常用治风湿腰腿痛,胸痹(风心病、冠心病胸痛、心率偏慢),胃痛(慢性胃炎)等中医辨证属营卫不调、阳气虚弱证。

6. 桂枝新加汤证

【原文】发汗后,身疼痛,脉沉迟者,桂枝加芍药生姜各一两人参三两新加汤主之。(62条)

【释义】太阳病,发汗不当,证且身疼痛,脉沉迟为表虚未解,气阴两伤,用桂枝加芍药生姜各一两人参三两新加汤主治。

【提要】表虚兼气营两虚身痛证治。

【分析】

症状:恶风寒,发热,汗出,身疼痛,脉沉迟。

病机:营卫不和,气营两虚。

治法:调和营卫,益气和营。

方药:桂枝新加汤

桂枝三两(去皮) 芍药四两 甘草二两(炙) 人参三两 大枣十二枚(擘) 生姜四两(切)

上六味,以水一斗二升,煮取三升,去滓,温服一升。本云,桂枝汤,今加芍药、生姜、人参。本方为桂枝汤加重芍药、生姜用量,再加人参。桂枝汤调和营卫,重用芍药、生姜,加人参益气和营。

方中桂枝、甘草温养阳气;人参大补元气,安神益智,且在阴补阴,在阳补阳;白芍补血,生姜走表,故对体内体外诸不足均有较理想治疗、调节作用。

【应用】本方临床应用广泛,常用治疗体虚身痛,如产后身痛、疲劳综合征身痛等。对性冷淡也有较好疗效。

表2 桂枝汤证兼证辨治简表

兼证	证候	病机	治法	方药
兼项背强几几证	表虚证 项背强几几突出	风邪袭表 经气不利 筋脉失养	解肌祛风 升津舒经	桂枝加葛根汤 (桂枝汤加葛根)
兼喘证	表虚证 喘咳突出	风邪外袭 营卫不和 肺气不利	解肌祛风 降气定喘	桂枝加厚朴杏子汤(桂枝汤加厚朴、杏子)
兼气营不足身痛证	表虚证 身疼痛,脉沉迟	表虚 气营两伤	调和营卫 益气和营	桂枝新加汤(桂枝汤加芍药、生姜、人参)
兼胸满证	表虚证 胸满,脉促	邪陷胸中, 胸阳不振	解肌祛风 兼通胸阳	桂枝去芍药汤 (桂枝汤去芍药)
兼胸满脉微恶寒证	表虚证胸满, 恶寒脉微	邪陷胸中,胸阳不振;肾阳伤	解肌祛风 温经扶阳	桂枝去芍药加附子汤(桂枝汤去芍药加附子)
兼阳虚漏汗证	表虚证 漏汗不止,小便难, 四肢微急,难屈伸	风邪外袭,卫阳不固,阴阳俱虚,阳虚为主	调和营卫 扶阳固表	桂枝加附子汤 (桂枝汤加附子)

二、太阳(伤寒)表实证

(一)麻黄汤证

1. 麻黄汤证治

【原文】太阳病,头痛发热,身疼腰痛,骨节疼痛,恶风无汗而喘者,麻黄汤主之。(35条)

太阳病,脉浮紧,无汗,发热,身疼痛,八九日不解,表证仍在,此当发其汗。服药已微除,其人发烦,目瞑[1],剧者必衄,衄乃解,所以然者,阳气重[2]故也。麻黄汤主之。(46条)

太阳病,十日已去,脉浮细而嗜卧者,外已解也。设胸满胁痛者,与小柴胡汤。脉但浮者,与麻黄汤。(37条)

脉浮者,病在表,可发汗,宜麻黄汤。(51条)

脉浮而数者,可发汗,宜麻黄汤。(52条)

伤寒,脉浮紧,不发汗,因致衄者,麻黄汤主之。(55条)

太阳与阳明合病,喘而胸满者,不可下,宜麻黄汤。(36条)

【词解】

[1] 目瞑:闭目畏光。

[2] 阳气重:阳邪郁遏重。

【释义】太阳病,伤寒证,见恶风寒,发热,无汗,头痛,身疼,腰痛,骨节疼痛,喘促,是风寒在表,肺气不宣,用麻黄汤主治。

太阳病经过八九天时间,仍然表现为发热,无汗,脉浮紧,说明表证仍在,仍属于太阳伤寒,应该用麻黄汤发汗解表。服药后病症有所解除,出现心烦,闭目畏光,是阳邪郁遏所致。如果阳邪郁遏较重,正邪交争剧烈,甚至可能出现鼻衄。

一旦出现鼻衄,可有两种结局:一种是病情向愈。邪气通过鼻衄解除,即前人所言"红汗"。另一种是不但表证不解,反而出现发斑等,反映病情加重。

太阳病经过一段时间出现脉浮细、体倦嗜卧,表明邪已去,正未复,属向愈之征。如出现胸满胁痛,表明邪入少阳,宜用小柴胡汤治疗。如脉浮不变,表明病仍在太阳,宜用麻黄汤治疗。

太阳伤寒的典型脉象为脉浮紧,如果证候为发热,恶寒,无汗,脉象为浮或者浮数,也属表实,也按伤寒论治,方用麻黄汤。

太阳与阳明合病,症状只是喘、胸满,说明邪气在太阳为主,阳明症状是由于太阳导致,不可攻下阳明,应用麻黄汤解表,表解阳明症状也随之解除。

【提要】太阳伤寒证治。

麻黄汤灵活应用。

【分析】

症状:恶风寒,发热,无汗,头、身、腰、骨节痛,喘促,舌苔薄白,脉浮紧。

病机:风寒外束,卫阳被遏,营阴郁滞,肺气失宣。

治法:辛温解表,宣肺平喘。

方药:麻黄汤

麻黄三两(去节)　桂枝二两(去皮)　甘草一两(炙)　杏仁七十个(去皮尖)

上四味,以水九升,先煮麻黄,减二升,去上沫,内诸药,煮取二升半,去滓,温服八合,覆取微似汗,不须啜粥,余如桂枝法将息。

方中麻黄伍桂枝发汗解表,杏仁止咳平喘,甘草调和诸药。

【应用】主要用于感冒、特别是体质壮实之人感冒;长期发热;过敏性疾病,如慢性荨麻疹;顽固性呃逆;疼痛,如风湿、类风湿关节炎,三叉神经痛,痛经;神经、免疫系统疾病,如面神经麻痹,重症肌无力;心脑血管疾病,如中风偏瘫,缓慢性心律失常;水肿,如肾炎水肿,肝硬化水肿;另外也常用于阳痿、雷诺病等治疗。应用必须注意把握病机属风寒束表,营阴郁滞;典型指征为表、痛、喘三大证。

2. 麻黄汤禁例

【原文】脉浮数者,法当汗出而愈。若下之,身重心悸者,不可发汗,当自汗出乃解。所以然者,尺中脉微,此里虚,须[1]表里实[2],津液自和,便自汗出愈。(49条)

脉浮紧者,法当身疼痛,宜以汗解之。假令尺中迟者,不可发汗。何以知之然?以荣气不足,血少故也。(50条)

咽喉干燥者,不可发汗。(83条)

淋家不可发汗,发汗必便血。(84条)

疮家虽身疼痛,不可发汗,发汗则痓[3]。(85条)

衄家不可发汗,汗出必额上陷脉急紧[4],直视不能眴[5],不得眠。(86条)

亡血家,不可发汗,发汗则寒栗而振[6]。(87条)

汗家,重发汗,必恍惚心乱[7],小便已阴疼[8],与禹余粮丸。(88条)

病人有寒,复发汗,胃中冷,必吐蛔。(89条)

【词解】

[1] 须:等待。

[2] 表里实:表气与里气充实。指正气恢复。

[3] 痓:筋脉拘急。

[4] 额上陷脉急紧:太阳穴处脉拘急。

[5] 眴:目睛转动。

[6] 寒栗而振:寒战。

[7] 恍惚心乱:神昏心乱。

[8] 小便已阴疼:小便后尿道疼痛。

【释义】脉浮数反映风热在表,治疗应辛凉解表,误用下法后伤正,出现身重心悸,属于里虚、肾虚,此时不可妄用麻黄汤辛温发汗。

脉浮紧,身疼痛,属表实,宜用发汗之法。但脉见尺中迟,说明营血不足,同样不能用麻黄汤发汗。

咽喉干燥、淋家(久患小便淋漓不尽、尿量频少、尿道涩痛之人)、疮家(久患疮疡之人)、衄家(久患鼻出血之人)、亡血家(平素经常失血之人)、汗家(平素多汗之人)、胃虚寒等,都反映了体质虚弱,所以都不能妄用麻黄汤发汗。

【提要】麻黄汤使用禁例。

【分析】

麻黄汤发汗之力峻猛,故表虚证、虚证禁用。表实虽可用,但必须是里不虚,否则也不可用。

(二)麻黄汤兼证

1. 葛根汤证、葛根加半夏汤证

【原文】太阳病,项背强几几,无汗恶风,葛根汤主之。(31条)

太阳与阳明合病,必自下利,葛根汤主之。(32条)

太阳与阳明合病,不下利,但呕者,葛根加半夏汤主之。(33条)

【释义】太阳病,证见恶风寒,发热,无汗,项背拘紧不舒,用葛根汤主治。

太阳病,证见恶风寒,发热,无汗,下利(属阳明病症),用葛根汤主治。

太阳病,证见恶风寒,发热,无汗,呕吐(属阳明病症),用葛根加半夏汤主治。

【提要】太阳伤寒兼经输不利证治。

太阳伤寒兼下利证治。

太阳伤寒兼呕证治。

【分析】

症状:恶风寒,发热,无汗,项背拘紧不舒,或下利,或呕,脉浮紧。

病机:风寒外束,太阳经输不利;表邪内迫阳明,大肠传导失职,胃气上逆。

治法:辛温解表,升津舒经;

辛温解表,升津止利;

辛温解表,降逆止呕。

方药:葛根汤

葛根四两　麻黄三两(去节)　桂枝二两(去皮)　芍药二两　甘草二两(炙)　生姜三两(切)　大枣十二枚(擘)

上七味,以水一斗,先煮麻黄、葛根,减二升,去白沫,内诸药,煮取三升,去滓,温服一升,覆取微似汗,余如桂枝法将息及禁忌。诸汤皆仿此。

葛根加半夏汤

葛根四两　麻黄三两(去节)　桂枝二两(去皮)　芍药二两　甘草二两(炙)　生姜三两(切)　半夏半升(洗)　大枣十二枚(擘)

上八味,以水一斗,先煮麻黄、葛根,减二升,去白沫,内诸药,煮取三升,去滓,温服一升,覆取微似汗。

葛根汤为桂枝汤加葛根、麻黄;葛根加半夏汤在前方基础上再加半夏。桂枝汤加麻黄辛温解表,葛根升津液、舒筋脉,治疗项背拘紧不舒,又可生津止利。半夏和胃降逆止呕。

太阳中风兼经输不利用桂枝汤加葛根治疗。太阳伤寒兼经输不利之所以不用麻黄汤加葛根治疗,是因为麻黄汤属发汗峻猛之剂,汗出多更加重筋脉失养。用桂枝汤加葛根、再加麻黄,既能升津舒经解除项背强几几,又无麻黄汤过汗之弊。加之方中芍药、生姜、大枣、炙甘草又可调补阴阳气血,滋养津液,利于恢复脾胃之虚。

【应用】常用治太阳阳明合病(胃肠型感冒)、颈椎病、落枕等属风寒在表、经气不利证。注意不要用于湿热之证。

2. 大青龙汤证

【原文】太阳中风，脉浮紧，发热恶寒，身疼痛，不汗出而烦躁者，大青龙汤主之。若脉微弱，汗出恶风者，不可服之，服之则厥逆，筋惕肉瞤[1]，此为逆也。（38条）

伤寒，脉浮缓，身不疼但重，乍有轻时[2]，无少阴证者，大青龙汤发之。（39条）

【词解】

[1] 筋惕肉瞤：肌肉跳动。

[2] 乍有轻时：病情偶尔有所减轻。

【释义】太阳病，证见发热，恶风寒，身疼痛，无汗出，烦躁，脉浮紧，用大青龙汤主治；如表现为汗出，恶风，脉微弱，是太阳中风表虚证，绝不可用大青龙汤治疗。大青龙汤发汗之力峻猛，过汗伤阳，可使病情加重，出现四肢厥冷，肌肉跳动；如见发热，恶风寒，身不痛但重，而且有缓解之时，要明确不是少阴病，才可以用大青龙汤解表清里。

【提要】伤寒表实兼阳热内郁证治。

【分析】

症状：恶风寒，发热，无汗，身痛或重，烦躁，舌苔黄，脉浮紧。

病机：风寒束表，内有郁热。

治法：外散风寒，内清郁热。

方药：大青龙汤

麻黄六两（去节） 桂枝二两（去皮） 甘草二两（炙） 杏仁四十枚（去皮尖） 生姜三两（切） 大枣十二枚（擘） 石膏如鸡子大（碎）

上七味，以水九升，先煮麻黄，减二升，去上沫，内诸药，煮取三升，去滓，温服一升，取微似汗，汗出多者，温粉扑之。一服汗者，停后服。若复服，汗多亡阳遂虚，恶风烦躁，不得眠也。

本方为麻黄汤麻黄倍量，加石膏、生姜、大枣。麻黄汤麻黄倍量解表之力更强，属发汗峻剂；石膏内清郁热，炙甘草、生姜、大枣和中滋汗源，祛邪不伤正。

【应用】本方是治疗外寒内热（属寒包火）感冒良方。常用治流脑，哮喘，加附子治疗流行性脑脊髓膜炎、急性肾炎、无汗烦躁、无汗身痒等。大青龙汤疗效与其药物比例密切相关。麻黄、桂枝、甘草比例为3∶2∶1或麻黄与石膏比例为1∶（1.5～2）理想些。从大青龙汤组成看，其具有麻黄汤和越婢汤的双重作用，既能发散表邪，辛温解表，又可清透里热，辛凉解表。

使用本方重点掌握：①外有风寒，内有郁热。不可拘泥于伤寒脉浮缓、中风脉浮紧，要整体辨证。②要正确理解"烦躁"。烦躁是内热的代名词，应见到舌苔黄，小便黄等热象。

3. 小青龙汤证

【原文】伤寒表不解，心下有水气[1]，干呕，发热而咳，或渴，或利，或噎，或小便不利、少腹满[2]，或喘者，小青龙汤主之。（40条）

伤寒，心下有水气，咳而微喘，发热不渴。服汤已渴者，此寒去欲解也。小青龙汤主之。（41条）

【词解】

[1] 心下有水气：心下及胃脘部有水饮。

［2］少腹满：小腹或下腹部胀满。

【释义】太阳病，伤寒证，证见恶风寒，发热，无汗，咳喘，或渴或不渴，或利，或噎，或小便不利、小腹满，用小青龙汤主治。如果服用小青龙汤后，出现口渴，是寒邪将得到解除的征象。

【提要】太阳伤寒兼水饮证治。

【分析】

症状：恶风寒，发热，无汗，咳喘，痰稀色白多沫，舌苔白滑，脉浮紧或弦紧。

病机：风寒外束，水饮内停。

治法：辛温解表，温化水饮。

方药：小青龙汤

麻黄三两（去节）　芍药三两　五味子半升　干姜三两　甘草三两（炙）　桂枝三两（去皮）　半夏半升（洗）　细辛三两

上八味，以水一斗，先煮麻黄，减二升，去上沫，内诸药，煮取三升，去滓，温服一升。

若渴，去半夏，加瓜蒌根三两；若微利，去麻黄加荛花，如一鸡子，熬令赤色；若噎者，去麻黄，加附子一枚，炮；若小便不利，少腹满者，去麻黄加茯苓四两；若喘，去麻黄，加杏仁半升，去皮尖。且荛花不治利，麻黄主喘，今此语反之，疑非仲景意。

本方为麻黄汤去杏仁加细辛、干姜、五味子、半夏。麻黄、桂枝外散风寒，细辛、干姜温化水饮，半夏化痰降逆，五味子敛肺止咳，桂枝、芍药调和营卫，甘草调和诸药。

【应用】小青龙汤为临床常用方，特别是对咳喘病患（顽固性支气管哮喘，慢性支气管炎，慢性支气管炎急性发作，慢性阻塞性肺气肿，肺心病）的治疗。除咳喘、浮肿类疾病外，尚可用于过敏性鼻炎、高血压、肺心病、老年遗尿、大便秘结等属外寒内饮证。应用要点：一是外有风寒，内有水饮；二是寒饮内停，不一定强调表证；三是痰清稀色白多沫。

一般认为麻黄为发汗峻药，恐有温燥伤阴之弊，故有"麻黄辛温专宜冬"、"麻黄用量不过钱"之说。但现代有观点认为：用量过轻，则药力不足以祛邪、平喘，故可用至24克，达理想治疗效果。

经方原论述小青龙汤应用时谈到"喘者去麻黄"。麻黄主要功能为平喘止咳，故不宜去之。若渴：去半夏、加瓜蒌根，是避免半夏辛燥，加瓜蒌根生津止渴。若微利：去麻黄、加荛花，当灵活看待，因荛花不治利，且属峻下逐水之品；若喘：去麻黄、加杏仁，当灵活看待，因麻黄主喘；若噎：去麻黄，加附子，当灵活看待，麻黄平喘，有调气之效；若小便不利、少腹满：去麻黄加茯苓，亦当灵活看待，麻黄宣肺，利于治水。正因此，言"疑非仲景意"。

表3　太阳伤寒表实兼证简表

兼证	证候	病机	治法	方药
兼项背强几几证	表实证项背强几几突出	风寒袭表经气不利津液不布经脉失养	发汗解表升津舒经	葛根汤（桂枝汤加葛根、麻黄）
兼下利证	表实证下利	风寒外束，大肠传导失职	发汗解表生津止利	葛根汤（桂枝汤加葛根、麻黄）
兼呕证	表实证呕	风寒外束，胃气上逆	发汗解表降逆止呕	葛根加半夏汤（葛根汤加半夏）

续表

兼证	证候	病机	治法	方药
兼内热烦躁证	A. 发热恶寒,身疼痛不汗出,烦躁、脉浮紧 B. 脉浮缓,身不疼但重,乍有轻时	风寒外束,营阴涩滞,阳热内郁(表寒里热证)	辛温解表 兼清里热	大青龙汤(麻黄汤重用麻黄加石膏、生姜、大枣)
兼水饮喘咳证	喘咳、干呕发热、恶寒、脉弦紧(或小便不利,少腹满)	外感风寒、内停水饮(表寒里饮证)	辛温解表 兼化水饮	小青龙汤(麻黄、芍药、细辛、干姜、甘草、桂枝、五味子、半夏)

表4 喘证辨治简表

辨证	证候	病机	治法	用方
太阳中风兼喘证	喘、汗出、恶风寒 发热与恶寒并见,脉浮缓	营卫不和 肺气上逆	调和营卫 宣肺定喘	桂枝加厚朴杏子汤
太阳伤寒证	喘、无汗、恶风寒 发热与恶寒并见,身痛、脉浮紧	卫闭营郁 肺气不宣	发汗解表 宣肺平喘	麻黄汤
邪热壅肺证	喘、发热、汗出 口渴、苔黄、脉数	邪热壅肺 肺气不利	清热宣肺 定喘	麻杏石甘汤
里热下利证	喘、下利不止 发热汗出	里热迫肠 肺气上逆	清热止利 泻肺平喘	葛根芩连汤
太阳伤寒兼喘证	喘、咳发热、恶寒、无汗	风寒束表 寒饮内停	解表化饮 平喘	小青龙汤

第三节 太阳表郁轻证

一、太阳表郁轻证特点

主要有三方面特点:

第一,病程较久。《伤寒论》中疾病的病程,较短的是一二日,二三日;较长的是七日以上。表郁轻证的代表方证——桂枝麻黄各半汤证的病程为"八九日",显然病程较久。第二,邪势轻微。仍以桂枝麻黄各半汤证为例:病证表现为"发热恶寒……一日二三度发",说明邪势已轻,正邪相争不剧烈。第三,虽然为表郁轻证,但不单纯局限于表证。如桂枝二越婢一汤证,病机为微邪郁表,兼有里热。

正因为上述三个特点,决定了对表郁轻证的治疗:不可峻汗,不可不汗,只能是小汗、微汗。

二、太阳表郁轻证辨治

(一)桂枝麻黄各半汤证

【原文】太阳病,得之八九日,如疟状,发热恶寒,热多寒少,其人不呕,清便欲自可[1],一日二三度发,脉微缓[2]者,为欲愈也。脉微而恶寒者,此阴阳俱虚[3],不可更发汗、更下、更吐也。面色反有热色[4]者,未欲解也,以其不能得小汗出,身必痒,宜桂枝麻黄各半汤。(23条)

【词解】

[1] 清便欲自可:二便尚正常。

[2] 脉微缓:脉偏和缓。

[3] 阴阳俱虚:表里俱虚。

[4] 热色:红色。

【释义】太阳病,病程已过八九日,症状如发疟,一日内发作二三次。发热恶寒,热多寒少,不呕,二便尚正常。如脉微缓,为病情向愈征象;如脉微,恶寒,此是表里俱虚,不可用再发汗、再下、再吐之法;如出现面色发红,身痒,不是病情向愈,而是病程较长,表邪邪势已轻,郁于肌表的征象。治疗宜用桂枝麻黄各半汤小发其汗。

【提要】表郁轻证证治。

【分析】

症状:发热恶寒如疟,发热多,恶寒少,或伴面红,身痒。

病机:表证日久,邪势已轻,郁于肌表。

治法:小汗解表。

方药:桂枝麻黄各半汤

桂枝一两十六铢(去皮)　芍药生姜(切)　甘草(炙)麻黄各一两(去节)　大枣四枚(擘)　杏仁二十四个(汤浸,去皮尖及两仁者)

上七味,以水五升,先煮麻黄一二沸,去上沫,内诸药,煮取一升八合,去滓,温服六合。本云:桂枝汤三合,麻黄汤三合,并为六合,顿服。将息如上法。

本方为桂枝汤、麻黄汤各取原量1/3,按1:1比例合方。目的是既能祛邪,又不伤正。

【应用】主要用于治疗外感表证,尤其是风寒偏重,发热恶寒程度不重、但日久不解的感冒,或年老、体弱、儿童的感冒。也常用治荨麻疹、皮肤瘙痒证属风寒(偏重)证。

(二)桂枝二麻黄一汤证

【原文】服桂枝汤,大汗出,脉洪大者,与桂枝汤如前法;若形如疟,一日再发[1]者,汗出必解,宜桂枝二麻黄一汤。(25条)

【词解】

[1] 一日再发:一天发作两次。

[2] 分:指份。

【释义】服桂枝汤后,证见大汗出,脉洪大(此时必须注意与白虎汤证作鉴别),如果桂枝汤证不变,可再继续用桂枝汤。如果病症如疟状,一日发作二次,宜用桂枝二麻黄一汤微发汗,汗出病情即可解除。

【提要】表郁微证证治。

【分析】

症状：发热恶寒如疟，一日发作两次，或伴汗出，身痒。

病机：微邪郁表。

治法：微汗解表。

方药：桂枝二麻黄一汤

桂枝一两十七铢（去皮）　芍药一两六铢　麻黄十六铢（去节）　生姜一两六铢（切）　杏仁十六个（去皮尖）　甘草一两二铢（炙）　大枣五枚（擘）

上七味，以水五升，先煮麻黄一二沸，去上沫，内诸药，煮取二升，去滓，温服一升，日再服。本云：桂枝汤二分[2]，麻黄汤一分，合为二升，分再服。今合为一方，将息如上法。

此证为邪微，治法为微汗，目的确保既能祛邪，又不伤正。

服桂枝汤后出汗是正常现象，但应该是微微汗出，以祛邪不伤正。如果出现大汗出、脉洪大，只要病证仍是表虚证，就可再继续用桂枝汤。这时必须要注意的是：如果大汗出，脉洪大与大热、大渴并见，则是白虎汤证，万不可再用桂枝汤。

【应用】与桂枝麻黄各半汤大同。

本方有轻微发表之力，故常用于与表有关诸病中，如表实证后期巩固治疗、荨麻疹、身痒等。另在水液代谢失常而致身微肿症状中，亦有用本方治疗者。必须注意辨证属风寒在表，证轻邪微。

与桂枝麻黄各半汤相比之，患者体质更虚者为宜。本方为桂枝汤与麻黄汤合方，取桂枝汤原量 5/12，麻黄汤原量 2/9，两方量比约为 2∶1。本证基本病理为表证日久，微邪郁表，病状更轻，故用方发汗力微。

(三) 桂枝二越婢一汤证

【原文】太阳病，发热恶寒，热多寒少，脉微弱者，此无阳[1]也，不可更汗，宜桂枝二越婢一汤方。（27条）

【词解】

[1] 无阳：阳气虚。

【释义】太阳病，发热恶寒，热多寒少，宜用桂枝二越婢一汤治疗。如脉微弱，此属阳虚，不可再用汗法。

【提要】微邪郁表，内有郁热证治。

【分析】

症状：发热恶寒如疟，发热多，恶寒少，口微渴，苔薄黄。

病机：微邪郁表，内有郁热。

治法：微汗解表，兼清郁热。

方药：桂枝二越婢一汤

桂枝（去皮）　芍药　麻黄甘草各十八铢（炙）　大枣四枚（擘）　生姜一两二铢（切）　石膏二十四铢（碎，绵裹）

上七味,以水五升,先煮麻黄一二沸,去上沫,内诸药,煮取二升,去滓,温服一升。本云:当裁为越婢汤、桂枝汤合之,饮一升。今合为一方,桂枝汤二分,越婢汤一分。

【应用】本方为桂枝汤与越婢汤合方。桂枝汤量约为原方1/4,越婢汤量约为原方1/8,两方量比例约为2∶1。本证病机为微邪郁表,里热尚轻,故用桂枝汤解表,越婢汤清里,因病状轻微,故方力更轻。

表5　表郁轻证辨治简表

辨证	证候	病机		治法		用方
桂枝麻黄各半汤证表郁轻证	发热恶寒如疟,热多寒少、面赤身痒	表证日久,邪势已轻,郁于肌表		小汗解表		各用原量1/3,合并而成
桂枝二麻黄一汤证表郁微证	发热恶寒、热多寒少,汗出身痒	表证日久,微邪郁表		微汗解表		桂枝汤与麻黄汤用量比2∶1
桂枝二越婢一汤证表郁微证兼有内热	发热恶寒、热多寒少,口渴苔黄	微邪郁表	兼有内热	微汗解表	兼清里热	桂枝汤与越婢汤用量比2∶1

第四节　太阳病变证

一、变证治则

【原文】太阳病三日,已发汗,若吐,若下,若温针[1],仍不解者,此为坏病[2],桂枝不中与之也。观其脉证[3],知犯何逆[4],随证治之[5]。(16条上)

【词解】
[1] 温针:针刺后在针柄处加热的治疗方法。
[2] 坏病:因误治病情加重,难以用六经证候命名的疾病。
[3] 观其脉证:全面考察病情。
[4] 知犯何逆:辨明病证病因。
[5] 随证治之:按证立法选方。

【释义】太阳病,已经用了发汗、吐、下、温针等法,但病情仍不能解除。这是由于此时病证已经不是六经病证,属于坏病。应该全面考察病情,辨明病证病因,按证立法选方。

【提要】太阳病变证的治疗原则。
中医治病的基本原则。

【分析】
观其脉证,知犯何逆,随证治之。这十二个字,不但提出了《伤寒论》的学术特色,而且凝练了中医所有治疗经验的精华,概括了中医治病的根本特色,形成了中医学著名的两大特点之一,直至今天仍然发挥着指导中医临床的核心作用。

二、变证辨治

（一）栀子豉汤证类

1. 栀子豉汤证、栀子甘草豉汤证、栀子生姜豉汤证

【原文】发汗吐下后，虚烦[1]不得眠，若剧者，必反复颠倒[2]，心中懊憹[3]，栀子豉汤主之；若少气[4]者，栀子甘草豉汤主之；若呕者，栀子生姜豉汤主之。(76条)

发汗、若下之，而烦热，胸中窒[5]者，栀子豉汤主之。(77条)

伤寒五六日，大下之后，身热不去，心中结痛[6]者，未欲解也，栀子豉汤主之。(78条)

【词解】

[1]虚烦：无形邪热所致心烦。

[2]反复颠倒：坐卧不安。

[3]懊憹：难以形容的极度烦闷。

[4]少气：气少不足以息。

[5]胸中窒：胸中堵塞不适。

[6]心中结痛：心痛如有物结聚。

【释义】疾病(太阳病)通过发汗、催吐、攻下等法，病人出现身热，心烦严重，夜卧不安，心胸窒闷，心中结痛，应用栀子豉汤主治。在上证基础上，出现呕，用栀子生姜豉汤主治；出现少气，用栀子甘草豉汤主治。

【提要】热郁胸膈证治。

【分析】

症状：心烦不得眠，心中懊憹，反复颠倒；或胸中窒，或心中结痛；苔黄，脉数。

病机：表证误治，外邪入里，热郁胸膈。

治法：清宣郁热。

方药：

栀子豉汤

栀子十四枚(擘) 香豉四合(绵裹)

上二味，以水四升，先煮栀子，得二升半，内豉，煮取一升半，去滓，分为二服，温进一服。得吐者，止后服。

栀子甘草豉汤

栀子十四枚(擘) 甘草二两(炙) 香豉四合(绵裹)

上三味，以水四升，先煮栀子、甘草，取二升半，内豉，煮取一升半，去滓，分为二服，温进一服。得吐者，止后服。

栀子生姜豉汤

栀子十四枚(擘) 生姜五两 香豉四合(绵裹)

上三味，以水四升，先煮栀子、生姜，取二升半，内豉，煮取一升半，去滓，分为二服，温进一服。得吐者，止后服。

通观栀子豉汤证三条内容，或由误治后邪热留扰胸膈；或因外邪入里，热郁胸膈；或因热病

后期,余邪未尽,邪热留扰胸膈所致,故用栀子豉汤清宣郁热。栀子清热降火,清中有宣;豆豉清热和胃除烦。二药三法:清、宣、降,对治疗热郁胸膈恰到好处。若兼见中气不足而短气,则加炙甘草以益气和中,即为栀子甘草豉汤;若兼见热扰于胃而呕吐,则加生姜以降逆止呕,即为栀子生姜豉汤。

【应用】广泛用于治疗失眠,郁证,脏躁,脑外伤所致精神障碍,小儿睡惊症,高血压,肝炎,胆囊炎,阴囊湿疹,带下,黄疸,复发性口疮,绝经前后诸证,呃逆,胃脘痛,眩晕,吐血,尿血,经前鼻衄,心悸,反流性食管炎等属热郁胸膈或三焦湿热证。

应用重点把握两个方面:一是郁热;二是湿热。

栀子豉汤毕竟是寒凉之品,服药后患者出现呕吐,不要继用,免伤胃气。

2. 栀子厚朴汤证

【原文】伤寒下后,心烦腹满,卧起不安者,栀子厚朴汤主之。(79条)

【释义】表证误下,出现心烦腹满,卧起不安,用栀子厚朴汤主治。

【提要】热扰胸膈,气滞于腹证治。

【分析】

症状:心烦,腹满,卧起不安,苔薄黄。

病机:表证误下,余热未尽,留扰胸膈,气滞于腹。

治法:清热除烦,宽中消满。

方药:栀子厚朴汤

栀子十四个(擘)　厚朴四两(炙,去皮)　枳实四枚(水浸,炙令黄)

上三味,以水三升半,煮取一升半,去滓,分二服,温进一服。得吐者,止后服。

本方为栀子豉汤去豆豉,加厚朴、枳实。栀子清热除烦,厚朴行气除满,枳实破气消积。

【应用】常用治郁证,脾胃病,胃下垂,子宫脱垂,脱肛,疝气,黄疸等。临床应用注意把握两点:一是郁热;二是气滞。

服药后患者出现呕吐,不要继用,免伤胃气。

3. 栀子干姜汤证

【原文】伤寒,医以丸药[1]大下之,身热不去,微烦者,栀子干姜汤主之。(80条)

【词解】

[1] 丸药:指当时流行的一种具有泻下作用的成药。

【释义】太阳伤寒,误用峻下之法,伤脾胃阳气,导致中焦虚寒;原本身热,误治后身热不去,留扰胸膈,形成上热中寒之证,用栀子干姜汤主治。

【提要】热扰胸膈兼中焦虚寒证治。

【分析】

症状:心烦,身热,食少下利,食凉饮冷加重,或有腹满时痛。

病机:胸膈有热,中焦有寒。

治法:清上热,温中寒。

方药:栀子干姜汤

栀子十四个(擘)　干姜二两

上二味,以水三升半,煮取一升半,去滓,分二服,温进一服。得吐者,止后服。

本方为栀子豉汤去豆豉、加干姜。栀子清上热;干姜温中寒。

【应用】临床中常用于治疗慢性胃炎,慢性肝炎,胆囊炎,肠炎等。应用注意把握病机关键:上热中寒。

服药后患者出现呕吐,不要继用,免伤胃气。

表6 栀子豉汤类证辨治简表

类别		证候	病机	治法	方药
栀子豉汤证	主症	心烦失眠、懊憹、卧起不安或胸中窒身热、心中结痛	热郁胸膈	清宣郁热	栀子豉汤(栀子、豆豉)
	兼症	少气	热邪伤气	清宣郁热益气和中	栀子甘草豉汤(加甘草)
		呕	热扰胃逆	清宣郁热降逆止呕	栀子生姜豉汤(加生姜)
栀子豉汤类证	兼腹满证	心烦、腹满、卧起不安苔薄黄	热郁胸膈气滞于腹	清热除烦宽中消满	栀子厚朴汤(栀子、厚朴、枳实)
	上热中寒证	身热微烦(食少、便溏、腹满痛)	上热中寒	清上温中	栀子干姜汤(栀子、干姜)
禁忌		脾胃虚寒、平素便溏、禁用、慎用栀子豉汤			

(二)麻黄杏仁甘草石膏汤证

【原文】发汗后,不可更行桂枝汤,汗出而喘,无大热者,可与麻黄杏仁甘草石膏汤。(63条)

下后,不可更行桂枝汤,若汗出而喘,无大热者,可与麻黄杏子甘草石膏汤。(162条)

【释义】汗、下后,病人出现汗出,喘,发热,用麻黄杏仁甘草石膏汤主治。

【提要】邪热壅肺证治。

【分析】

症状:汗出,咳喘,身热,口渴、脉数。

病机:邪热壅肺,肺气上逆。

治法:清热宣肺,降气平喘。

方药:麻黄杏仁甘草石膏汤

麻黄四两(去节) 杏仁五十个(去皮尖) 甘草二两(炙) 石膏半斤(碎,绵裹)

上四味,以水七升,煮麻黄,减二升,去上沫,内诸药,煮取二升,去滓温服一升。

本方为麻黄汤去桂枝、加石膏。麻黄、石膏、杏仁伍用,清宣肺热而平喘,甘草和中缓急,调和诸药。

【应用】本方为呼吸系统感染性疾病良方。常用治支气管炎,肺炎,哮喘,风热型感冒,麻疹合并肺炎等。还用于治疗顽固性荨麻疹、鼻渊、痔疮、遗尿、咽喉炎等病。注意使用时辨证应属肺热证。

(三)葛根黄芩黄连汤证

【原文】太阳病,桂枝证,医反下之,利遂不止,脉促者,表未解也;喘而汗出者,葛根黄芩黄连汤主之。(34条)

【释义】太阳病,桂枝汤证,当用发汗方法治疗。医生反而用攻下法,误治伤正,导致下利不止,恶风寒,发热,喘促,汗出,用葛根芩连汤主治。

【提要】太阳病误下,里热或表邪下利证治。

【分析】

症状:下利不止,肛门灼热,小便黄赤,喘而汗出;或兼表证;舌红,苔黄腻,脉数。

病机:热盛于里,大肠传导失职;或表邪未解。

治法:清热止利;兼以解表。

方药:葛根黄芩黄连汤

葛根半斤　甘草二两(炙)　黄芩三两　黄连三两

上四味,以水八升,先煮葛根,减二升,内诸药,煮取二升,去滓,分温再服。

葛根辛凉解表,升津止利;黄芩、黄连清热解毒,燥湿止利;甘草和中,调和诸药。

【应用】本方为中医治疗热利名方、基本方。临床中广泛用于治疗急性肠炎,慢性结肠炎,菌痢,小儿腹泻,咳喘,盗汗,麻疹,带下,子宫脱垂,经期发热,耳鸣,消渴,石淋,牙痛,头痛,呕吐,腹痛,慢性前列腺炎急性发作,更年期综合征,上消化道出血,高血压,脑动脉硬化等辨证属湿热证。

(四)桂枝甘草汤证类

1. 桂枝甘草汤证

【原文】发汗过多,其人叉手自冒心[1],心下悸,欲得按者,桂枝甘草汤主之。(64条)

【词解】

[1]叉手自冒心:两手交叉按捺心胸部位。

【释义】过汗导致心阳受损,心阳虚则心悸。病人两手交叉按压于心胸部位,以求平悸。应用桂枝甘草汤主治。

【提要】心阳虚心悸证治。

【分析】

症状:心悸、欲得按,胸闷,短气,乏力;舌淡,脉弱。

病机:心阳虚,心失所养。

治法:温通心阳。

方药:桂枝甘草汤

桂枝四两(去皮)　甘草二两(炙)

上二味,以水三升,煮取一升,去滓,顿服。

桂枝辛温,入心通阳;甘草甘温,补中、温养阳气。桂枝、甘草相伍,辛甘化阳,温通心阳,以止心悸。

【应用】为治疗心阳虚基本方。

更因其辛甘化阳之功而为治疗阳虚基本方。

2. 桂枝甘草龙骨牡蛎汤证

【原文】火逆[1]下之,因烧针[2]烦躁者,桂枝甘草龙骨牡蛎汤主之。(118条)

【词解】

[1] 火逆:误用烧针、艾灸、熏、熨等火法治疗而产生的变证。

[2] 烧针:将针体在火上加热后刺入人体的一种针刺疗法。

【释义】太阳病表证当用汗法治疗,医生用火法取汗,又复用攻下之法,导致心阳受伤,心神失养,而出现烦躁。应用桂枝甘草龙骨牡蛎汤主治。

【提要】心阳虚烦躁证治。

【分析】

症状:心悸,烦躁,自汗;舌淡、苔白,脉弱。

病机:心阳虚,心神不安。

治法:温通心阳,潜镇安神。

方药:桂枝甘草龙骨牡蛎汤

桂枝一两(去皮)　甘草二两(炙)　牡蛎二两(熬)　龙骨二两

上四味,以水五升,煮取二升半,去滓,温服八合,日三服。

方中桂枝甘草汤温通心阳,龙骨、牡蛎镇敛心神。

【应用】为治疗心阳虚烦躁基本方。对于久病心悸,神经官能症,心脏病,见色即泄,小儿汗证,尿频,更年期综合征,震颤,遗溺,自汗,雷诺综合征等属心阳虚心神不敛证有很好疗效。

应用注意把握两点:一是心阳虚;二是心神不安。

3. 桂枝去芍药加蜀漆牡蛎龙骨救逆汤证

【原文】伤寒脉浮,医者以火迫劫之[1],亡阳[2]必惊狂,卧起不安者,桂枝去芍药加蜀漆牡蛎龙骨救逆汤主之。(112条)

【词解】

[1] 以火迫劫之:用火法强迫发汗。

[2] 亡阳:此指重伤心阳。

【释义】伤寒脉浮,为病在表,当用汗法治疗,但不能用火法强行发汗。误用火法,重伤心阳,导致惊狂,卧起不安,应用桂枝去芍药加蜀漆牡蛎龙骨救逆汤主治。

【提要】心阳虚惊狂证治。

【分析】

症状:心悸,惊狂,卧起不安,舌淡。

病机:心阳虚,心神不敛,兼痰浊扰心。

治法:温通心阳,镇惊安神,兼以涤痰。

方药:桂枝去芍药加蜀漆牡蛎龙骨救逆汤

桂枝三两(去皮)　甘草二两(炙)　生姜三两(切)　牡蛎五两(熬)　龙骨四两　大枣十二

枚（擘） 蜀漆三两（洗，去腥）

上七味，以水一斗二升，先煮蜀漆，减二升，内诸药，煮取三升，去滓，温服一升。本云，桂枝汤今去芍药加蜀漆、牡蛎、龙骨。

本方为桂枝汤去芍药加蜀漆、牡蛎、龙骨。桂枝、甘草温通心阳，生姜、大枣补中益气，龙骨、牡蛎重镇潜敛安神，蜀漆涤痰。因芍药阴柔，不利温通阳气和消痰逐饮，故去之。

【应用】为治疗心阳虚神志病基本方。可用于治疗精神分裂，胆怯易惊，多发性抽动-秽语综合征，强迫性神经症，原发性人格解体综合征等；亦可用于治疗脑病，房颤，阵发性心动过速等病。注意中医辨证属心阳虚证。

临床应用注意两点：一是辨证属心阳虚；二是心神症状突出。

4. 桂枝加桂汤证

【原文】烧针令其汗，针处被寒，核起而赤[1]者，必发奔豚[2]。气从少腹上冲心者，灸其核上各一壮，与桂枝加桂汤，更加桂二两也。（117条）

【词解】

[1] 核起而赤：指针处因寒闭阳郁而见局部红肿如核。

[2] 奔豚：证候名。患者自觉有气上下游走，状如猪的奔跑。

【释义】应用烧针发汗，针处因寒闭阳郁而见局部红肿如核，患者自觉有气上下游走，状如猪的奔跑。宜用桂枝加桂汤治疗，方为桂枝汤加桂二两。

【提要】心阳虚奔豚证治。

【分析】

症状：心悸，阵发性气从少腹上冲心胸（发作时有濒死感，可自止），舌淡。

病机：心阳虚，下焦阴寒之气上逆。

治法：温通心阳，平冲降逆。

方药：桂枝加桂汤

桂枝五两（去皮） 芍药三两 甘草二两（炙）生姜三两（切） 大枣十二枚（擘）

上五味，以水七升，煮取三升，去滓，温服一升。本云，桂枝汤今加桂满五两。所以加桂者，以能泄奔豚气也。

本方为桂枝汤加重桂枝用量。桂枝汤用于温通心阳，重用桂枝平冲降逆。

桂枝常谓其治"三气"：降逆气，开结气，补中益气。此主为降逆气之用，亦有益中气之功。"加桂"有加桂枝、加肉桂之说。考《神农本草经》载桂枝"主上气咳逆，结气，喉痹，吐吸，利关节，补中益气"；《本经疏证》载桂枝"和营、通阳、利水、下气、行瘀、补中"，为桂枝六大功能，似以加用桂枝为佳。肉桂可温补肾阳，本证病机为心肾阳虚，特别是心阳虚，导致肾邪上凌，用肉桂亦可。《药性赋》载"气之薄者，桂枝也；气之厚者，肉桂也。气薄则发泄，桂枝上行而发表；气厚则发热，肉桂下行而补肾——此天地亲上亲下之道也。"临床治疗此证，亦有用肉桂而取效者。

【应用】本方现代临床多用于治疗神经官能症，高血压，美尼尔综合征，充血性心力衰竭，坐骨神经痛，房室传导阻滞，顽固性呃逆，头痛等病。注意中医辨证应以心阳虚病机为主。

5. 茯苓桂枝甘草大枣汤证

【原文】发汗后,其人脐下悸者,欲作奔豚,茯苓桂枝甘草大枣汤主之。(117条)

【释义】过汗伤心阳,出现脐下悸动,并觉有气欲向上冲逆,用茯苓桂枝甘草大枣汤主治。

【提要】心阳虚欲作奔豚证治。

【分析】

症状:心悸,脐下悸动,乏力,小便不利。舌淡,有齿痕,苔白滑,脉沉弱。

病机:心阳不足,下焦寒饮欲逆。

治法:温通心阳,化气利水。

方药:茯苓桂枝甘草大枣汤

茯苓半斤　桂枝四两(去皮)　甘草二两(炙)　大枣十五枚(擘)

上四味,以甘澜水一斗,先煮茯苓,减二升,内诸药,煮取三升,去滓,温服一升,日三服。

作甘澜水法,取水二斗,置大盆内,以杓扬之,水上有珠子五六千颗相逐,取用之。

本方为桂枝甘草汤加大枣、茯苓。桂枝甘草汤温通心阳,且桂枝降逆平冲,茯苓伍桂枝宁心利水,大枣伍甘草培土健脾,温养阳气运水。

之所以用甘澜水煮药,是因古有不助水邪之说,本证正属阳虚水邪为患,但当今少用。

【应用】常用于风心病、慢性胃炎、心动过缓、低血压等病属心阳虚,水邪内停证,疗效理想。

应用注意把握两点:一是心(脾)阳(气)虚;二是水饮内停。

(五)茯苓桂枝白术甘草汤证

【原文】伤寒若吐、若下后,心下逆满,气上冲胸,起则头眩[1],脉沉紧,发汗则动经[2],身为振振摇[3]者,茯苓桂枝白术甘草汤主之。(67条)

表7　心阳虚诸证辨证论治简表

辨证	病机		病情	证候		治法		方药	
	同	异		同	异	同	异	同	异
桂枝甘草汤证 心阳虚心悸证	心阳虚	心失所养	轻	心悸	欲得按	温通心阳		桂枝 甘草	
桂枝甘草龙骨牡蛎汤证 心阳虚烦躁证		心神不安	中		烦躁		潜镇安神		龙骨、牡蛎
桂枝去芍药加蜀漆牡蛎龙骨救逆汤证 心阳虚惊狂证		心神不敛兼痰饮扰心	重	舌淡	惊狂、卧起不安		镇惊安神兼以涤痰		龙骨、牡蛎、蜀漆、生姜、大枣

表8 心阳虚奔豚证与心阳虚欲作奔豚证鉴别表

辨证	病机		证候	治法		方药
	同	异		同	异	
心阳虚欲作奔豚证	心阳虚	下焦水饮欲逆	脐下悸，欲作奔豚	温通	化气利水	茯苓桂枝甘草大枣汤（茯苓、桂枝、甘草、大枣）
心阳虚奔豚证	心阳虚	下焦水饮上逆	脐下悸，气从少腹上冲心胸	心阳	平冲降逆	桂枝加桂汤（桂枝汤加重桂枝量）

【词解】

[1] 头眩：头晕目眩。

[2] 动经：扰动经脉。

[3] 身为振振摇：身体动摇。

【释义】病在太阳，当用汗法治疗，误用吐、下后，损伤脾阳，水气上冲，导致心下胀满，气上冲胸，卧起头眩，脉沉紧。应用茯苓桂枝白术甘草汤主治。再用汗法，重伤阳气，会导致身体动摇不稳。

【提要】脾阳虚水停中焦证治。

【分析】

症状：胸胁心下满，头晕目眩，气上冲胸，心悸乏力，小便不利；舌淡，苔白滑，脉沉紧。

病机：脾阳虚水停，水气上冲。

治法：温阳健脾，利水降冲。

方药：茯苓桂枝白术甘草汤

茯苓四两　桂枝三两（去皮）　白术　甘草各二两（炙）

上四味，以水六升，煮取三升，去滓，分温三服。

茯苓、白术健脾利水，桂枝、甘草温阳，化气以利水，桂枝又兼平冲降逆。

【应用】本方临床应用广泛。多用于治疗心血管系统疾病如充血性心力衰竭，病毒性心肌炎；神经系统疾病如内耳性眩晕；呼吸系统疾病如哮喘，自发性气胸；消化系统疾病如慢性胃炎；泌尿系统疾病如尿路结石，肾病综合征，血尿等属心脾阳虚水停证。

治疗水气病，是《伤寒论》和《金匮要略》的重要内容之一。在水气病治疗方剂中，苓桂术甘汤是此类方代表方。此类方有苓桂薏甘汤、苓桂甘枣汤等，有医家总称为苓桂剂群。

(六)厚朴生姜半夏甘草人参汤证

【原文】发汗后，腹胀满者，厚朴生姜半夏甘草人参汤主之。（66条）

【释义】汗法不当，损伤脾阳，脾运化失职，气滞于腹，出现腹胀满，用厚朴生姜半夏甘草人参汤主治。

【提要】脾虚气滞腹胀证治。

【分析】

症状：腹胀满，午后或餐后胀甚，不硬痛，按之舒，纳呆，乏力，神倦；舌苔薄白，脉缓。

病机:脾虚失运,气机阻滞。

治法:温运健脾,消滞除满。

方药:厚朴生姜半夏甘草人参汤

厚朴半斤(炙,去皮)　生姜半斤(切)　半夏半斤(洗)　人参一两　甘草二两(炙)

上五味,以水一斗,煮取三升,去滓,温服一升,日三服。

半夏苦温,善消腹胀;生姜辛温,散结消痞;半夏辛温,燥湿开结,降气化浊。三药合用,辛开苦降,宽中除满。人参、甘草补中益气,温运健脾。

【应用】本方体现了苦降辛开甘调之法,对于脾虚腹胀治疗尤为适宜。

常用治慢性胃炎,胃痞,胃下垂,妊娠恶阻,慢性肝炎腹胀,肝癌腹胀,胆囊炎,消化功能紊乱,过敏性结肠炎,消化不良,便秘,咳嗽,下肢瘙痒,前列腺炎等属脾虚气滞证。

(七)炙甘草汤证

【原文】伤寒,脉结代,心动悸,炙甘草汤主之。(177条)

【释义】太阳与少阴相表里。病始为太阳,内累于少阴心,至表证已罢,仅存里虚之证。心阴阳气血不足,心失所养而见心下悸,鼓动无力而见脉结代。

【提要】心阴阳两虚证治。

【分析】

症状:心动悸,脉结代;或消瘦气短,虚烦,睡眠差,自汗,盗汗,干咳少痰,或痰中带血,咽干口燥,虚热时发,大便难。舌淡,脉虚。

病机:心阴阳两虚。

治法:通阳复脉,滋阴养血。

方药:炙甘草汤

甘草四两(炙)　生姜三两(切)　人参一两　生地黄一斤　桂枝三两(去皮)　阿胶二两　麦门冬半升(去心)　麻仁半升　大枣三十枚(擘)

上九味,以清酒七升,水八升,先煮八味取三升,去滓,内胶烊消尽,温服一升,日三服。一名复脉汤。

炙甘草、人参、大枣补中焦,生化气血;生地、麦冬、阿胶、麻仁养血滋阴;桂枝、生姜、清酒通阳复脉。

【应用】本方在临床中最多用于治疗心脏病,如心律失常、冠心病、风心病、心绞痛、病毒性心肌炎、扩张型心肌病、心房纤颤、病态窦房结综合征、二尖瓣狭窄等心阴阳气血俱虚证。

应用注意把握两点:一是心阴阳气血俱虚;二是甘草、生地、大枣用量。

(八)五苓散证

【原文】太阳病,发汗后,大汗出,胃中干[1],烦躁不得眠,欲得饮水者,少少与饮之,令胃气和则愈。若脉浮,小便不利,微热消渴[2]者,五苓散主之。(71条)

发汗已,脉浮数,烦渴者,五苓散主之。(72条)

中风发热,六七日不解而烦,有表里证,渴欲饮水,水入则吐者,名曰水逆[3],五苓散主之。(74条)

【词解】

[1] 胃中干：胃中津液不足。

[2] 消渴：口渴而饮水不解的症状，非消渴病。

[3] 水逆：蓄水重证，见口渴欲饮，饮入即吐。

[4] 白饮：米汤。

【释义】太阳病用汗法治疗不当，导致过汗伤津，胃中津液不足而烦躁不能安卧，欲饮水自救时，应以少量频饮为宜，使胃气调和而愈。如出现口渴、饮水不解，或渴欲饮水、饮后则吐，又有小便不利、发热、心烦等，是表邪不解，随经入腑，与水结于膀胱，膀胱气化不利，当用五苓散主治。

【提要】蓄水证治。

【分析】

症状：小腹胀满，拘急疼痛，小便不利，口不渴，或渴欲饮水，水入即吐，发热，微恶风寒，或脐下悸动；舌淡或有齿痕，苔薄白而滑，脉沉紧、沉弦或浮数。

病机：水蓄膀胱，气化不利；兼有表邪未除。

治法：通阳化气利水，兼散表邪。

方药：五苓散

猪苓十八铢（去皮）　泽泻一两六铢　白术十八铢　茯苓十八铢　桂枝半两（去皮）

上五味，捣为散，以白饮[4]和服方寸匕，日三服。多饮暖水，汗出愈。如法将息。

茯苓、猪苓、泽泻淡渗利水，白术健脾运湿，桂枝通阳化气，兼以解表。药后多饮暖水，以助药力。

【应用】为治疗各种水肿病证的常用方。

剂型用散，一是产生利水作用快；二是毕竟为水饮为患。

（九）桃核承气汤、抵挡汤（九）证类

1. 桃核承气汤证

【原文】太阳病不解，热结膀胱[1]，其人如狂，血自下，下者愈。其外不解者，尚未可攻，当先解其外；外解已，但少腹急结[2]者，乃可攻之，宜桃核承气汤。（106条）

【词解】

[1] 热结膀胱：邪热与瘀血结于下焦部位。

[2] 少腹急结：指下腹部拘急硬痛。

[3] 先食：指饭前空腹之时。

【释义】太阳病不解，表邪入里化热，与血结于下焦。血热互结，上扰心神，病人如狂。表证未除，不能攻逐瘀血。因血热初结，可能自愈，当先解表；当表证解除，下腹部拘急硬痛，才可用桃核承气汤攻逐瘀血。

【提要】蓄血轻证辨治。

【分析】

症状：少腹胀满硬痛，急迫难忍，视听言语时慧时昧，小便自利，大便干燥；舌隐青，或有瘀斑，脉沉涩。

病机：血热互结于下焦。
治法：泻下瘀热。
方药：桃核承气汤

桃核五十个(去皮尖)　大黄四两　桂枝二两(去皮)　甘草二两(炙)　芒硝二两

上前四味，以水七升，煮取二升半，去滓，内芒硝，更上火，微沸下火，先食[3]温服五合，日三服，当微利。

本方即调胃承气汤加桃仁、桂枝。调胃承气汤泻热荡实，桃仁活血化瘀，桂枝通经活血，理气开结。

【应用】临床应用广泛。如治疗脑血栓、多发性脑梗死、精神分裂症、三叉神经痛、便秘、盆腔经脉瘀血综合征、痛经、慢性前列腺炎、前列腺肥大症、急慢性睾丸附睾炎、急性胰腺炎、胆囊炎、动力性肠梗阻、泌尿系结石、肾功能衰竭、血栓性浅静脉炎等属于瘀热互结证。

使用时需注意把握大黄用量不可过大。

2. 抵挡汤(丸)证

【原文】太阳病六七日，表证仍在，脉微而沉，反不结胸[1]，其人发狂者，以热在下焦，少腹当硬满。小便自利者，下血乃愈。所以然者，以太阳随经瘀热在里[2]故也，抵当汤主之。(124条)

太阳病，身黄，脉沉结，少腹硬，小便不利者，为无血也；小便自利，其人如狂者，血证谛[3]也，抵当汤主之。(125条)

伤寒有热，少腹满，应小便不利，今反利者，为有血也。当下之，不可余药，宜抵当丸。(126条)

【词解】

[1] 结胸：痰水等实邪结于胸膈脘腹，以疼痛为主要表现的病证。

[2] 太阳随经瘀热在里：太阳表邪不解，随经入里化热，与瘀血相结于下焦。

[3] 谛：确实无误。

【释义】太阳病表证仍在，脉浮不明显、而为沉，表明表邪入里。病不在上焦，故不见结胸症状。小便自利说明病在下焦血分，膀胱气化正常。血热扰心则如狂，瘀热结于下焦则少腹硬满，用抵挡汤主治。

血热互结深重，故脉沉结；肝失疏泄，胆汁外溢，故身黄；血热互结于下焦，膀胱气化正常，故少腹硬满，小便自利；瘀热扰心，故发狂。这些症状都反映血热互结确信无疑，应该用抵挡汤主治。

当血热结深，病势较缓时，宜用抵当丸治疗。

【提要】蓄血重证辨治。

蓄血重证、瘀重势缓辨治。

【分析】

症状：发狂，少腹硬满，疼痛拒按，舌黯，或青紫，脉沉涩或沉结；健忘，心烦不安，如狂，少腹硬满，疼痛拒按，小便自利，或身目发黄，或大便黑硬易。舌黯，或青紫，有瘀斑，脉沉涩或沉结。

病机：瘀热互结(病势急重)。

瘀热互结(病势较缓)。

治法:攻瘀泻热。

攻瘀泻热,峻药缓图。

方药:抵当汤

水蛭(熬) 虻虫各三十个(去翅足,熬) 桃仁二十个(去皮尖) 大黄三两(酒洗)

上四味,以水五升,煮取三升,去滓,温服一升,不下更服。

本方水蛭、虻虫破血逐瘀,桃仁祛瘀生新,大黄泻热导瘀。

抵当丸

水蛭二十个(熬) 虻虫二十个(去翅足,熬) 桃仁二十五个(去皮尖) 大黄三两

上四味,捣分四丸,以水一升,煮一丸,取七合服之,晬时当下血;若不下者更服。

抵挡丸组成同抵挡汤,但药量轻,且改汤为丸。汤者,荡也;丸者,缓也,体现峻药缓图之意。虽破血逐瘀,药力峻猛,但攻之力较缓。

【应用】凡是与血瘀有关疾病,均可酌情应用本方。临床中用于治疗急性脑出血、缺血性中风、脑血栓、冠心病、心绞痛、高黏血症、肠息肉、慢性肾衰竭、子宫内膜异位症、子宫肌瘤、外伤性膝关节滑膜炎、外伤后便秘、急性尿潴留、前列腺肥大、慢性前列腺炎、血栓闭塞性脉管炎、血栓性静脉炎、顽固性痛经、偏头痛、三叉神经痛、精神分裂症、外伤性癫痫、慢性结肠炎、血吸虫病等中医辨证属瘀热互结证。

因药性峻猛,注意不可久服。

表9 蓄血证辨治简表

类别	证候		病机		治法	药物
	同	异	同	异		
桃核承气汤证蓄血轻证	舌质紫黯或有瘀斑	如狂少腹急结	热邪与瘀血相结	血热互结轻浅	泻下瘀热	桃仁、大黄、桂枝、甘草、芒硝
抵当汤证蓄血重证		发狂少腹硬满脉沉结		血热互结深重病势急	攻瘀泻热	水蛭、虻虫、大黄、桃仁 汤剂
抵当丸证蓄血重证瘀重势缓				血热互结深重病势缓	攻瘀泻热峻药缓图	同上 丸剂

(十)陷胸汤证类

1. 大陷胸汤(丸)证

【原文】太阳病,脉浮而动数,浮则为风,数则为热,动则为痛,数则为虚,头痛发热,微盗汗出,而反恶寒者,表未解也。医反下之,动数变迟,膈内拒痛。胃中空虚。客气[1]动膈,短气躁烦,心中懊憹,阳气内陷,心下因硬,则为结胸,大陷胸汤主之。若不结胸,但头汗出,余处无汗,齐颈而还,小便不利,身必发黄。(134条)

伤寒六七日,结胸热实,脉沉而紧,心下痛,按之石硬者,大陷胸汤主之。(135条)

伤寒十余日,热结在里,复往来寒热者,与大柴胡汤;但结胸,无大热者,此为水结在胸胁也,但头微汗出者,大陷胸汤主之。(136条)

太阳病,重发汗而复下之,不大便五六日,舌上燥而渴,日晡所[2]小有潮热,从心下至少腹硬满而痛不可近[3]者,大陷胸汤主之。(137条)

结胸者,项亦强,如柔痉状,下之则和,宜大陷胸丸。(131条下)

【词解】

[1] 客气:此指邪气。

[2] 日晡所:太阳落山时分。下午3～7时(申酉时)。

[3] 不可近:疼痛拒按。

【释义】太阳病,表邪未解,将要入里化热,故脉象浮、数急躁动。浮为风邪在表,数为邪热为患,证见发热。邪盛于表,见头身疼痛,故"动则为痛"。虽病证为阳热较盛,并未与体内有形之结相结,故"数则为虚",非指正气虚。"头痛,发热"属表证,"微盗汗出"为阳热盛,因卫气入夜行于阴而盗汗。如果表邪完全入里,则不恶寒,此时头痛发热而反恶寒,说明"表未解"。

表未解,当解表,用下法,属于误治。因误下而表邪内陷,脉由动数转为沉迟,内陷的阳热之邪与体内有形之邪结于胸膈,故胸膈疼痛拒按。气机受阻而短气,热扰胸膈而烦躁、懊恼。病证属大陷胸汤证,应用大陷胸汤治疗。如误下后不出现结胸证,而呈头汗出至颈项而止,余处无汗,是湿热郁蒸。但头汗出,热不能外越;小便不利,湿不能下泄,湿热郁蒸而发黄。

太阳病,表邪入里化热,与水结于胸膈脘腹,故心下脘腹胀满痛,触之胀硬,疼痛拒按,水热互结于里,病位深,故脉沉紧。用大陷胸汤主治。

伤寒十余日,外邪入里化热,热结于里。如并见往来寒热,是少阳兼里实,用大柴胡汤治疗;如只表现为胸胁硬满痛,头汗出,是邪热与水相结于胸胁之大结胸证,用大陷胸汤治疗。

太阳病,汗后复下,导致热与水结于胸膈脘腹,而见从心下至少腹硬满而痛,疼痛拒按。病兼阳明里实,故日晡所小有潮热,五六日不大便,用大陷胸汤主治。

在胸胁硬满痛基础上,如见项部不柔和,汗出,属水热互结偏于上,用大陷胸丸治疗适宜。

【提要】热实结胸水热互结证治。

【分析】

症状:心下硬满痛,按之石硬,甚或从心下至少腹皆硬满而痛,疼痛拒按。短气躁烦,不大便,口干舌燥,日晡所小有潮热,头微汗出,项强,脉沉紧。

病机:水热互结于胸腹。

治法:泻热逐水破结;

泻热逐水破结,峻药缓图。

方药:大陷胸汤

大黄六两(去皮)　芒硝一升　甘遂一钱匕

上三味,以水六升,先煮大黄取二升,去滓,内芒硝,煮一两沸,内甘遂末,温服一升,得快利,止后服。

大陷胸汤药物为大黄、芒硝、甘遂。甘遂长于泻胸腹积水,大黄、芒硝荡涤实热破结。

大陷胸丸

大黄半斤　葶苈子半升（熬）　芒硝半升　杏仁半升（去皮尖,熬黑）

上四味,捣筛二味,内杏仁、芒硝,合研如脂,和散,取如弹丸一枚,别捣甘遂末一钱匕,白蜜二合,水二升,煮取一升,温顿服之。一宿乃下,如不下,更服,取下为效。禁如药法。

大陷胸丸即大陷胸汤大黄、芒硝减量,加葶苈子、杏仁蜜丸。大黄、芒硝、甘遂泻热逐水破结,杏仁、葶苈子利肺泻水,白蜜使峻药缓攻,利于治疗结胸部位偏于上。

【应用】现代常用本方治疗渗出性胸膜炎、卵巢囊肿、慢性胃炎急性发作、精神失常、急性胰腺炎、胆囊炎、胆囊结石、急性阑尾炎、结核性腹膜炎、肝硬化腹水、流行性出血热急性肾衰、绞窄性膈疝、单纯性肠梗阻等属水热互结证。

2. 小陷胸汤证

【原文】小结胸病,正在心下,按之则痛,脉浮滑者,小陷胸汤主之。(138条)

【释义】小结胸病,证见心下硬满,按之则痛,脉浮滑。说明痰热互结,部位较浅,当用小陷胸汤主治。

【提要】热实结胸痰热互结证治。

【分析】

症状:心下硬满,按之则痛,发热口渴,咳喘痰黄;舌红,苔黄腻,脉浮滑。

病机:痰热互结于心下。

治法:清热涤痰开结。

方药:小陷胸汤

黄连一两　半夏半升（洗）　瓜蒌实大者一枚

上三味,以水六升,先煮栝楼,取三升,去滓,内诸药,煮取二升,去滓,分温三服。

方中黄连泻热消痞,半夏化痰涤饮、消痞散结。瓜蒌清热涤痰开结,润肠通便;伍黄连清热,伍半夏开结,有协调全方之效。

【应用】常用治肺炎,胸膜炎,支气管炎,哮喘,慢性阻塞性肺气肿,返流性食管炎,胃炎,胃、十二指肠溃疡,慢性结肠炎,直肠癌,便秘,急性乳腺炎,乳腺增生等痰热互结证。

3. 寒实结胸证

【原文】寒实结胸,无热证者,与三物小陷胸汤。白散[1]亦可服。(141条下)

【词解】

[1] 白散:方剂名。本条文"寒实结胸,无热证者,与三物小陷胸汤,白散亦可服"。《金匮玉函经》《千金翼方》均无"陷胸汤"及"亦可服"六字,可从。

【释义】心下硬满痛,按之硬,无热象,是寒邪与痰水等相结于胸膈脘腹,方用三物小白散治疗。

【提要】寒实结胸证治。

【分析】

症状:心下硬满痛,按之硬,口不渴,大便秘结;舌淡,苔白滑,脉沉弦。

病机:寒痰水饮结聚胸膈脘腹。

治法:温寒逐水,涤痰破结。

方药:三物小白散

桔梗三分　巴豆一分(去皮心,熬黑研如脂)　贝母三分

上三味,为散,内巴豆,更于白中杵之,以白饮和服,强人半钱匕,羸者减之。病在膈上必吐,在膈下必利,不利进热粥一杯,利过不止,进冷粥一杯。

巴豆辛热,擅长峻下逐水,攻逐寒积;桔梗开提肺气,祛痰散结;贝母解郁散结祛痰。因巴豆辛热有毒,对胃肠道有强烈的刺激作用,故以每次 0.3 克为宜。如效果不理想,以每次 0.1 克渐增。巴豆要用巴豆霜。因三味药颜色白,故名白散。巴豆尚有一定的催吐作用。服药后,病在膈上的,可能出现呕吐;病在膈下的,可能出现下利。巴豆辛热,故得热性速,得寒性缓,所以,下利不止,可服用冷粥;不出现下利,可服用热粥。粥还有养胃护胃功效。

【应用】

适应证同大陷胸汤丸证,但病性属寒。因方中有巴豆,用时宜慎重。

4. 结胸证预后

【原文】结胸证,其脉浮大者,不可下,下之则死。(132 条)

结胸证悉具,烦躁者亦死。(133 条)

【释义】结胸证,脉浮大无力,是邪气盛,正气伤,误用下法,正气损伤更重,预后不良。

结胸证均出现,如心下硬满痛、按之硬、脉沉紧等,说明病情严重;在此基础上出现烦躁,是邪盛正衰,正不胜邪,病情难治,预后不良。

【提要】结胸证预后。

【分析】结胸证预后的判定,脉象尤为非常重要,特别是在出现烦躁之时。只要脉象为虚,并且虚像明显,均不可妄用攻伐。在此基础上,更要时时注意观察病情,以防不测。

表 10　结胸证辨治简表

类别		证候	病机	治法	方药
热实结胸	大结胸	心下痛,按之硬,甚则从心至少腹硬满而痛,不可近。或不大便,口渴,或小有潮热,头汗出,或项强如柔痉状,脉沉紧	水热互结	泻热逐水破结	峻药攻下大陷胸汤(大黄、芒硝、甘遂) 峻药缓下大陷胸丸(大黄、芒硝、甘遂、葶苈子、杏仁、白蜜)
	小结胸	正在心下,按之则痛,脉浮滑	痰热互结	清热涤痰开结	小陷胸汤(黄连、半夏、瓜蒌)
寒实结胸	三物小白散	心下硬满痛,按之硬,口不渴,大便秘结;舌淡,苔白滑,脉沉弦	寒痰水饮结聚胸膈脘腹	温寒逐水涤痰破结	巴豆、桔梗、贝母

5. 脏结证

【原文】何谓脏结？答曰：如结胸状，饮食如故，时时下利，寸脉浮，关脉小细沉紧，名曰脏结。舌上白苔滑者，难治。（129条）

脏结无阳证，不往来寒热。其人反静，舌上苔滑者，不可攻也。（130条）

病胁下素有痞，连在脐旁，痛引少腹入阴筋[1]者，此名脏结。死。（167条）

【词解】

[1] 阴筋：指外生殖器。

【释义】藏结的证候是：心下硬满痛，与结胸证相似。甚则连及少腹、外阴部疼痛，但饮食如常，时时下利。寸脉浮，关脉沉是痰水互结于中而病盛于上；关脉小细是气血不足，沉紧是阴寒之邪内盛。舌苔白滑，是寒邪为患之相。邪实正虚，攻邪伤正，扶正碍邪，故言难治。

藏结无太阳证，不往来寒热说明无少阳证，其人反静说明无阳明证。舌苔白滑说明纯属阴寒内盛，正气不足，不可攻伐。

病胁下素有痞块，连在脐旁，说明病情时间长，更由于疼痛牵引少腹及阴部，表明脏结已涉及肝脾肾，病情严重，预后不良。

【提要】藏结证候、治疗注意及预后。

【分析】藏结为脏器虚衰，阴寒凝结，本虚标实，预后不良，治疗时多用温阳散寒治法，犹需时刻注意维护正气。

表11 藏结证辨治兼表

脏结	脏气虚衰 阴寒凝结	如结胸状　饮食如故，时时下利、苔白滑、寸脉浮、关脉小细沉紧	偏于脾	温补脾肾	附子理中汤等
	脏气虚衰 阴寒凝结	胁下素有痞，连在脐旁，痛引少腹入阴筋	偏于肾	回阳救逆	四逆汤等

(十一) 半夏泻心汤证类

1. 半夏泻心汤证

【原文】伤寒五六日，呕而发热者，柴胡汤证具，而以他药下之，柴胡证仍在者，复与柴胡汤。此虽已下之，不为逆，必蒸蒸而振，却发热汗出而解。若心下满而硬痛者，此为结胸也，大陷胸汤主之；但满而不痛者，此为痞，柴胡不中与之，宜半夏泻心汤。（149条）

【释义】伤寒五六日，证见呕逆，发热（往来寒热），说明属于柴胡证，应用和解少阳方法治疗。若用下法，属误治。误治后，如柴胡证仍在，说明邪气仍在少阳，可继续用柴胡汤。此虽然误用下法，但未出现坏病，在药物作用下，正气驱邪，可出现战汗邪解。

如心下满、痛，按之硬，是大结胸证，用大陷胸汤治疗。

如病症只表现为胃脘部胀满不痛，这就是痞。病机为脾胃虚弱，寒热错杂，升降失常，气机壅塞，病症病机已不适合用柴胡汤，应用半夏泻心汤主治。

【提要】呕利痞证治。

【分析】

症状:胃脘痞满,恶心呕吐,肠鸣下利;舌苔白腻,脉弦滑濡。

病机:脾胃虚,寒热错杂,升降失常。

治法:和中降逆消痞。

方药:半夏泻心汤

半夏半升(洗)　黄芩　干姜　人参　甘草(炙)各三两　黄连一两　大枣十二枚(擘)

上七味,以水一斗,煮取六升,去滓,再煎取三升,温服一升,日三服。

方中半夏、干姜辛温散寒消痞,黄连、黄芩苦寒泄热,人参、大枣、甘草补中益气。全方辛开苦降甘调,为后世中医治疗脾胃病指明了方向。

【应用】半夏泻心汤是中医治疗脾胃病的名方,辛开苦降法是寒热错杂痞的基本治法。半夏泻心汤能广泛用于消化系统疾病的治疗,与其抑制、杀灭消化道疾病常见致病菌,整体调节机体状况,改善生化指标密切相关。现代药理研究发现,苦味药物中黄芩、黄连、大黄、枳实等,辛味药物中半夏、厚朴、干姜、生姜等都具有抗 Hp 作用,而 Hp 是 CG、Pu 的重要致病菌,为中医中药治疗 Hp 感染性疾病提供了现代依据。

半夏泻心汤治疗慢性胃炎疗效独到,其机制与下属几点相关:

(1)半夏泻心汤辨"证"论治慢性胃炎

慢性胃炎是最常见的消化系统病,以呕逆、胃长痛、大便不调为主症。从病证看,半夏泻心汤以心下痞、呕逆、肠鸣下利、苔腻脉濡为要点;从病机上看,凡慢性病,一般表现为虚实夹杂,寒热错杂,升降失常,气机壅塞;从治疗上看,非单纯补虚泻实,而是补脾益胃,协调升降,温寒清热;从方药看,黄连、黄芩清热燥湿;干姜、甘草温中祛寒;半夏和胃降逆消痞;人参、大枣甘温补虚,体现辛开苦降甘调法,对慢性胃炎尤为适宜。

(2)半夏泻心汤辨"菌"论治慢性胃炎

近年来,人们愈加重视幽门螺杆菌(Hp)在慢性胃炎中的作用。现代研究证明,Hp 是慢性胃炎重要致病菌,在慢性胃炎患者,Hp 阳性者可达 70%～85%。此菌 1983 年在国外首先发现,国内于 1985 年检出,随之抗 Hp 感染便成了治疗胃炎重要研究课题。西医治疗此病多用阿莫西林、甲硝唑、铋剂,因彻底清除 Hp 不易,故需长期服药,但由于胃肠道、肾、脑等副作用大,故低毒有效的中医药疗法普遍受到国内外关注。我们的研究结果表明,半夏泻心汤无论是整方大部分药物,还是单味药,均有良好的抗 Hp 感染作用。此外,慢性胃炎又与机体免疫功能失调有关,半夏泻心汤大多数药物均有不同程度的调节机体免疫作用。

(3)半夏泻心汤治疗慢性胃炎前景广阔

目前,中医药疗法治疗慢性胃炎主要有三大类:一类为辨证论治,有是证,用是方,随证加减;二类辨菌论治,无论中医辨证属性如何,均加入抑制、杀灭 Hp 药物,并随证加减其他药物;三类为专病专方专药。专方专药有两种形式,一种为对证形成专方专药;一种为广泛针对 Hp 感染。三类方法,各有其道理,辨证论治是中医药疗法的灵魂,偏离此点,失去了中医药特色。辨菌论治可加强抗 Hp 感染针对性,专病专方有利于临床应用,在一定程度上说,是深入研究的结果。之所以说半夏泻心汤治疗慢性胃炎前景广阔,就在于半夏泻心汤具备了上述三类的优势,都属于半夏泻心汤的适应证。

慢性胃炎按其病变程度,可以分为浅表性胃炎和萎缩性胃炎,前者胃镜检查以黏膜充血、水肿、出血、糜烂为主,后者以黏膜灰白、灰黄、灰绿,黏膜变厚、表面粗糙,伴僵硬感为主,属癌前病变。值得我们注意的是,应用半夏泻心汤治疗,均获良效。这应该是辨证、辨菌、专方论治结果的统一。辨证论治有整体辨证和局部辨证,从整体辨证看,慢性胃炎一般表现为脾胃虚弱、寒热错杂、虚实夹杂,恰为半夏泻心汤所主,从局部辨证看,浅表性胃炎多属湿热,萎缩性胃炎多属虚寒,半夏泻心汤既有清热利湿功效,又有温中散寒功效;前者以黄连、黄芩为主,后者以干姜、甘草为主。辨菌论治上已说明,无论整方,还是方中绝大多数药物,均有不同程度的抑制、杀灭 Hp 作用。基于上述两点,可以认为半夏泻心汤治疗慢性胃炎,亦应属专病专方范畴。

2. 生姜泻心汤证

【原文】伤寒汗出解之后,胃中不和,心下痞硬,干噫[1]食臭[2],胁下有水气,腹中雷鸣[3],下利者,生姜泻心汤主之。(157条)

【词解】

[1] 干噫:嗳气。

[2] 食臭:食物酸腐气味。

[3] 腹中雷鸣:肠鸣剧烈。

【释义】伤寒用汗法治疗,汗不得法、损伤脾胃,寒热错杂,升降失常,气机痞塞,导致心下胃脘胀硬;胃气上逆,所以干噫食臭;水气流于胁下,或走于肠间,则肠鸣下利,用生姜泻心汤主治。

【提要】水饮食滞痞证治。

【分析】

症状:心下痞满,干噫食臭,腹中肠鸣,下利;舌有齿痕,脉弦濡。

病机:脾胃不和,寒热错杂,水饮食滞。

治法:和胃降逆,散水消痞。

方药:生姜泻心汤证

生姜四两(切)　甘草三两(炙)　人参三两　干姜一两　黄芩三两　半夏半升(洗)　黄连一两　大枣十二枚(擘)

上八味,以水一斗,煮取六升,去滓,再煎取三升,温服一升,日三服。附子泻心汤,本云加附子。半夏泻心汤,甘草泻心汤,同体别名耳。生姜泻心汤,本云理中人参黄芩汤,去桂枝、术,加黄连并泻肝法。

本方即半夏生姜泻心汤减干姜量重用生姜为君,重在和胃散水。

【应用】与半夏泻心汤大同。常用治十二指肠球部溃疡、反流性食管炎、胃肠炎、胃下垂、胃扭转、呕吐、结肠炎、肠易激综合征、幽门不完全梗阻、肠梗阻、胆道蛔虫、长期低热、冠心病、舌体肿痛等属脾胃不和,寒热错杂证。

3. 甘草泻心汤证

【原文】伤寒中风,医反下之,其人下利日数十行,谷不化,腹中雷鸣,心下痞硬而满,干呕心烦不得安。医见心下痞,谓病不尽,复下之,其痞益甚。此非结热,但以胃中虚,客气上逆,故使硬也,甘草泻心汤主之。(158条)

【释义】治疗伤寒或中风，误用下法，损伤中气，寒热错杂，升降失常，气机痞塞。脾胃虚，运化失职则腹中雷鸣，下利频作，为未消化食物；胃虚气逆，则干呕心烦不安，用以甘草泻心汤主治。

【提要】脾胃虚弱，痞利俱甚证治。

【分析】

症状：肠鸣下利，日数十行，下利完谷，干呕，心烦不安，胃脘痞闷；脉虚数。

病机：脾胃重虚，寒热错杂，水谷不化。

治法：和胃补中，消痞止利。

方药：甘草泻心汤

甘草四两（炙）　黄芩三两　干姜三两　半夏半升（洗）　大枣十二枚（擘）　黄连一两

上六味，以水一斗，煮取六升，去滓，再煎取三升，温服一升，日三服。

臣亿等谨按……是半夏、生姜、甘草泻心三方，皆本于理中也，其方必各有人参，今甘草泻心中无者，脱落之也。又按《千金》并《外台秘要》，治伤寒䘌食用此方皆有人参，知脱落无疑。

本方即半夏泻心汤加重甘草组成，重在缓中补虚。

【应用】常用治反流性食管炎、肠易激综合征、慢性胃炎、慢性胰腺炎、化疗引起的呕吐、慢性结肠炎、胃肠神经官能症、急性盆腔炎、白塞综合征、淋病、尖锐湿疣、复发性口腔溃疡、急性尿道炎、龟头溃疡、前列腺炎、干燥综合征、带状疱疹、小儿病毒性腹泻、口腔扁平苔癣等属脾胃虚弱，寒热错杂证。

表12　半夏、生姜、甘草泻心汤证辨治简表

类别	方证	症状	病机	药物	方效	备注
寒热错杂痞	半夏泻心汤证	心下痞,呕逆肠鸣下利	脾胃虚弱、寒热错杂重在脾胃不和	夏、芩、连、干姜、参、草、枣	和中降逆消痞	呕利痞
	生姜泻心汤证	心下痞,干噫食臭肠鸣下利	脾胃虚弱、寒热错杂重在水饮食滞	上方减干姜量,加生姜为君	和中降逆散结消痞	水饮食滞痞
	甘草泻心汤证	心下痞,下利频,谷不化干呕心烦腹中雷鸣	脾胃虚弱、寒热错杂重在脾胃虚甚	半夏泻心汤重用炙甘草	和胃补中消痞止利	胃虚痞利俱甚

4. 大黄黄连泻心汤证

【原文】心下痞[1]，按之濡，其脉关上浮者，大黄黄连泻心汤主之。（154条）

伤寒大下后，复发汗，心下痞，恶寒者，表未解也，不可攻痞，当先解表，表解乃可攻痞。解表宜桂枝汤，攻痞宜大黄黄连泻心汤。（164条）

【词解】

[1] 心下痞:心下胀满不适。

[2] 麻沸汤:开水。

[3] 渍:浸泡。

【释义】心下满,按之软,关脉浮,用大黄黄连泻心汤主治。

伤寒,大下后复汗,是误治,出现心下满,恶寒,表明既有热痞,又有表邪未解。治疗要注意先解表,表解后再治痞满。解表用桂枝汤适宜;治痞用大黄黄连泻心汤为宜。

【提要】热痞辨治。

【分析】

症状:心下痞,按之软,心烦,口渴,小便黄;苔黄,关脉浮或脉数。

病机:胃热气滞。

治法:泻热消痞。

方药:大黄黄连泻心汤

大黄二两　黄连一两

上二味,以麻沸汤[2]二升渍[3]之,须臾绞去滓,分温再服。

臣亿等看详大黄黄连泻心汤,诸本皆二味,后附子泻心汤,用大黄、黄连、黄芩、附子,恐是前方中亦有黄芩,后但加附子也,故后云附子泻心汤,本云加附子也。

大黄、黄连、黄芩不用煎煮,用开水浸泡,使其既能泄热消痞,又不至于苦寒直走肠道而泻下。

【应用】临床以治疗胃热盛诸证最为多见。

5. 附子泻心汤证

【原文】心下痞而复恶寒,汗出者,附子泻心汤主之。

【释义】心下痞(病性属热),恶寒,汗出,是卫阳不足,用附子泻心汤主治。

【提要】热痞兼阳虚证治。

【分析】

症状:心下痞,按之软,心烦口渴,恶寒汗出,舌红,苔黄。

病机:胃热气滞,卫阳不固。

治法:泻热消痞,扶阳固表。

方药:

大黄二两　黄连一两　黄芩一两　附子一枚(炮,去皮,破,别煮取汁)

上四味,切三味,以麻沸汤二升渍之,须臾,绞去滓,内附子汁,分温再服。

大黄、黄连、黄芩泻热消痞,附子温阳固表。

【应用】主要用于邪热有余,正阳不足之证。

表 13　大黄黄连泻心汤、附子泻心汤证辨治简表

热痞	大黄黄连泻心汤证 热痞	心下痞按之软 关脉浮	胃热气滞	大黄 黄连 黄芩	泻热消痞	三药用 开水浸泡
	附子泻心汤证 热痞兼阳虚	心下痞按之软 恶寒、汗出	胃热气滞 阳虚	上方加 熟附子	泻热消痞 温阳固表	三黄浸泡 附子别煮

(十二) 十枣汤证

【原文】太阳中风,下利呕逆,表解者,乃可攻之。其人漐漐汗出,发作有时,头痛,心下痞硬满,引胁下痛,干呕短气,汗出,不恶寒者,此表解里未和也,十枣汤主之。(152 条)

【词解】

[1] 平旦:清晨。

【释义】太阳中风病程中,表邪引动水饮之邪,表里同病,治当先解表,后攻逐水饮。水饮之邪变动不居,结聚胸胁则心下痞硬满,引胁下痛;结于胸,肺气不利则呼吸气短;上攻则见头痛;溢胃则胃气上逆,呕逆;溢于肌肤则汗出。应用十枣汤主治。

【提要】胸胁停饮证治。

【分析】

症状:心下痞硬满,咳唾牵引胸胁作痛,或见气短,呕逆,下利,汗出;舌苔白滑,脉沉紧或弦紧。

病机:水饮停聚胸胁,气机不利。

方药:十枣汤

芫花(熬)　甘遂　大戟

上三味等分,各别捣为散。以水一升半,先煮大枣肥者十枚,取八合,去滓,内药末,强人服一钱匕,羸人服半钱,温服之,平旦[1]服。若下少,病不除者,明日更服,加半钱。得快下利后,糜粥自养。

方中甘遂善行经隧水湿,大戟善泄脏腑水湿,芫花善消胸胁伏痰水。三药有毒,用肥大枣煎汤调服,以顾护胃气,缓和峻药之毒,使邪去正不伤。

【应用】常用治胸腔积液、肝硬化腹水、肾炎水肿、结核性腹膜炎,也有用治胃脘痛、胃酸过多、顽固性胃痛、精神分裂症等属胸胁停饮证。

第二章 阳明病辨证论治

概 说

阳明包括足阳明胃和手阳明大肠,与足太阴脾和手太阴肺相表里。胃主受纳、脾主运化,胃为阳腑、脾为阴脏,胃主降浊、脾主升清,胃主燥、脾主湿,阳明与太阴功能正常,则脏腑协调,运纳有度,升降相因,燥湿相济,生化气血,营运周身,共成后天之本。阳明功能重要性可以这样形容:生化旺,则诸经持此而长养;化源竭,则百脉由此而空虚。

外感热邪、或表邪入里化热、或脏腑失调均可以导致阳明病。阳明实热证以发热、口渴、腹痛、腹胀、便秘为主;阳明虚寒证以胃脘冷痛、呕吐为主。阳明实热证又分两种情况:如果以发热、口渴、脉洪大为主要脉症,为阳明热证;如果以发热、腹痛、腹胀、便秘为主要脉症,为阳明实证。

阳明为多气多血之经,正邪交争剧烈,邪入阳明容易化热化燥,容易出现实热证。阳明与太阴相表里,故阳明病又容易出现湿热证;阳明多血,邪热亢盛,还容易出现血热证。湿热如发黄、血热如黑便等。

阳明治疗,总体为清热泻实、温中补虚。清热泻实,代表方为白虎汤、承气汤;温中补虚,代表方为吴茱萸汤;如湿热发黄,代表方为茵陈蒿汤。

阳明血热证主治方为抵挡汤,已在太阳病中涉及。

吴茱萸汤证在《伤寒论》有三见:除本篇治疗阳明寒呕外,在少阴病中治疗虚寒下利,在厥阴病中治疗厥阴头痛。虽表现不同,但病机相同,为有利于区别,均在此篇讨论。

第一节 阳明病辨治纲要

一、阳明病实热证提纲

(一)阳明病实热证病机

【原文】阳明之为病,胃家实[1]是也。(180条)

【词解】

［1］胃家实：胃与大肠邪气实。

【释义】"胃家"即胃和大肠，"实"即邪气盛实。"胃家实"是对阳明热证、实证病机的概括：热证是无形邪热亢盛，以身热、汗自出、不恶寒反恶热、脉洪大为主；实证是有形之邪阻于肠道，以腹痛、便秘、谵语、手足濈然汗出、脉沉实有力，病重则脉沉迟有力为主。

本条内容不包括阳明病寒证。

【提要】阳明病实热证提纲。

【分析】

阳明多气多血，阳气盛，故邪入阳明，多易化热化燥。胃肠燥热亢盛，故其病变多以热、实为特征。不可认为胃家实可以统括整个阳明病，阳明病还有虚寒的表现，临床同样多见。

（二）阳明病实热证外证

【原文】问曰：阳明病，外证[1]云何？答曰：身热，汗自出，不恶寒，反恶热也。（182条）

【词解】

［1］外证：阳明病里热实证反映于外的症状。

【释义】阳明里热实证反映于外的症状为身热、汗自出、不恶寒、反恶热。

【提要】阳明病里热实证的外在表现。

【分析】

阳明病里热亢盛，蒸腾于外，故身热；热邪迫津外泄，故汗出；因其里热实，病不在表，故不恶寒反恶热。以上症状为阳明里热实证所特有。

（三）阳明病实热证主脉

【原文】伤寒三日，阳明脉大[1]。（186条）

【词解】

［1］脉大：为阳热内实之征，阳明热证之脉多洪大滑数，阳明实证之脉多沉实而大。

【释义】伤寒表证经过一段时间，病邪传到阳明、表现为阳明实热证时，基本脉象为大脉。

【提要】阳明实热证主脉。

【分析】

阳明多气多血，邪入阳明，多正盛邪实，故脉为大。如无形邪热亢盛，则脉多为洪大滑数；如邪热与有形之结阻于肠道，则脉多为沉实而大。

二、阳明病（实热证）病因病机

【原文】问曰：病有太阳阳明[1]，有正阳阳明[2]，有少阳阳明[3]，何谓也？答曰：太阳阳明者，脾约[4]是也。正阳阳明者，胃家实是也。少阳阳明者，发汗利小便已，胃中燥烦实，大便难是也。（179条）

问曰：何缘得阳明病？答曰：太阳病发汗、若下、若利小便，此亡津液，胃中干燥，因转属阳明，不更衣[5]，内实，大便难者，此名阳明也。（181条）

本太阳初得病时，发其汗，汗先出不彻，因转属阳明也。伤寒发热无汗，呕不能食，而反汗出濈濈然者，是转属阳明也。（185条）

伤寒转系阳明者,其人濈然微汗出[6]也。(188条)

【词解】

[1] 太阳阳明:由太阳误治、或表邪内陷导致的阳明病。

[2] 正阳阳明:由外邪直入阳明、或阳明本经自病导致的阳明病。

[3] 少阳阳明:少阳误治、或少阳之邪传变导致的阳明病。

[4] 脾约:脾转输功能被胃热约束,不能为胃行其津液而致肠燥便结。

[5] 不更衣:不大便。

[6] 濈然微汗出:微微汗出,连绵不断。

【释义】阳明病成因大体为三方面:太阳阳明、正阳阳明、少阳阳明。其病因病机核心为太阳、少阳之邪传到阳明、或外邪直犯阳明、或阳明本经自病,导致燥热亢盛,形成阳明病。病邪传入阳明的征象是濈然汗出,表明里热实已经形成。

必须清楚,此论只涉及阳明实热证,还有阳明虚寒证。阳明虚寒证的病因病机主要有三点:一是外邪侵犯,胃阳受损;二是内伤脾胃,胃阳虚弱;三是失治误治,特别是误治,导致胃阳受伤。

【提要】阳明病实热证的成因及邪入阳明的证候(实热证)特点。

【分析】

如果太阳病汗不得法,或误用吐、下,或妄利小便,致使津液损伤,邪入阳明化燥,约束脾阴,使其不能为胃行其津液,大肠缺乏津液,而致大便秘结,形成脾约;或外邪直犯阳明,化热成燥,因燥成实,或宿食化燥,燥结成实,形成阳明腑实;或少阳病误用汗、吐、下诸法,损伤津液,少阳之邪化热化燥入于阳明,形成胃肠燥热实而见大便难。

阳明病形成的重要征象是濈然汗出,表明里热实已经形成。

需注意:分析不能拘于条文字句。太阳、少阳误治,阳明本经自病,均可形成"脾约"、"胃家实"、"大便难",并非从太阳病转属者即为"脾约",燥热发自阳明者即"胃家实",从少阳转属者即"大便难"。

第二节 阳明病本证

一、白虎汤证类

(一)白虎汤证

【原文】伤寒脉浮滑,此表有热、里有寒[1],白虎汤主之。(176条)

三阳合病,腹满身重,难以转侧,口不仁[2],面垢[3],谵语遗尿。发汗则谵语,下之则额上生汗,手足逆冷。若自汗出者,白虎汤主之。(219条)

伤寒,脉滑而厥者,里有热,白虎汤主之。(350条)

【词解】

[1] 里有寒:"寒"当为"热"。

[2] 口不仁:口中感觉失常,食不知味,语言不利。

[3]面垢：面部如蒙油垢。

【释义】脉浮滑，反映阳明里热炽盛，蒸腾于外，表里俱热。其证当有身热、汗自出、不恶寒反恶热、心烦、舌干、口渴等。如邪热更甚，阳热内郁，不能外达，则出现四肢厥冷。治以辛寒清热，方用白虎汤。

【提要】阳明热盛（白虎汤）证治。

【分析】

症状：身热或高热，口渴较甚，多汗，面红心烦，口舌干燥，甚或心烦谵语，腹满遗尿，四肢厥冷；舌苔黄燥，脉浮滑数。

病机：阳明热盛。

治法：辛寒清热。

方药：白虎汤

知母六两　石膏一斤（碎）　甘草二两（炙）　粳米六合

上四味，以水一斗，煮米熟汤成，去滓，温服一升，日三服。

本方配伍特色为石膏与知母伍用。石膏辛寒，既沉降，又走外，故解肌清热，两擅内外，且清热作用快，但不持久；知母苦甘润，能清火润燥，清热作用不若石膏快，但较石膏持久，故二药配合，相得益彰。单用石膏，或单用知母，均有损其疗效。甘草、粳米养胃调中，使石膏、知母苦寒之性留于中焦清热，又无伤中之弊。

有关研究证明，石膏退热作用的有效成分，是所含的某些杂质，其原理有待进一步分析。但这种研究结果，指明了为什么用石膏一定要量大方能取效，原因是提高其中某些杂质的用量。

【应用】传统观点将白虎汤典型症状归纳为"四大"，即大热，大汗，大渴，脉洪大。现代临床应用白虎汤，四大症状不一定全部具备。症见无形邪热亢盛，或里有蕴热，即可酌情应用。

常用于治疗各种发热性疾病：感冒发热、流行性感冒、流行性出血热、流行性乙型脑炎、麻疹、伤寒、流行性脑脊髓膜炎、传染性肝炎、肺炎、糖尿病、风湿性心脏病、风湿性关节炎、胃、十二指肠溃疡出血、银屑病、痤疮、药物性皮疹、视神经乳头炎、结膜炎、巩膜炎、角膜炎、鼻衄、咽喉肿痛、口腔溃疡、急性牙源性感染、扁桃体炎、鼻窦炎、疱疹性口炎、牙痛、慢性顽固性唇炎等辨证属于里热证。

（二）白虎加人参汤证

【原文】服桂枝汤，大汗出后，大烦渴不解，脉洪大者，白虎加人参汤主之。（26条）

伤寒若吐若下后，七八日不解，热结在里，表里俱热，时时恶风，大渴，舌上干燥而烦，欲饮水数升者，白虎加人参汤主之。（168条）

伤寒无大热，口燥渴，心烦，背微恶寒者，白虎加人参汤主之。（169条）

伤寒脉浮，发热无汗，其表不解，不可与白虎汤。渴欲饮水，无表证者，白虎加人参汤主之。（170条）

若渴欲饮水，口干舌燥者，白虎加人参汤主之。（222条）

【释义】伤寒误治，表邪入里，阳明胃热炽盛，邪热弥漫，充斥内外，表里俱热。里热蒸腾则身热，迫津外泄则汗出；热盛津伤严重则口渴欲饮水数升；汗出多气随津泄而见时时恶风；用白虎加人参汤主治。

【提要】阳明热盛兼津气两伤证治。

【分析】

症状：身热，口渴甚，多汗，时恶风寒，心烦，溺赤，倦怠少气；口舌干燥，脉虚数。

病机：阳明热盛，津气两伤。

治法：辛寒清热，益气生津。

方药：白虎加人参汤

知母六两　石膏一斤（碎）　甘草二两（炙）　人参二两　粳米六合

上五味，以水一斗，煮米熟汤成，去滓，温服一升，日三服。此方立夏后、立秋前乃可服。正月二月三月尚凛冷，亦不可与服之，与之则呕利而腹痛。诸亡血虚家亦不可与，得之则腹痛利者，但可温之，当愈。

白虎加人参汤为白虎汤加人参。方中白虎汤辛寒清热，加人参益气生津。

【应用】临床中常用本方治疗糖尿病、顽固性发热、产后高热、成人特发性皮炎伴颜面发热、产褥热、中暑、口腔及咽喉干燥症、精神疾病治疗药所致口渴、败血症、顽固性外阴瘙痒、唇炎、泛发性脓疱性牛皮癣、带状疱疹后神经痛、严重饥饿症、幼儿急疹、甲状腺危象、癃闭、红斑狼疮、风湿热等属里热盛，津气伤证。

实际上，本方应用与白虎汤相类，治疗消渴（糖尿病）较多。现代研究证明，人参、知母均有降糖作用，在一定比例范围内，降糖作用明显，而超过这个范围，降糖作用则消失。

石膏一定要大量用足，量少清热作用不显著。张锡纯对石膏应用曾说：认准证，大胆用，断无伤人之理，确有道理。对热性病治疗，石膏常用量在50～200克。

二、承气汤证类

(一)调胃承气汤证

【原文】太阳病三日，发汗不解，蒸蒸发热[1]者，属胃也，调胃承气汤主之。（248条）

伤寒吐后，腹胀满者，与调胃承气汤。（249条）

阳明病，不吐不下，心烦者，可与调胃承气汤。（207条）

【词解】

[1] 蒸蒸发热：发热如热气蒸腾，从内达外。

【释义】表证误治、或本经自病，化热化燥成实，出现蒸蒸发热，腹胀满，心烦，用调胃承气汤主治。

【提要】阳明腑实证（燥实为主）治。

【分析】

症状：蒸蒸发热，心烦，腹胀满，不大便，汗自出，或谵语、下利；舌苔黄燥，脉沉实。

病机：燥热内盛，腑实初结。

治法：泻热和胃，润燥软坚。

方药：调胃承气汤

甘草二两（炙）　芒硝半升　大黄四两（清酒洗）

上三味,切,以水三升,煮二物至一升,去滓,内芒硝,更上微火一二沸,温顿服之,以调胃气。

大黄荡涤实热,芒硝润燥软坚,二药合用,泄热通便。甘草甘缓,既可缓硝黄峻下之力,又可和中护胃,邪去而不伤正气。

【应用】本方适用于阳明腑实初结,痞满燥实坚程度不重,以燥实为主;或阳明腑实证备而年高体弱,症状主要表现为大便燥结或不大便,苔黄、脉实,而腹胀满较轻。

现代临床常用本方治疗大叶性肺炎、不明原因高热、急性胰腺炎、喘证、燥咳、牙痛、扁桃体炎、老年便秘、慢性咽喉炎、小儿口腔溃疡、流行性出血热、有机磷中毒、呃逆、黄疸、急性心肌梗塞、肠梗阻、鹅口疮等;外用治疗缠腰火丹、跌打损伤、稻田皮炎、湿疹、疥疮、痔疮等。注意使用时符合中医辨证属阳明腑实轻证。

(二)小承气汤证

【原文】阳明病,其人多汗,以津液外出,胃中燥,大便必硬,硬则谵语,小承气汤主之。若一服谵语止者,更莫复服。(213条)

阳明病,谵语发潮热,脉滑而疾[1]者,小承气汤主之。因与承气汤一升,腹中转气[2]者,更服一升;若不转气者,勿更与之。明日又不大便,脉反微涩者,里虚也,为难治,不可更与承气汤也。(214条)

太阳病,若吐若下若发汗后,微烦,小便数,大便因硬者,与小承气汤和之愈。(250条)

阳明病……若腹大满不通者,可与小承气汤,微和胃气,勿令至大泄下。(208条)

【词解】

[1] 脉滑而疾:脉象圆滑流利快速。

[2] 转气:腹中有气窜动。

【释义】阳明病多汗、谵语,是因腑实形成,热迫津泄,上扰心神。汗出过多以致胃肠内津亏干燥则大便硬。大便硬结,腑气不通则腹满严重,潮热是腑实形成的征象。用小承气主治。一服药后,不再谵语,说明药中病情,不要再服。

阳明病,谵语、潮热,是阳明腑实已成。脉滑疾,是阳明腑实程度不重,故用小承气汤治疗。服用小承气汤后,出现排气,说明肠中实邪有下动趋势,可继续服用,若无排气,不要继服。明日又不大便,脉象微涩,是里虚气血不足,不能用承气汤攻下。邪实需攻,正虚又不胜攻,故言难治。

太阳病,汗吐下后,损伤津液,化热化燥,形成阳明腑实,微烦为热实之证。津液偏渗于前阴,故小便数;大肠缺乏津液濡润,故大便硬。因腑实不重,故用小承气汤清下阳明腑实。

腹大满是小承气汤证辨证要点,是阳明腑实已成,但病情不如大承气汤证急重,所以,不要峻下热结,而要清下腑实。

【提要】阳明腑实(痞满为主)证治。

【分析】

症状:潮热多汗,心烦,腹大满,大便硬、小便数,或热结旁流,苔黄厚,脉滑而疾。

病机:热实内结,腑气不通。

治法:泻热通便,消滞除满。

方药:小承气汤

大黄四两　厚朴二两(炙,去皮)　枳实三枚(大者,炙)

上三味,以水四升,煮取一升二合,去滓,分温二服。初服汤当更衣,不尔者尽饮之,若更衣者,勿服之。

大黄荡涤实热;厚朴行气除满;枳实理气消痞。

【应用】本方在临床上应用广泛,凡实热阻结病症均可酌情应用。如治疗胃扭转、慢性喉炎、鼻衄、牙龈肿痛、哮喘、小儿咳嗽、小儿紫癜、小儿急性胃肠炎、小儿惊风、头痛、术后胃肠功能紊乱、荨麻疹、慢性阻塞性肺病急性期、妇科术后腹胀、病毒性肝炎、喘证、癃闭、腹部手术后预防粘连性肠梗阻、带状疱疹、痤疮、眩晕、习惯性便秘、呃逆、唇风、暴哑、失眠、口臭、急性胆囊炎、急性腹膜炎、高热等辨证属实热内结,腑气不通证。

(三)大承气汤证

【原文】阳明病,脉迟,虽汗出不恶寒者,其身必重,短气,腹满而喘,有潮热者,此外欲解,可攻里也。手足濈然汗出者,此大便已鞕也,大承气汤主之;若汗多,微发热恶寒者,外未解也,其热不潮,未可与承气汤……(208条)

伤寒若吐若下后,不解,不大便五六日,上至十余日,日晡所发潮热,不恶寒,独语如见鬼状。若剧者,发则不识人,循衣摸床[1],惕而不安,微喘直视,脉弦者生,涩者死,微者但发热谵语者,大承气汤主之。若一服利,则止后服。(212条)

病人烦热,汗出则解,又如疟状,日晡所发热者,属阳明也。脉实者宜下之;脉浮虚者,宜发汗。下之与大承气汤,发汗宜桂枝汤。(240条)

伤寒六七日,目中不了了[2],睛不和[3],无表里证,大便难,身微热者,此为实也。急下之,宜大承气汤。(252条)

阳明病,发热汗多者,急下之,宜大承气汤。(253条)

发汗不解,腹满痛者,急下之,宜大承气汤。(254条)

少阴病,得之二三日,口燥咽干者,急下之,宜大承气汤。(320条)

少阴病,自利清水,色纯青[4],心下必痛,口干燥者,可下之,宜大承气汤。(321条)

少阴病,六七日,腹胀不大便者,急下之,宜大承气汤。(322条)

【词解】

[1] 循衣摸床:指病人昏迷时,两手无意识地反复触摸衣被床沿。

[2] 目中不了了:视物不清。

[3] 睛不和:眼珠转动不灵活。

[4] 自利清水,色纯青:下利黑色粪水。

【释义】日晡所发潮热,手足濈然汗出是阳明腑实特征。脉迟,腹满而喘,身重等均标志阳明腑实已成,可用大承气汤峻下热结。无潮热,说明腑实可能未成,要慎用大承气汤。出现神昏谵语、循衣摸床,是阳明腑实燥热实危重证,属于大承气汤主治。如出现目中不了了、睛不和,是热邪亢盛、阴津将竭的征象,应用大承气汤急下存阴,称阳明三急下。少阴三急下言少阴热化,病机为燥热亢盛,阴津将竭,故用大承气汤急下存阴。脉弦者生,是言脉弦为阴津尚在,尚有生机;涩者死,是言津液枯竭,预后不良。

【提要】阳明腑实重证、燥热盛阴津将竭危证治。

【分析】

症状：潮热，手足汗出，口渴，腹胀满痛，绕脐痛，疼痛拒按，心烦，小便黄短赤，大便秘结，或不大便，或自利清水，色纯青。或口噤，角弓反张，脚挛急，龀齿。舌红，苔黄燥灰黑或焦裂起刺，脉沉数，或沉实有力，或沉迟。严重则神昏谵语，不识人，循衣摸床，惕而不安，目中不了了，睛不和。

病机：燥热实结甚，腑气闭阻。

燥热亢盛，阴津将竭。

治法：峻下热结。

急下存阴。

方药：大承气汤

大黄四两（酒洗）　厚朴半斤（炙，去皮）　枳实五枚（炙）　芒硝三合

上四味，以水一斗，先煮二物，取五升，去滓，内大黄，煮取二升，去滓，内芒硝，更上微火一两沸，分温再服。得下余勿服。

大黄荡涤实热，芒硝润燥软坚，枳实厚朴行气消滞除满，共成攻下实热、荡涤燥结之峻剂。

表14　阳明腑实证辨治简表

共同点	症状：发热、汗自出，不恶寒，反恶热；心烦，腹满痛，便秘，苔黄，脉实。 病机：实热燥相结，阳明腑气不通。 治则：泄热荡实通腑		
区别点	调胃承气汤证	小承气汤证	大承气汤证
发热	蒸蒸发热	潮热	潮热
腹证	腹胀满（痛）	腹胀满痛（痛）	腹胀满痛重、绕脐痛、拒按
舌苔	黄燥	黄厚	老黄或焦裂起刺
脉象	数	滑疾	沉实或沉迟有力
病情	燥实为主 轻证	痞满为主 重于调胃承气汤证	痞满燥实俱备 重证
治法	泻热和胃，润燥软坚	泻热通便，消滞除满	峻下热结
药物	大黄、芒硝、甘草	大黄、枳实、厚朴	大黄、芒硝、枳实、厚朴
煎服	先煮大黄、甘草； 后冲芒硝 小量频服或温顿服	三味同煎 分二次服	先煮枳实、厚朴，后下大黄，以药汁冲服芒硝 分二次服

【应用】中医治疗急症、急腹症本方是代表。现代药理研究证明，大承气汤能够增加肠蠕动，增加肠胃内容积，改善肠管内血液循环，降低毛细血管通透性，兴奋肠管作用快，不受阿托品类药物抑制，且对肠管具有双向调节作用。其中，芒硝主要对小肠起作用，大黄、厚朴、枳实

主要对大肠起兴奋作用。大承气汤能使家兔胃壁平滑肌慢波幅度明显增加,能提高胃紧强度,增加胃重量,从而对大承气汤治疗阳明腑实提供有意义的实验依据。应用大承气汤攻下治疗急腹证,在某些方面提高了非手术率,对急腹证禁止攻下,以免扰动肠管使炎证扩散的理论也是一种突破性探讨。

常用于治疗急性胰腺炎、化脓性胆囊炎、化脓性阑尾炎、不完全性肠梗阻、胆道蛔虫、铅中毒腹绞痛、胆石症并感染、感染性高热、急性盆腔炎、术后腹胀、严重剖伤呼吸窘迫综合征、重症热结旁流证、重症乙型肝炎、急性湿疹、精神分裂症、胃结石、泌尿系结石、支气管哮喘、肺炎、顽固性呃逆、脊柱损伤性气膨胀、结膜炎、角膜炎、咽喉炎、牙龈炎、扁桃体炎、急性上颌窦炎、鼻衄、牙痛、口腔炎等病症属于阳明腑实证者。

使用本方只要腑气不通,大便秘结,且确有热结、食积、痰浊、瘀血等闭阻于内者,都可以攻下,不必一定要四症兼全。

三、麻子仁丸证

【原文】趺阳脉[1]浮而涩,浮则胃气强,涩则小便数,浮涩相搏,大便则硬,其脾为约,麻子仁丸主之。(247条)

【词解】

[1] 趺阳脉:为足背动脉,属足阳明胃经。

【释义】趺阳脉可候脾胃正气的强弱、邪气的盛衰。趺阳脉浮,说明胃有热;涩,说明脾阴伤。津液偏渗使小便多,肠中津枯而致大便硬。胃强脾弱,用麻子仁丸主治。

【提要】胃热肠燥津亏证治。

【分析】

症状:大便硬而难出,或可见腹胀、小便数,无发热汗出、腹痛等症。

病机:胃热肠燥津亏。

治法:泻热润肠通便。

方药:麻子仁丸

麻子仁二升　芍药半斤　枳实半斤(炙)　大黄一斤(去皮)　厚朴一尺(炙,去皮)　杏仁一升(去皮尖)

上六味,蜜和丸如梧桐子大,饮服十丸,日三服,渐加,以知为度。

本方为小承气汤加麻子仁、杏仁、芍药、白蜜。小承气汤用以泻热导滞;麻子仁、杏仁、白蜜润燥肃肺通便;芍药益阴和脾。

【应用】本证主要特点为大便硬而难出,故不宜单用承气汤攻下。本方最常用于治疗习惯性便秘,年老体弱便秘,产后便秘,阴伤便秘,肛门部位手术后防止大便干燥等,长期应用无副作用。本证患者常见口臭、烦躁、头晕、纳差、失眠等症状,随大便通下,症状解除。

本方除了能治疗胃肠道疾病外,其在腹部术后胃肠功能恢复方面有促进作用,尚可治疗属于胃热肠燥津亏证的支气管炎、哮喘、胆石症、胆道蛔虫、肺气肿、尿频、非胰岛素依赖性糖尿病、肛裂、失眠、消渴、皮肤瘙痒症、噎膈、鼻衄等。

四、吴茱萸汤证

【原文】食谷欲呕,属阳明也,吴茱萸汤主之。得汤反剧者,属上焦也。(243条)

少阴病,吐利,手足逆冷,烦躁欲死者,吴茱萸汤主之。(309条)

干呕吐涎沫,头痛者,吴茱萸汤主之。(378条)

【释义】《伤寒论》应用吴茱萸汤有三条,243条为治疗阳明虚寒呕吐,309条为治疗少阴虚寒下利,378条为用治疗厥阴虚寒头痛。三条虽叙证不尽相同,其阴寒内盛,浊阴上逆的病机一致。

【提要】脾胃虚寒呕吐证、少阴下利、厥阴头痛证治。

【分析】

症状:干呕,吐涎沫,头痛,心下痞满,吞酸嘈杂,四肢厥冷,下利心烦,舌淡,苔白滑,脉弦。

病机:阴寒内盛,浊阴上逆。

治法:温肝暖胃,降浊止呕。

方药:吴茱萸汤

吴茱萸一升(洗)　人参三两　生姜六两(切)　大枣十二枚(擘)

上四味,以水七升,煮取二升,去滓,温服七合,日三服。

吴茱萸温肝暖胃降浊,生姜温胃散寒止呕;人参、大枣健中益气。

【应用】临床应用广泛,常用治顽固性头痛、晚期胃癌呕吐、偏头痛、难治性丛集性头痛、美尼尔综合征、呃逆、房劳眩晕症、妊娠恶阻、痛经、不孕、顽固性便秘、尿失禁、慢性腹泻、阳痿阴缩、寒疝、胃食管反流、急性胃肠炎、胃、十二指肠溃疡、神经性呕吐、休息痢、食管憩室、肝炎、慢性胆囊炎、肝炎、难治性肝功能异常、失眠、慢性支气管炎、癔症、过敏性紫癜、血小板减少性紫癜、胃癌等属于肝胃虚寒证。

经验证明方中生姜用量倍吴茱萸效果更理想。

第三节　阳明病变证

一、茵陈蒿汤证

【原文】阳明病,发热汗出者,此为热越[1],不能发黄也。但头汗出,身无汗,齐颈而还,小便不利,渴引水浆[2]者,此为瘀热[3]在里,身必发黄,茵陈蒿汤主之。(236条)

伤寒七八日,身黄如橘子色,小便不利,腹微满者,茵陈蒿汤主之。(260条)

【词解】

[1] 热越:热邪向外越出。

[2] 水浆:泛指饮料,如水、果汁、蔗浆之类。

[3] 瘀热:邪热郁滞。

【释义】阳明病发热汗出,使热邪向外发越,因此不能发黄;仅见头汗出,身无汗,不足以发越里热之邪;小便不利是湿邪不得下泄,湿热郁蒸,胆汁外溢,而见目黄、身黄、小便黄,黄色鲜明。

【提要】湿热兼里发黄证治。

【分析】

症状:身黄、目黄、小便黄,黄色鲜明,汗出,小便不利,腹微满,大便秘结,舌苔黄腻,脉濡数。

病机:湿热蕴结,熏蒸肝胆,兼腑气壅滞。

治法:清热利湿退黄,兼通腑滞。

方药:茵陈蒿汤

茵陈蒿六两　栀子十四枚(擘)　大黄二两(去皮)

上三味,以水一斗二升,先煮茵陈减六升,内二味,煮取三升,去滓,分三服。小便当利,尿如皂荚汁状,色正赤,一宿腹减,黄从小便去也。

方中茵陈功专清热利湿退黄,为退黄的要药。栀子清泄三焦湿热,大黄导热下行,兼通腑滞。三药合用,使湿热之邪从二便而出。

【应用】茵陈蒿汤是中医治疗黄疸的基本方、常用方,具有明显的利胆作用,可以促进胆汁分泌,水煎剂能促进肝细胞再生。在临床中除治疗各型黄疸、肝炎、胆囊炎、肝昏迷、胆结石外,亦可用于治疗肥胖症、阴道炎、血液透析患者顽固性皮肤瘙痒症、带状疱疹、痤疮、酒渣样皮炎、黄褐斑、荨麻疹、皮肤瘙痒症、手足口病、药疹、接触性皮炎、崩漏、2型糖尿病、重度烧伤、直肠癌术后、母儿ABO血型不合、蚕豆病、胰腺炎、湿疹、高脂血症、恶性肿瘤、大叶性肺炎、复发性口疮、急性结膜炎、不明原因高热、癌性发热、慢性唇炎、突发性耳聋、阳强等属于湿热内结证。

二、栀子柏皮汤证

【原文】伤寒身黄,发热,栀子柏皮汤主之。(261条)

【释义】外感病,发热不退,身黄色鲜明如橘,用栀子柏皮汤主治。

【提要】湿热郁蒸发黄证治。

【分析】

症状:身黄、目黄、小便黄,黄色鲜明,发热,心烦懊恼,小便不利,口渴。舌苔黄腻,脉濡数。

病机:湿热相合,熏蒸肝胆。

治法:清泄湿热退黄。

方药:栀子柏皮汤

肥栀子十五个(擘)　甘草一两(炙)　黄柏二两

上三味,以水四升,煮取一升半,去滓,分温再服。

栀子清泄三焦之热,通利水道;黄柏善清下焦湿热;甘草和中,并能缓栀子、黄柏苦寒之性。

【应用】本方为栀子甘草豉汤去豆豉加黄柏。黄柏对痢疾杆菌、结核杆菌、金黄色葡萄球菌等多种致病菌及皮肤真菌均有抑制作用,对血小板有保护作用,并有利胆、利尿、降压、解热等作用。

常用于治疗痤疮、恐惧症、菌痢、皮炎、慢性乙型肝炎高胆红素血症、胆囊炎、咽部异物感、尿路感染、急性结膜炎、阴道炎、高血压、湿疹、疮疡等属于湿热互结证。

三、麻黄连翘赤小豆汤证

【原文】伤寒瘀热在里,身必黄,麻黄连轺赤小豆汤主之。(262条)

【词解】

[1] 潦水：指地面上流动的雨水。

【释义】外感风寒表邪未尽，见发热、恶寒、无汗等；热与湿相合，互结于里，可见目黄、身黄、小便黄而短少证。

【提要】湿热兼表发黄证。

【分析】

症状：身黄、目黄、小便黄，黄色鲜明，发热恶寒，无汗身痒，小便不利，舌苔黄腻，脉浮。

病机：湿热相合，熏蒸肝胆。

治法：清泄湿热退黄，兼以解表。

方药：麻黄连翘赤小豆汤

麻黄二两（去节）　连轺二两（连翘根是）　杏仁四十个（去皮尖）赤小豆一升　大枣十二枚（擘）　生梓白皮一升（切）　生姜二两（切）　甘草二两（炙）

上八味，以潦水[1]一斗，先煮麻黄再沸，去上沫，内诸药，煮取三升，去滓，分温三服，半日服尽。

麻黄、杏仁、生姜解表散邪；连翘、赤小豆、生梓白皮清热利湿，甘草、大枣调和脾胃。

【应用】本方临床应用广泛，常用于治疗荨麻疹、水痘、牛皮癣、湿疹、脂溢性皮炎、玫瑰糠疹、皲裂、疮疡湿毒之发黄浮肿、带状疱疹、血管性水肿、手足口病、过敏性紫癜、植物日光性皮炎、肝肾综合征、急性肾炎之水肿、时感风温、长夏发热、风湿热痹、低热、急性气管炎、支气管哮喘、鼻衄、骨髓瘤化疗后肢体麻痒难忍、肺结节病、过敏性鼻炎、渗出性胸膜炎、肺心病心衰等辨证属湿热证。

表15　湿热发黄三方证简表

类别	证候	病机	治法	方药组成
茵陈蒿汤证	身黄、目黄、小便黄，黄色鲜明发热腹满、大便不畅或闭结，口渴、心中懊憹、头汗出，舌苔黄腻	湿热兼里	清热利湿退黄，兼通腑滞	茵陈、栀子、大黄
栀子柏皮汤证	身黄、目黄、小便黄，黄色鲜明发热，胸中烦闷，舌苔黄腻	湿热郁蒸	清泄湿热退黄	栀子、黄柏、甘草
麻黄连翘赤小豆汤证	身黄、目黄、小便黄，黄色鲜明发热恶寒，无汗、身痒、脉浮	湿热兼表	清热利湿兼以解表	麻黄、连翘、杏仁、赤小豆、大枣、生梓白皮、生姜、甘草

第三章 少阳病辨证论治

概 说

少阳包括足少阳胆、手少阳三焦,与足厥阴肝、手厥阴心包相表里。胆为少火,与肝共主疏泄;三焦为一身水火运行通路。少阳功能正常,则枢机畅达,内外皆和。

外邪侵犯少阳,胆火上炎,枢机不利,导致脾胃失调,出现往来寒热,胸胁苦满,默默不欲饮食,心烦喜呕,口苦,咽干,目眩,脉弦细,称为少阳病,又称为半表半里证。

因少阳外邻太阳,内临阳明,三焦又通行水火,故少阳病兼变证较多,如兼太阳表证、阳明里证、水饮等。

少阳病治法以和解为主,禁用汗、吐、下法。但在兼表兼里之时,可兼用汗、下等法。

第一节 少阳病辨治纲要

一、少阳病提纲

【原文】少阳之为病,口苦,咽干,目眩也。(263条)

【释义】少阳病常见口苦,咽干,头目昏眩症状。

【提要】少阳病脉证提纲部分内容。

【分析】

足少阳胆,藏胆汁,主枢机,寄相火。邪犯少阳,枢机不利,胆火上炎则口苦;津液受损则咽干;火热循经上扰,则头目昏眩。

学习本条时应与96条"往来寒热、胸胁苦满、默默不欲饮食,心烦喜呕"、265条"脉弦细"等脉症相参,才能更好体现少阳病提纲内容,更全面了解少阳病辨治。

二、少阳病治禁

【原文】少阳中风,两耳无所闻,目赤,胸中满而烦者,不可吐下,吐下则悸而惊。(264条)

伤寒,脉弦细,头痛,发热者,属少阳。少阳不可发汗,发汗则谵语。此属胃,胃和则愈,胃不和,则烦而悸。(265条)

【释义】风邪侵袭少阳经,可见耳聋、目赤,胸中满而烦的症状(此时治疗当和解少阳)。如果误用吐下之法就会出现心悸、惊惕等变证。

感受外邪,证见脉弦细、头痛、发热,说明是外邪侵犯少阳,导致少阳病。少阳病治疗应用和解法,不可用发汗法。误用则(可能)出现谵语。误治变证,宜看胃气是否能和。如果胃气和则谵语自止,若胃气不和则见烦、悸之证(病情变坏)。

【提要】少阳中风证症状、禁忌及误治后变证。

少阳病禁汗、误汗后的变证及转归。

【分析】

少阳病治禁要从两点来理解:

第一,少阳病禁例主要有三点:汗、吐、下。

少阳病病位是半表半里,病机主要是枢机不利、火气为病,所以少阳病治疗原则是和解少阳。无论汗吐下或其他治法,均属禁忌。

第二,在和解少阳基础上可以兼用汗、吐、下法,如和解兼解表、和解兼通下等。

第二节　少阳病本证(小柴胡汤证)

【原文】伤寒五六日,中风,往来寒热[1],胸胁苦满[2],默默不欲饮食,心烦喜呕。或胸中烦而不呕,或渴,或腹中痛,或胁下痞硬,或心下悸,小便不利,或不渴,身有微热,或咳者,小柴胡汤主之。(96条)

血弱气尽,腠理开,邪气因入,与正气相搏,结于胁下,正邪分争,往来寒热,休作有时,嘿嘿[3]不欲饮食。脏腑相连,其痛必下,邪高痛下,故使呕也。小柴胡汤主之。服柴胡汤已,渴者,属阳明,以法治之。(97条)

伤寒,阳脉涩[4],阴脉弦[5],法当腹中急痛,先与小建中汤;不差者,小柴胡汤主之。(100条)

伤寒中风,有柴胡证,但见一证[6]便是,不必悉具。凡柴胡汤病证而下之,若柴胡证不罢者,复与柴胡汤,必蒸蒸而振[7],却复发热汗出而解。(101条)

【词解】

[1] 往来寒热:恶寒与发热交替出现。

[2] 胸胁苦满:苦于胸胁满闷不适。

[3] 嘿嘿:表情沉默,不欲言语。

[4] 阳脉涩:浮取脉象为涩。

[5] 阴脉弦:沉取脉象为弦。

[6] 一证:当指主要脉症。

[7] 蒸蒸而振:发热如热气蒸腾同时周身振栗颤抖。

【释义】

少阳受邪,枢机不利,正邪分争出现往来寒热;邪犯少阳,经气不利,见胸胁苦满;肝胆疏泄失职则神情默默;胆热内郁,脾失健运则不欲饮食;胆火内郁,上扰心神则心烦;胆热犯胃,胃失和降则喜呕。

或者表现为心中烦而不呕，或者口渴，或者腹中痛，或者胸胁下痞满胀硬，或者心下悸动、小便不利，或者不渴，或者身体出现微微发热，或者咳嗽。

由于少阳位于表里之间，邪犯少阳，胆火内郁，三焦不利，内外失和，则病变可及表里内外、上下三焦，加之邪正交争，互有胜负，故少阳病势不定，变化多端，因此，少阳病多见或然证。用小柴胡汤主治。

气血不足，腠理不固，容易导致外邪侵犯。外邪侵犯，正气奋起抗邪，正邪交争于胁下部位。正邪相争，正气胜则驱邪外出发热，邪气胜则邪气内入恶寒，相持不下，各有胜负，故时作时止。肝胆相连，脾胃相关，少阳肝胆受邪，影响脾胃，气机不利，胃气上逆则嘿嘿不欲饮食。肝胆部位偏高，脾胃部位偏低，少阳之邪犯胃，肝气乘脾，故胃腹痛，呕逆。用小柴胡汤主治。服用小柴胡汤后，出现口渴（等阳明病证），说明邪气传入阳明，当用治疗阳明病方法治疗。

邪气侵犯机体后，脉象浮取为涩，是脾胃虚弱，气血不足；沉取为弦，是邪入少阳。少阳之邪侵犯脾胃，出现腹中急痛，可先用小建中汤建立中气，调和气血，缓急止痛。如腹痛不止，再用小柴胡汤和解少阳。

伤寒，或中风，如见到柴胡证，如往来寒热、胸胁苦满、嘿嘿不欲饮食、心烦喜呕、口苦、咽干、目眩、脉弦细等，只要有部分主要脉症，便可应用小柴胡汤，不必非得所有小柴胡汤症状都出现才可用。柴胡证正确治疗为和解，如误用下法，柴胡证不解除，便可继续用柴胡汤。正气得药物相助驱邪，正邪相争剧烈，可见蒸蒸发热，周身颤抖。若出现发热汗出，大都为正胜邪解之时。此时汗出，后世称为战汗。

【提要】小柴胡汤证的主症、病机及柴胡汤的使用方法；少阳病误下后服柴胡汤的转机。

【分析】

症状：往来寒热、胸胁苦满、心烦喜呕、默默不欲饮食、口苦、咽干、目眩、脉弦细。

病机：邪犯少阳，枢机不利，胆火内郁。

治法：和解少阳。

方药：小柴胡汤

柴胡半斤　黄芩三两　人参三两　甘草（炙）　生姜各三两（切）　半夏半升（洗）　大枣十二枚（擘）

上七味，以水一斗二升，煮取六升，去滓，再煎，取三升，温服一升，日三服。若胸中烦而不呕，去半夏、人参，加栝楼实一枚；若渴者，去半夏，加人参合前成四两半，瓜蒌根四两；若腹中痛者，去黄芩，加芍药三两；若胁下痞硬，去大枣，加牡蛎四两；若心下悸，小便不利者，去黄芩，加茯苓四两；若不渴，外有微热者，去人参，加桂三两，温覆微汗愈；若咳者，去人参、大枣、生姜，加五味子半升，干姜二两。

方中柴胡疏解少阳；黄芩清胆泄热；柴芩合用疏解少阳半表半里之邪。半夏、生姜调和胃气，降逆止呕；人参、大枣、炙甘草扶正祛邪。

如胸中烦不呕，是邪热扰心，胃气尚和，故去半夏之辛燥、人参之壅补，加瓜蒌根清心除烦；如口渴，是邪热伤津，故去半夏之辛燥，加重人参用量，并加瓜蒌根以清热生津；如腹中痛，是肝胆之邪侵犯脾胃，故去黄芩苦寒、加芍药于土中泻木，缓急止痛；如胁下痞硬，是邪气郁滞少阳较甚,气机阻滞,故去大枣之壅满,加牡蛎软坚散结;如心下悸、小便不利,是三焦不畅,水饮内停,故去苦寒之黄芩,加茯苓淡渗利水;如不渴、外有微热,是外有表证、里无热证,故去人参壅补,加桂枝解表;如咳嗽,是寒饮犯肺,故去人参、大枣之壅补,生姜之辛散,加干姜温肺化饮,加五味子敛肺止咳。

【应用】本方临床应用极为广泛。只要病机符合肝胆气郁、枢机不利者,用之多效。如用于急慢性胃炎,胆汁反流性胃炎,胃、十二指肠溃疡,溃疡性结肠炎,胰腺炎,急慢性胆囊炎,胆石症,顽固性失眠,感冒发热,更年期综合征,月经先后不定期,经期头痛,过敏性鼻炎,冠心病,厌食等。

第三节 少阳病兼变证

一、柴胡桂枝汤证

【原文】伤寒六七日,发热微恶寒,支节烦疼[1],微呕,心下支结[2],外证未去者,柴胡桂枝汤主之。(146条)

桂枝一两半(去皮) 黄芩一两半 人参一两半 甘草一两(炙) 半夏二合半(洗) 芍药一两半 大枣六枚(擘) 生姜一两半(切) 柴胡四两

上九味,以水七升,煮取三升,去滓,温服一升。本云人参汤,作如桂枝法,加半夏、柴胡、黄芩,复如柴胡法。今用人参作半剂。

【词解】

[1] 支节烦疼:四肢关节痛。

[2] 心下支结:自觉心下有物支撑结聚。

【释义】太阳病,发热微恶寒,四肢关节痛的表证未解除,又出现以微呕、自觉心下有物支撑结聚为主的少阳症状,治宜和解少阳,兼以解表,用柴胡桂枝汤主治。

【提要】少阳兼表的证治。

【分析】

症状:胸胁心下胀满,并有支撑结聚感,微呕,发热,微恶风寒,四肢关节痛,心烦,舌苔薄白,脉浮弦。

病机:邪犯少阳,表证未解。

治法:和解少阳,兼以解表。

方药:柴胡桂枝汤

桂枝一两半(去皮) 黄芩一两半 人参一两半 甘草一两(炙) 半夏二合半(洗) 芍药一两半 大枣六枚(擘) 生姜一两半(切) 柴胡四两

本方由小柴胡汤、桂枝汤组成。小柴胡汤和解少阳,桂枝汤调和营卫。

【应用】对于感冒缠绵难愈,经常微热,恶寒,头痛,有汗,食欲减退等酌用本方理想。常用于治疗慢性萎缩性、慢性浅表性胃炎,胆囊术后综合征,肠功能紊乱,十二指肠溃疡,肝硬化,抑郁证,神经性头痛,偏头痛,甲状腺功能减退所致的低热,小儿性格变化,小儿多发性抽搐症,经前期紧张症,耳鸣,药物过敏等属少阳郁滞证。

二、大柴胡汤证

【原文】太阳病,过经[1]十余日,反二三下之,后四五日,柴胡证仍在者,先与小柴胡汤。呕不止,心下急[2],郁郁微烦者,为未解也,与大柴胡汤下之则愈。(103条)

伤寒,发热,汗出不解,心下痞硬,呕而下利者,大柴胡汤主之。(165条)

【词解】

[1] 过经:邪离本经,传入他经。

[2] 心下急:胃脘部拘急不舒或疼痛。

【释义】太阳证罢,邪入少阳,误用下法后,邪未内陷,仍在少阳,故用小柴胡汤以和解。如出现呕不止、心下急、郁郁微烦、胸中痞硬、下利,说明兼有阳明里实,用大柴胡汤和解少阳,兼通下阳明。

【提要】少阳病兼里实(正不虚)证治。

【分析】

症状:寒热往来,胸胁苦满,心烦,呕不止,心下急或胸中痞硬,大便难或下利,舌苔黄,脉弦数。

病机:少阳郁热兼有阳明里实。

治法:和解少阳,通下里实。

方药:大柴胡汤

柴胡半斤　黄芩三两　芍药三两　半夏半升(洗)　生姜五两(切)　枳实四枚(炙)　大枣十二枚(擘)

上七味,以水一斗二升,煮取六升,去滓,再煎,温服一升,日三服。一方加大黄二两。若不加,恐不为大柴胡汤。

本方即小柴胡汤去人参、甘草,加枳实、芍药、大黄。因体质不虚,故去人参、甘草,小柴胡汤和解少阳,大黄、枳实、芍药泻阳明里实,芍药又柔肝止痛。

【应用】临床应用广泛,用于治疗急性胆囊炎,急性黄疸型肝炎,急性胰腺炎,慢性胃炎,胃脘痛,胆汁反流性胃炎,急性咽炎,尿血,急慢性肾炎,淋证,呕吐,腹痛,黄疸,急性肠梗阻,便秘,头痛,胆结石,10mm以上肝内胆管结石,泌尿系结石,急性阑尾炎,高血压,高脂血症,带状疱疹,酒渣鼻,痤疮,脂溢性皮炎,食积症,顽固性呃逆,汗症,慢性盆腔炎,长期低热,湿疹,皮肤瘙痒,支气管炎,支气管哮喘等属少阳兼阳明里实证。

三、柴胡加芒硝汤证

【原文】伤寒十三日不解,胸胁满而呕,日晡所发潮热,已而微利,此本柴胡证,下之以不得利,今反利者,知医以丸药下之,此非其治也。潮热[1]者,实也,先宜服小柴胡汤以解外,后以柴胡加芒硝汤主之。(104条)

【词解】

[1] 潮热:发热定时增高如潮水定时涌作。

【释义】表证经过一段时间后,出现胸胁满,呕,日晡潮热,下利,说明少阳枢机不利,兼有阳明里实,用柴胡加芒硝汤和解少阳,泻热润燥。

【提要】少阳兼里实(正已虚)证治。

【分析】

症状:胸胁胀满,或疼痛,口苦,心烦,呕吐,潮热,大便秘结或微利,舌苔黄,脉弦。

病机:邪犯少阳,兼阳明里实。

治法:和解少阳,泻热去实。

方药:柴胡加芒硝汤

柴胡二两十六铢　黄芩一两　人参一两　甘草一两(炙)　生姜一两(切)　半夏二十铢(本云五枚,洗)　大枣四枚(擘)　芒硝二两

上八味,以水四升,煮取二升,去滓,内芒硝,更煮微沸,分温再服,不解更作。

本方为小柴胡汤加芒硝。小柴胡汤和解少阳,芒硝泻热去实。

【应用】本方应用与大柴胡汤证类似,均治疗少阳兼里实。但大柴胡汤为小柴胡汤去人参、甘草加枳实、芍药、大黄,柴胡加芒硝汤则为小柴胡汤但加芒硝,说明大柴胡汤用于正气不虚之人,而柴胡加芒硝汤用于正气已虚之人。

四、柴胡桂枝干姜汤证

【原文】伤寒五六日,已发汗而复下之,胸胁满微结,小便不利,渴而不呕,但头汗出,往来寒热,心烦者,此为未解也,柴胡桂枝干姜汤主之。(147条)

【释义】误治伤正,邪气内传,邪犯少阳,邪正交争而见往来寒热;胆火上炎扰心则心烦;邪犯少阳,枢机不利,经气郁结而见胸胁满微结;三焦决渎失职,水饮内结,气化不行而见小便不利;津不上承见口渴;水饮与邪热郁结在里,不能外达而上冲故见头汗出。方用柴胡桂枝干姜汤主治。

【提要】少阳病兼水饮内结证治。

【分析】

症状:往来寒热,心烦,胸胁满微结,小便不利,口渴,不呕,头汗出,舌苔薄白,脉沉弦。

病机:少阳枢机不利,水饮内结。

治法:和解少阳,温化水饮。

方药:柴胡桂枝干姜汤

柴胡半斤　桂枝三两(去皮)　干姜二两　栝楼根四两　黄芩三两　牡蛎二两(熬)　甘草二两(炙)

上七味,以水一斗二升,煮取六升,去滓,再煎取三升,温服一升,日三服,初服微烦,复服汗出便愈。

方中柴胡、黄芩和解少阳,干姜、桂枝、炙甘草温中健脾,牡蛎、瓜蒌根逐饮软坚开结。另原文中有小柴胡汤去大枣加牡蛎治疗胁下痞坚之说,故本方又可治少阳胆热、太阴脾寒。

【应用】本方寒热并用,肝脾同调,故临床应用广泛,如治感冒、慢性支气管炎、哮喘、消化性溃疡、慢性胃炎、胃下垂、胆囊炎、肠激惹综合征、胆结石、顽固性腹胀、黄疸、肝硬化腹水、癫痫、癔症、急慢性肾炎、肾病综合征、更年期综合征、乳腺增生、前列腺炎、阳痿、房事茎痛、过敏

性皮肤病,食管癌,肺结核,恐水症,口渴症,臂指麻木等属少阳郁滞、肝脾不调证。

五、柴胡加龙骨牡蛎汤证

【原文】伤寒八九日,下之,胸满烦惊,小便不利,谵语,一身尽重,不可转侧者,柴胡加龙骨牡蛎汤主之。(107条)

【释义】伤寒误用下法后伤及正气,邪气乘虚而入,产生变证。邪入少阳,枢机不利,胆热内郁则胸满而烦;胆火上炎,胃热上蒸,心神被扰则惊惕谵语;三焦不利,决渎失职,膀胱气化不利则小便不利;阳气内郁,不得宣达,气机壅滞则一身尽重而难于转侧,故用柴胡加龙骨牡蛎汤治之。

【提要】枢机不利,邪气弥漫,烦惊谵语证治。

【分析】

症状:胸胁满闷,惊惕不安,小便不利,或烦惊谵语,狂躁,失眠心烦,阳痿,夜游,身体沉重,转侧困难。

病机:邪犯少阳,弥漫三焦,表里俱病,虚实互见。

治法:和解少阳,通阳泄热,重镇安神。

方药:柴胡加龙骨牡蛎汤

柴胡四两　龙骨　黄芩　生姜(切)　铅丹　人参　桂枝(去皮)　茯苓各一两半　半夏二合半(洗)　大黄二两　牡蛎一两半(熬)　大枣六枚(擘)

上十二味,以水八升,煮取四升,内大黄,切如棋子,更煮一两沸,去滓,温服一升。本云,柴胡汤,今加龙骨等。

本方为小柴胡汤去甘草,加龙骨、牡蛎、桂枝、茯苓、铅丹、大黄。小柴胡汤和解少阳,桂枝通阳和表,大黄清泻里热,龙骨、牡蛎、铅丹重镇安神,茯苓宁心利水。

【应用】常用于治疗高血压、神经官能症、精神分裂症、眩晕、心悸、阳痿、儿童多动症、小儿抽动-秽语综合征、失眠、自汗、盗汗、慢性胃炎、消化性溃疡、脏躁、痫病、斑秃、血精、早泄、不射精症、遗精、头痛、更年期综合征、耳鸣耳聋、半身汗出、甲亢、奔豚气、胆囊术后综合征、面神经炎、舞蹈病、戒酒综合征、虚人感冒、老年便秘、茎缩、恐怖性神经症、慢性盆腔炎、慢性疲劳综合征、慢性项背疼痛、脑震荡后遗症、偏头痛、睡眠瘫痪症、心脏神经官能症、老年性痴呆、白癜风、婴儿痉挛症、贫血、梦魇等属于少阳郁滞、邪气弥漫证。

注意铅丹多外用,内服较少。此药与龙骨、牡蛎相伍,则坠痰镇惊,与桂枝相伍,则通心阳、安心神,故有主张认为用量不宜过少,也不宜用他药代。因其有毒,用纱布包入煎,仍不宜久服,近有主张用生铁落代之,其法可参考。

六、四逆散证

【原文】少阴病,四逆,其人或欬,或悸,或小便不利,或腹中痛,或泄利下重[1]者,四逆散主之。(318条)

【词解】

[1] 泄利下重:下利重坠不爽感。

[2] 坼:裂开。

【释义】肝郁气滞,阳气内郁不达四肢而致"四逆",此为本证的辨证指征,他症皆为或然证。由于阳气郁遏,气机不畅而出现诸多的或然证。若兼肺寒气逆,则为咳;心阳不足而为悸;气化不利,则小便不利;阳虚中寒,则腹中痛;兼中寒气滞则泄利下重等。

【提要】肝胃气滞阳郁厥逆证治。

【分析】

症状:手足冷凉,胸胁闷痛,腹痛,泻利下重,或有咳嗽,心悸,小便不利。舌淡、苔薄,脉弦。

病机:阳气内郁,气机不畅。

治法:舒畅气机,透达郁阳。

方药:四逆散

甘草(炙)　枳实(破,水渍,炙干)　柴胡　芍药

上四味,各十分,捣筛,白饮和,服方寸匕,日三服。咳者,加五味子、干姜各五分,并主下利;悸者,加桂枝五分;小便不利者,加茯苓五分;腹中痛者,加附子一枚,炮令坼[2];泄利下重者,先以水五升,煮薤白三升,煮取三升,去滓,以散三方寸匕,内汤中,煮取一升半,分温再服。

柴胡疏肝解郁升阳,枳实行气破滞和胃,芍药、甘草制肝益脾,滋阴缓急止痛。

【应用】常用治急慢性胆囊炎,胆石症,急慢性胰腺炎,急慢性病毒性肝炎,肠道易激综合征,慢性浅表性胃炎,十二指肠球部溃疡,结肠炎,肋间神经痛,输卵管阻塞,子宫肌腺病,慢性盆腔炎,附件炎,痛经,闭经,继发性不孕症,卵巢囊肿,乳腺囊性增生病,顽固性失眠,顽固性胁痛,坐骨神经痛,新生儿黄疸,小儿腹痛,小儿咳嗽,厌食,反流性食管炎,阳痿,发热,雷诺症,奔豚气,带状疱疹,胃下垂,牙龈炎,更年期综合征,甲状腺腺瘤,叹息样呼吸,肾结石,梅核气,便秘,慢性荨麻疹,慢性前列腺炎,性欲减退,癌症疼痛,胸胁扭伤、腹壁损伤、急性腰扭伤等属肝胃气滞证。

七、热入血室证

【原文】妇人中风,发热恶寒,经水适来,得之七八日,热除而脉迟身凉,胸胁下满,如结胸状,谵语者,此为热入血室[1]也,当刺期门[2],随其实而泻之。(143条)

妇人中风,七八日续得寒热,发作有时,经水适断者,此为热入血室,其血必结,故使如疟状,发作有时,小柴胡汤主之。(144条)

妇人伤寒,发热,经水适来,昼日明了,暮则谵语,如见鬼状者,此为热入血室,无犯胃气及上二焦[3],必自愈。(145条)

【词解】

[1] 血室:子宫。

[2] 期门:肝经募穴,在乳中线上,乳头下二寸。

[3] 上二焦:此指上焦与中焦。

【释义】妇人,月经期,感受外邪,发热恶寒,经血时来时断,胸胁下满,身凉,谵语,脉迟。是热入血室,不要伤中上焦之气,可能自愈;用小柴胡汤和解枢机;用针刺期门治疗。

【提要】热入血室证的证治及禁例。

【分析】

月经期感受外邪引起月经失调等病症临床常见,应用小柴胡汤治疗大都疗效理想。

第四章

太阴病辨证论治

概　说

太阴包括足太阴脾和手太阴肺，与足阳明胃和手阳明大肠相表里。脾主升清、主运化，胃主降浊、主受纳，脾胃协调，运纳有度，升降正常，共成后天之本。

因外邪侵犯、饮食生冷、六经之邪传变等因素可导致脾阳虚，寒湿盛，出现腹满而吐，食不下，自利益甚，时腹自痛，手足自温，脉弱等脉症，称为太阴病。

太阴病多属脾虚寒湿证。主要治法为温阳健脾，散寒除湿。因为太阴为后天之本，少阴为先天之本，先后天之本互滋互犯，故太阴病用方提出四逆辈，以示先后天之本不能截然分开。

既有太阴病，又有表证未解，为太阴兼表；邪气传变也可导致病情由虚转实，形成阳明病，当辨证论治。

第一节　太阴病辨治纲要

【原文】太阴之为病，腹满而吐，食不下，自利益甚，时腹自痛。若下之，必胸下结硬[1]。（273条）

【词解】

[1]胸下结硬：胃脘部痞结胀硬。

【释义】太阴病，出现腹部胀满，呕吐，饮食难进，下利逐渐加重，腹痛时作时止。这是太阴虚寒证，若误用下法必导致寒湿加重，出现胃脘部痞结胀硬。

【提要】太阴病辨治提纲。

【分析】

太阴病主要病机为脾阳不足，运化失职，寒湿内停，升降失常。中焦虚寒，阳虚寒凝气滞则腹满痛，胃气上逆则呕吐，脾胃虚运化失职则食不下，寒湿下注则自利。如不治疗，脾胃更伤，则下利等愈重。若将腹满、呕吐、不欲食、腹痛时作时止误认为阳明里实证而误用下法后，则使中阳更伤，寒湿结滞而胸下结硬。

本证反映了脾胃阳虚，寒湿内盛，升降失常的太阴病本质，故可作为太阴病提纲。

第二节 太阴病本证

【原文】自利不渴者,属太阴,以其藏有寒[1]故也,当温之,宜服四逆辈[2]。(277条)

【词解】

[1] 藏有寒:此指脾脏虚寒。

[2] 四逆辈:四逆汤、理中汤一类方剂。

【释义】太阴病主要病机为脾阳虚,寒湿盛。脾虚寒而自利,虚寒之邪一般不伤阴津,故口不渴。治疗当用温法,应服四逆汤、理中汤一类方剂。

【提要】太阴虚寒主症、病机、治疗原则。

【分析】

太阴病之前为三阳病,三阳病各有主治方:太阳有麻黄汤,阳明有白虎、承气汤,少阳有小柴胡汤。太阴病独用四逆辈,此是独到之处,示人先后天之本互滋互犯,太阴少阴治疗不能截然分开,后人制附子理中汤便是应用这一治疗思想的具体体现。

第三节 太阴病兼变证

一、太阴兼表证

(一)桂枝汤证

【原文】太阴病,脉浮者,可发汗,宜桂枝汤。(176条)

【释义】在太阴病证候基础上,出现脉浮,可用发汗法,适宜用桂枝汤治疗。

【提要】太阴(里虚寒轻)兼表的证治。

【分析】

太阴病为脾阳虚弱,脉当缓弱。此脉见浮,说明外有表邪,当有恶寒、发热、四肢疼痛等症状。用桂枝汤治疗,恰好说明桂枝汤属于双向调节之剂。其辛甘温之性既能治表虚,又能温里寒。本条论述扩大了桂枝汤的应用范围,足见其"有表解表调营卫,无表补虚调阴阳"之效。

(二)桂枝人参汤证

【原文】太阳病,外证未除而数下之,遂协热而利[1],利下不止,心下痞硬,表里不解者,桂枝人参汤主之。(163条)

【词解】

[1] 协热而利:里寒挟表证发热而下利。

【释义】太阳病,表证尚没有得到完全解除,医生便屡用攻下,因而伤脾,导致脾阳虚、寒湿盛,见下利不止,心下痞硬,同时发热恶寒仍在。病成脾阳虚,寒湿盛,兼表邪不解,用桂枝人参汤主治。

【提要】太阴(里虚寒重)兼表的证治。

【分析】

症状:恶寒发热,腹痛时作,心下痞硬,下利不止。舌淡,苔白滑,脉浮虚。

病机:太阴虚寒证,表邪不解。

治法:温中散寒除湿,兼以解表。

方药:桂枝人参汤方

桂枝四两(别切)　甘草四两(炙)　白术三两　人参三两　干姜三两

上五味,以水九升,先煮四味,取五升,内桂,更煮取三升,温服一升,日再夜一服。

本方为理中汤加桂枝。理中汤温中健脾除湿,桂枝解表。

【应用】本方与桂枝汤均治太阴兼表,典型的太阴兼表证应该是此方证。

常用治老年体弱感冒,特别是阳虚感冒或胃肠型感冒,小儿秋季腹泻,慢性萎缩性、浅表性胃炎,胃食管反流病,胃及十二指肠球部溃疡,溃疡性结肠炎,慢性阑尾炎,肝炎,肾炎,慢性支气管炎,支气管哮喘等属于脾阳虚湿盛证。

二、太阴腹痛证

(一)桂枝加芍药汤证

【原文】本太阳病,医反下之,因而腹满时痛者,属太阴也,桂枝加芍药汤主之……(279条上)

【释义】本是太阳病,当治用汗法,医生却误用下法,导致脾伤、运化失职,气机壅滞,血脉不和,经络不通,出现腹满、腹痛时作,这便形成了太阴病。用桂枝加芍药汤主治。

【提要】太阴脾伤气滞腹痛证治。

【分析】

症状:腹满时痛,喜温按。舌淡,脉沉弱。

病机:脾伤气滞。

治法:通阳健脾,缓急止痛。

方药:桂枝加芍药汤

桂枝三两(去皮)　芍药六两　甘草二两(炙)　大枣十二枚(擘)　生姜三两(切)

上五味,以水七升,煮取三升,去滓,温分三服。本云,桂枝汤,今加芍药。

本方即桂枝汤加重芍药。桂枝汤温阳健脾,加重芍药以活络缓急止痛。

【应用】临床上,凡属虚性腹痛,均可酌用本方调治。太阴腹痛,以阳虚寒凝、气血不和为主,芍药恰能活血和络,缓急止痛,为治疗腹痛专药。桂枝汤能补虚调阴阳:在桂枝汤组成中,桂枝、芍药各三两,是桂枝汤中两味主药;桂枝加芍药汤芍药六两,但生姜三两,加桂枝三两,辛温药仍为六两,同样协调阴阳平衡,药性偏辛温,治疗太阴病虚寒证。

还用治腹部手术后腹胀痛,结核性腹膜炎,菌痢,粘连性肠梗阻的腹满时痛等。

(二)桂枝加大黄汤证

【原文】……大实痛者,桂枝加大黄汤主之。(279条下)

太阴为病,脉弱,其人续自便利,设当行大黄芍药者,宜减之,以其人胃气弱,易动故也。(280条)

【释义】太阴腹痛加剧、兼有里实时用桂枝加大黄汤治疗。

太阴病出现脉弱、下利,反映了太阴虚寒属性,如当用芍药、大黄时,其用量一定要轻,如果过大,易发生洞泄不止。

【提要】太阴脾伤气滞络瘀、兼里实腹痛证治。

太阴病慎用大黄、芍药。

【分析】

症状:腹满疼痛,手足不温,大便秘结。舌淡,脉沉。

病机:脾伤气滞络瘀,兼里实。

治法:通阳益脾,化瘀导滞泻实。

方药:桂枝加大黄汤方

桂枝三两(去皮)　大黄二两　芍药六两　生姜三两(切)　甘草二两(炙)　大枣十二枚(擘)

上六味,以水七升,煮取三升,去滓,温服一升,日三服。

本方即桂枝汤加大黄组成。桂枝汤中桂枝、生姜、甘草、大枣,通阳益脾,芍药活络止痛,大黄化瘀导滞。

【应用】桂枝加大黄汤属表里兼治。与表有关者如治疗顽固性荨麻疹,与里有关者如治疗寒性便秘或既有恶风寒、汗出之表证,又有大便秘结之里实证。本方加大黄之后,就成了虚实兼调之方。所谓虚,为理表虚及太阴虚,所谓实,可治大便秘结。有人认为后世著名表里双解之剂防风通圣散,即据此而组方。

常用治慢性溃疡性结肠炎,感冒,自汗,顽固性荨麻疹等属里虚寒兼表证。

桂枝、大黄有降低血中非蛋白氮作用,在治疗肝昏迷时尚有降氨作用。本方对溶血性链球菌、金黄色葡萄球菌有明显抑制作用,对宋内痢疾杆菌、志贺痢疾杆菌、伤寒杆菌也有明显抑制,但对大肠杆菌无抑制作用。有认为该方在流行性出血热中不仅有止血作用,而且可防治上述敏感细菌的继发感染。

三、太阴发黄证

【原文】伤寒发汗已,身目为黄,所以然者,以寒湿在里不解故也。以为不可下也,于寒湿中求之[1]。(259条)

【词解】

[1]于寒湿中求之:用温中散寒除湿法退黄。

【释义】伤寒用汗法而致寒湿不去出现身黄、目黄,此时禁用下法,当温中散寒、除湿退黄。

【提要】太阴寒湿发黄的症状、病机和治法、禁忌。

【分析】

伤寒汗法使用不当,损伤脾阳,使之运化失职,寒湿内停;或素体寒湿内停,湿浊中阻,影响肝胆的疏泄功能,使胆汁不循常道,溢于周身而见身黄、目黄,黄色晦黯,采用温中散寒、除湿退黄之法。因本证属太阴脾虚,寒湿中阻,故禁用下法。

第四节　太阴病预后

一、太阴中风欲愈候

【原文】太阴中风,四肢烦疼,阳微阴涩[1]而长者,为欲愈。(274条)

【词解】

[1] 阳微阴涩:脉象浮取微、沉取涩。

【释义】太阳感受风邪,如果四肢出现疼痛,脉象浮取为微、沉取由涩转长,表明正气恢复,邪气衰退,属疾病向愈征象。

【提要】以脉象候太阴中风向愈趋势。

【分析】

肺朝百脉,脾主肌肉四肢。太阴中风,正邪相争,故四肢烦疼。脉浮取为微,说明邪气衰微,正气逐渐恢复;脉由涩转长,说明正气来复,邪气渐退,疾病向愈。当邪气较轻,正气不衰时,可有自愈结果。

二、太阴阳复自愈候

【原文】伤寒脉浮而缓,手足自温[1]者,系在太阴[2];太阴当发身黄,若小便自利者,不能发黄;至七八日,虽暴烦下利日十余行,必自止,以脾家实[3],腐秽[4]当去故也。(278条)

【词解】

[1] 手足自温:手足温。

[2] 系在太阴:病属太阴。

[3] 脾家实:脾阳恢复。

[4] 腐秽:指肠中腐败秽浊之物。

【释义】太阴感受表邪,所以脉浮而缓;太阴虚寒,正邪相争不剧烈,所以手足自温;太阴寒湿可能发黄,若小便自利,使湿有出路,则不能发黄;病至七八日,下利日十余行,不经治疗,下利停止,肠中腐败秽浊之物随大便而出,是脾阳恢复,自除腐秽的结果。

【提要】太阴病转愈的征象及机制。

【分析】

伤寒,脉浮而缓,是外有表邪;手足自温,系在太阴,当是太阴中风。六经病皆有发热。太阳病为发热恶寒并见,阳明病为但热不寒、不恶寒反恶热,少阳病为往来寒热。太阴病正气已虚,正邪交争不剧烈,可见手足自温。

关于太阴发黄。因太阴主湿,脾阳虚运化失职,寒湿内停,可能使胆汁不循常道,溢于周身而发黄。所以发黄要具备两个条件:一是寒;二是湿。两个条件中的任何一个条件被打破,就不能出现发黄。即:如果小便通畅,则湿有出路,便不能发黄。

手足自温从另一方面反映脾阳尚存,疾病有自愈基础。所以病至七八日,骤然发生烦躁不安,遂自止,显然是脾阳恢复,正邪交争,祛除体内腐败秽浊。

三、太阴转属阳明候

【原文】伤寒脉浮而缓,手足自温者,是为系在太阴。太阴者,身当发黄,若小便自利者,不能发黄。至七八日大便硬者,为阳明病也。(187条)

【释义】太阴病感受表邪后脉浮而缓,手足自温;太阴寒湿可能发黄,若小便自利,使湿有出路,则不能发黄;病至七八日,阳复太过,转属阳明,出现大便硬的证候。

【提要】太阴阳复太过,转属阳明的征象。

【分析】

本条前半部内容基本与278条同。太阴脾与阳明胃一脏一腑,一阴一阳,一湿一燥,一升一降,互为表里。生理上互相为用,病理上互相影响。太阴病阳气来复是好现象,但阳复太过,则转变成阳明病,转变成阳明病的主要标志是"大便硬"。

第五章 少阴病辨证论治

概 说

少阴包括足少阴肾和手少阴心。肾藏精,寓真阴真阳,为水火之宅;心藏神,为一身之大主。少阴功能正常,则心肾相交,水火既济,维持生命正常活动,并为先天之本。

因外邪直中、素体虚弱、病邪传变等因素导致肾阴阳亏虚,出现以脉微细、精神委靡不振等为主的脉证,称为少阴病。如果以四肢厥冷、下利清谷、脉沉微等为主,为肾阳虚证,习称寒化证;如果以心烦不眠、舌红绛、脉沉细数等为主,为肾阴虚证,习称热化证;如兼有发热恶寒,为少阴兼表证。

少阴病的治疗,寒化证用扶阳抑阴法;热化证用育阴清热法;兼表证用温经发汗法。少阴病为阴阳气血俱虚,故禁用汗吐下法。

因为少阴心肾为人体最重要脏器,所以其预后尤为重要。寒化证、热化证的预后分别取决于阳气、阴液的存亡。

第一节 少阴病辨治纲要

一、少阴病提纲

【原文】少阴之为病,脉微细,但欲寐[1]也。(281条)

【词解】

[1] 但欲寐:精神委靡,似睡非睡状态。

【释义】少阴病主要病机为心肾阴阳气血俱虚,所以表现为精力极度不足,脉微细。

【提要】少阴病提纲。

【分析】

足少阴肾和手少阴心是人体非常重要的两脏。心主血、藏神,肾为水火之宅、藏精。脉微主阳气虚,细主阴血虚,脉微细反映阴阳气血俱虚;精血双亏所以呈现精神委靡不振、似睡非睡状。此脉症反映了少阴病的特点,故可作为少阴病提纲。

二、少阴病治禁

【原文】少阴病,脉细沉数,病为在里,不可发汗。(285 条)

少阴病,脉微,不可发汗,亡阳故也。阳已虚,尺脉弱涩者,复不可下之。(286 条)

【释义】少阴病脉细属虚,脉沉属里,脉数属热,里虚热证禁用汗法。

少阴病脉微属阳虚,不可发汗,发汗可导致阳气大衰。尺脉弱涩反映肝肾阳衰血亏,更不可用下法。

【提要】少阴病治禁。

【分析】

汗下为攻邪之法,针对邪气盛实之证。少阴病为阴阳气血俱虚,治当扶正为主或扶正祛邪,单用攻邪之法必导致正气大伤,病情加重。

第二节　少阴病本证

一、少阴病寒化证

(一)干姜附子汤证

【原文】下之后,复发汗,昼日烦躁不得眠,夜而安静,不呕不渴,无表证,脉沉微,身无大热者,干姜附子汤主之。(61 条)

【释义】汗下失序,正气受伤。不呕说明非少阳病,不渴说明非阳明病,无表证说明非太阳病。昼日烦躁不得眠,夜而安静,身无大热,脉沉微,说明肾阳虚重、并有虚阳外越。应用干姜附子汤主治。

【提要】肾阳虚烦躁证治。

【分析】

症状:昼日烦躁不得眠,夜而安静,四肢厥冷。舌淡,脉沉微。

病机:阳气大虚,阴寒内盛。

治法:急救回阳。

方药:干姜附子汤方

干姜一两　附子一枚(生用,去皮,切八片)

上二味,以水三升,煮取一升,去滓,顿服。

此方为四逆汤去甘草。附子复肾阳,干姜复脾阳,且附子用生,不用甘草之缓,加之药物服法为一次顿服,使阳气能得以速回。

【应用】常用于抗休克,治疗心衰水肿。人身阳气充足与否,皆与肾、脾密切相关。凡诸阳不足之证,均可酌用本方。

《伤寒论》回阳救逆特点:附子必用生、伍干姜。一方面,附子无干姜不热;另一方面,干姜有助于解附子毒,是经方配伍得意之处。现代应用附子,内服最好用制附子,且须久煎,以减弱毒性,防止中毒。

(二)四逆汤证

【原文】少阴病,脉沉者,急温之,宜四逆汤。(323条)

【释义】少阴病脉沉而用四逆汤急温,说明肾阳虚衰病情急且重。

【提要】肾阳衰阴盛证治。

【分析】

症状:精神不振,四肢厥冷,小便清长,下利清谷,恶寒身蜷,舌淡,苔白滑,脉沉迟、微细或沉微。

病机:肾阳虚衰,阴寒内盛。

治法:回阳救逆。

方药:四逆汤

甘草二两(炙)　干姜一两半　附子一枚(生用,去皮,破八片)

上三味,以水三升,煮取一升二合,去滓,分温再服。强人可大附子一枚、干姜三两。

附子温肾阳,干姜温中阳,甘草温养阳气、缓阳衰欲脱之势。

【应用】是中医治疗急症常用方。如冠心病心绞痛,休克等。其可以改善休克状态,诸如升高血压,使四肢厥冷转温,增强心肌收缩力,增加心脏排血量,使心音有力,脉搏跳动有力。还可以改善微循环,具有强心和镇静作用,这是四逆汤抢救休克特点,并可用来预防休克发生。四逆汤升压,作用温和而持久,而不是升后又降。

临床凡见阳虚诸症,特别是较甚者,均可加入四逆汤以加强治疗效果,如肩周炎、坐骨神经痛等等。甚至有长期腹泻,用肉豆蔻等药物不效,但加入附子后则呈明显治疗效果。常用治腹泻,血栓闭塞性脉管炎,头痛,单纯性晕厥,痛经,崩症,顽固性低血压,窦性心动过缓,寒痹,痛症,胃下垂,前列腺炎,水肿,便秘,老年性震颤,婴幼儿腹泻,帕金森综合征,顽固性多汗,失眠,癌性腹痛等属于阳衰阴盛证。

本方有干姜附子速回阳气,救逆险之证,又用甘草、干姜辛甘化阳,而阳气不竭。现代研究认为,熟附子同样有良好的强心作用,故临床应用以熟附子为宜,而且熟附子也同样需先煎,以避免毒副作用。附子的毒副作用常见为舌、指、全身发麻,面肿或全身浮肿,心率加速,导致室颤、心脏停跳等等。其毒副作用因人而异。

(三)通脉四逆汤证

【原文】少阴病,下利清谷,里寒外热,手足厥逆,脉微欲绝,身反不恶寒,其人面赤色,或腹痛,或干呕,或咽痛,或利止,脉不出者,通脉四逆汤主之。(317条)

【释义】下利清谷,手足厥逆,脉微欲绝,为肾阳极虚,阴寒内盛,格阳于外。虚阳外越,则身反不恶寒;虚阳上浮,则面色赤、咽痛;腹痛、干呕、利止脉不出均为阴寒内盛所致。

【提要】肾阳衰阴盛,格阳(于外)证治。

【分析】

症状:手足厥冷,下利清谷,小便清长,恶寒,精神不振,或身反不恶寒,面色嫩红。舌淡,苔白润,脉沉微欲绝。

病机:阴寒内盛,格阳于外。

治法:破阴回阳,通达内外。

方药:通脉四逆汤方

甘草二两(炙)   附子大者一枚(生用,去皮,破八片)   干姜三两(强人可四两)

上三味,以水三升,煮取一升二合,去滓,分温再服。其脉即出者愈。面色赤者,加葱九茎;腹中痛者,去葱,加芍药二两;呕者,加生姜二两;咽痛者,去芍药,加桔梗一两;利止脉不出者,去桔梗,加人参二两。病皆与方相应者,乃服之。

本方即四逆汤倍干姜加大附子用量。附子、干姜破阴回阳、通达内外,甘草缓阳微欲脱之势。

【应用】常用治雷诺征,病窦综合征,暑泻,慢性腹泻,心动过缓,肾功能衰竭,血栓性静脉炎,血栓闭塞性脉管炎,便秘等属阳衰阴盛证。

方中附子为生附子,现代应用以制附子为宜,且要久煎。

如患者服药后呕吐,在确认辨证准确前提下,仍可用本方,酌加猪胆汁(或羊胆汁)1克,名通脉四逆加猪胆汁汤,以引阳药入阴。

表16 六经发热辨治简表

证型	症状	病机	治法	方药
太阳中风证	发热轻微(翕翕发热)恶风寒、头痛、脉浮缓等证	风邪外袭 营卫失和	祛风解肌 调和营卫	桂枝汤
太阳伤寒证	发热轻,恶寒重、无汗、头痛、身痛、脉浮紧等证	风寒外束 卫闭营郁 肺气不利	发汗解表 宣肺平喘	麻黄汤
太阳温病	发热、口渴、不恶寒、脉浮数	邪热犯表	辛凉解表	麻杏石甘汤
少阳病	往来寒热、伴有胸胁苦满、心烦喜呕	邪犯少阳 枢机不利	和解少阳	小柴胡汤
阳明经证	蒸蒸发热、大烦渴、大汗、脉洪大等证	里热炽盛 充斥内外	清热保津	白虎汤
阳明府证	潮热、腹满痛、不大便、谵语等证	燥结成实 腑气不通	泻热通便	大承气汤
阴盛格阳证	身热,伴有四肢厥逆、下利清谷、脉微欲绝等证	阴寒内盛 格阳于外	破阴回阳 通达内外	通脉四逆汤

(四)白通汤证、白通加猪胆汁汤证

【原文】少阴病,下利脉微者,与白通汤;利不止,厥逆无脉,干呕烦者,白通加猪胆汁汤主之。服汤脉暴出[1]者死,微续[2]者生。(315条)

【词解】

[1]脉暴出:脉搏突然浮大。

[2]微续:指脉搏由小到大,逐渐浮起。

【释义】用白通汤治疗少阴病下利、脉微,以方药可知尚应有四肢厥冷、面嫩红等症状。病机为肾阳虚,阴寒内盛,格阳于上。故用白通汤破阴回阳,通达上下。用白通汤后下利不止,厥逆无脉,为阴寒极盛格拒热药,胃气上逆则干呕,虚阳扰心则烦,故在白通汤中加入咸寒反佐之品,引阳药入阴。服汤后脉突然浮而散大,是孤阳外越,病情凶险。脉由小渐大,由弱渐强是阳气来复,阴液未竭,预后良好。

【提要】肾阳衰阴盛,格阳(于上)证治。
戴阳证服热药发生格拒的证治与预后。

【分析】
症状:四肢厥冷,下利清谷,面嫩红,脉沉微;
脉微,下利滑脱不禁,厥逆无脉,面赤,心烦,干呕。
病机:阳衰阴盛,格阳于上;
阳脱阴竭,寒热格拒。
治法:破阴回阳,通达上下;
破阴回阳,通达上下,反佐咸寒。
方药:白通汤
葱白四茎　干姜一两　附子一枚(生,去皮,破八片)
白通加猪胆汁汤
葱白四茎　干姜一两　附子一枚(生,去皮,破八片)　人尿五合　猪胆汁一合
上五味,以水三升,煮取一升,去滓,内胆汁、人尿,和令相得,分温再服,若无胆亦可用。
本方为白通汤加人尿、猪胆汁。白通汤破阴回阳,猪胆汁与人尿咸寒苦降,能引阳药入阴。

【应用】对霍乱,小儿慢惊,中风卒倒,休克属阳气衰微、伤阴脱液证有良效。也用治腹泻、顽固性呃逆、肢体震颤、心衰肺绝暴喘等属阳衰阴盛证。

阳衰阴盛而致格阳证,在治疗过程中出现阴邪与阳药相格拒的情况时有发生,此时用猪胆汁、人尿类确有引阳药入阴功效。此外,临床见到阴盛格阳之势病证,可直接应用白通汤。曾有报道小儿腹泻严重,呈发热,泻下无度,眼眶凹陷,睡卧露睛,呈阴盛格阳之势,用白通加猪胆汁、人尿热退,继而用温中收敛治疗而愈者。可见,无论男女老少,有是证,便用是方。

(五)茯苓四逆汤证

【原文】发汗若下之,病仍不解,烦躁者,茯苓四逆汤主之。(69条)

【释义】汗下不当,导致阴阳两伤,又见烦躁,用茯苓四逆汤主治。

【提要】阴阳两虚烦躁证治。

【分析】
症状:烦躁,肢厥恶寒,下利,小便不利。舌淡,苔白滑,脉微细。
病机:少阴阳虚,阴液不继。
治法:回阳益阴。
方药:茯苓四逆汤
茯苓四两　人参一两　附子一枚(生用,去皮,破八片)　甘草二两(炙)　干姜一两半
上五味,以水五升,煮取三升,去滓,温服七合,日二服。

表17　四逆汤、通脉四逆汤、白通汤三方证比较表

类别	证候		病机		治法	方药	
	同	异	同	异		同	异
四逆汤证（阳衰阴盛证）	恶寒蜷卧四肢厥逆精神委靡下利清谷小便清长舌淡苔白脉微或脉微欲绝		阳虚阴盛		回阳救逆	附子干姜	加甘草甘缓补中缓阳衰欲脱之势
通脉四逆汤证（阴盛格阳证）		以身反不恶寒为主		格阳于外	破阴回阳通达内外		倍姜、加大附子量并加甘草
白通汤证（阴盛戴阳证）		以面赤为主		格阳于上	破阴回阳通达上下		加葱白交通上下之阳气

本方为四逆汤加茯苓、人参而成。四逆汤之干姜、附子、甘草用于回阳救逆，茯苓宁心安神，人参益气生津。

【应用】凡阴阳脾肾不足病证均可酌用此方，如慢性胃肠炎、慢性肾炎、尿路结石、肾盂肾炎、肠结核、食管癌、震颤麻痹、雷诺征、心肌病、血栓闭塞性脉管炎、激素停用后不良反应、水肿、慢性头痛、感冒等属于阴阳两虚证。

茯苓四逆汤以回阳救逆为主，又有益阴安神之效，其应用要广于四逆汤。

茯苓四逆汤，茯苓为君药，其作用：一为益阴，第一个注释《伤寒论》之人成无己指出茯苓益阴；二为安神除烦，主要为茯神作用。

表18　干姜附子汤与茯苓四逆证鉴别表

类别	证候		病机		治法		方药	
	同	异	同	异	同	异	同	异
干姜附子汤证	烦躁	昼日烦躁、夜而安静、不呕、不渴、无表证、身无大热、脉沉微	肾阳虚	阳气暴虚以阳虚为主（病轻势急）	回阳救逆	破阴回阳	干姜附子	
茯苓四逆汤证		烦躁不宁，并见恶寒、肢厥、下利、脉沉微等		阴阳两虚（病重势缓）		回阳益阴		人参茯苓甘草

（六）附子汤证

【原文】少阴病,一二日,口中和[1],其背恶寒者,当灸之,附子汤主之。(304条)

少阴病,身体痛,手足寒,骨节痛,脉沉者,附子汤主之。(305条)

【词解】

[1] 口中和:指口中不苦、不燥、不渴。

【释义】少阴病,出现口中和,背恶寒,身体痛,手足寒,骨节痛,脉沉,用附子汤主治。

【提要】肾阳虚寒湿身痛证治。

【分析】

症状:身体痛,骨节痛,手足寒,背恶寒,口淡无味,舌淡,脉沉弱。

病机:肾阳虚衰,寒湿内盛。

治法:温阳化湿,镇痛祛寒。

方药:附子汤

附子二枚(炮,去皮,破八片)　茯苓三两　人参二两　白术四两　芍药三两

上五味,以水八升,煮取三升,去滓,温服一升,日三服。

附子温经回阳,祛湿止痛;人参、茯苓、白术健脾除湿。芍药一为缓急止痛;二为益营通血痹;三为制附子辛温燥烈,与附子相伍,刚柔相济,属温经护营法,或保阴回阳法。

【应用】常用治痛证:如头痛、胸痛、胃脘痛、身痛、腰痛、腹痛、风湿痹痛等;还用治喘咳,心悸怔忡,痿证、阳痿、滑精、泄泻、水肿、自汗、周围血管病、带下、阴吹、阴痒、遗尿、宫寒不孕、滑胎、子宫下垂,垂体功能减退症,紫癜性肾炎,阳虚嗜睡等肾阳虚寒湿证。

本方可看做是融参附汤、附子理中汤、真武汤于一炉,故可治疗心、脾、肾阳虚所致各种疾病。

（七）真武汤证

【原文】太阳病发汗,汗出不解,其人仍发热,心下悸,头眩,身𥆧动,振振欲擗地[1]者,真武汤主之。(82条)

少阴病,二三日不已,至四五日,腹痛,小便不利,四肢沉重疼痛,自下利者,此为有水气,其人或咳,或小便利,或下利,或呕者,真武汤主之。(316条)

【词解】

[1] 振振欲擗地:肢体颤动欲扑到于地。

【释义】太阳病,汗法不当,证见仍发热,心下悸,头眩,身𥆧动,振振欲擗地;少阴病,证见腹痛,小便不利,四肢沉重疼痛,自下利,或咳,或小便利,或下利,或呕,用真武汤主治。

【提要】肾阳虚水泛证治。

【分析】

症状:心悸头眩,四肢沉重疼痛,小便不利,腹痛下利,身𥆧动,振振欲擗地,发热,或咳,或小便利,或呕。舌淡胖,有齿痕,舌苔白滑,脉沉弦或沉紧。

病机:肾阳亏虚,水气泛滥。

治法:温阳化气利水。

方药:真武汤方

茯苓三两　芍药三两　白术二两　生姜三两(切)　附子一枚(炮,去皮,破八片)

上五味,以水八升,煮取三升,去滓,温服七合,日三服。若欬者,加五味子半升、细辛一两、干姜一两;若小便利者,去茯苓;若下利者,去芍药,加干姜二两;若呕者,去附子,加生姜,足前为半斤。

附子、生姜温阳散水,茯苓、白术健脾利水,芍药活血脉、利小便,并兼制附子、生姜燥烈之性。

【应用】常用治慢性肾炎、肾病、尿毒症、风心病、肺心病所致心衰水肿,还用治尿崩症,美尼尔征合征,血栓闭塞性脉管炎,风湿性关节炎,阳痿,慢性痢疾,胃溃疡,寒疝,胃下垂,哮喘,甲状腺功能低下等属阳虚水泛证。

表19　真武汤证与附子汤证辨治简表

证型	证候	病机	治法	方药
真武汤证 (阳虚水泛证)	心下悸、头眩、身𥆧动、四肢沉重疼痛、小便不利、腹痛、下利、脉沉	肾阳虚衰 水气泛溢	温阳 化气 行水	熟附子、白术、芍药、生姜、茯苓
附子汤证 (阳虚身痛证)	身体痛、骨节痛、背恶寒、手足寒、口中和、脉沉	肾阳虚衰,寒湿凝滞于肌肉骨节之间	温经散寒 除湿止痛	熟附子、白术、芍药、人参、茯苓

(八)桃花汤证

【原文】少阴病,下利便脓血者,桃花汤主之。(306条)

少阴病,二三日至四五日,腹痛喜温按,小便不利,下利不止,便脓血者,桃花汤主之。(307条)

【释义】少阴病,虚寒证,出现下利便脓血,腹痛,小便不利,用桃花汤主治。

【提要】少阴虚寒便脓血证治。

【分析】

症状:下利不止,便脓血,色黯,味腥,无肛门灼热,无里急后重,腹痛喜温按,小便不利。舌淡,苔白,脉弱。

病机:脾肾阳虚,滑脱不禁,脉络损伤。

治法:温涩固脱。

方药:桃花汤

赤石脂一斤(一半全用,一半筛末)　干姜一两　粳米一升

上三味,以水七升,煮米令熟,去滓,温服七合,内赤石脂末方寸匕,日三服。若一服愈,余勿服。

赤石脂温阳涩肠,固脱止利;干姜温中散寒,佐以粳米补益脾胃。

【应用】常用治滑泄,脾胃虚寒型上消化道出血,久痢,小儿秋季腹泻,崩漏,慢性溃疡性结肠炎,慢性肾炎蛋白尿,直肠脱垂,带下病,产后腹泻,急性菌痢,腹胀,癃闭等属阳虚滑脱证。

二、少阴病热化证

(一)黄连阿胶汤证

【原文】少阴病,得之二三日以上,心中烦,不得卧,黄连阿胶汤主之。(303条)

【释义】少阴病,热化证,出现心烦、失眠,用黄连阿胶汤主治。

【提要】阴虚火旺失眠证治。

【分析】

症状:心烦,失眠,口燥咽干,腰膝酸软,手足心热。舌红绛,脉沉细数。

病机:阴虚火旺,心肾不交。

治法:滋阴降火,交通心肾。

方药:黄连阿胶汤

黄连四两　黄芩二两　芍药二两　鸡子黄二枚　阿胶三两。(一云三挺)。

上五味,以水六升,先煮三物,取二升,去滓,内胶烊尽,小冷,内鸡子黄,搅令相得,温服七合,日三服。

方中黄连、黄芩泻心火,芍药、阿胶、鸡子黄滋肾阴。

【应用】常用治烦躁失眠,齿衄,支气管扩张咯血,慢性胃炎伴出血,顽固性失音,慢性咽炎,呕吐,口腔扁平苔藓,复发性口疮,萎缩性舌炎,舌尖奇痒,咳嗽,老年性皮肤瘙痒,抑郁症,神经衰弱,月经先期,胎动不安,阳痿早泄,痢疾,遗精,阴疮,阵发性心动过速,淋证,盗汗,耳鸣,脚心灼热症,小儿疳热、产后发热、夏季热、夜啼,老年性痴呆,无梦交媾,血小板减少症,肝功能不良等属阴虚火旺证。

(二)猪苓汤证

【原文】少阴病,下利六七日,咳而呕渴,心烦,不得眠者,猪苓汤主之。(319条)

【释义】少阴病,热化证,出现咳、呕、渴,心烦、失眠,用猪苓汤主治。

【提要】肾阴虚水热互结证。

【分析】

症状:心烦失眠,小便不利,发热口渴,下利,或咳,或呕。舌偏红,舌苔薄黄,脉濡细数。

病机:肾阴虚水热互结。

治法:养阴清热利水。

方药:猪苓汤

猪苓(去皮)　茯苓　阿胶　滑石　泽泻各一两

上五味,以水四升,先煮四味,取二升,去滓,内阿胶烊尽,温服七合,日三服。

方中猪苓、茯苓、泽泻淡渗利水,滑石清热利水通窍,阿胶滋阴润燥。

【应用】常用治肾盂肾炎,肾小球肾炎,慢性肾功能衰竭,肾积水,难治性肝硬化腹水,泄泻,肾结石,无痛血尿,乳糜尿,失眠,流行性出血热少尿期,咳血,肺部感染,心力衰竭,糖尿病肾病,前列腺炎,尿道炎,膀胱炎,膀胱结石,慢性肾盂肾炎急性发作,Ⅱ型糖尿病,继发性口眼干燥综合征等属阴虚水热互结证。

表 20　口渴辨治简表

辨证	证候	病机	治法	方药
阳明热证	口渴甚、伴身热汗出、脉洪大虚	阳明热盛津气两伤	辛寒清热益气生津	白虎加人参汤
蓄水证	消渴（饮而又渴）伴有小便不利，少腹满等	膀胱蓄水、气不化津、津不上承	化气利水	五苓散
外寒内饮证	口渴或不渴发热恶寒无汗	外感风寒内停水饮	外解表实内化水饮	小青龙汤
阴虚水热互结证	口渴伴有心烦不得眠、小便不利等	阴虚内热水热互结	育阴清热行水	猪苓汤

表 21　小便不利辨治简表

辨证	证候	病机	治法	方药
五苓散证	小便不利伴有发热、消渴、少腹满等	表邪入腑，与水相结膀胱气化不利	化气行水、兼以解表	五苓散
茵陈蒿汤证	小便不利伴身黄、目黄、腹满、便秘等	湿热郁蒸、三焦气化失职	清热利湿	茵陈蒿汤
真武汤证	小便不秘伴有腹痛、四肢沉重疼痛、下利等	肾阳虚衰、膀胱气化不行、水气泛溢	温阳化气行水	真武汤
猪苓汤征	小便不利伴有心烦不得眠、咳而呕渴等	阴虚内热水热互结	清热育阴化气行水	猪苓汤

第三节　少阴兼表证

一、麻黄细辛附子汤证

【原文】少阴病，始得之，反发热，脉沉者，麻黄细辛附子汤主之。（301 条）

【释义】少阴病初得，反而发热，脉沉，用麻黄细辛附子汤主治。

【提要】少阴寒化兼表证（病程短）治。

【分析】

症状：发热恶寒，头痛，神疲，手足不温。舌淡苔白，脉沉。

病机：少阴虚寒兼表。

治法:温经解表。

方药:麻黄细辛附子汤

麻黄二两(去节)　细辛二两　附子一枚(炮,去皮,破八片)

上三味,以水一斗,先煮麻黄,减二升,去上沫,内诸药,煮取三升,去滓,温服一升,日三服。

方中附子温肾阳,细辛助麻黄解表、助附子温阳。

【应用】常用治嗜睡症,偏头痛,冷风性荨麻疹,三叉神经痛,顽固性头痛,痹证,阳痿,不射精,腰椎间盘突出症,颈椎病合并肩周炎等属于虚寒证。

二、麻黄附子甘草汤证

【原文】少阴病,得之二三日,麻黄附子甘草汤微发汗。以二三日无里证,故微发汗也。(302条)

[按]"无里证"原作"无证",据《金匮玉函经》、《注解伤寒论》改。

【释义】少阴里虚,表证较轻,病程为二三日,未出现厥、利、吐等虚寒证,故用温经微发汗法,方用麻黄附子甘草汤。

【提要】少阴寒化兼表证(病程长)治。

【分析】

症状:发热恶寒,头痛,神疲,昏昏欲睡,体倦乏力,手足不温。舌淡,脉沉弱。

病机:少阴虚寒,表邪势微。

治法:温经微汗。

方药:麻黄附子甘草汤

麻黄二两(去节)　甘草二两(炙)　附子一枚(炮,去皮,破八片)

上三味,以水七升,先煮麻黄一两沸,去上沫,内诸药,煮取三升,去滓,温服一升,日三服。

本方即麻黄细辛附子汤去细辛加甘草。目的在于甘草与麻黄同用可监制麻黄发汗太过,微汗解表;甘草与附子并用温经通阳,并可补中益气。

【应用】常用治疼痛,发热,水肿,心律失常,遗尿等属于肾阳虚兼表证。

第四节　咽痛证

一、猪肤汤证

【原文】少阴病,下痢,咽痛,胸满心烦,猪肤汤主之。(310条)

【词解】

[1] 白粉:米粉。

[2] 熬:《说文解字》释干煎,类今日炒。

[3] 和令相得:调和均匀。

【释义】少阴病,咽痛(轻度红肿痛)为主,并见胸满,心烦,下利,用猪肤汤主治。

【提要】阴虚咽痛证治。

【分析】

症状:咽痛,咽部轻微红肿,咽燥,下利,胸满,心烦。

病机:阴虚内热,虚热上扰下迫。

治法:滋阴润燥,扶脾止利。

方药:猪肤汤

猪肤一斤

上一味,以水一斗,煮取五升,去滓,加白蜜一升,白粉[1]五合,熬[2]香,和令相得[3],温分六服。

【应用】猪肤即去掉内层白肉之猪肉皮,也有认为用皮外毛根处之薄皮,或猪肉者。

猪肤味甘性凉,能清心肺,除烦满,利咽喉,消肿痛。现有用治疗血小板减少性紫癜有效者。现代常用本方治疗手足皲裂,血小板减少性紫癜,虚火牙痛,喉痹,喉喑,慢性咽炎,营养不良性贫血,肺结核,脱发白发,老年性皮肤瘙痒症。

二、甘草汤证、桔梗汤证

【原文】少阴病二三日,咽痛者,可与甘草汤;不差者,与桔梗汤。(311条)

【释义】少阴病,咽痛(咽红肿),用甘草汤主治;服甘草汤后,咽痛仍在,用桔梗汤治疗。

【提要】少阴客热咽痛证治。

【分析】

症状:咽痛,咽部红肿。

病机:邪热客于咽喉。

治法:清热解毒利咽。

方药:甘草汤

甘草二两

上一味,以水三升,煮取一升半,去滓,温服七合,日二服。

桔梗汤

桔梗一两 甘草二两

上二味,以水三升,煮取一升,去滓,温分再服。

甘草汤方只有甘草一味,用来清热解毒,缓急止痛。

服用甘草汤效果不理想,说明邪热较甚,改用桔梗汤。桔梗汤中甘草清热解毒,缓急止痛。桔梗辛开苦泄,开结利咽。

在《伤寒论》中,只有此处甘草为生甘草。

本方清肺热,可作治疗肺系疾病的基本方。凡表现为咳、喘、痰症状者,均可酌用本方。临床中用于治疗肺痈,血痹,猩红热收效快,风寒咽痛,风热咽痛,虚火咽痛,失音,急、慢性咽炎,扁桃体炎,急、慢性喉炎属热证。

三、苦酒汤证

【原文】少阴病,咽中伤生疮,不能语言,声不出者,苦酒[1]汤主之。(312条)

【词解】

[1] 苦酒：米醋。

[2] 刀环：古钱形狭长如刀，柄端有环中空，名刀环。用架蛋壳用。

【释义】少阴病，咽中破溃，语言困难，声音嘶哑，苦酒汤主治。

【提要】痰热咽痛生疮证治。

【分析】

症状：咽痛，咽部破溃，声音嘶哑。

病机：痰热阻闭咽喉。

治法：清热涤痰，敛疮消肿。

方药：苦酒汤

半夏十四枚（洗，破如枣核大）　鸡子一枚（去黄，内上苦酒，着鸡子壳中）

上二味，内半夏，着苦酒中，以鸡子壳置刀环[2]中，安火上，令三沸，去滓，少少含咽之。不差，更作三剂。

方中半夏涤痰开结，米醋敛疮消肿，鸡蛋清清热润燥利咽。

【应用】常用治咽喉红肿溃烂、咽炎、扁桃体炎、复发性口腔溃疡等。

四、半夏散及汤证

【原文】少阴病，咽中痛，半夏散及汤主之。（313条）

【释义】少阴病，咽痛（多无红肿），半夏散及汤主治。

【提要】少阴客寒咽痛证治。

【分析】

症状：咽痛、多无红肿，痰涎多，恶风寒；舌淡，苔白。

病机：外感风寒，痰客于咽。

治法：外散风寒，涤痰开结。

方药：半夏散及汤方

半夏（洗）　桂枝（去皮）　甘草（炙）

上三味，等分。各别捣筛已，合治之，白饮和服方寸匕，日三服。若不能散服者，以水一升，煎七沸，内散两方寸匕，更煮三沸，下火令小冷，少少咽之，半夏有毒，不当散服。

【应用】常用治慢性咽喉炎属于风寒在表证。

表22　咽痛辨治简表

辨治＼证候	猪肤汤证	甘草汤证，桔梗汤证	苦酒汤证	半夏散及汤证
症状	咽痛咽燥 胸满心烦、下利	咽痛、红肿	咽中伤、生疮、不能语言、声不出	咽痛 恶风寒
病因病机	下利伤阴，虚火上炎	邪热客咽	痰浊阻闭咽部	外感风寒，痰客于咽

续表

辨治＼证候	猪肤汤证	甘草汤证，桔梗汤证	苦酒汤证	半夏散及汤证
治则	滋阴润燥 扶脾止利	清热解毒利咽	清热涤痰，敛疮消肿	涤痰散结、散寒止痛
备注	阴虚咽痛	客热咽痛	痰浊咽痛	客寒咽痛
方药	猪肤、白蜜、米粉	甘草；桔梗、甘草	米醋、半夏、鸡子清	半夏、桂枝、甘草

第六章

厥阴病辨证论治

概　说

厥阴包括足厥阴肝和手厥阴心包,与足少阳胆和手少阳三焦相表里。肝藏血、寄相火、主疏泄,调节脾胃功能;心包代心用事,心包之火通过三焦下达,温肾以暖肝。厥阴功能调和,则生命活动正常。

因外邪侵犯、本经自病、病邪传变等因素导致肝失疏泄,乘脾犯胃,出现消渴、气上撞心、心中疼热、饥而不欲食等症状,称为厥阴寒热错杂证。因为厥阴为六经中最后一经,常有阴尽阳生、极而复返特性,病变多表现为厥热相争。厥阴病变复杂,寒热虚实证皆有。厥阴寒证如血虚寒凝之当归四逆汤证,厥阴热证如肝经湿热之下利便脓血证。争议处亦较多。

厥阴病治疗一般为热证宜清,寒证宜温,寒热错杂、温清并用。

第一节　厥阴病辨治纲要

【原文】厥阴之为病,消渴,气上撞心[1],心中疼热[2],饥而不欲食,食则吐蛔,下之利不止。（326条）

【词解】

[1] 气上撞心:自觉有气上冲心胸。

[2] 心中疼热:胃脘部疼痛、灼热。

【释义】厥阴病,寒热错杂证常见:口渴能饮,气上冲心胸部位,胃脘部疼痛灼热,善饥而不欲饮食,食后吐蛔虫。误用下法则下利不止。

【提要】厥阴病上热下寒证辨治纲要。

【分析】厥阴肝主疏泄,调畅气机及脾胃功能。邪入厥阴,气郁化火犯胃而为上热,出现气上撞心、心中疼热,伤及津液而致消渴易饥;肝气伐脾而为下寒,脾寒失运形则不欲食,脾虚肠寒,蛔虫上扰则食则吐蛔;病成上热下寒证;治宜清上温下。如误用下法,脾阳伤重,下寒更甚,而下利不止。

本条概括了厥阴病寒热错杂、虚实相兼的辨治要点,可视为厥阴病寒热错杂证提纲。

第二节　厥阴病寒热错杂证

一、乌梅丸证

【原文】伤寒,脉微而厥,至七八日肤冷,其人躁无暂安时者,此为藏厥[1],非蚘厥[2]也。蚘厥者,其人当吐蚘也。令病者静,而复时烦者,此为藏寒[3],蚘上入其膈,故烦,须臾复止,得食而呕,又烦者,蚘闻食臭出,其人常自吐蚘。蚘厥者,乌梅丸主之。又主久利。(338条)

【词解】
[1]藏厥:肾脏阳虚而致四肢厥冷。
[2]蚘厥:蛔虫内扰,气机逆乱而致四肢厥冷。
[3]藏寒:此指脾脏虚寒,实为肠中虚寒。

【释义】伤寒,视为病因。在脉微而厥前提下,有两种病情:一是皮肤冷凉,烦躁不安没有安静之时。这是由于肾脏阳虚,阴寒内盛导致,为藏厥。二是时而烦躁、时而安静,在进食时烦躁、常吐出蛔虫。这是由于胃热肠寒,蛔虫窜扰,气机逆乱导致,为蛔厥。

乌梅丸主治蛔厥;久利多表现为寒热错杂,虚实夹杂,乌梅丸有寒热并用、攻补兼施效果,故又主治久利。

【提要】藏厥与蛔厥的诊断与治疗;
乌梅丸功效。

【分析】
症状:心中(胃脘)疼热或痛引肩胛,或攻冲作痛,四肢厥冷,汗出,痛止则安静如常。心烦不安,饥不欲食,或呕吐蛔虫,下利日久。舌苔或白滑、或黄,脉弦。

病机:上热下寒,蛔虫窜扰。

治法:清上温下,安蛔止痛。

方药:乌梅丸

乌梅三百枚　细辛六两　干姜十两　黄连十六两　当归四两　附子六两(炮)　蜀椒四两　桂枝六两(去皮)　人参六两　黄柏六两

上十味,异捣筛,合治之,以苦酒渍乌梅一宿,去核,蒸之五斗米下,饭熟捣成泥,和药令相得,内臼中,与蜜杵二千下,丸如梧桐子大,先食饮服十丸,日三服,稍加至二十丸。禁生冷、滑物、臭食等。

方中乌梅与黄连、黄柏相伍,酸苦泻热,与米粉、白蜜相伍酸甘滋阴,附子、干姜、细辛、蜀椒辛热通阳散寒,人参、当归益气养血,治久利扶正祛邪,并防苦辛伤正。正合前人"蛔得甘则动,得酸则静,得苦则下,得辛则服"之意。全方酸苦辛甘并投,寒温攻补兼用,为清上温下、安蛔止痛之要方;久利多为寒热、虚实相兼,纯虚无邪者少,故其治疗久利又有良效。

【应用】常用治激素依赖型哮喘,慢性支气管炎,慢性呼吸衰竭并肺部念珠菌感染,抑郁症,癔症,精神性烦渴,癫痫,面神经瘫痪,震颤,复发性口疮,口腔扁平苔藓,胃炎,胃、十二指肠溃疡,顽固性反流性胃炎,消化道出血,功能性子宫出血,痢疾,过敏性腹痛,小肠功能紊乱,肠易激综合征,肝肾综合征,心血管神经症,糖尿病干燥综合征,红斑狼疮,更年期综合征,慢性盆腔炎,慢性前列腺炎等属寒热错杂证。

二、干姜黄芩黄连人参汤证

【原文】伤寒本自寒下,医复吐下之,寒格[1]更逆吐下,若食入口即吐,干姜黄连黄芩人参汤主之。(359条)

【词解】

[1] 寒格:指下(脾)寒与上(胃)热相格拒。

【释义】伤寒误治,导致胃热脾寒证。胃热气逆则食入口即吐,脾寒失运则下利。治当寒温并用,用干姜黄芩黄连人参汤主治。

【提要】寒热相格证治。

【分析】

症状:呕吐频,食入口即吐。下利食凉饮冷加重,口渴,口臭,食少乏力,腹胀痛,喜温按,脉寸浮关沉。

病机:胃热脾寒,寒热格拒。

治法:清胃温脾。

方药:干姜黄芩黄连人参汤。

干姜　黄连　黄芩　人参各三两

上四味,以水六升,煮取二升,去滓,分温再服。

方中黄芩、黄连清上热,干姜温中寒,人参补中益气。

【应用】常用治糖尿病,小儿秋季腹泻,胆囊炎,神经性呕吐,菌痢,胃肠炎,消化性溃疡等属于寒热错杂证。

第三节　厥证辨治

一、厥的病机与证候特点

【原文】凡厥[1]者,阴阳气不相顺接,便为厥。厥者,手足逆冷者是也。(337条)

【词解】

[1] 厥:以四肢冷凉为特征的证候。轻者指(趾)头寒,重者手足冰凉,更重者上肢冷过肘、下肢冷过膝。

【释义】凡见到四肢厥冷,都是机体阴阳平衡失调、阴阳之气不能接续所导致。厥的特征是手足冷凉。

【分析】

手足逆冷是临床常见证候,基本病机是阴阳平衡失调、阴阳气不相接续。从经脉循行看,手三阴经脉从胸走手,在手指与手三阳经脉交接;手三阳经脉从手走头,在头部与足三阳经脉交接;足三阳经脉从头走足,在足趾与足三阴经脉交接;足三阴经脉从足走腹至胸,与手三阴经脉交接。手足是阴阳经交接之处,四肢为诸阳之末,所以当阴阳平衡失调时,阴阳之气也顺接受阻、阳气不能达于四末而出现手足厥冷。

厥的病机是阴阳气不相顺接,厥证的临床特征为手足逆冷,亦是厥阴病的常见证候。厥阴为阴尽阳生之脏,主一身阴阳气的交接转换,故厥逆一证亦为厥阴病的特征之一。

二、厥证辨治

(一)热厥

1. 热厥的特点与治禁

【原文】伤寒,一二日至四五日,厥者必发热,前热者后必厥。厥深者热亦深,厥微者热亦微,厥应下之,而反发汗者,必口伤烂赤。(335)

【释义】表证经过一二日至四五日时间,病情由发热转变为四肢厥逆。热厥发生的一般规律是发热随着热势的加重而形成热厥。而且发热与热厥的程度成正比。热微厥微,热重厥重。热厥的治法是清下,如误用汗法,必使热势加重而导致热毒内郁,口腔破溃。

【提要】热厥的形成、病机特点及治疗原则。

【分析】

根据条文论述、临床实际,热厥有三种情况:一是厥热并存,即"厥者必发热";二是先发热渐至厥冷,即"前热者后必厥";三是由热转厥需要一段时间,即"一二日至四五日",厥是热之极。这段时间尤为重要。治疗得当,或用清法、或用下法,使实热之邪及时祛除,不会导致厥逆;如果失治、特别是用汗法等误治,必然使邪势更甚,出现口腔破溃或更加严重的病情。

症状:四肢厥逆,苔黄脉实。

病机:热邪内闭,阳郁不达四肢。

治法:清下实热。

治禁:汗法。

2. 热厥轻证

【原文】伤寒热少微厥,指头寒,嘿嘿不欲食,烦躁,数日小便利,色白者,此热除也,欲得食,其病为愈。若厥而呕,胸胁烦满者,其后必便血。(339条)

【释义】表证经过一段时间出现热少微厥,仅表现为"指头寒"。根据335条所论,当为热厥轻证。指头寒反映热厥程度轻。由于邪热导致阳气内郁而默默不欲饮食,烦躁。"数日小便利,色白者,此热除也",说明热厥轻证,有自愈可能。"色白",是"热除"之象。热厥轻证,机体有自我调节能力。再加正确调养,不仅指头寒及烦躁得以解除,食欲也可以恢复正常。如调理或治疗不当,热厥轻证能转为热厥重证,症状由指头寒转为手足厥冷,由不欲食发展为胸胁烦满。当热邪炽盛,邪热入血时可出现便血。

【提要】热厥轻证及其转归。

【分析】

本条详论了热厥产生的过程,机体自身调节的能力和条件,热厥发展的结果。提示对热厥的处治,一是要趁轻早治,既病防变;二是要注意调动和培养机体自身的抗病能力。

3. 热厥重证(白虎汤证。参照阳明病辨治)

(二)寒厥

1. 阳衰阴盛厥(四逆汤证)

【原文】大汗出,热不去,内拘急[1],四肢痛,又下利厥逆而恶寒者,四逆汤主之。(353条)

大汗,若大下利,而厥冷者,四逆汤主之。(354条)

【词解】

[1] 内拘急:腹内拘挛急迫。

【释义】汗出,不仅伤阴,而且伤阳。阳虚,卫不固表,则大汗出,大汗出使阳气阴津损伤更为严重。阳气虚,阴津亏,筋脉失于温养,则内有腹内拘急,外有四肢疼痛;阳虚运化失职,故下利,下利又可重伤阳气、阴津。阳衰阴盛,四肢失于温煦,则手足厥逆而恶寒。热不去,是表证不解。表里同病,阳虚为甚,当先用四逆汤回阳救逆。

大汗大下,阴阳两伤。若大汗或大下利之同时见有四肢厥冷,是阳伤更重,故用四逆汤扶阳治厥。

【提要】阳衰阴盛厥证治。

【分析】

症状:四肢厥冷,下利清谷,恶寒,腹中拘急,脉沉微。

病机:阳气虚衰,阴寒内盛。

治法:回阳救逆。

方药:四逆汤(同少阴病)。

2. 冷结膀胱关元厥

【原文】病者手足厥冷,言我不结胸,小腹满,按之痛者,此冷结在膀胱关元[1]也。(340条)

【词解】

[1] 膀胱关元:此处代言下焦。

【释义】病人出现手足厥冷,小腹满、触按疼痛,说明是寒厥证,名冷结膀胱关元厥。不结胸,是言病变不在上焦。

【提要】冷结膀胱关元厥证辨治。

【分析】关元,任脉穴位,在脐下三寸。膀胱腑与关元穴部位一致,均为下焦。肾在下焦,下焦为阳气生发之源。冷结下焦,阳虚失温,故手足厥冷;还可见小便清长,舌淡苔白等虚寒证候。可用灸关元法,或服四逆汤、当归四逆加吴茱萸生姜汤一类方剂温补下焦。

(三)血虚寒厥

【原文】手足厥寒,脉细欲绝者,当归四逆汤主之。(351条)

若其人内有久寒者,宜当归四逆加吴茱萸生姜汤主之。(352条)

【释义】证见手足寒冷,脉细欲绝,为平素肝血虚,外感寒邪,寒凝经脉,血行不畅,用当归四逆汤主治。如病症已久,呕吐时作,用当归四逆加吴茱萸生姜汤证主治。

【提要】血虚寒凝致厥、血虚寒凝日久呕吐证治。

【分析】

症状:手足寒冷,面色苍白,唇甲色淡,乏力,恶寒,舌淡黯,脉微细欲绝。

病机:营血不足,寒凝经脉。

治法:养血通脉,温经散寒。

方药:当归四逆汤

当归三两　桂枝三两(去皮)　芍药三两　细辛三两　甘草二两(炙)　通草二两　大枣二十五枚(擘,一法,十二枚)

上七味,以水八升,煮取三升,去滓,温服一升,日三服。

当归四逆加吴茱萸生姜汤方

当归三两　芍药三两　甘草二两(炙)　通草二两　桂枝三两(去皮)　细辛三两　生姜半斤(切)　吴茱萸二升　大枣二十五枚(擘)

上九味,以水六升,清酒六升和,煮取五升,去滓,温分五服。(一方,水酒各四升)

方中芍药、当归补血养血以行血,桂枝、细辛、通草温经通脉以止痛,甘草、大枣补中益气以生血,吴茱萸、生姜温胃散寒止呕。

【应用】常用治手指麻木,坐骨神经痛,痛经,三叉神经痛,头痛,胁痛,痛经,阳痿,防止放射性口腔炎、咽炎,精索鞘膜囊肿,闭塞性脉管炎,肩关节周围炎,子宫内膜异位症,多形性红斑,精液不液化症,勃起功能障碍,硬皮病,强直性脊柱炎,类风湿关节炎,妊娠甲下衄瘀,顽固性冻疮等属血虚寒凝证。

(四)痰厥

【原文】病人手足厥冷,脉乍紧[1]者,邪[2]结在胸中,心下满而烦,饥不能食者,病在胸中,当须吐之,宜瓜蒂散。(355条)

【词解】

[1]脉乍紧:脉忽然出现紧象。

[2]邪:此指痰浊。

【释义】病人证见手足厥冷,脉忽然出现紧象,心下满、心烦,饥饿但不能食,是痰邪结于胸脘。因病位在上,故当用吐法,宜用瓜蒂散。

【提要】痰结胸中致厥的证治。

【分析】

胸中聚宗气。若痰阻胸膈,阳气被遏,故手足厥冷。胸中痰结,胃中停食,故心下满烦、饥不能食。痰结气滞,血行不畅,故脉乍紧。病在上,顺其势而祛邪,故宜用瓜蒂散吐之。

(五)水厥

【原文】伤寒,厥而心下悸,宜先治水,当服茯苓甘草汤,却[1]治其厥。不尔[2],水渍入胃[3],必作利也。(356条)

【词解】

[1]却:后。

[2]不尔:不这样。

[3]水渍入胃:此指水饮浸渍大肠。

【释义】伤寒表证经过一段时间,出现手足厥冷,心下悸,是由于胃阳虚,水停中焦所致。病机关键是水邪内停,故应该先治水,后治厥。如果不这样,就会使水邪加重,浸渍大肠,发生下利。

【提要】水饮致厥的证治。

【分析】

本证为水厥,辨证关键是心下悸。水饮内停,阳气受阻,不达四末,则手足厥冷;水气凌心,则心下悸。厥由水至,故当治水,用茯苓甘草汤温胃散水。水饮散去则阳气能通,厥逆自回。

厥证并非仅见厥阴病。

三、厥证治禁

【原文】诸四逆厥者,不可下之,虚家[1]亦然。(330条)

伤寒五六日,不结胸,腹濡[2],脉虚复厥者,不可下,此亡血[3],下之死。(347条)

【词解】

[1] 虚家:身体素虚之人。

[2] 腹濡:腹部柔软。

[3] 亡血:此指血虚。

表23 厥证辨治简表

辨证	证候	病机	治法与方剂
热厥	先热后厥、热深厥深、热微厥微、胸腹灼热、脉滑有力	热伏于里、阳气被郁、不达于四末,手足失于温煦	清热 白虎汤 攻下 承气汤
寒厥	四肢厥逆、下利清谷、恶寒蜷卧、脉微欲绝	阴寒内盛、阳气虚衰、手足失于温煦	回阳救逆 四逆汤
痰厥	手足厥逆、脉乍紧、心下满而烦、饥不能食	痰实壅胸、阳气被遏、不达四末	涌吐痰食 瓜蒂散
血虚寒凝致厥	手足厥冷、脉细欲绝	血虚寒凝、气血不畅、阳气不达	养血散寒 当归四逆汤
水厥	厥而心下悸、口不渴	水停于胃、阳气被遏、不达四末	温胃散水 茯苓甘草汤
血虚致厥	四肢厥冷、脉虚、腹部柔软	阴血亏虚、不达于四末	益气养血
冷结膀胱关元致厥	四肢厥冷、小腹满、按之痛	下焦阳虚、寒邪结聚、阳气不达四末	温化寒结
蛔厥	四肢厥冷、腹痛、静而复时烦、得食而甚、吐蛔	上热下寒、蛔虫内扰、阳气不宣、不达四末	乌梅丸
气郁致厥	四逆或咳或悸、或小便不利、或腹中痛、或泄利下重	肝气郁结、气机不利、阳郁于里、不达四末	四逆散

【释义】"诸四逆厥者,不可下之",应与335条内容相参。335条言"厥应下之"是指实热之厥,本条言"不可下",是指寒厥。寒厥为阳气衰微,阴寒内盛,治当急救回阳。若误用攻下,极易致亡阳之变。凡虚证之厥,不论阴、阳、气、血,均不可用下法。

【提要】虚证之厥治禁。

【分析】

"厥应下之"与"厥不可下",实际上是"同病异治"。通过厥证辨治可见,任何病证,都有寒热虚实的区分,治疗必须"观其脉证,知犯何逆,随证治之"。

第四节 湿热下利证

【原文】热利下重者,白头翁汤主之。(371条)

【释义】证见下利,或下利脓血色鲜,里急后重,发热口渴,苔黄、脉弦数等,用白头翁汤主治。

【提要】厥阴热利证治。

表24 下利证辨治简表

辨证	证候	病机	治法	方剂
表实兼下利证	下利,发热恶寒、头痛、脉浮紧	外邪不解、内迫大肠	发汗解表升津止利	葛根汤
邪热下利证	下利不止,兼有发热,喘促汗出	外邪不解热迫大肠	表里双解清热止利	葛根芩连汤
少阳兼下利证	下利,伴有口苦、苔黄、里急后重等证	少阳邪热内迫大肠	清热止利	黄芩汤
热结旁流证	下利清水、色纯青,伴有腹满痛、潮热、苔黄燥等	燥热亢盛迫津下泄	急下存阴	大承气汤
太阴下利证	下利清谷,伴有腹痛、食不下,恶寒肢冷	脾失健运寒湿下注	温中散寒健脾燥湿	理中丸
少阴寒化证	下利清谷,伴有四肢厥逆、恶寒蜷卧,精神委靡等	脾肾阳虚寒湿下注	回阳救逆	四逆汤
下焦不固便脓血证	下利便脓血,色黯淡,经久不愈,腹痛喜温按	脾肾阳虚下焦不固	温涩止利	桃花汤
厥阴热利证	下利便脓血,兼有发热口渴、里急后重等	肝经湿热壅遏大肠	清热止利凉肝解毒	白头翁汤

【分析】

症状:下痢赤白,腹痛,里急后重,发热口渴。舌红,苔黄腻,脉弦数。

病机:肝经湿热下迫大肠。

治法:清热燥湿,凉肝止利。

方药:白头翁汤

白头翁二两　黄柏三两　黄连三两　秦皮三两

上四味,以水七升,煮取二升,去滓,温服一升,不愈,更服一升。

方中白头翁清热凉肝解毒,黄连、黄柏清热燥湿解毒,秦皮行气疏肝。

【应用】常用治急性菌痢,中毒性菌痢,急性肠炎,慢性阿米巴痢疾急性发作,休息痢等。又治急性肾炎,急性尿路感染,急性盆腔脓肿,慢性胆囊炎,慢性支气管炎,慢性浅表性胃炎,银屑病,带状疱疹,肺部感染,肌颤,阴痒,黄水疮,甲状腺肿瘤,鼻衄,疔痈等湿热证。

第七章

霍乱病辨证论治

概 说

霍乱，是以骤然发生的剧烈的上吐下泻为主要表现的胃肠性疾病。因为发病急、病势重，顷刻间给机体带来巨大伤害，似挥霍缭乱之意，故名霍乱。

病因常为饮食不节（洁），或外感六淫邪气，导致清浊相干，乱于肠胃。后世分湿霍乱、干霍乱。湿霍乱中因寒湿导致称寒霍乱，因暑热导致称热霍乱。如欲吐不得吐，欲泻不得泻，腹中绞痛称干霍乱。本篇所论当为湿霍乱。

霍乱治法以调理脾胃为主。而利小便实大便又为独到之处。

第一节 霍乱病特点

【原文】问曰：病有霍乱者何？答曰：呕吐而利，此名霍乱。（382条）

同曰：病发热头痛，身疼恶寒，吐利者，此属何病？答曰：此名霍乱。霍乱自吐下，又利止，复更发热也。（383条）

【释义】霍乱病以呕吐下利、吐泻交作为特点。且发病突然，病情急重，有挥霍撩乱之势，故名。

霍乱或感外邪而发。若表里合邪时，可见表证，如发热恶寒，头痛身疼。特点是发病就有吐利，伴有表证。

【提要】霍乱的主要证候及与伤寒鉴别。

【分析】

霍乱，是以卒然发作上吐下泻为主要临床表现的胃肠性病证。

《伤寒论》所言霍乱病含义广，包括了多种急性胃肠性疾病，与西医学霍乱、副霍乱不可混淆。

表 25　霍乱兼表与太阳伤寒证候辨治简表

辨治	症状	病机	治法
葛根汤证	发热,恶风寒,无汗,项背强痛,下利	风寒袭表,内迫阳明,大肠传导失职	发汗解表 生津止利
葛根加半夏生姜汤证	发热,恶风寒,无汗,项背强痛,呕吐	风寒袭表,内迫阳明,胃气上逆	发汗解表 降逆止呕
霍乱	骤然发生吐泻交作,或发热恶寒	饮食不洁不节 感受外邪 清浊相干 乱于肠胃	调理胃肠 辨证论治

第二节　五苓散与理中丸的灵活运用

【原文】霍乱,头痛发热,身疼痛,热多欲饮水者,五苓散主之;寒多不用水者,理中丸主之。(386 条)

【词解】
[1] 脐上筑:脐上跳动如有物捶捣。
[2] 食顷:吃一顿饭时间。

【释义】霍乱,如见头痛发热,身疼痛,发热多,渴欲饮水,用五苓散主治;如见腹痛喜按,口不渴,用理中丸主治。

【提要】辨霍乱偏表偏里证治、五苓散与理中丸的灵活运用。

【分析】
霍乱以吐利交作为主,兼有发热恶寒,头身疼痛,属表里同病。如见发热恶寒,头痛身疼,渴欲饮水,小便不利者,是病偏于表,即"热多",宜五苓散通阳和表,并寓利小便以实大便之意。如伴腹痛喜温按、舌淡苔白、脉缓弱,即"寒多",宜用理中丸温中散寒。因吐利证急,而丸药性缓,恐难救急,故云"然不及汤",是以可改丸作汤,一方两用。

症状:吐利交作,发热恶寒,头身疼痛,小便不利。

吐利交作,腹痛喜温按,舌淡苔白,脉缓弱。

病机:霍乱偏表。

霍乱偏里。

治法:通阳化气,兼以懈表。

温中散寒,健脾燥湿。

方药:五苓散　见太阳病。

理中丸

人参 干姜　甘草(炙)　白术各三两

上四味,捣筛,蜜和为丸,如鸡子黄许大,以沸汤数合,和一丸,研碎,温服之,日三四、夜二服。腹中未热,益至三四丸,然不及汤。汤法,以四物依两数切,用水八升,煮取三升,去滓,温服一升,日三服。若脐上筑[1]者,肾气动也,去术加桂四两;吐多者,去术,加生姜三两;下多者,还用术;悸者,加茯苓二两;渴欲得水者,加术,足前成四两半;腹中痛者,加人参,足前成四两半;寒者,加干姜,足前成四两半;腹满者,去术,加附子一枚。服汤后如食顷[2],饮热粥一升许,微自温,勿发揭衣被。

方中人参补中益气,白术健脾燥湿,干姜温中暖寒,炙草和中补虚。

【应用】常用治胃炎、胃及十二指肠溃疡、结肠易激综合征、非特异性溃疡性结肠炎,慢性支气管炎,风湿性心肌炎,慢惊风等属脾阳虚证。

在临证应用时,最值得学习处是理中丸的加减法及护理法:

如出现脐上筑,是肾虚、下焦水寒之气上冲,故去白术壅满,加桂枝通阳化气,平冲降逆;出现吐多,是虚寒气逆,同样去白术,因其升,故加生姜降逆止呕;出现下利多,是脾虚重,水湿下注,故还用白术,健脾益气燥湿;出现心悸,是水气凌心,故加茯苓宁心利水;出现口渴欲饮水,是脾虚不能生布津液,故加重白术量,以健脾益气生化布散津液;出现腹中痛,是脾胃虚重,故加重人参量益气止痛;出现寒(腹痛喜按等)多,是脾虚寒重,加重干姜量以温中散寒;出现腹满,是阳虚寒凝气滞,故去白术壅满,加附子温阳散寒。

关于护理:如服汤后约一顿饭时间,饮热粥一升许,不要揭开覆盖衣被,以助药力。

第八章

阴阳易差后劳复病辨证论治

概　说

本篇为护理专篇。为差后病治疗及护理提出了理论依据和具体方法。

大病初愈,余邪未尽,正气未复,此时护理尤为重要。护理得当,机体得以彻底康复;护理不当,不但旧病复发,还可能自生他病,甚至危及生命。因护理不当而疾病复发大体有三种情况:一是房劳,因性生活不节制导致;二是食复,因饮食不节制导致;三是劳复,因过度劳作导致。

本篇原论及烧裈散证、枳实栀子豉汤证、小柴胡汤证、牡蛎泽泻散证、理中丸证、竹叶石膏汤证。其中,烧裈散主治阴阳易病,选录于后。

第一节　疾病初愈时的治疗与护理

一、疾病初愈时的治疗

【原文】吐利止而身痛不休者,当消息[1]和解其外,宜桂枝汤小和[2]之。(387条)

【词解】

[1] 消息:斟酌意。

[2] 小和:此指用桂枝汤微调表里。

【释义】霍乱初愈,表证身痛未除,当酌情用桂枝汤补里虚,解表邪。

【提要】辨霍乱里和而表不解证治。

【分析】本条原在《辨霍乱病脉证并治篇》。吐利止,言大病已去,惟身痛不止,是表邪未尽,故当用桂枝汤微调表里。实属差后调治。选用桂枝汤道理,即为桂枝汤有补虚解表功效。本条实际为桂枝汤治"太阴中风"。

二、疾病初愈时的护理

【原文】吐利发汗,脉平[1],小烦[2]者,以新虚不胜谷气[3]故也。(391条)

【词解】

[1] 脉平：脉平和。

[2] 小烦：微烦。

[3] 谷气：此指饮食。

【释义】霍乱偏表，可酌用汗法治疗。脉象平和，表明病向愈。但毕竟初愈，脾胃气弱尚，如不注意调节饮食，加重脾胃负担，就会产生微烦。

【提要】论霍乱病初愈须注意饮食调护。

【分析】本条原在《辨霍乱病脉证并治篇》。实际言大病之后，欲愈之时，因脾胃消化力弱，只要注意调节饮食等护理，即可痊愈，本质为差后调治。

第二节　差后病辨治

一、枳实栀子豉汤证

【原文】大病[1]差后，劳复[2]者，枳实栀子豉汤主之。（393条）

【词解】

[1] 大病：伤寒热病。

[2] 劳复：疾病新愈，因劳累而复发。

[3] 清浆水：即酸浆水。清·吴仪洛《伤寒分经》说："清浆水，一名酸浆水。炊粟米熟，投冷水中浸五六日，味酢生白花，色类浆，故名。若浸至败者害人。其性凉善走，能调中宣气，通关开胃，解烦渴，化滞物。"

[4] 博棊子：即棋子。小者 3～5cm³，大者约 20cm³。

【释义】伤寒热病初愈，因劳累而复发（心烦、心下痞或脘腹胀满为主），用枳实栀子汤主治。

【提要】差后热扰胸膈气滞证辨治。

【分析】

症状：发热、口渴、心烦懊憹、心下痞塞或脘腹胀满。

病机：余热复聚、热郁胸膈，气机阻滞。

治法：清热除烦消痞。

方药：枳实栀子豉汤

枳实三枚（炙）　栀子十四个（擘）　豉一升（绵裹）

上三味，以清浆水[3]七升，空煮取四升，内枳实、栀子，煮取二升，下豉，更煮五六沸，去滓，温分再服，覆令微似汗。若有宿食者，内大黄如博棊子[4]五六枚，服之愈。

本方为栀子豉汤加重豆豉再加枳实。栀子清热除烦，豆豉重用清热之力更强、并能和胃，枳实行气除胀消满。用清浆水煮药取其性凉善走，调中开胃以助消化。如有宿食停滞，出现腹胀便秘，可加大黄荡实。

【应用】本方不一定要用于劳复，凡无形邪热扰于胸膈，导致心烦懊憹、心下痞塞或脘腹胀满,均可酌情应用。

本方与栀子厚朴汤仅差一味,栀子厚朴汤重在消胀除满,其证以腹胀满为主;本方加重豆豉用量,重在清宣胸膈之郁热,以清浆水煮药,取其调中开胃;对于瘥后复热、心烦懊憹、脘痞食少者尤宜。

二、牡蛎泽泻散证

【原文】大病差后,从腰以下有水气者,牡蛎泽泻散主之。(395条)

【释义】大病差后,腰以下肿,为湿热壅滞,属水肿实证,用牡蛎泽泻散主治。

【提要】大病差后,腰以下有水气证治。

【分析】

症状:头面肢体浮肿,胸腹胀满,或大腹肿满,膝胫足跗皆肿,或小便不利,脉沉实有力。

病机:湿热壅滞。

治法:逐水清热。

方药:牡蛎泽泻散

牡蛎(熬)　泽泻　蜀漆(暖水洗,去腥)　葶苈子(熬)　商陆根(熬)　海藻(洗,去咸)　瓜蒌根各等份

上七味,异捣,下筛为散,更于臼中治之。白饮和服方寸匕,日三服。小便利,止后服。

方中牡蛎软坚泻水,泽泻利水渗湿,葶苈子宣肺泻水,商陆、蜀漆逐痰泄水,瓜蒌根滋阴,使利水不伤阴。用散剂不助水邪,白饮和服保胃气,小便利止后服防伤正气。

【应用】大病差后水肿者,以虚证为多,若大便不实,少气懒言,舌苔白嫩,口中不渴,脉沉细无力,则属脾肾阳虚所致,治宜温阳补虚利水,禁用本方。

三、竹叶石膏汤证

【原文】伤寒解后,虚羸[1]少气,气逆欲吐,竹叶石膏汤主之。(397条)

【词解】

[1] 虚羸:虚弱消瘦。

【释义】伤寒热病解后,气液两伤,余热未尽,因其津液损伤,不能滋养形骸则见身体虚弱消瘦;中气不足,则短气不足以息。未尽之余热内扰,胃失和降则气逆欲吐。

【提要】病后余热未清,气阴两伤的证治。

【分析】

症状:身体虚弱消瘦,短气不足以息,干呕欲吐,发热心烦,口渴少寐,舌红,苔少,脉虚数。

病机:病后余热未清,气阴两伤。

治法:清热和胃,益气生津。

方药:竹叶石膏汤

竹叶二把　石膏一斤　半夏半升(洗)　麦门冬一升(去心)　人参二两　甘草二两(炙)　粳米半升

上七味,以水一斗,煮取六升,去滓,内粳米,煮米熟,汤成去米,温服一升,日三服。

本方为白虎加人参汤去知母,加竹叶、麦冬、半夏而成。竹叶、石膏清热除烦,人参、甘草、麦冬、粳米益气养胃生津,半夏降逆止呕。

【应用】常用治多种热病的不同阶段,如外感发热,无名低热,癌性发热,感染性低热,妇科术后高热,外科术后高热,暑温高热,感染性高热,伤寒高热不退,无名高热,金黄色葡萄球菌败血症余热不退属气阴两伤证。

又可用于治疗肺炎,菌痢,乳腺炎,急性扁桃体炎,急慢性咽炎,喉炎,口腔溃疡,牙周炎,牙龈脓肿以及鹅口疮、口臭、老年口干症等属阴虚胃火上炎者;支气管炎无论急性、慢性,凡见阴虚肺燥,都可用本方加味治疗。

第三节 差后病食疗

【原文】病人脉已解,而日暮微烦,以病新差,人强与谷,脾胃气尚弱,不能消谷,故令微烦,损谷[1]则愈。(398条)

【词解】

[1] 损谷:减少饮食。

【释义】大病新差,日暮微烦不适,是脾胃虚弱,强令多食,不能运化所致,节制饮食即可,无须药物治疗。

【提要】大病初愈应注意饮食调摄。

【分析】

《伤寒论》第一方桂枝汤强调用粥加强药力,《伤寒论》最后一条疾病护理强调"损谷则愈",可见《伤寒论》不但是辨证论治专书,也是辨证施护专书,护理与治疗同样重要,相辅相成。

差后体质特点和用药特点不仅限于此篇,为体现《伤寒论》差后调治完整性,将其他篇中充分体现差后调治的条文选移此篇。

纵观全篇,《伤寒论》差后病调治特点为:

1. 新差体虚,缓治为主

疾病初愈,体质虚弱,功能低下,余邪尚存。此时用药,若峻攻或骤补,必犯虚虚实实之戒,缓治图效,不失为一种好方法。如第386条:"大病差后,喜唾,久不了了,胸上有寒,当以丸药温之,宜理中丸。"为大病之后,脾胃阳虚,运化失职,水湿上聚致多涎喜唾,久不停止。而扶脾阳,摄津液,调升降,化痰饮,决非速决,必用丸药缓缓图效。

2. 培补正气,甘味为多

病有虚实寒热性,药有温凉补泻能。新差调治方中,以人参、甘草、大枣为核心,如理中丸用人参、甘草,小柴胡汤用人参、甘草、大枣,竹叶石膏汤用人参、甘草、粳米,甘能补虚,甘能缓和。阴阳形气俱不足者,调之以甘药。人参、甘草、大枣三味药物有调节阴阳气血之功,各自又有其特点。三药协同,滋阴扶阳,补气生血,坚筋壮骨,提神益智,确实起到了补益增效的作用。从各自方剂组成看,小柴胡汤、竹叶石膏汤中的半夏为辛温之品,用甘味药,则辛药走散、甘以缓之;小柴胡汤中含有黄芩、黄芩苦寒,苦寒易伤脾胃,用甘味药,则苦寒伤正,甘以护之。如此等等,加入甘味药,使方剂成为有机整体,发挥最大效用,正是用甘味药的独到之处。

3. 正虚邪存，双向调节

生物在进化过程中，逐渐形成了一种使机体内部各部分保持动态平衡的机制，此即"阴平阳秘，精神乃治"。差后病调治，充分体现了这一点。主要为：①升清降浊。如小柴胡汤，柴胡升少阳之清气，半夏降胃中之浊气，使人体气机升降得以调节，从而达到上焦得通、津液得下、胃气因和、身濈然汗出而解之效。②攻补兼施。如小柴胡汤，柴胡、黄芩祛邪，人参、甘草、大枣扶正。又如竹叶石膏汤，石膏清热，麦冬、粳米养阴。上述方剂中药物组成均具有正反两方面特性，作用于机体，是分别用药性之偏，调节机体功能之偏，对机体表与里、寒与热、虚与实、阴与阳等相对立的两个方面均可发挥作用，不但不干扰机体正常生理功能，反而调其平衡，使不同的病理变化都朝着有利于机体康复的方向转化。

4. 峻剂祛邪，亦为扶正

属非常时采用的方法。中医常讲"用药如用兵"。兵家思想，在中医理论及药性中随处可见。如胆腑主谋虑，大黄为将军等。在体虚邪盛之时，有必要"背水一战"，此时祛邪，即是扶正，牡蛎泽泻散治疗差后有水气就是最好体现。方中蜀漆、商陆都是峻猛之品，在腰以下水肿严重时，迅速散水，不但有利于迅速控制病情，而且有利于防止正气进一步耗伤。

疾病千变万化，差后调治的方法必然不尽相同。如何将补虚泻实的方法运用得恰到好处，差后病的调治应该说给了很好启迪。

附：

伤寒阴阳易之为病，其人身体重，少气，少腹里急，或引阴中拘挛，热上冲胸，头重不欲举，眼中生花，膝胫拘急者，烧裈散主之。（392条）

烧裈散方

妇人中裈，近隐处，取烧作灰。

上一味，水服方寸匕，日三服，小便即利，阴头微肿，此为愈矣。妇人病，取男子裈烧服。

（金东明）

第三部分 《金匮要略》选读

上篇 概 论

一、《金匮要略》的内容及特点

(一)历史沿革

《金匮要略》是我国东汉末年著名医学家张仲景所著《伤寒杂病论》的杂病部分，也是世界上第一部临床医学专著。《金匮要略》涉及了中医基础理论、中医诊断、中药、方剂及临床等多学科的内容，学习《金匮要略》对于拓宽临床思路，提高综合分析问题及诊治疑难杂证的能力有着重要的意义。《金匮要略》原书名为《金匮要略方论》，《金匮》是《金匮要略方论》的简称。金为黄金，匮，亦作櫃，与柜同，为盛物之器。故《金匮》原指金质之柜，为古代帝王盛放圣训或珍宝的器具，后来，特别是晋唐时期，人们常将极有价值的书籍冠以"金匮"、"玉函"等称呼，该书既为济世活人之宝典，故亦称为金匮。因本书来自《伤寒杂病论》节略本而内容扼要、简略，故称之为"要略"。方论为有方有论，以方言治，以论言理。《金匮要略方论》意指该书是论述杂病证治要领极为珍贵的典籍，由于本书在理论和临床实践上都有很高的指导意义和实用价值，《金匮》正是杂病理论之源头，且又无时不在指导临床，称为经典是当之无愧的。对后世临床医学的发展有着重大的贡献和深远的影响，所以被古今医家赞誉为方书之祖、医方之经，治疗杂病的典范。

《金匮要略》成书大约经历三个阶段。首先是《伤寒杂病论》的问世。公元三世纪初，东汉张机著《伤寒杂病论》。该书原序曾云："乃勤求古训、博采众方……为伤寒杂病论合十六卷"。其中十卷论伤寒，六卷论杂病。可知伤寒、杂病原是一本书的两个部分，原无金匮一名。后因战乱，原著散佚。至西晋太医令王叔和重新收集、整理、编次。但只有伤寒流传于世，杂病部分再次失传。直至北宋，翰林学士王洙在馆阁中偶得《伤寒杂病论》之节略本——《金匮玉函要略方》，北宋皇帝令孙奇、林亿等对其整理和校订。该本原系三卷。上卷论伤寒，因已有王叔和本故删之。中卷杂病、下卷妇科均予保留。下卷所载方药，仲景方分列每证之后，作为正文；后世方则作为附方附于每篇之后。正文加附方便组成新书——《金匮要略方论》，简称《金匮要略》。

《金匮》一书的主要内容湖北主编之二版教材为22篇，398条原文，205首方。全书共收载疾病40余种。首篇为总论部分，第2~17篇为内科杂病，第18篇为外科病，第19篇为不便分类的疾病，第20~22篇为妇产科病。第23~25篇为"杂疗方""禽兽虫鱼禁忌并治""果实菜谷禁忌并治"。对此三篇，多认为是后人所加，各种版本每多不载。对此应取其精华，弃其糟粕。特别是其中治疗急证的部分，很有价值，不容忽视。如治自缢死，"一人以手按据胸上数动之，一人摩捋臂胫屈伸之"，前者与现代之胸外心脏按摩，后者与人工呼吸均极相似。在那个时代提出如此治法是难能可贵的。当然也有些内容缺乏科学性，如"妇人妊娠食雀肉，令子淫乱无耻"，即是一例，应予扬弃。

(二)内容特点

1. 学术思想方面特点

(1)整体观念。本书强调人与自然之间是息息相关的,内外环境形成一个统一整体。原文"夫人禀五常,因风气而生长,风气虽能生万物,亦能害万物,如水能浮舟,亦能覆舟"。用形象的比喻说明了人与自然的密切关系。各篇在论述生理病理时亦总是将人体置于特定的自然环境中考虑,如"四季脾王不受邪"、"非其时色脉皆当病"等均指出自然对人体产生的影响。另一方面,人体本身也以五脏为中心,通过经络联系四肢九窍,形成一个内外相通、表里相应的有机整体。在病理情况下,一脏有病可以影响他脏,脏腑有病可以影响外部器官组织,外部经络有病亦可内传脏腑。都反映了人体确是一个不可分割的整体。

(2)恒动观念。原文:"若五脏元真通畅,人即安和"即说明了人体正常生命活动必须依靠元真气血之不断运行来维持。邪气侵入人体后也不是静止的,既可由经络入脏腑,亦可由一脏传他脏。并且人体患病亦常是由于血脉"壅塞不通"所致。

(3)辨证论治。杂病的辨证方法与伤寒六经辨证、温病卫气营血辨证不同,是以脏腑经络辨证为主的,而且是辨病与辨证相结合的。具体来说是以病为纲,先定病名,再以脏腑经络定位,八纲分证、参照病因,分步骤综合辨证。这种辨证方法无疑是非常科学的。

(4)治病求本。在邪正交争中认为正气为本,居于主导地位,不仅决定疾病是否发生,而且决定是否传变,病程长短,治疗难易,预后好坏,治疗亦时时不忘扶正固本,在脏腑经络方面以脏腑为本,脏腑中又尤重脾肾,因二者一为先天之本,一为后天之本,仲景还为此创立两个著名方剂肾气丸和建中汤。

总之,仲景在学术上既重整体和全局,又重运动及发展,既善辨证又抓本质。从不同角度很好地体现了自然辨证法思想,这也说明了本书的科学性和学术价值。

2. 病因病机方面特点

仲景在本书中对病因进行了概括分类,指出"千般疢难,不越三条",也论述了不同病邪的致病规律和发病特征,指出"五邪中人各有法度"。在各种病因中,仲景特别重视内因在发病过程中的作用,提出"不遗形体有衰,病则无由入其腠理"。仲景还指出杂病相传的一般规律,以及阴阳气血失去平衡引起疾病的病理过程。

3. 诊断学方面特点

本书对望闻问切四诊均有论及,但对切诊的论述最具特色。脉诊之应用范围很广,除作为辨证依据以外,还用于解释病机,如胸痹之"阳微阴弦"即是;还可指导治疗,如疟病"弦小紧者下之差,弦迟者可温之,弦紧者可发汗针灸也,浮大者可吐之";亦用来推测预后,如痰饮病"久咳数岁,其脉弱者,可治。实大数者,死";水气病"水病脉出者死"均是。

4. 有治法方药方面的特点

(1)治则特点:①先后缓急治则。总的原则是急者先治,缓者后治。其中又有表里同病与新久同病两种情况。前者治法为实证先解表后攻里,虚证先温里后解表。后者治法为先治卒病,后治痼疾。②因势利导治则。随病邪所在部位不同,顺应机体抗病趋势,趁势就近引导,使病邪从最便捷的路线排出体外,以求邪速去而正不伤。如"宿食在上脘,当吐之";"下利不欲食者,有宿食也,当下之",体现了《内经》"其高者,因而越之","其在下者,引而竭之"之旨。水气病"腰以下肿,当利小便,腰以上肿当发汗乃愈",亦属此法。③同病异治及异病同治治则。同病异治指一病用数方,如黄疸病篇曾列十法十方。异病同治则是一方治多病。如肾气丸治脚气入腹、虚劳腰痛、短气有微饮、男子消渴、妇人转胞等多种疾病。④治未病治则。首篇所论治肝实脾即是一例。⑤针对病邪依据审因论治的治则。原文中以"诸病在脏,欲攻之,当随其所得而攻之"即指此法。

(2)八法之运用:①汗法。扩大了应用范围,如麻黄加术汤之治湿病,小青龙汤之治饮,甘草麻黄汤之治水,桂枝加黄芪汤之治黄均是。②吐法。如瓜蒂散治疗宿食在上脘。③下法。根据不同病情,分别施用峻下、缓下、润下、轻下等法。且常将攻下药与他药伍用。如配行气之厚朴三物汤,配活血之大黄牡丹汤,配清热之大黄硝石汤,配利湿之茵陈蒿汤,配温里之大黄附子汤,配化痰之甘遂半夏汤。④和法。如治呕而发热之小柴胡汤。⑤温法:治寒疝之大乌头煎,治痰饮之苓桂术甘汤均属之。⑥清法。如治虚热之百合地黄汤,治实热之泻心汤均是。⑦补法。如补脾之黄芪建中汤,补肾之肾气丸。⑧消法。此法实包括今之活血化瘀、化痰、利湿等法。

(3)方药运用特点:仲景攻邪十分慎重,用药常从小量开始,逐步增加,中病即止。方后均有医嘱注明服法,药效,反应及处理方法。治疗方法丰富多彩,各种剂型应有尽有,除汤、丸、散、酒剂外,尚有熏法、洗法、坐药等外治法。《金匮》方的最大特点是配伍严谨、药简效宏。徐灵胎曾云:"仲景用药,悉有法度,无一味游移假借,非此药不成此方,非此方不治此病,精妙甚微,不可思议"。

脏腑经络先后病脉证治第一篇为全书的总论部分。以整体观念、恒动观念为指导思想,论述了脏腑经络患病的一般规律。对病因病机、诊断、治则、预(防)等各方面都做了原则性的论述,现举例说明。

二、发病、病因病机及预防

(一)发病与预防

【原文】夫人禀五常,因风气而生长,风气虽能生万物,亦能害万物,如水能浮舟,亦能覆舟。若五脏元真通畅,人即安和。客气邪风,中人多死。千般疢难,不越三条:一者,经络受邪,入脏腑,为内所因也;二者,四肢九窍,血脉相传,壅塞不通,为外皮肤所中也;三者,房室、金刃、虫兽所伤。以此详之,病由都尽。(2条上)

【释义】本条主要论述人与自然的密切关系和疾病发生的三条途径。"人禀五常"指人受五行运化的规律所支配。"风气"指自然界的气候变化。正常的气候为六气,能促进万物的生长;异常的气候为六淫,能毁伤万物。仲景用浮舟与覆舟这一形象比喻说明了自然界与人体是密切相联,息息相关的。异常的气候作用于人体并不一定都引起疾病。这是因为人体对气候变化具有适应能力,对外来病邪具有防御能力。这一能力取决于人体的正气,亦即元真的情况。如果真气充实,营卫通畅,则抵抗力强,不致发病。反之,则会产生疾病,甚至死亡。由于病邪的性质不同,体质的强弱各异,疾病的发生必然会有种种不同的变化。但归纳起来不外乎三条途径。经络受邪入脏腑者,病虽由外邪引起,但其病源在于内脏之虚。是由脏腑不足,经络不固,招致外邪,故云"内所因"。四肢九窍均为经络交接之处,病邪易于由此侵入血脉,致血脉壅塞不通。因内脏不虚，病邪未能深入而停滞于外部皮毛肌腠，故云"外皮肤所中"。房劳过度，金刃创伤，毒虫猛兽螫伤，咬伤等亦是常见病因之一，此点与后世陈无择所论不内外因颇相似。但仲景所论主要为发病途径，且以脏腑经络分内外；陈无择则论原始病因，系以内伤外感分内外。当然陈说是在仲景启发之下才形成的，且较前说更合临床实际，故得沿用至今。

【原文】若人能养慎，不令邪风干忤经络；适中经络，未流传脏腑，即医治之。四肢才觉重滞，即导引、吐纳、针灸、膏摩，勿令九窍闭塞，更能无犯王法，禽兽灾伤，房室勿令竭乏，服食节其冷、热、苦、酸、辛、甘，不遗形体有衰，病则无由入其腠理。腠者是三焦通会元真之处，为血气所注，理者是皮肤脏腑之纹理也。（2条下）

【释义】本条论述预防疾病和早期治疗的意义和方法。"养慎"是针对内外两方面病因制定的防病原则。养为内养正气，使正气存内邪不可干，慎为外慎风寒，使邪风不能干忤经络。病邪刚刚中伤经络，产生四肢重滞等症状时，就要进行早期治疗，使其不致深入脏腑。此外要注意预防灾伤，节制房事，调节饮食起居等。避开一切不利于健康的因素，使身体不致衰弱，不给病邪留下可乘之机，病邪便无法侵入人之腠理。

（二）病因病机

【原文】清邪居上，浊邪居下，大邪中表，小邪中里。馨饪之邪，从口入者，宿食也。五邪中人，各有法度，风中于前，寒中于暮，湿伤于下，雾伤于上，风令脉浮，寒令脉急，雾伤皮腠，湿流关节，食伤脾胃。极寒伤经，极热伤络。（13条）

【释义】本条主要论述五邪中人的规律。五邪即风、寒、雾、湿、宿食。其性质不同，分别属大邪、小邪、清邪、浊邪、馨饪之邪。侵犯人体的部位亦分别为中表、中里、伤于上、伤于下、从口入。从时间上看风邪中于午前，寒多中于薄暮。引起病变则依次为令脉浮，令脉急，伤皮腠，流关节，伤脾胃。虽然由于邪气性质不同引起的病变也不同，但总的规律（即文中所谓法度）是"莫不各随其类以相从"（尤在泾《金匮要略心典》）。

【原文】问曰：经云："厥阳独行"，何谓也？师曰：此为有阳无阴，故称厥阳。（10条）

【释义】本条论述人体阴阳失去平衡，产生厥阳独行的病理过程。在生理情况下，阴与阳是在运行中保持相对平衡的。"阳性上行，有阴以吸之，则升极而降；阴性下行，有阳以煦之，则降极而升"（《悬解》）。如阴阳失去平衡，便产生偏盛偏衰。当阳气偏盛到极点，有阳无阴时，阳无阴吸，无所依附便有升无降，独行于上，产生厥阳独行的病理状态。对此曹颖甫曾喻谓："油灯将灭，火必大明。膏油竭于下，则光气脱于上。"

三、论治

（一）已病防传、虚实异治

【原文】问曰：上工治未病，何也？师曰：夫治未病者，见肝之病，知肝传脾，当先实脾[1]，四季脾王[2]不受邪，即勿补之；中工不晓相传，见肝之病，不解实脾，惟治肝也。

夫肝之病，补用酸，助用焦苦，益用甘味之药调之。肝虚则用此法，实则不在用之。

经曰："虚虚实实，补不足，损有余。"是其义也。余脏准此。（1条）

【词解】[1] 实脾：即调补脾脏之意。

[2] 四季脾王：此处可理解为一年四季脾气都健旺之意。

【释义】本条从整体观念出发，以肝病为例，论述杂病的一般治疗原则。主要说明了三个问题：一是以治肝实脾为例说明治未病的原则。治未病的含义有二：一指治未病之人，即在尚未发病之前进行预防，使疾病不致发生。二指治未病之脏腑。即某脏患病后，调治未病之脏腑，使疾病不致传变。由于人体各个脏腑之间是互相依存、互相制约的，形成一个统一的整体，故一脏有病，其病变必然要波及其他的脏腑，发生传变。所以必须及早调治未病脏腑，使脏气得充，免受其传。这就是治未病脏腑的目的。关于传变的目标，《素问》有"传之于其所胜"，王冰注曰："传于己之所克者也。"可见是往该脏所克之脏传变。条文中"见肝之病，知肝传脾"正合此理。肝病传脾已为临床实践所充分证实。关于传变的条件，尤在泾说："盖脏病惟虚者受之而实则不受，脏邪惟实则能传而虚则不传。"可见，已病之脏邪实，未病之脏正虚是传变的先决条件。调补未病之脏的正气，疏泄已病之脏的邪气，便是治未病脏腑的正确方法。条文中"四季脾王不受邪"也说明了这一点。四季为一年的互词，在一年中任何时候，只要脾气健旺，便可不受邪气的侵扰。此说还体现了免疫学的思想。

二是论述了肝虚证的治法。"补用酸"是因酸味能入肝，故肝虚证必用本脏之味补之。"助用焦苦"，是因焦苦入心，心旺则气感于肝（语出《千金》）。子令母实之意。又"益用甘味"，是本《素问》"肝苦急，急食甘以缓之"之旨。总之，肝虚证的治法是酸甘焦苦合用以补肝之体。正合《素问》"以其所利而行之，调其气使其平也"之理。

最后总结虚实二证的治则。关于文中虚虚与实实，有谓指正治，虚者按虚证治疗，即补不足，实者按实证治疗，即损有余。有谓指误治，虚证用泻法，使虚者更虚，实证用补法，使实者更实。虽提法不同，但其实质是一致的，均认为虚证宜补，实证宜泻。

（二）先后缓急治则

1. 表里同病

【原文】问曰：病有急当救里救表者，何谓也？师曰：病，医下之，续得下利清谷不止，身体疼痛者，急当救里；后身体疼痛，清便自调者，急当救表也。（14条）

【释义】本条是说表里同病时，治疗应分清先后缓急。急者先治，缓者后治。表证急，先治表；里证急，先治里；表里俱急，应表里同治。此外还应根据病人的全身情况及疾病的性质来决定治疗的先后。实证可先解表，后攻里；虚证则先温里，后解表。条文所举系误下伤及脾阳，运化失职而生下利清谷之变证。因同时又有身疼痛之表证，故亦属表里同病。因证属里虚寒兼表，故必先施温里扶正之法，既可使大便自调，又可抗邪出表。如先用表法，必致里寒下陷或生虚脱之变。

2. 新久同病

【原文】夫病痼疾加以卒病，当先治其卒病，后乃治其痼疾也。（15条）

【释义】本条是说新久同病时，治疗应分清先后缓急。痼者，坚也。痼疾为难治的久病。卒者，突然也。卒病为新得的急病。久病未愈，又受新感，新病久病同时存在时，一般应先治新感，后治久病。这是因为痼疾久病，非旦夕可愈。且因病势较缓，不急治亦不致在短期内发生严重后果。新感势急，不急治则易发展，易传变，易使久病加剧。如同时并治，又恐药力庞杂，反而不能取效。故应"乘其所入未深，急去其邪，不使稽留而为患"。虽然先治卒病，后治痼疾是为常法，但新感可以使痼疾加剧时，还应两者同时兼顾之。

（三）审因论治治则

【原文】 夫诸病在脏，欲攻之，当随其所得而攻之，如渴者，与猪苓汤。余皆仿此。（17条）

【释义】 本条论述了针对病邪的依据进行治疗的治则。即随其所得而攻之的治则。文中"所得"之含义，尤在泾云："无形之邪，入结于脏，必有所据，水、血、痰、食皆邪薮也。"说明"所得"就是所据。凡治病均需首先找到疾病的症结所在，然后方能论治。无形之邪，入结于里，之所以不易清除，其关键就在于这些邪气常与体内的病理产物如痰饮、水湿、瘀血、宿食、燥屎等搏结起来。就是说有形之邪成为无形之邪存在的依据。随其所得而攻之就是要针对这些依据审因论治。文中渴证是热与水结，阴伤水蓄所致。用猪苓汤利其水，则水去热除渴止。同理，热与食结所致食积发热，热与血结所致瘀血发热，热与湿结所致热势不扬、缠绵不愈之证均应先下其食积，破其瘀血，利其湿浊，然后热方可退。故云余皆仿此。

下篇 各论

湿 病

一、概说

湿病是由湿邪引起的,以发热、身重、骨节疼烦为主证的病证。根据湿邪来源不同分为外湿、内湿两大类:外湿为感受六淫之湿;阴雨不断;久居湿地;水中作业,或汗出当风所致;内湿为脾虚不运而产生的湿邪。本篇以论外湿为主。湿为阴邪,其性重着、黏腻、凝滞,易伤阳气、伤人体下部、流注关节、碍脾胃。且常与其他邪气相杂为患,如风湿、寒湿等。湿邪致病,虽分内外,但两者又常互相影响,外湿困阻脾胃,脾不运化,湿自内生,内外合邪。湿病以身重,身痛,热不扬,关节疼烦或发黄,起病缓慢难速愈,小便不利,大便溏为主证,故治疗湿病外湿宜微汗法,内湿宜利小便法,正所谓古人的"治湿不利小便,非其治也"之意。

二、病证分析

(一)寒湿在表

【原文】

湿家[1]身烦疼,可与麻黄加术汤发其汗为宜,慎不可以火攻之。(20条)

麻黄加术汤方:

麻黄三两(去节) 桂枝二两(去皮) 甘草一两(炙) 杏仁七十个(去皮尖) 白术四两

上五味,以水九升,先煮麻黄,减二升,去上沫,内诸药,煮取二升半,去滓,温服八合,覆取微似汗。

【词解】

[1] 湿家:家,病程长。指素患湿病或里湿素盛之人。

【释义】

本条论述寒湿在表,表实重证的证治和治疗禁忌。湿邪与寒邪相合为病,侵袭人体,郁阻经络,不通则痛;阳气被湿邪郁滞,运行受阻,出现烦疼;本条叙证过简,根据以方测证和"发其汗为宜",还应有"发热、恶寒、无汗等"太阳表实证。但不可用火攻以强迫出汗,恐湿化为热,致发黄或衄血等变证。辨证要点 证候:身烦疼,太阳表实证(发热、恶寒、无汗等);病机:寒湿犯表,阻滞经络,痹阻关节;治法:发汗解表,散寒除湿;方药:麻黄加术汤。麻黄汤,发汗解表,散寒除湿;白术,得麻黄并行表里之湿,健脾祛湿并能制约麻黄发汗太过。陈修园谓本方是:"方外之神方,法中之良法。"一方兼备微发汗、利小便两法之意。

【临床应用】

麻黄加术汤临床多用于治疗风寒湿杂至且以湿邪偏盛的痹证。临床上除痹证外,还有用于风寒湿停滞肌表而引起的荨麻疹;寒湿在表,肺气不宣,水道不利的肺炎;亦有用于治疗热痹的报道。

(二)风湿在表

【原文】

病者一身尽疼,发热,日晡所剧[1]者,名风湿。此病伤于汗出当风,或久伤取冷[2]所致也,可与麻黄杏仁薏苡甘草汤。(21条)

麻黄杏仁薏苡甘草汤方:

麻黄(去节)半两(汤泡)　甘草一两(炙)　薏苡仁半两　杏仁十个(去皮尖,炒)

上剉麻豆大,每服四钱匕,水盏半,煮八分,去滓,温服。有微汗,避风。

【词解】

[1]日晡所剧:剧,加剧、加重。日晡指申时(下午三时至五时);所,不定时,大约、左右的时候,指傍晚左右加重。

[2]取冷:贪凉太过。

【释义】

本条论述风湿在表的证治。原文指出"汗出当风,或久伤取冷"为风湿在表的病因:汗为人体内代谢产物,"汗出当风"则向外泄而不能;风邪侵袭肌表,向内使汗停于肌腠而发病。"久伤取冷"为炎热之时,纳凉太过,体内欲出之汗不能外泄而留于肌腠;或恣食生冷,伤及脾胃之阳气,使脾阳虚不能运化水湿,湿自内生,湿邪停留肌腠;脾阳虚正气不足,外邪乘虚而入。辨证要点　证候:一身尽疼,发热,其热不扬,日晡所剧;病机:汗出表虚,风邪乘入或贪凉饮冷,邪自外侵,汗不外泄,留于肌腠;治法:清宣利湿,风湿并治;方药:麻杏苡甘汤。方中麻黄、杏仁,宣肺解表,使风湿之邪从表而解;薏苡仁,味甘微寒之品,能清热祛湿,缓急止痛,《本草求真》"上清肺热,下理脾湿";甘草,和中健脾,调和诸药。

【临床应用】

麻黄加术汤和麻杏苡甘汤,虽同用于治疗外湿的表实证,但两者在病情和证候的表现上却有所不同,因此在治疗方法上也就有显著的差异。麻黄加术汤中麻黄三两、桂枝二两,而麻杏苡甘汤无桂枝,麻黄仅半两,可知麻黄加术汤证之表证较麻杏苡甘汤证为重。从病程上看,麻黄加术汤证原文谓"湿家",较之麻杏苡甘汤证"病者",前者病程较长,后者病程较短;《本经》谓:"薏苡仁味甘,微寒,主风湿痹,筋急拘挛不可屈伸",可知麻黄加术汤证是身痛重着,不能转侧,而麻杏苡甘汤证是身痛轻掣,不可屈伸。再从药物与配伍方面来看,麻黄配桂枝是偏于温散,配薏苡仁是偏于凉散,前者适用于寒湿在表,后者适用于风湿在表。

麻杏苡甘汤在临床上常用于治疗风湿性关节炎等痹证,也有报道其多用于皮肤病,如扁平疣、寻常疣、银屑病、脚癣等。该方用治皮肤病应重用薏苡仁。

(三)风湿兼表气虚

【原文】

风湿,脉浮,身重,汗出,恶风者,防己黄芪汤主之。(22条)

防己黄芪汤方：

防己一两　甘草半两（炒）　白术七钱半　黄芪一两一分（去芦）

上剉麻豆大，每抄五钱匕，生姜四片，大枣一枚，水盏半，煎八分，去滓，温服，良久再服。喘者加麻黄半两，胃中不和者加芍药三分，气上冲者加桂枝三分，下有陈寒者加细辛三分。服后当如虫行皮中，从腰下如冰，后坐被上，又以一被绕腰以下，温令微汗，瘥。

【释义】

本条论述风湿在表兼有表气虚的证治。本证风令脉浮，故脉浮主风；湿性重着，故身重主湿；汗出、恶风主表气虚。辨证要点　证候：身重，脉浮，汗出，恶风；病机：表虚不固，风湿外袭；治法：益气固表，祛风除湿；方药：防己黄芪汤。本方防己、白术能除表里、上下之湿；黄芪、甘草，益气固表，加强除湿之力；生姜、大枣，调和营卫；白术、黄芪，有汗能止，无汗能发。方后医嘱："服后当如虫行皮中"的感觉，为病中药所，药病相符之佐证。"从腰下如冰"是湿邪欲下行而卫阳尚无力振奋，故当令患者"坐被上，又以一被绕腰以下"，意在温暖助阳，使之蒸蒸发越，借微汗以驱除湿邪。

【临床应用】

防己黄芪汤临床应用十分广泛，可用于内科的痹证、水肿、喘咳、臌胀等，骨伤科骨折愈合后的肿胀。临床报道尚可用于治疗肥胖病、荨麻疹、风湿性心脏病心功能不全、痛风、慢性肝炎、肝纤维化等。

百合病

一、概说

百合病多因伤寒热病后余热未尽，阴液未复，或误治伤阴；或由情志不遂，阴液暗耗，均可致心肺阴虚，百脉失和而致病，临床以精神恍惚不定，语言、行动、感觉、饮食异常，口苦、小便赤、脉微数为特征。对本病的病名注家意见有三：有认为以药物命名的，"百合一味而瘳此疾，因得名也"（魏荔彤语）；以病机命名者，原文有"百合病者，百脉一宗，悉致其病"，故百合病亦可理解为百脉合病，高学山所谓"百不合之病"，亦是此意；以病症命名者，百合病之"百"为多之意，"合"为汇合之意，错综复杂的症状汇合在一起，便是百合病，故百合病可以理解为百证之合。治疗以滋阴清热为大法，百合一味为主药。

二、病机、主证

【原文】

论曰：百合病者，百脉一宗，悉致其病也。意欲食复不能食，常默默，欲卧不能卧，欲行不能行，欲饮食，或有美时，或有不用闻食臭时，如寒无寒，如热无热，口苦，小便赤，诸药不能治，得药则剧吐利，如有神灵者，身形如和，其脉微数。

每溺时头痛者，六十日乃愈；若溺时头不痛，淅然者，四十日愈；若溺快然，但头眩者，二十日愈。

其证或未病而预见,或病四、五日而出,或病二十日或一月微见者,各随证治之。(1条)

【释义】

本条论述了百合病的病机、主证、鉴别诊断、预后及治则。病机:原文中"百脉一宗,悉致其病"即是指病机而言,尤在泾云:"百脉一宗者,分之则为百脉,合之则为一宗。"百脉指全身所有的经脉,即气血营卫运行的通路,一宗是说人身百脉同出一源。因心主血脉,肺朝百脉,故百脉源出心肺。心肺正常则百脉俱得其养,心肺阴虚则百脉俱受其累。全身皆病,症状百出,而为百合病。主证:①饮食、精神、行动失于常态。饮食上想吃又吃不下,时而食欲正常,时而厌食。精神上或者默默不语,忧郁喜静,或精神恍惚,如有神灵附体。行动上,常有坐卧不宁,烦躁不安。②阴虚内热证,口苦,小便赤,脉微数。

诊断特点:①"诸药不能治,得药则剧吐利"。说明用一般药物治疗,非但不愈,尚可引起许多变证。《张氏医通》所载孟端士太夫人案"历更诸医,每用一药,则增一病……遂致畏药如蝎"即谓此证。②"如寒无寒,如热无热,口苦,小便赤,诸药不能治,得药则剧吐利,如有神灵者,身形如和",病人似乎怕冷,但不是真正的恶寒;似乎有热又不是真正的发热。自觉症状变化多端,但形体上并无显著病态。如《内经》所云:"不在脏腑,不变躯形,诊之而疑,不知病名。"主观感觉虽多,客观体征很少是本病的主要特征。预后:原文第二段是从溺时的伴随症状来判断预后,此说似缺少科学根据,但也说明百合病的愈期长短不等,且常有头痛、眩晕、恶风等证。治则:从原文第三段论述可知根据发病情况不同,随证论治是本病的主要治则。具体治法就是后文所论内容。

三、病证分析

【原文】

百合病,不经吐、下、发汗,病形如初者,百合地黄汤主之。(5条)

百合地黄汤方:

百合七枚(擘)　生地黄汁一升

上以水洗百合,渍一宿,当白沫出,去其水,更以泉水二升,煎取一升,去滓,内地黄汁,煎取一升五合,分温再服。中病,勿更服。大便当如漆。

【释义】

本条主要论述了百合病主证的治法。不经吐、下、发汗,说明未经误治。病形如初,说明其症状即是前文所述主证。辨证要点　证候:精神、饮食、行动失于常态加上阴虚内热证;病机:心肺阴虚,热扰心神;治法:滋阴清热,润肺清心;方药:百合地黄汤,百合味甘平微苦,色白入肺,治邪气,补虚清热,故诸方"悉以之为主,而随证加药治之"。程门雪亦云:"百合清养肺阴,即是见心之病,知心传肺,当先实肺之意","……因生地是补肾水以制心火,亢害承制之意"。二药一清气中之热,一清血中之热。气血既治,百脉俱清,百证遂除。

【临床应用】

百合病邪少虚多,只宜清淡平补,不可峻补滋腻。百合地黄汤是治疗本病的主方。临床中常与酸枣仁汤、甘麦大枣汤、温胆汤等同用,治疗神经官能症、自主神经紊乱、癔症等多种情志病,常可取得良效。

狐惑病

一、概说

狐惑病为热性病后,由湿热蕴结,感染虫毒所引起的口、眼、前后二阴等皮肤黏膜的病变。"狐惑病"的病名,因"狐性多疑,此证令病者疑,医者惑,故名",是因本病病情复杂,变化多端,如狐之出没无常,使人迷惑不解,据此名之曰狐惑;此病病名亦写作"狐蜮",这是根据病因命名的,据原文中"苦参、雄黄"以药测因,推测其病因为感染虫毒。狐惑病的主证表现为状如伤寒,精神昏乱,厌食目赤,喉阴蚀烂。治以清热燥湿,解毒杀虫。

二、病证分析

主证证治

【原文】

狐惑之为病,状如伤寒,默默欲眠,目不得闭,卧起不安,蚀[1]于喉为惑,蚀于阴[2]为狐,不欲饮食,恶闻食臭,其面目乍赤、乍黑、乍白。蚀于上部[3]则声喝[4],甘草泻心汤主之。(10条)

甘草泻心汤方:

甘草四两(炙) 黄芩 人参 干姜各三两 黄连一两 大枣十二枚(擘) 半夏半升

上七味,水一斗,煮取六升,去滓再煎,温服一升,日三服。

蚀于下部[5]则咽干,苦参汤洗之。(11条)

苦参汤方:

苦参一升 以水一斗,煎取七升,去滓,熏洗,日三服。

蚀于肛者,雄黄熏之。(12条)

雄黄:上一味为末,筒瓦二枚合之,烧,向肛熏之。

【词解】

[1] 蚀:为腐蚀,侵蚀。

[2] 阴:此处指前后二阴。

[3] 上部:指咽喉部,包括口腔。

[4] 声喝:指说话声音嘶哑。

[5] 下部:此处指前阴。

【释义】

以上三条为原文论述狐惑病的主证及治法。10条:本病湿热蕴蒸,邪正相争,故初起有类似伤寒的发热恶寒,所谓"状如伤寒",但实非伤寒,其表现之寒热是湿热内郁所致,累及营卫,营卫不畅,故其发热特点为身热不扬,热势缠绵;湿热虫毒,内扰于心,故想睡而不能入睡,起卧不宁,即为"默默欲眠,目不得闭,卧起不安";"蚀"为腐蚀。徐忠可云:"蚀者,若有食之,而不见其形,如日月之蚀也。"此处指由于湿热循经上蒸而咽喉溃烂,及湿热循经下注而前后二阴所成之溃烂或溃疡。因这些部位"皆关窍所通,津液滋润之处,故虫每蚀于此"(李彣语)。湿热困阻脾胃,脾失健运,胃失和降,运化失常而出现"不欲饮食,恶闻食臭";面目颜色变幻无常,对此,赵以德《金匮玉函经二注》解释为"由五脏不足,更为衰旺,迭见其色也",魏荔彤《金匮要略方论本义》则认为由"虫之浮游不常,起伏无时"所致。根据本病病机,概由湿热蕴蒸,营卫阻滞,正邪交争,气血逆乱,而引起面目之色变幻无定。11条、12条原文论述狐惑病前后二阴蚀烂的外治法。狐惑病湿热下注致前阴溃烂,而足厥阴肝经绕阴器,上循于咽,蕴积前阴之湿热又可循经上冲,阻遏津液上承,故见咽喉干燥。肛门与前阴一样,易受湿热邪毒侵害而见后阴溃烂。故前阴蚀烂者,可在内服清热燥湿解毒方的同时,再以苦参汤外洗前阴患处,使湿热邪毒得清,溃烂腐蚀之处得敛,咽干之标症得除;后阴蚀烂者,在内服对证方药的同时,再用雄黄外熏肛门,就近治之。以上三条原文的辨证要点 证候:以口、眼、前后二阴蚀烂为主,状如伤寒,发热、恶寒,默默欲眠,目不得闭,卧起不安,不欲饮食,恶闻食臭,面色变幻不定,声嗄,咽干,肛门溃烂,偶见皮肤红斑。病机:湿热蕴结,感染虫毒,上攻于咽喉、二目,下注于前后二阴。治法:清热燥湿,解毒杀虫。方药:内服甘草泻心汤。外治:前阴病用苦参汤洗之;后阴病用雄黄熏之。甘草泻心汤"不特使中气运而湿热自化,抑亦苦辛杂用足胜杀虫之任"(赵以德语),其中生甘草,清热解毒;黄芩、黄连,清热燥湿,清肝胆实热;干姜、半夏,辛温之品,清热燥湿;人参、大枣,扶正祛邪。苦参,能够清热燥湿,解毒杀虫。雄黄能杀虫,解毒,燥湿。二药均善杀虫,又用外治法,就其近而治之,故颇有效验。

【临床应用】

狐惑病虽有内治、外治之法,但以内治为主。其内治方甘草泻心汤据报道在临床上可用于治疗:白塞综合征,慢性咽炎、慢性泄泻、药物过敏、胃脘痛等;其外治方中,苦参汤现代常用于湿疹、疥疮或会阴肛门瘙痒、肿痛。

历节病

一、概说

历节病,是以遍历关节疼痛,甚则关节肿大变形,不可屈伸为主证的病证。因其痛势剧烈,犹被虎咬,故后世医家如《外台秘要》称之为白虎历节。《诸病源候论》称为历节风。朱震亨称之为痛风。其发病系肝肾不足,气血亏虚,同时感受风寒湿邪留注关节,痹阻经脉所致。临床分为风湿历节和寒湿历节。治以通阳行痹,祛风除湿,散寒止痛。

二、病证分析

（一）风湿历节
【原文】
诸肢节疼痛,身体尪羸[1],脚肿如脱[2],头眩短气,温温[3]欲吐,桂枝芍药知母汤主之。（8条）

桂枝芍药知母汤方:
桂枝四两 芍药三两 甘草二两 麻黄二两 生姜五两 白术五两 知母四两 防风四

两　附子二枚(炮)

上九味,以水七升,温服七合,日三服。

【词解】

[1] 身体魁羸:魁,大,指关节肿大;羸,指身体消瘦。即身体消瘦,关节肿大。

[2] 脚肿如脱:形容病人两脚肿胀且麻木不仁,似乎要与身体脱离一样。

[3] 温温:同蕴蕴,形容病人心中郁闷不舒。

【释义】

本条论述风湿历节的证治。因风湿之邪痹阻经络,导致气血运行不畅,故病人出现肢节疼痛;病邪不得消散,日久导致关节肿大;风湿之邪上犯头目,蒙蔽清窍,清阳不升,出现头眩;外湿侵犯机体,最易困阻脾胃,影响脾胃升降之机,导致气机升降失常,气不相顺接,出现短气;影响到胃,胃失和降,出现温温欲吐;湿邪重着下趋,风湿之邪流注于下,湿盛则肿,出现脚肿如脱;风湿之邪日久不去,郁积日久化热,热邪消灼肌肉而身体消瘦,其发热特点为身热不扬。辨证要点　证候:肢节疼痛,关节肿大,头眩,短气,温温欲吐,脚肿如脱,身体消瘦,发热;病因病机:风湿外袭,痹阻关节,化热伤阴;治法:温阳通痹,祛风除湿,滋阴清热;方药:桂枝芍药知母汤。方中桂枝,通阳、祛风、除湿,为君药;附子(炮),温经助阳,助桂枝祛风通阳除湿;麻黄、防风,助桂枝祛风通阳除湿,生姜、白术,除湿、和胃、健脾,助桂枝除湿,且能和胃降逆,共为臣药;芍药,酸收之品,酸苦、和营,养阴清热,防止以上辛散之品伤正,为佐药;知母,苦寒之品,滋阴清热,为佐药;甘草,调和诸药,和中健脾。

【临床应用】

本方用于治疗感受风湿之邪,且化热伤阴之痹证。其表现为发热恶寒,遍身关节疼痛、肿大并有灼热感,或全身表现虚寒之证而局部有热者。若掣痛难以屈伸,得热痛减者,倍加麻黄、附子;临床常用于治疗急、慢性风湿性关节炎,类风湿关节炎以及神经痛等病证;有报道用本方加虫类药物治疗肩周炎有良效;治疗内耳眩晕属饮邪上扰清阳者、关节型银屑病,也可取得良好效果。

(二)寒湿历节

【原文】

病历节不可屈伸,疼痛,乌头汤主之。(10条)

乌头汤方:治脚气疼痛,不可屈伸。

麻黄　芍药　黄芪各三两　甘草三两(炙)　川乌五枚(咀,以蜜汁二升,煎取一升,即出乌头)

上五味,咀四味,以水三升,煮取一升,去滓,内蜜汁中,更煎之,服七合。不知,尽服之。

【释义】

本条论述寒湿历节的证治。寒性收引凝滞,故寒湿留滞关节,可致经脉痹阻,气血运行不畅,故关节疼痛剧烈;因寒湿胜,经脉不利,加上剧痛,故关节不可屈伸。辨证要点　证候:关节剧痛,不可屈伸,重者强直拘急,痛处寒冷,脉沉紧;病机:寒湿侵袭,阴寒极盛,痹阻关节,阳气不通;治法:通阳行痹,散寒除湿止痛;方药:乌头汤。方中乌头为大辛大热之品,能够温经散寒止痛;麻黄为辛温之品,通阳行痹,开玄府,通腠理,为臣药;黄芪,甘温之品,益气固表,既能助乌头温经止痛之效速发，同时与麻黄合用，防止其发汗太过；芍药、甘草，酸甘化阴，敛阴和营，防止乌头、麻黄之辛温、辛热之品夺液伤阴；白蜜，能降低乌头毒性，延长乌头药效，与甘草共同调和诸药，共为使药。

【临床应用】

本证的特点有三：一是冷痛。即痛处寒冷，得热则缓。二是剧痛，动则尤甚。三是关节活动受限，轻则屈伸不利，重则强直。治以温经散寒、除湿宣痹之乌头汤，但临证时要注意随证加减用药。临床上有用本方加虫类药治疗硬皮病获效者。此外，本方可治疗风湿性关节炎、类风湿关节炎、肩关节周围炎、三叉神经痛、坐骨神经炎、腰椎骨质增生证，属寒湿痹阻者。方中乌头为有毒之品，其致毒成分为生物碱。乌头碱毒性：服用乌头汤后，有的患者可出现眩晕、呕吐、肢体麻木等，此为药已中病的"瞑眩"反应，但此时患者的心跳、脉搏、呼吸、血压均正常，为药后之中病反应，否则，即为乌头中毒反应，当尽快救治。因此临床使用乌头需要注意，用量不能过大，通常3~9克，也可根据病人及医生经验而定；服药周期方面不能连续久服，否则容易引起蓄积中毒。

乌头汤与上条桂枝芍药知母汤虽同治历节病，但两者在病机、症状和治法上均有所不同。桂枝芍药知母汤治风湿历节，证候以关节肿痛，或红或热，全身消瘦，头眩短气，温温欲吐为主，为风湿留注关节，化热伤阴所致，故治疗宜宣痹通阳，祛风除湿，滋阴清热；乌头汤治寒湿历节，证候以关节剧痛，冷痛喜热，不可屈伸，并全身伴有寒象为主，为寒湿凝着关节，损伤阳气所致，故治疗宜宣痹通阳，散寒除湿，益气温经。

血痹病

一、概说

血痹是以肢体局部的肌肤顽麻不仁，甚则轻微疼痛为主证的疾病。是由于气血不足，卫外不固，感受外邪，留着血脉，血行凝滞，肌肤失养所致。血痹之名，最早见于《素问·五脏生成》："卧出而风吹之，血凝于肤者为痹。"其次见于《金匮要略》，以后《诸病源候论》、《备急千金要方》、《外台秘要》等书均有论述。《南阳活人书》："痹者，闭也，痹而不仁，故曰痹也。"指出了血痹的病机与证候。因此治以甘温益气，通阳行痹。血痹与感受风寒湿邪，三气杂至而致的痹证有所不同，痹证是以肢体筋骨疼痛为主证，病在关节为主，临床应予鉴别。

二、病证分析

【原文】

血痹阴阳俱微[1]，寸口关上微，尺中小紧，外证身体不仁[2]，如风痹状，黄芪桂枝五物汤主之。（2条）

黄芪桂枝五物汤方：

黄芪三两　芍药三两　桂枝三两　生姜六两　大枣十二枚

上五味，以水六升，煮取二升，温服七合，日三服。

【词解】

［1］阴阳俱微：指营卫气血俱不足。

［2］身体不仁：指肌肤麻木，不知痛痒。

【释义】

本条论述血痹病重证的病因病机、证候及治疗。阴阳俱微，是强调营卫气血皆不足，故表现出寸口与关上之脉皆微；小紧脉，即稍紧之脉象，主寒，因感邪较重较深，故小紧脉现于尺中。血痹病的主证为肌肤麻木不仁，是风寒入侵血分，血行阻滞的反应，如果受邪较重，血行痹阻较甚，不通则痛，亦可兼有酸痛感，所以"如风痹状"。但血痹与风痹的症状是有区别的：前者以麻木为主，后者以疼痛为主。辨证要点　证候：身体不仁，如风痹状；病机：营卫气血不足，风寒外入，血行凝滞，痹于肌肤；治法：甘温益气，通阳行痹；方药：黄芪桂枝五物汤。本方即桂枝汤去甘草，倍生姜，加黄芪组成。方中黄芪、桂枝，辛甘合用，补气通阳，血得气则行，血行则痹通；重用生姜，增强温煦之力，助桂枝通阳走表以散外邪；大枣，甘温，补中益气而调营卫，助黄芪鼓舞卫气以畅血行；芍药，味酸，酸甘合用敛阴和营血，既可防止桂、姜辛温动血伤阴，又可引诸药入血分以除痹。五药合用，共奏温、补、通、调之效。

【临床应用】

黄芪桂枝五物汤具有振奋阳气、温通血脉、调畅营卫的作用，故临床上凡属气虚血滞、营卫不和者，皆可选用。另外本方对小儿多汗证、颈性眩晕、产后尿潴留、不宁腿综合征、末梢神经炎、肩周炎、坐骨神经痛、腓肠肌麻痹、低钙性抽搐、肢端血管功能障碍、硬皮病等属营卫不和、血行滞涩者有较好疗效。

虚劳病

一、概说

虚劳病是由于五脏气血亏虚以及劳伤所致的慢性衰弱性疾病的总称。本病早在《内经》与《难经》中已有论述。《素问·宣明五气》："五劳所伤，久视伤血，久卧伤气，久坐伤肉，久立伤骨，久行伤筋。"指出五种过度疲劳引起气血筋骨肉的损伤，首先提出虚劳的病因。《难经·十四难》："一损损于皮毛，皮聚而毛落；二损损于血脉，血脉虚少，不能荣于五脏六腑也；三损损于肌肉，肌肉消瘦，饮食不能为肌肤；四损损于筋，筋缓不能自收持；五损损于骨，骨痿不能起床。反此者，至脉之病也。从上下者，骨痿不能起于床者死；从上下者，皮聚而毛落者死。"指出五损的病机、证候及预后。"虚"和"劳"是有区别的，含有虚损和劳损两方面的含义，虚即虚损之意，指体内阴阳气血精津等物质的匮乏，即《内经》所谓的"精气夺则虚"，"虚则气乏是也"；劳乃劳损之意，指由于动作劳伤或房劳过度所致的体内阴阳气血精津久虚不复，内而脏腑经络，外而皮肉筋骨失去濡养，日久不愈而成劳，劳则伤精而气鼓，即《内经》所谓"劳则气耗"之意。"损"意为脏腑之损伤，即元气虚弱，脏腑亏损之意。虚、劳、损三者的关系互为因果。所以虚劳概括了阴虚、阳虚和阴阳两虚的一切证候，因而它是五劳、七伤、六极等多种慢性衰弱性疾病的总称。

对虚劳病的病因病机,历代医家都有所论述,且各持一说。《内经》之言虚损,惟气血两端。何榕《虚劳心传》云:"有童子患此者,则先天禀受之不足,而禀于母气者尤多。"意即先天禀赋不足,母体妊娠期间,精血不足,胎儿失去正常调养,先天营养不良,若不及时调养而成劳,名曰童子劳,如先心病,五软症即形瘦面薄,潮热盗汗,哭闹或宿啼不眠,齿发难长,骨软萎弱,头大颈细。关于后天方面,《类证治裁》:"凡男子之劳起于伤精,女子之劳由于经闭,小儿之劳得于母胎,无不始于阴虚生热。"绮石《理虚之鉴》,对女子虚劳,指出了病因上的特殊性,"有得之抑郁伤阴者,有得之蓐劳者,有得之崩带者",更指出了精神因素在虚损成因中的作用,提出了"盖七情不损则五劳不成"之卓越见解,同时他又指出"还可因于医药者",由于医生治疗不当,犯了虚虚实实之戒而成。李东垣提倡内伤学说,认为"内伤脾胃,百病由生",内伤虚损,皆源于脾胃所伤。纵观历代医家论述,归纳起来,虚劳病的病因病机,主要为先天和后天两大方面。先天因素由于禀赋不足,体质有偏损,如先天性疾病;后天因素方面由于饮食不节,起居失常、劳逸失度、七情郁结、色欲过度、疾病失治误治;病后、产后失于调理所致。仲景在本篇中对虚劳病的治疗原则概括为甘温益气,补益脾肾。

二、病证分析

(一)虚劳腹痛

1.【原文】

虚劳里急[1],悸,衄,腹中痛,梦失精,四肢酸疼,手足烦热,咽干口燥,小建中汤主之。(13条)

小建中汤方:

桂枝三两(去皮)　甘草三两(炙)　大枣十二枚　芍药六两　生姜二两　胶饴一升

上六味,以水七升,煮取三升,去滓,内胶饴,更上微火消解,温服一升,日三服。

【词解】

[1]里急:指腹部有挛急感,按之不硬。

【释义】

本条论述脾胃阴阳两虚,以中气不足为主的虚劳里急的证治。从原文叙述的症状上可分为两类:一是里急,腹中痛,为一派里寒之象;二是悸,衄,手足烦热,咽干口燥,为热象。人体的阴阳是相互维系,保持相对平衡的,如果体内阴阳一旦不相维系,失去平衡,就会出现阴阳的偏盛或偏衰,而产生偏热或偏寒的证候,表现为寒热错杂之证。阴虚而阳浮生热,故有手足烦热,咽干口燥等热证;阳虚则生寒,故有里急、腹中痛等内脏失去阳气温煦而产生拘急之象。心营不足则心悸,阴虚而阳热上浮故衄血;肾虚不固,心肾不交,故梦交失精;气血不足,不能濡养四肢,则四肢酸疼。辨证要点　证候:里急,悸,衄,腹中痛,梦失精,四肢酸疼,手足烦热,咽干口燥;病机:中气不足,阴阳失调,内外失煦,精关不固;治法:温中补虚,建立中气;方药:小建中汤。方中甘草、饴糖、大枣,甘温,调中缓急;生姜、桂枝,辛温通阳,以调卫气;芍药,味酸,收敛阳气以和营。芍药加倍,酸苦味,阴阳不足,阳气虚为主,防止甘味药使虚阳外散,以甘味药为主振奋脾胃阳气,气血充实,中气温润,从阴引阳,从阳引阴,使阴阳平衡。甘温和酸甘合剂,调和阴阳,建立中气。

【临床应用】

因脾胃为后天之本,是气血生化之源,如脾胃虚弱,势必影响气血的生成,气血不足,是导致阴阳失调的主要因素,因此,必须调补脾胃,建立中气才能调和阴阳。如此中气立,则能化生气血,气血生则阴阳可以协调,则寒热错杂之证可以消失。正如尤在泾《金匮要略心典》所说:"欲求阴阳之和者,必于中气,求中气之立者,必建中也。"建中法是多种治法的总和:调中、补中、缓中、温中,才能达到建立中气的目的。《灵枢·终始》:"阴阳俱不足,补阳则阴竭,泻阴则阳脱,如是者,可将以甘药,不可饮以至剂",即小建中汤立方之依据。

小建中汤临床广泛应用于多种消化系统虚弱性病证,如慢性肝炎、胃脘痛、腹泻、便秘有脾胃虚寒证者,特别对消化性溃疡、胃炎腹痛属虚寒者有较好疗效;还可治疗气血虚弱,脾胃虚寒的多种病证,如产后虚证、腹痛、心悸虚烦,及虚性眩晕由神经衰弱、高血压、贫血等引起者。因本方属甘温除热之剂,对于病后、产后及久病之虚热,兼见四肢倦怠、面色苍白、心悸气短,证属气血阴阳失调者有疗效。

2.【原文】

虚劳里急诸不足,黄芪建中汤主之。(14 条)

黄芪建中汤方:于小建中汤内,加黄芪一两半,余依上法。气短胸满者加生姜;腹满者,去枣加茯苓一两半,及疗肺虚损不足;补气加半夏三两。

【释义】

本条承上条论述气虚甚者虚劳证治。"诸不足"是论述病机,指阴阳气血俱虚。《灵枢·邪气脏腑病形》指出:"阴阳形气俱不足,勿取以针,而调以甘药也。"《素问·至真要大论》亦云"劳者温之","损者益之","急者缓之"。黄芪建中汤乃甘温之剂,甘可缓急,温能补虚,正与本证相宜。本方是小建中汤加黄芪,黄芪是补益中气之品,可知本条证候除上条证外,还应有少气,自汗或盗汗,恶风,或不仁等气虚表现。辨证要点 证候:前证加少气、身重、自汗、盗汗、恶风、脉虚等;病机:脾胃虚衰,中气不足,百脉空虚,内外皆病;治法:益气建中;方药:黄芪建中汤。方中小建中汤,温中补虚,建立中气;黄芪,补中、益气、固表,以增强小建中汤之功效。方后加减运用:若气短胸满,为阳虚水湿不化,水饮停滞于胸中,饮气阻遏,胸阳不宣而为满,故加生姜以宣化水饮;腹满者,去大枣,因大枣滋腻,令人中满,中阳不足,饮停于中而腹满,故加茯苓以导水湿下行。补气,即补胃气,加半夏降逆祛痰,和顺胃气,徐忠可云:"气不顺加半夏,去逆即所以补正也",藉半夏以泻为补。

【临床应用】

本方较小建中汤之补虚作用更强,阴阳俱虚偏于脾胃气虚者应用黄芪建中汤疗效颇佳。目前常用于治疗十二指肠溃疡,慢性萎缩性胃炎,胃倾倒综合征,属虚寒者,症见胃痛日久,痛处喜按,饥饿则痛,得食则减,喜热畏凉,舌苔薄白,脉虚而缓。据文献报道本方可用于治疗过敏性鼻炎、化脓性中耳炎、粒性白细胞减少症、心律失常等。

(二)虚劳腰痛

【原文】

虚劳腰痛,少腹拘急,小便不利者,八味肾气丸主之。(15 条)

肾气丸方:

干地黄八两　山药　山茱萸各四两　泽泻　丹皮　茯苓各三两　桂枝　附子(炮)各一两

上八味末之,炼蜜和丸梧桐子大,酒下十五丸,加至二十丸,日再服。

【释义】

本条论述肾阳不足的虚劳腰痛证治。腰痛为肾虚主证之一,腰为肾之外府,肾阳虚,不能温煦于外,腰失所养故腰痛。少腹拘急,小便不利者,因少腹为膀胱之位,肾与膀胱相表里,今肾气虚弱,不能温煦少腹故拘急,正如尤在泾所云:"虚劳之人,损伤少阴肾气,是以腰痛,小腹拘急小便不利";肾阳虚不能化气行水,膀胱气化失职,故小便不利。治疗此阴阳两虚,偏重于阳虚者,需用温肾阳滋肾阴,化气行水之法。辨证要点　证候:腰痛,少腹拘急,小便不利;病机:肾阳不足,不能温煦于内外,膀胱气化不行;治法:温阳化气;方药:八味肾气丸。本方以六味补其阴,桂附壮其阳,是于阴中求阳,阳中求阴,使"阳得阴助而生化无穷"、"阴得阳升而泉源不竭"。以泻助补是本方的另一个特点,如李时珍云:"古人用补药,必兼泻邪,邪去则补药得力。"

【临床应用】

本证的少腹拘急与小建中汤、黄芪建中汤的里急,症状相似而病位不同。建中汤的里急病位在大腹,而肾气丸之拘急在少腹部。临床上本方常改为煎剂服用。本方在《金匮要略》中尚治脚气入腹、痰饮、消渴及妇人转胞等多种病证。肾气丸在《金匮要略》中前后共出现五次,学习时宜前后对照合参,以加深理解。

肾气丸临床应用十分广泛。可用于治疗气阴两虚型糖尿病;肾性水肿;肾阳虚损,关门不固,症见阳痿滑精,遗尿尿频,大便溏泄,精神委靡,舌淡胖润,脉微弱迟。

(三)虚劳不寐

【原文】

虚劳虚烦不得眠,酸枣仁汤主之。(17条)

酸枣仁汤方:

酸枣仁二升　甘草一两　知母二两　茯苓二两　芎䓖二两

上五味,以水八升,煮酸枣仁,得六升,内诸药,煮取三升,分温三服。

【释义】

本条论述肝阴不足虚劳不寐的证治。虚烦,即由阴虚内热所生之烦。叶文龄《医学统旨》云:"虚烦者,心中烦扰,郁而不宁也。"肝阴虚,肝藏魂,心藏神,尤在泾云:"人寤则魂藏于目,寐则魂藏于肝",肝阴充足则能寐,反之则肝不藏魂,魂不归肝,故不寐;其次肝阴虚,生内热,虚热扰乱心神,神不守舍,故出现虚烦不寐。此即《灵枢·邪客》"阴虚则目不瞑"之意。因此本病病变在肝,波及于心。辨证要点　证候:虚烦不得眠,伴头晕心悸,目眩,口干,咽燥,舌质红少苔,脉细数或弦细数;病机:肝阴不足,心血亏虚,虚热上扰神明;治法:养阴清热,宁心除烦;方药:酸枣仁汤。方中酸枣仁,养肝阴,安心神,功兼两脏,为君药;知母,养阴生津,清热除烦,并制川芎之辛燥;茯苓,助酸枣仁以宁心安神,二者共为臣药;川芎,辛散,理血舒肝,与酸枣仁之酸收相反相成,更能发挥养心安神之效,为佐药;甘草,助酸枣仁以酸甘化阴,有清热之功,并能调和诸药。

【临床应用】

本证之"虚烦不得眠"应与《伤寒论》的栀子豉汤证"虚烦不得眠"作区别。彼为伤寒实热证经汗、吐、下后余热未尽,热扰心神,故其表现还有反复颠倒,心中懊憹,脉数有力,舌红苔黄。此为虚劳证,阴虚内热,故可伴有心烦易怒,怔忡,口苦,头痛,头眩,乏力,舌红少苔,脉弦细数等证,临床需根据病史与脉证等详加分析。

酸枣仁汤对于阴虚内热引起的失眠、盗汗、惊悸、精神抑郁等病证有较好的疗效。临床上可与温胆汤、甘麦大枣汤合用。

【病例分析】

刘渡舟医案:李某,女,38岁。产后失血过多,又加天气严寒,而腹中疼痛,痛时自觉肚皮向里抽动。此时,必须用热物温暖,方能缓解。切其脉弦细,视其舌淡嫩,苔薄。辨为血虚而不养肝,肝急而刑脾,脾主腹,是以拘急疼痛,而遇寒更甚。拟桂枝10克,白芍30克,炙甘草6克,生姜9克,大枣7枚,当归10克,饴糖40克(烊化)。此方服三剂,而腹痛不发,转方用气血双补之剂而愈。(《新编伤寒论类方》1984:24)。

本案为典型的虚寒性腹痛,由血虚不能养肝,肝急刑脾所致,以腹中急痛,喜温喜按,脉弦而细为特征。小建中汤在补益脾胃之中兼能平肝胆之气,又能缓解筋脉之拘急,用于本案正中病机。

咳嗽上气病

一、概说

咳嗽上气,上气为肺气上逆,即呼吸困难。咳嗽上气指咳嗽气喘而言,包括咳嗽和气喘两个症状,本篇以上气为主,一般咳嗽即只有咳嗽而无气喘则不在本篇讨论范围内。咳嗽上气有虚证、实证之分,虚者多由肺肾两虚,气失摄纳;实者常因内外合邪,肺气壅阻所致。本篇论述的多是外寒内饮,肺失宣降,咳嗽气逆、吐痰或喉中痰鸣,甚则不能平卧的咳喘病证,即肺胀。

肺胀,是以病机命名的疾病,指肺气胀满,肺叶满胀,症状是胸部膨膨而胀,是由于内停水饮,外感风寒,内外合邪,阻碍肺气之肃降,邪气内闭所致。临床以咳嗽、痰多、胸满、呼吸困难、烦躁、浮肿、脉浮为主证,治以祛风散寒清热,化痰除饮利水,宣肺止咳平喘。

二、病证分析

(一)寒饮郁肺

【原文】

咳而上气,喉中水鸡声[1],射干麻黄汤主之。(6条)

射干麻黄汤方:

射干十三枚(一法三两) 麻黄四两 生姜四两 细辛 紫菀 款冬花各三两 五味子半升 大枣七枚 半夏(大者洗)八枚

上九味,以水一斗二升,先煮麻黄两沸,去上沫,内诸药,煮取三升,分温三服。

【词解】

[1] 喉中水鸡声：水鸡，指田鸡，即青蛙。形容喉间痰鸣声连连不绝，如水鸡的叫声。

【释义】

本条论述寒饮郁肺喘咳的证治。原文中咳而上气，指症状，即咳嗽而气上逆，气上逆而引起咳嗽；肺胀之主证为咳而上气。由于喉为呼吸出入之门户，寒饮郁肺，肺气失宣，故咳嗽气喘；痰阻气道，气触其痰，痰气相互搏击，故喉中出现痰鸣声，就像蛙鸣一样，连绵不绝，此为寒饮咳喘常见之证。辨证要点　证候：咳而上气，喉中水鸡声，伴有胸膈满闷，恶寒发热，无汗，苔白滑，脉浮紧；病机：水饮内发，兼感外寒，肺气不宣，痰气受阻；病情：内饮重于外寒，喘重于咳；治法：温肺化痰，止咳平喘；方药：射干麻黄汤。方中以射干、麻黄为君药，其中射干有消痰开结利咽喉之功；麻黄，散寒解表，宣肺平喘；款冬、紫菀、半夏，助射干降气化痰止咳；生姜、细辛，助麻黄散寒行水；五味子，敛肺气，与麻、姜、辛、夏之辛散之品同用，使散中有收，不致耗伤正气；大枣，安中，调和诸药。全方具有祛寒化饮，温肺降逆之功。

【临床应用】

后世将本证归属于哮喘病，故本条可看成是对哮喘发作时较为形象的最早的记载，射干麻黄汤则作为治疗寒哮的祖方。本方临床上治疗哮喘、喘息性支气管炎、支气管肺炎、百日咳、小儿支气管炎等病以咳喘、喉中痰鸣、咳痰色白为特征者，对于减轻症状有较好疗效，但如达到咳止、喘平、痰化、寒散之目的，则当扶正以治本，或扶脾或温肾。

(二) 饮热迫肺

【原文】

咳而上气，此为肺胀，其人喘，目如脱状[1]，脉浮大者，越婢加半夏汤主之。(13条)

越婢加半夏汤方：

麻黄六两　石膏半斤　生姜三两　大枣十五枚　甘草二两　半夏半升

上六味，以水六升，先煎麻黄，去上沫，内诸药，煮取三升，分温三服。

【词解】

[1] 目如脱状：形容眼睛胀突，犹如脱出之状。

【释义】

本条论述饮热郁肺的咳喘证治。本证"咳而上气"即属肺胀，故知为素有伏饮，复加外感，内外合邪为病。即外感风热之邪与内在饮邪相合，饮热交阻，壅塞于肺，致肺气胀满，逆而不降，故出现上气喘咳，甚则出现"其人喘，目如脱状"，系水饮夹热上逆，气道不利，其人喘极之象；脉浮大，浮者为风，主表，脉大为邪实，主热，风热夹饮上逆，邪实气盛，故脉来浮大而且必然有力。辨证要点　证候：咳而上气，其人喘，目如脱状，脉浮大，应伴有发热，神情紧张，气粗声高，呼吸急促；病机：外感风热，饮邪内壅，内外合邪，饮热互结，水饮夹热上逆；病情：热证重，喘重于咳；治法：宣肺泻热，降逆平喘；方药：越婢加半夏汤。方中麻黄、石膏，辛凉配伍，散饮清热，本方配伍之妙，在于重用麻黄与石膏，而且石膏之量多于麻黄，体现了该方辛凉发散风热，宣肺降气平喘的特点；半夏、生姜，散饮降逆；大枣、甘草，调和诸药而安中。从而使风热宣泄，里饮得化，肺气宣发肃降复常，诸证自解。

【临床应用】

本方对支气管哮喘、支气管炎、肺气肿等病急性发作而见饮热迫肺证时最为有效。

(三)寒饮夹热

1.【原文】

咳而脉浮者,厚朴麻黄汤主之。(8条)

厚朴麻黄汤方:

厚朴五两　麻黄四两　石膏如鸡子大　杏仁半升　半夏半升　干姜二两　细辛二两　小麦一升　五味子半升

上九味,以水一斗二升,先煮小麦熟,去滓,内诸药,煮取三升,温服一升,日三服。

【释义】

本条论述里饮夹热迫肺,饮邪偏于表的证治。本条经文甚简,仅言"咳而脉浮"的证候,其中"咳"字,乃省文法,当是咳嗽上气。"浮"字,既指脉象,也是对病位病机的概括。从脉象角度来说,浮脉一般主表,但病偏于表,邪偏于上其脉亦浮,如徐彬:"此非在经之表,为邪在肺家气分之表",丹波元坚更明确指出"水饮上迫,脉必带浮,不必拘表证有无",这一点从本条文的选方用药上也可证明。厚朴麻黄汤中麻黄未与桂枝相配,而与厚朴同用,可见其意不重在散寒解表,而是泄满降逆,宣肺平喘。且方中未用偏于辛散的生姜,而是用善于温化寒饮的干姜。此外,方中还用细辛、半夏温化寒饮,石膏清热,显然,本证属于饮邪夹热,上迫于肺,肺气上逆导致的咳嗽上气病。辨证要点　证候:咳嗽,脉浮,伴有喘逆胸满,咽喉不利,痰声辘辘,头部汗出,倚息难卧,烦躁,舌苔白滑;病机:饮郁化热,上迫于肺,肺气壅塞;病情:寒饮并重,喘重于咳;治法:散饮降逆,止咳平喘;方药:厚朴麻黄汤。方中麻黄、厚朴、杏仁,宣肺降逆;细辛、干姜、半夏,化饮止咳;小麦,安中养正;石膏,清热除烦;五味子,收敛肺气。此方为小青龙加石膏汤的变方,方中以厚朴、杏仁、小麦易桂枝、甘草、芍药,因麻黄配桂枝,在于发汗,去桂枝,因本证无外邪,去芍药、甘草,因其酸甘不利于胸满,重用厚朴,说明胸满证突出,故本方以厚朴冠首。

【临床应用】

厚朴麻黄汤常用于急性支气管炎、支气管哮喘、上呼吸道感染、肺气肿等见本方证者。

2.【原文】

肺胀,咳而上气,烦躁而喘,脉浮者,心下有水,小青龙加石膏汤主之。(14条)

小青龙加石膏汤方:

麻黄　芍药　桂枝　细辛　甘草　干姜各三两　五味子　半夏各半升　石膏二两

上九味,以水一斗,先煮麻黄,去上沫,内诸药,煮取三升。强人服一升,羸者减之,日三服。小儿服四合。

【释义】

本条论述寒饮夹热的咳喘证治。"心下有水"即饮邪停于胃脘,说明患者素有水饮内伏;"脉浮"为风寒袭表,从"脉浮者,心下有水"可知"肺胀,咳而上气"是由外有表邪、内有水饮所致,饮邪内停,外感风寒,寒饮搏结,饮渍入肺则肺胀,喘咳;饮邪郁久化热而烦躁。饮停中焦,清阳不升,浊阴不降而眩晕;饮邪上逆,上犯于心,水气凌心而心悸。辨证要点　证候:咳而上气,烦躁而喘,脉浮,加心下痞满,眩、悸;病机:外寒内饮,相互搏结,郁久化热,不得透发;病情:饮重于热,喘咳并重;治法:宣肺化饮,清热除烦;方药:小青龙加石膏汤。方中麻黄、桂枝,解外束之风寒;干姜、细辛、半夏,散内生之水饮;芍药、五味子,收敛肺气以止咳喘;石膏,泻郁热而除烦躁;甘草,调和诸药。

【临床应用】

本方常用于支气管哮喘、慢性支气管炎、肺气肿、过敏性鼻炎等病属寒饮素盛,常因气候变化而诱发者。

本方与射干麻黄汤、厚朴麻黄汤、越婢加半夏汤四方证,均是水饮为患,但其病因病机、症状、治法、方药等均有差异。在病机方面:四方证均属外寒里饮证,但不同之处在于射干麻黄汤证为寒饮郁肺;厚朴麻黄汤证为外寒里饮,饮郁化热,以气逆为主;越婢加半夏汤证为饮热郁肺;小青龙加石膏汤证为外寒里饮,饮郁化热,以表证为主。在症状方面:四方证均有肺胀之主证即咳嗽上气,不同之处在于射干麻黄汤证有喉中水鸡声,痰多而清稀;厚朴麻黄汤证以喘、满为特点,气逆为主;越婢加半夏汤证咳喘尤甚,目如脱状;小青龙加石膏汤证以发热、恶寒等表证为主。在治法方面:四方证均能发汗宣肺,化痰逐饮,止咳平喘,不同之处在于射干麻黄汤证温肺化饮为主;厚朴麻黄汤证降逆平喘为主;越婢加半夏汤证泄热降逆为主;小青龙加石膏汤证散寒化饮为主。在药物方面:四方证均重用辛温之品如麻黄、姜、半夏,不同之处在于射干麻黄汤证还用款冬、紫菀、细辛、五味子、大枣;厚朴麻黄汤证还用厚朴、石膏、杏仁、细辛、小麦、五味子;越婢加半夏汤证还用石膏、大枣、甘草;小青龙加石膏汤证还用芍药、桂枝、细辛、甘草、五味子、石膏。

【病例分析】

蒲辅周医案:谢某,男,年龄8个半月。因感冒咳嗽4周,高热4天,于1961年4月17日住院。住院检查摘要:体温39℃,脉搏104次/分,发育营养中等,两肺呼吸音粗糙,有散在中小水泡音。血化验:白细胞总数11 500/mm^3,中性粒细胞8%,淋巴细胞41%,单核细胞1%,尿蛋白(+ +)。咽拭子培养为金黄色葡萄球菌,凝固酶试验(+),少数绿脓杆菌。药物敏感试验:对各种抗生素均为阴性,咽拭子病毒分离为Ⅲ型腺病毒,补体结合试验效价1:32。胸透:右上肺有片状阴影。临床诊断:腺病毒肺炎。

病程与治疗:入院前2周咳嗽痰多,至第10天突然高热持续不退,伴有呕吐夹痰奶等,食纳差,大便黄色黏稠,日一二次,精神委靡,时而烦躁,入院后即用中药桑菊饮、葛根芩连汤加味,安宫牛黄散以及竹叶石膏汤等均未见效,于4月21日请蒲老会诊。体温38～40℃,无汗,呕吐,下利,每日平均10多次,呼吸不畅,喉间痰阻,喘促动膈,面色苍白,胸腹微满,脉虚,舌红无苔。此属表邪郁闭,痰饮阻肺,正为邪遏之候。治宜辛温开闭,涤痰逐饮。方用射干麻黄汤加减,射干2克,麻黄1.5克,细辛1.5克,五味子30粒,干姜1克,紫菀2.4克,法半夏3克,大枣4枚。

进2剂后体温由40℃降至正常,烦躁渐息,微咳不喘,喉间痰减,呼吸较畅,面色渐荣,手足心润,胸腹已不满,下利亦减,脉缓,舌质红,苔少。郁闭已开,肺气未复。宜益气化痰为治,方用生脉散加味:沙参6克,麦冬3克,五味子20粒,紫菀2.4克,法半夏3克,枇杷叶9克,生姜2片,大枣2枚。进2剂后咳止,一切正常,观察4天,痊愈出院。(《蒲辅周医案》1975年

版）

本案咳嗽发热，前医作温热病论治，给以辛凉解表或辛寒清气之法，未得其要也。蒲老据其高热无汗，喉间痰阻，喘促动膈，面色苍白之证，断为表邪郁闭、痰饮阻肺之候，以射干麻黄汤治之，真可谓胆识超群，不愧为大家风范。

胸痹病

一、概说

胸痹，是因胸中痞塞不通，而引起胸膺部满闷窒塞甚至疼痛为主要症状的病证，影响及肺，则喘息咳唾。"胸痹"在《灵枢·本脏》早有记载："肺大则多饮，善病胸痹。"其病机主要是上焦阳虚，阴寒内盛，阴乘阳位，胸阳痹阻，气滞痰凝，不通则痛。本病为本虚标实，虚中夹实之证。病位主要在胸膺部。其主证为胸背痛，短气，喘息咳唾。治疗大法以扶正祛邪，通阳宣痹为主。

二、病因病机

【原文】

师曰：夫脉当取太过不及[1]，阳微阴弦[2]，即胸痹而痛，所以然者，责其极虚也。今阳虚知在上焦，所以胸痹、心痛者，以其阴弦故也。（1条）

【词解】

[1] 太过不及：指脉象改变，盛于正常的为太过脉，主邪盛；脉象不足于正常的为不及脉，主正虚。

[2] 阳微阴弦：关前寸脉为阳，关后尺脉为阴。阳微：指寸脉微；阴弦：指尺脉弦。

【释义】

本条以脉象论述胸痹的病因病机。仲景指出，医生诊脉应注意辨别太过与不及，欲知其太过与不及，必须了解正常的脉象。正常脉象为正常人在生理条件下出现的脉象，是正常生理功能的反映，具有一定的变化规律和范围，正常脉象为一息四五至，相当于70～80次/分，不浮不沉，不大不小，从容和缓，流利有力，寸、关、尺三部均触及，沉取不绝，所谓有胃、有神、有根。盛于正常的为太过脉，主邪盛；脉象不足于正常的为不及脉，主正虚，一切疾病的发生都离不开邪盛与正虚两个方面。胸痹心痛的"阳微阴弦"脉象，也是太过与不及的反映。"阳微"是上焦阳气不足，胸阳不振之象；"阴弦"是阴寒太盛，水饮内停之征。"阳微"与"阴弦"同时并见，说明胸痹心痛的病机是由上焦阳虚，阴寒内盛，阴乘阳位，胸阳痹阻而成。徐忠可《金匮要略论注》："最虚之处，即是容邪之处也。"由于上焦阳虚，水气痰饮等阴邪便乘虚而居于阳位，故原文说："所以然者，责其极虚也。"原文"今阳虚知在上焦，所以胸痹、心痛者，以其阴弦故也。"进一步指出"阳微"与"阴弦"是胸痹心痛病因病机不可缺少的两个方面，仅有胸阳不足，而无阴邪有余，或仅有阴邪有余，而无胸阳不足，都不能发为本病，必须是心胸阳虚，阴乘阳位，二者相互搏结，才能成为胸痹。其病机特点为本虚标实，虚实夹杂。

三、病证分析

(一) 主证
【原文】
胸痹之病，喘息咳唾，胸背痛，短气，寸口脉沉而迟，关上小紧数，瓜蒌薤白白酒汤主之。(3条)

瓜蒌薤白白酒汤方：
瓜蒌实一枚(捣)　薤白半升　白酒七升
上三味，同煮，取二升，分温再服。

【释义】
本条论述胸痹的主证、主脉、主方。原文指出"喘息咳唾，胸背痛，短气"是胸痹病的主证，产生这些症状的病机皆由"阳微阴弦"，阳虚邪闭而成。痰涎水饮等阴邪，乘着上焦阳虚，上乘胸膈间，阻遏气机的升降，气道被阻而上逆，发生喘息；内停寒饮随气上升，则发生咳嗽，并频频吐出痰涎；痰涎水饮阻遏气道，上下升降之气不能接续，则呼吸短促。背为胸之府，邪浊闭塞胸中，导致胸背前后之气不能相互贯通，所以发生胸背疼痛。寸口脉沉而迟，寸口脉候上焦，脉沉，主里，指胸阳不足；脉迟，主寒，指寒饮内停，与第一条原文"阳微"同义；关上小紧数，关脉候中焦，"关上小紧数"指胃中有停饮，阴寒内盛之象。辨证要点　证候：喘息咳唾，短气，胸背痛；病机：上焦阳虚，阴寒内盛，阴乘阳位，胸阳痹阻；治法：宣痹通阳，豁痰下气；方药：栝蒌薤白白酒汤。方中瓜蒌苦寒滑润，开痰结，宽胸利气；薤白，辛温通阳；白酒分为米醋、米酒、高粱酒、绍兴酒(黄酒)，临床视情况而定，起到温通血脉，引药上行，直达病所的作用。

【临床应用】
瓜蒌薤白白酒汤不仅治疗心、肺疾病有良效，而且可辨证治疗胸胁等疾患。目前常以本方为主治疗冠心病心绞痛、支气管哮喘、肋间神经痛、胸部软组织损伤、非化脓性肋软骨炎、渗出性胸膜炎等。临床应用该方可加入丹参、川芎等活血化瘀药或姜半夏等化痰药，可提高疗效。

(二) 重证
【原文】
胸痹，不得卧[1]，心痛彻背[2]者，瓜蒌薤白半夏汤主之。(4条)
瓜蒌薤白半夏汤方：
瓜蒌实一枚(捣)　薤白三两　半夏半斤　白酒一斗
上四味，同煮，取四升，温服一升，日三服。

【词解】
[1] 不得卧：指不能平卧，卧则喘咳更甚。
[2] 心痛彻背：是一种牵引性疼痛，即心痛放射至后背，牵引背脊亦痛。

【释义】
本条论述痰浊壅盛胸痹的证治。本条冠以"胸痹"二字，必然具备上条"喘息咳唾，胸背痛，短气"的主证和"寸口脉沉而迟，关上小紧数"的主脉。由喘息咳唾，短气转为不得卧，是由于痰浊壅塞胸中，肺气上壅更甚，卫阳不能入阴，喘咳更加严重。由胸背痛转为心痛彻背，因背为胸之府,心之俞在背,痰涎壅塞胸中,痹阻心阳不能布达于背部,脉络不通,故见心痛,且牵引背部亦痛。尤在泾云:"胸痹不得卧,是肺气上而不下也;心痛彻背者,是心气塞而不和也,其痹为尤甚。所以然者,有痰饮以为之援也,故于胸痹药中加半夏以逐痰饮。"辨证要点　证候:胸痹主症,不得卧,心痛彻背;病机:上焦阳虚,痰浊壅盛,胸阳痹阻;治法:宣痹通阳,逐饮涤痰;方药:瓜蒌薤白半夏汤。方中瓜蒌薤白白酒汤,宣痹通阳,豁痰下气;半夏,降逆化痰。

【临床应用】

瓜蒌薤白半夏汤适当加味,常用于治疗痰浊痹阻心胸所致的心病。有的取本方豁痰通阳之功治疗肺病,也有的用于治疗肋间神经痛、乳腺增生症、慢性胆囊炎等。

(三)虚实异治

【原文】

胸痹心中痞[1],留气结在胸,胸满,胁下逆抢心[2],枳实薤白桂枝汤主之;人参汤亦主之。(5条)

枳实薤白桂枝汤方:

枳实四枚　厚朴四两　薤白半斤　桂枝一两　瓜蒌实一枚(捣)

上五味,以水五升,先煮枳实、厚朴,取二升,去滓,内诸药,煮数沸,分温三服。

人参汤方:

人参　甘草　干姜　白术各三两

上四味,以水八升,煮取五升,温服一升,日三服。

【词解】

[1]心中痞:心中,指胃脘部。指胃脘部及胸中有痞塞不通之感。

[2]胁下逆抢心:指胁下气逆上冲心胸。

【释义】

本条论述胸痹的虚实异治。本证除具有胸痹的主证喘息咳唾、胸背痛等外,又出现心中痞气,其病位已从胸部向下扩展,涉及两胁及心窝部,气滞较重,胃气失和而心中痞气,除胸膺部疼痛之外,心下胃脘部也感到痞塞不通。两胁是气机升降的道路,气滞不舒,气机升降失常,即胁下气逆冲胸。治疗时应辨其本虚标实孰轻孰重之不同,采取不同的治疗方法。辨证要点　偏于实者,证候:胸痹主证,心中痞、胸满、胁下逆抢心,兼腹胀、大便不畅、舌苔白腻、脉弦紧;病机:胸阳痹阻,痰浊壅盛,气滞不通,阴寒上逆;病情:病情急;治法:通阳散结,泻满降逆;方药:枳实薤白桂枝汤。方中栝蒌、薤白,豁痰下气,通阳散结;枳实,消痞除满;厚朴,宽中下气;桂枝,通阳化气。偏于虚者,证候:胸痹主证,胸满、胁下逆抢心,兼大便溏、语声低微、四肢不温、舌质淡、苔白、脉沉弱而迟;病机:中阳虚衰,气虚不运;病情:较缓;治法:温中助阳;方药:人参汤。人参汤即理中汤,能温脾阳,补宗气,宗气足,气血得行,胸痹自愈。方中人参、白术、甘草,补中益气;干姜,温中散寒。此种养正祛邪的治法,即取《内经》塞因塞用之意。仲景在本条立下虚实两种治法,其法度颇为严密。唐容川说:"用药之法,全凭乎证,添一证则添一药,易一证易一药,观仲景此节用药,便知义例严密,不得含糊也。"本条为同病异治之例。同为胸痹,因其有偏实偏虚之不同,故立通补两法。前者多由停痰蓄饮为患,故当用枳实薤白桂枝汤以荡涤之,是为"实者泻之"之法,属"急者治其标";后者多由无形之气痞为患,故用人参汤以温补之,是为"塞因塞用"之法,属"缓者治其本"。

【临床应用】

瓜蒌薤白白酒汤为治疗胸痹的最基本方剂,其辨证的关键是:胸背痛,短气,脉象可见寸虚关盛。瓜蒌薤白半夏汤主治胸痹而痰饮壅盛,胸闭塞较甚之候。故其证由上症短气发展至不得卧,由胸闷而痛发展至胸痛彻背,因痰饮较甚,故在瓜蒌薤白白酒汤的基础上加半夏,以逐其痰饮,降其逆气。枳实薤白桂枝汤证其病机特点是在痰浊上乘、胸阳痹阻的同时,气滞现象较为明显。因气滞较重,影响胃脘,旁及胁肋,故其证候特点是胸满,心下痞,胁下气逆冲胸。此外,当有腹胀、大便不畅、舌苔厚腻、脉弦紧等症。治疗应在宽胸开结的同时,注重理气之品的使用。三方均治胸痹,但瓜蒌薤白白酒汤以胸痛喘息为主,瓜蒌薤白半夏汤以心痛彻背不得卧为主,枳实薤白桂枝汤以胁下逆抢心为主。主症不同,选方用药亦不同。

枳实薤白桂枝汤可治疗血瘀胸痹,胃痛属气逆湿滞者,渗出性胸膜炎属饮停为患者。人参汤是治疗脾胃虚寒、心阳虚衰的主方之一,临床凡阳虚证以心脾证候为主者,都可用本方治疗。

寒疝病

一、概说

《说文》云:"疝,腹中痛也。"本病系寒气攻冲而痛,故名寒疝。有谓:本病疼痛发作时腹部有块状物隆起如山,故名寒疝。中医文献中之疝,所指有所不同。大约可分为三类:一指腹腔内容物向外突出而成者。因伴有气痛,亦名疝气、小肠气,《金匮》所论阴狐疝指此而言。一指外生殖器发生肿大、积水等病变。一指腹部剧烈疼痛,如本篇所论寒疝以及《内经》中之冲疝便是。本病的病因病机为阴寒内结,阳气不行,邪正相搏,寒气攻冲所致。主证为阴寒性腹痛,呈发作性,起病急、痛势剧,腹部可有块状物隆起,并伴有肢冷、汗出、呕吐、肠鸣等症。治疗以散寒止痛为主。

二、病证分析

寒疝是以阴寒性腹痛为主证的疾病。即以痛证为主,故必须从疼痛的部位,疼痛的性质,疼痛发作时的伴随症状,外界因素对疼痛程度的影响等方面入手进行辨证。

(一)脾胃阳虚证

【原文】

腹中寒气,雷鸣切痛[1],胸胁逆满,呕吐,附子粳米汤主之。(10条)

附子粳米汤方:

附子一枚(炮) 半夏半升 甘草一两 大枣十枚 粳米半升

上五味,以水八升,煮米熟,汤成,去滓,温服一升,日三服。

【词解】

[1] 雷鸣切痛:"雷鸣"指肠鸣音亢进,切者,割也,痛如刀割之谓。

【释义】

本条论述了脾胃阳虚寒疝的证治。本证从证候上分析,"腹中"言其部位;"切痛"言其性质;又切者急也,言病势急迫,总之是谓痛之剧。"胸胁逆满",指胸胁部有气上逆而胀满,加之呕吐均属疼痛时之伴随症状。文中虽未明言,但当是喜暖喜按。文中"腹中寒气"指出本证之病机。《灵枢·举痛论》云:"寒气客于肠胃,故痛而呕也。"寒客于中,奔迫于肠胃之间则有雷鸣切痛,寒逆于上,胸阳痹阻则逆满,胃失和降则呕吐。辨证要点 证候:腹中雷鸣切痛,胸胁逆满,呕吐;病机:寒客于中,气逆于上;治法:温中散寒,降逆止呕;方药:附子粳米汤,本证腹中寒气非附子之辛热不足以温之,雷鸣切痛非草、粳、枣之甘不足以暖之,逆满呕吐非半夏之辛不足以散之、降之,故主以本方。

【临床应用】

附子粳米汤临床常治疗霍乱、胃寒翻胃以及属中焦虚寒停饮的胃痉挛、消化性溃疡等疾病。

(二)脾阳衰微证

【原文】

心胸中大寒痛,呕不能饮食,腹中寒,上冲皮起,出见有头足[1],上下痛而不可触近,大建中汤主之。(14条)

大建中汤方:

蜀椒二合(去汗)　干姜四两　人参二两

上三味,以水四升,煮取二升,去滓,内胶饴一升,微火煎取一升半,分温再服,如一炊顷,可饮粥二升,后更服,当一日食糜,温覆之。

【词解】

[1] 上冲皮起,出见有头足:指腹皮因寒气攻冲而出现腹皮突起,似乎有头足状的块物向上向下冲动。

【释义】

本条论述了脾阳衰微寒疝的证治。本证疼痛部位,既云"心胸",又云"腹中",说明从胸到腹皆为寒气所充斥,痛位较广。"大寒痛"及"上下痛"皆言疼痛之性质,大寒痛,是大寒引起大痛,痛势甚剧。上下痛,是上下移动痛无定处,即游走痛。本证兼症有二,一为"上冲皮起,出见有头足",指腹部有头足状块状物隆起,类似肠型之类。一般认为是寒气凝聚不散所致。尤在泾则以为是:"阴凝成象,腹中虫物乘之而动也。"二为呕不能饮食,是寒甚格拒于中,中土受纳无权所致。从文中"不可触近"可知本证拒按,此系大虚似实,不可不知。文中"大寒痛"及"腹中寒"说明本证之病机,是脾阳衰微,中焦寒甚,阴寒之气肆于腹中,上下内外皆为寒邪痹阻而不通。辨证要点 证候:具有痛位广、痛势剧、游走、成象、格拒、拒按六个特点;病机:脾阳衰微,寒气攻冲;治法:温中散寒,建立中气;方药:大建中汤。方中人参、饴糖,温补脾胃,蜀椒、干姜,温中散寒止痛。诸药相合,大建中气,温阳助运,则阴寒自散,诸症悉除。

【临床应用】

本证上下内外,一派阴寒。温上则遗下,温下则遗上,难以兼顾,只能从建中入手,温补脾阳,执中运以达四极。中气得立,上下阴霾寒邪俱得消散。如费晋卿所云:"非人参不能大补心脾,非姜椒不能大祛寒气,故名大建中。"

临床上用于治疗虚寒性吐利,慢性胃炎,胃痉挛,消化性溃疡,内脏下垂等病。

(三)寒实内结证

【原文】

胁下偏痛,发热,其脉紧弦,此寒也,以温药下之,宜大黄附子汤。(15条)

大黄附子汤方:

大黄三两　附子三枚(炮)　细辛二两

上三味,以水五升,煮取二升,分温三服;若强人,煮二升半,分温三服。服后如人行四五里,进一服。

【释义】

本条论述了寒实内结寒疝的证治。胁下偏痛为本证的主要症状。胁下包括胁与腹,既有寒实内结,阳明腑气不通所致腹痛,又有因上逆犯胆,少阳经气不通所致胁痛。偏痛为或左或右,一侧疼痛。伴随症状为发热,此是因寒实内结,阳气被郁所致局部发热。另本症尚伴大便不通,从文中"下之"二字可知。紧、弦均属阴脉,主寒,主痛,与阴寒腹痛证相符。辨证要点　证候:胁下偏痛,发热,便秘,其脉紧弦;病机:寒实内结,积滞内停;治法:温下寒积;方药:大黄附子汤。本证属寒实内结,非温不能解其寒,故用附子、细辛;非下不能荡其积,故用大黄。

【临床应用】

《本事方》温脾汤系由此方化裁而成,二方均系温下法之代表方剂。

临床上用于寒疝胸腹绞痛,脐痛拘挛急迫,慢性痢疾、慢性肾功能不全、肠梗阻等属寒实内结者。

(四)血虚寒疝证

【原文】

寒疝腹中痛,及胁痛里急者,当归生姜羊肉汤主之。(18条)

当归生姜羊肉汤方:

当归三两　生姜五两　羊肉一斤

上三味,以水八升,煮取三升,温服七合,日三服。若寒多者,加生姜成一斤;痛多而呕者,加橘皮二两、白术一两。加生姜者,亦加水五升,煮取三升二合,服之。

【释义】

本条论述了血虚寒疝的证治。两胁属肝,肝主藏血,气血不足,寒自内生,腹中、两胁失于温养,筋脉拘急而疼痛,疼痛性质为绵绵作痛,喜温喜按。辨证要点　证候:胁腹拘急痛,喜暖喜按;病机:血虚有寒,腹胁失其温养;治法:养血散寒;方药:当归生姜羊肉汤。经云:"形不足者,温之以气",故用当归、生姜温血散寒;"精不足者,补之以味",故用羊肉养血补虚。陈元犀云:"妙在羊肉之多,羊肉为血肉有情之物,气味腥膻浓厚,入咽之后,即与浊阴混为一家,旋而得当归之活血而血中之滞通,生姜之利气而气中之滞通,通则不痛。"

【临床应用】

本方临床上多作为食疗强身之用,尤其是产后及失血后的调养。亦可治疗血虚内寒性产褥热、产后恶露不尽、肌衄、久泻以及低血压性眩晕、十二指肠球部溃疡等。

从上述寒疝治法方药中可以看出仲景治寒疝的一般规律是：治法以温中散寒为主，或兼降逆或兼建中，或兼攻下，或兼解表，或兼活血，或兼化饮。用药以乌、附、椒、姜、辛、夏、桂等辛温、辛热之品为主，尤以乌头、附子散寒止痛之力最强。攻邪很慎重，且常佐补益药扶正，甘味药缓急，如附子粳米汤中之草、粳、枣，大建中汤中之参、饴，当归生姜羊肉汤中之羊肉便是。

肝着病、肾着病

一、概说

肝着病、肾着病见于《金匮要略·五脏风寒积聚病脉证并治第十一篇》，为五脏病变。

二、病证分析

（一）肝着病

【原文】

肝著[1]，其人常欲蹈其胸上[2]，先未苦时，但欲饮热，旋复花汤主之。（7条）

旋复花汤方：

旋复花三两　葱十四茎　新绛少许

上三味，以水三升，煮取一升，顿服之。

【词解】

[1] 肝著：著（zhuo）音，义同着，肝指病位，着指病机，着为黏着、附着之谓。指肝气郁结，着而不行所致。

[2] 蹈其胸上："蹈"原为足踏之意，此处可理解为推、揉、按压胸部。

【释义】

本条论述了肝着的证治。肝着病多由肝气郁结，疏泄失常，气滞血凝，着而不行所致，故名。"蹈其胸上"一语，注家意见颇不一致，有云足踏，有云手揉，有云拳捶。总之是常欲得按压借以舒气机，畅血行，缓解胸中之胀痛。"先未苦时"指肝着发作之先或初期病在气分之时。此时饮热汤，可因气得热而暂升，血得热而暂行，致胸中痞闷得缓，故"但欲饮热"。辨证要点　证候：胸胁痞闷不舒，甚则胀痛刺痛，喜暖喜按；病机：气滞血凝，着而不行；治法：行气活血，通阳散结；方药：旋复花汤，方用旋复花通肝络而降胸中之气，葱白宣郁浊而通胸中之阳，新绛化瘀血而除肝中之滞。新绛现多以苏木或茜草代之。

【临床应用】

本方为治肝着之要方，古代医家运用本方治疗妊娠妇人头目眩痛、壮热心烦；崩漏鲜血不止；久病已入血络之胁肋脘痛。目前临床上广泛治疗肋间神经痛、冠心病、慢性肝胆疾患、慢性胃炎等病收到良好的疗效。

（二）肾着病

【原文】

肾著之病，其人身体重，腰中冷，如坐水中，形如水状，反不渴，小便自利，饮食如故，病属下

焦,身劳汗出,衣里冷湿,久久得之,腰以下冷痛,腹重如带五千钱[1],甘姜苓术汤主之。(16条)

甘姜苓术汤方：

甘草　白术各二两　干姜　茯苓各四两

上四味,以水五升,煮取三升,分温三服,腰中即温。

【校勘】

[1] 腹重如带五千钱:《脉经》、《备急千金要方》作"腰中如带五千钱"。

【释义】

本条论述了肾着的证治。肾着为病名。陈修园云:"肾受寒湿,着而不去,故名。"本病虽名肾着,病位并不在肾,故余无言云:"每以下焦之病属于肾……名曰肾着,实际则与肾无关。"从证候看,主要有四类:一为重,如身体重,腹重如带五千钱均是。此因湿性重浊之故。二为冷,如腰中冷。"如坐水中"指不但有冷感,且有水波荡漾之感。冷感是因寒湿留着,阳气不行之故。三为肿,形如水状,即指外形如水气病一样,有微肿,此亦因湿盛所致。四为痛,腰以下冷痛是本病最重要的症状,此因寒湿痹阻,不通则痛,又因上焦无热,故不渴,中焦胃和,故饮食如故。病在肾之外府而不在本脏,故小便自利。从本病病因上看,是因过劳汗出,阳气被伤,寒湿内侵,留着于腰,缓缓发病的。辨证要点　证候:身体重,腰中冷,形如水状,腰以下冷痛,腹重如带五千钱;病机:寒湿留着,阳气不行;治法:温脾胜湿;方药:甘姜苓术汤。尤在泾云"其病不在肾之中脏,而在肾之外府。故其治法,不在温肾以散寒,而在燠土以胜水"。方中姜、草温中散寒,苓、术健脾除湿。

【临床应用】

本方除常用于寒湿腰痛外,还可治疗慢性胃肠炎、肠功能紊乱、妊娠下肢浮肿、带下、脾肾阳虚的慢性腹泻等证。

痰饮病

一、概说

"痰饮"是以病因命名,临床上有广义痰饮、狭义痰饮之分。广义痰饮,是指人体内水湿津液的化生与布散功能失常,水液潴留于局部所引起的病证,为一切饮病的总称。狭义痰饮则是水液停留于胃肠所引起的病证,为四饮之一。痰饮又分有形痰饮和无形痰饮,有形痰饮即可以看得见的痰饮;无形痰饮指痰饮所引起的症状,如头晕目眩,恶心呕吐,短气,心悸等。本篇痰饮病根据水液流走停蓄的部位不同,可分为四饮,即痰饮,水饮停于胃肠;悬饮,水饮流于胁下;溢饮,水饮归于四肢和肌表;支饮,水饮停于胸膈。此外,本篇还根据水饮病邪的轻重、停蓄时间的长短、病位的深浅,而有"留饮"、"伏饮"、"微饮"之称。留饮是指水饮久留不去者;伏饮是指水饮深伏而难除者;微饮是指水饮之轻微者。本篇提出痰饮病的形成,是由于脾阳虚,不能转输津液上归于肺,肺气虚,不能敷布津液下输膀胱,肾阳虚,不能蒸腾津液化气行水,其中任何一脏功能失常,三焦膀胱气化失职,水液潴留局部则为痰饮。故其治疗原则为"当以温药和之"。

二、治疗原则

【原文】

病痰饮者,当以温药和之。(15条)

【释义】

本条论述广义痰饮的治疗原则。痰饮病的形成,是因为肺脾肾三脏阳气虚弱,三焦、膀胱气化失职,水液停聚而成。饮为阴邪,易伤阳气,饮邪停留,遇寒则凝,得阳则化。反之,阳气不虚,温运正常,饮亦自除。所以,治疗痰饮病需借助于"温药"以振奋阳气,开达腠理,通调水道。阳气振奋,既可温化饮邪,又可绝痰饮滋生之源。开达腠理,通调水道是疏通祛邪之道,使饮邪能从表从下分消而去。"和之"即调和体内阴阳。因为痰饮为阴盛阳微,本虚标实。温补不能太过,温补太过反助邪气,因此治疗时以温运为主,即以和为原则。"和之"的做法,即在温补药中佐以疏导饮邪之品,使温化不留滞,疏导不伤正,此治法为治本之法。

【临床应用】

"温药和之"是痰饮病的治本之法,故临床中尚应根据病情,采用治标之法,如行气消饮、开导逐饮、清解郁热等。

临床中需视具体情况,如饮邪偏盛,治以祛邪为主即发汗、利小便等;使用注意:①在祛邪药中佐加温药;②饮邪去除后改为温药治疗。若偏于本虚,则以温补为主。临床治疗痰饮病常用药物,温阳作用的有干姜、桂枝、细辛、附子(小剂量);化饮作用的有半夏、陈皮、白芥子;健脾作用的有茯苓、白术、党参、黄芪;行气作用的有厚朴、陈皮、枳实;治痰饮常用方剂为小青龙汤、二陈汤、苓桂术甘汤、肾气丸、六君子汤。

三、病证分析

(一)痰饮

1. 饮停心下

【原文】

心下有痰饮,胸胁支满,目眩,苓桂术甘汤主之。(16条)

苓桂术甘汤方:

茯苓四两　桂枝　白术各三两　甘草二两

上四味,以水六升,煮取三升,分温三服,小便则利。

【释义】

本条论述痰饮病的主症、主方。心下指胃脘而言,故属狭义痰饮病。支满为支撑胀闷感。脾胃位居中焦,属气机升降之枢,饮停中焦,必然阻碍气机的升降,浊阴不降,气机不利,故胸胁支撑胀满。清阳不升,饮邪上冒则目眩。辨证要点　证候:胸胁支满,目眩,素盛今瘦,水走肠间,沥沥有声,短气,小便不利;病机:饮停心下,脾阳不运,升降失常,阻碍气机;治法:温阳蠲饮,健脾和中;方药:苓桂术甘汤。方中桂枝,辛温通阳,温阳利水;茯苓,淡渗利水;白术,健脾燥湿,培土制水;甘草,和中益气。茯苓配桂枝温阳以化水,白术配甘草培土以制水,此方为"温药和之"治疗原则的代表方,故魏念庭云:"燥土升阳,导水补胃,化痰逐饮之第一法也。胃寒痰生,胃暖则痰消也;脾湿饮留,脾燥则饮祛也。"又仲景在方后注明:"分温三服,小便则利",知本证尚应有小便不利。对此行以温脾行水之法。

【临床应用】

现在本方常用于治疗神经性水肿、心源性水肿以及其他原因引起的不明性水肿。本方尚常用于治疗眩晕、美尼尔综合征、高血压、百日咳等。痰饮所致眩晕为旋转性眩晕,与因虚、因风、因火所致眩晕者不同。仲景所论痰饮致眩说对后世影响较大,有无痰不作眩的说法。白术为仲景治疗眩晕必用之药。

2. 饮及脾肾

【原文】

夫短气,有微饮,当从小便去之,苓桂术甘汤主之;肾气丸亦主之。(17条)

【释义】

本条论述短气微饮的证治。微饮,为饮邪轻微,饮邪虽轻微,但究属有形的阴邪,停于体内,必妨碍气机的升降,故短气。气化不行则小便不利。要使气机畅达,必先除其水饮。尤在泾:"欲引其气,必蠲其饮"。原文为何"当从小便去之"? 因为既说"短气有微饮",表明病虽在里,但并非饮邪壅实之证,故既不能发汗散饮,亦不能攻下逐饮,欲除微饮,只有从小便去之,此即"通行水道",祛除饮邪之意。化气利小便,气化水行,饮有去路,则短气之症亦自除。但饮邪的形成,有因中阳不振,不能运化水湿,水停为饮,其本在脾者;有下焦阳虚,不能化气行水,以致水气上泛心下,其本在肾者,应分别论治。辨证要点 脾阳虚证,证候:胸胁支满,目眩,素盛今瘦,水走肠间,沥沥有声,短气,小便不利;病机:饮停心下,脾阳不运,升降失常,阻碍气机;治法:温阳蠲饮,健脾和中;方药:苓桂术甘汤。肾阳虚证,证候:短气,小便不利,少腹拘急,腰痛;病机:肾阳虚不能化气行水;治法:温肾壮阳,化气行水;方药:肾气丸。本方不仅能蒸化水液,而且能间接作用于脾。

二方皆属"温药和之"之治,但治脾治肾则各有不同。"通阳不在温,而在利小便",苓桂术甘汤、肾气丸均能利小便:苓桂术甘汤为健脾利小便,肾气丸为温阳利小便。

(二)悬饮

【原文】

脉沉而弦者,悬饮内痛[1]。(21条)

病悬饮者,十枣汤主之。(22条)

十枣汤方:芫花(熬) 甘遂 大戟各等份。

上三味,捣筛,以水一升五合,先煮肥大枣十枚,取八合,去滓,内药末,强人服一钱匕,羸人服半钱,平旦温服之;不下者,明日更加半钱,得快下后,糜粥自养。

【词解】

[1] 内痛:指胸胁部牵引作痛。

【释义】

本条论述悬饮的证治。脉沉,主病在里;弦,主痰饮,故饮邪停于内(胸胁之间),阻碍气机之升降,气与饮相搏击,故胸胁部牵引作痛。因邪实偏盛,病势深重,用十枣汤攻逐水饮。辨证要点 证候:咳嗽时牵引胁下作痛,脉沉弦;病机:饮停胁下,升降受阻;治法:破积逐水;方药:

十枣汤。方中甘遂、芫花、大戟峻逐水饮,大枣安中和胃,使下而不伤正。

【临床应用】

使用十枣汤注意事项:①"强人服一钱匕,羸人服半钱",提示药量需根据病人体质而定;②用量从小剂量开始,逐渐增大剂量,峻下之剂"不下者,明日更加半钱";③达到峻下逐水目的注意调理脾胃,"得快下后,糜粥自养"。

本方临床上常用于治疗渗出性胸膜炎、肝硬化、急慢性肾炎,晚期血吸虫病所致的胸水、腹水或全身水肿,体质尚实者。还可用于小儿肺炎、胃酸过多症。

(三)溢饮

【原文】

病溢饮者,当发其汗,大青龙汤主之;小青龙汤亦主之。(23条)

大青龙汤方:

麻黄六两(去节)　桂枝二两(去皮)　甘草二两(炙)　杏仁四十个(去皮尖)　生姜三两　大枣十二枚　石膏如鸡子大(碎)

上七味,以水九升,先煮麻黄,减二升,去上沫,内诸药,煮取三升,去滓,温服一升,取微似汗;汗多者,温粉粉之。

小青龙汤方:

麻黄(去节)三两　芍药三两　五味子半升　干姜三两　甘草三两　(炙)　细辛三两　桂枝三两(去皮)　半夏半升(洗)

上八味,以水一斗,先煮麻黄,减二升,去上沫,内诸药,煮取三升,去滓,温服一升。

【释义】

本条论述溢饮的证治。溢饮是水饮溢于四肢、肌表,"当汗出而不汗出"造成的,以"身体疼重"为主证,饮溢四肢肌肉,则病位近于表;"当汗出"是病势趋于表,故治疗"当发其汗",以因势利导,就近祛邪。但同一溢饮,有外感风邪,内有郁热和外感风寒、内停水饮之异,故必须同病异治。辨证要点:溢饮其同在于饮溢四肢肌肉,证见身体疼重,无汗。其异在于一是外寒重而夹郁热,多见恶寒发热、烦躁、脉浮紧;一是里饮重而兼外寒,多见咳嗽、喘满、痰多稀白、恶寒发热、脉弦紧。故前证用大青龙汤发汗散饮兼清郁热,后证用小青龙汤发汗兼温化水饮。得微汗则表气通,内窍通,小便增多,一部分随小便排出,一部分随汗而解。

【临床应用】

对大小青龙汤,徐忠可认为大青龙汤"水气不甚而夹热者宜之,倘饮多而寒伏则必小青龙汤当也"。二者的鉴别点为:大青龙汤以发热恶寒,烦躁而喘为临床特征;病因病机是外有表寒,内有郁热,侧重表寒重;治以解表清热,目的在于发汗;药物配伍特点,麻、桂、生姜、杏仁,起到发汗散饮之功效,石膏,清热除烦,甘草、大枣,安中和胃;小青龙汤以发热恶寒、胸痞、干呕、喘咳为临床特征;病因病机是外有表寒,内有寒饮,侧重寒饮重;治以发汗兼温肺化饮,目的在于行水;药物配伍特点,麻、桂,发汗解表;干姜、细辛、半夏,温散寒饮;芍药、甘草,和营;五味子,收敛肺气。

消渴病

一、概说

消渴病是以多饮、多食、多尿、消瘦为主要特征的疾病。消渴病名首见于《内经》,如《素问·奇病论》云:"肥者令人内热,甘者令人中满,故其气上逆,转为消渴。"故其病因病机为饮食不节,过食肥甘厚味,胃肠燥热;或饮酒过度;或心火亢盛,影响到肺,肺金被伤,心肺烦热;或房劳过度,损伤肾精,肾阴虚,累及阳,肾阳虚,水液直趋膀胱。临床根据其症状及病理变化,可分为上、中、下"三消"。上消,临床以口渴多饮、口舌干燥为主,病位在肺,属肺热津伤;中消,临床以消谷善饥、大便坚为主,病位在胃,属胃热炽盛;下消,以渴而消水,小便量多,消瘦为主,病位在肾,属肾虚。《金匮要略》中关于"消渴"有两个含义:一指病名,即"消渴病",多为原发病,病程长,缠绵难愈,不易治疗。二指症状,即"消渴症",指热性病过程中出现的严重口渴的症状,表现为口渴、多饮,伴多尿,无多食,尿中无香甜味,消渴症是伴发病,属一时性病变,若治疗得当,可随他症而解。治疗方面,上消、中消以白虎加人参汤治疗,下消治以肾气丸。

二、病证分析

【原文】

男子消渴,小便反多,以饮一斗,小便一斗[1],肾气丸主之。(3条)

肾气丸方:

干地黄八两　山药　山茱萸各四两　泽泻　丹皮　茯苓各三两　桂枝　附子(炮)各一两

上八味末之,炼蜜和丸梧桐子大,酒下十五丸,加至二十丸,日再服。

【词解】

[1] 饮一斗,小便一斗:形容饮水多,小便也多。

【释义】

本条论述肾虚下消的证治。消渴病之发病率尽管男略多于女,但并非男子所独有。此处所以云"男子",是因本证系肾虚所致,而肾虚又多因男子房室过度所致之故。肾主封藏,内寓真阴真阳,精气溢泄,阳气衰微,则不能蒸津液以上润,故消渴多饮。肾阳虚又可导致气化失常,如不能化气行水,则可致小便不利。但此证属肾气虚衰,摄纳无权,饮水直趋膀胱,故云小便反多。以饮一斗,小便一斗。辨证要点　证候:口渴多饮,小便频数、量多,小便清长,伴面色苍白,身体消瘦,腰酸,阳痿,尿中有香甜味;病机:肾阳虚衰,气化失常,津不上承,摄纳无权;治法:滋肾阴,壮肾阳,化气摄水;方药:肾气丸。肾气丸在本篇主治小便过多,是取其化气摄水以求肾之合,在虚劳篇、痰饮篇治小便不利,是取其化气行水以求肾之开。

【临床应用】

肾气丸治阳虚下消,除条文所述症状外,临床常见腰酸足肿、阳痿、羸瘦、渴喜热饮、小便清长,或尿有甘味,脉沉细无力,尺部尤弱,舌淡苔少津等。本方对肾气不足引起的小便不利、淋病、糖尿病、尿崩症后期、老年人小便频数或尿失禁、小儿遗尿诸病证,均有良效。

水气病

一、概说

"水气"最早见于《内经》,如《素问·评热病论》云:"诸有水气者,微肿先见于目下。"本篇所论"水气"为病名,即指水气病,以浮肿为主证的疾病,也称为"水肿病"。本病多由肺虚不能通调水道,下输膀胱;脾虚不能运化水湿,克制肾水;肾虚不能化气行水,致使三焦膀胱气化失常,水液潴留,泛溢肌肤而致。本篇将水气病分为四水和黄汗及五脏水饮,四水即风水、皮水、正水、石水,其中风水和皮水病位涉及肺脾,特点是病程短,病情轻,病位浅,治疗易,预后好;正水和石水病位涉及脾肾,特点是病程长,病情重,病位深,治疗难,预后差。黄汗的临床特征是汗出色黄如柏汁。治疗原则为,属实证、阳证者用发汗、利小便、攻逐水饮;属虚证、阴证者,偏脾阳虚用培土制水,偏肾阳虚用温阳化水。

二、治法

1.【原文】

师曰:诸有水者,腰以下肿,当利小便;腰以上肿,当发汗乃愈。(18条)

【释义】

本条论述水气病的治疗大法。水气病以腰为准,将人体分为上部和下部,腰以下肿或肿甚者,为病在下、在里,根据"在下者,引而竭之"之旨,当用利小便之法,使身半以下之水从小便出;腰以上肿或肿甚者,为病在上、在表,根据"其在表者,汗而发之",当用汗法使身半以上之水随汗外泄。此法体现了因势利导的治疗法则。亦即《内经》开鬼门洁净府之法。

【临床应用】

本条所示仅为一般常规,并非具体治法,临床尚应进行具体辨证施治。并且,汗法固能散水,但亦能虚其阳气。利小便法固能利水,亦能伤其阴精。故阴证、虚证不可用,或需配合其他药物应用。另外,人身上下表里常可互相影响,临证时用发汗药,不仅表可得汗,小便亦往往随之通利,所谓"表气通,里气亦通"。故于分利药中少佐发散或宣肺之品,常可增强利水作用。故临证治疗时,尚需注意方药的配伍。

2.【原文】

夫水病人,目下有卧蚕,面目鲜泽,脉伏,其人消渴[1]。病水腹大,小便不利[2],其脉沉绝[3]者,有水,可下之。(11条)

【词解】

[1] 消渴:此处指消渴证之口渴多饮。

[2] 小便不利:此指小便量少。

[3] 脉沉绝:此形容脉沉之极,并非指脉真无。

【释义】

本条论述水气病水郁成实的治法。目下即下眼胞,为胃脉所至,脾脉所主,本证因水困于脾而泛溢于目胞,故"目下有卧蚕"。水浸于皮而肤色光亮鲜明,气不化津而消渴,阳不化气而小便不利,水无去路,溢于腹内则腹大。水势太甚,症重邪深,故其脉沉伏不出。因系水郁成实之证,故可用攻下逐水法治之。此即《内经·汤液醪醴论》"平治于权衡,去菀陈莝"之法。应该注意的是:本文既云"可下之",即含有斟酌之意。因水病多与阳虚不运有关,故必须注意掌握峻下指征。最好施以寓补于攻、攻补兼施或攻补交替之法,更为稳妥。治疗水气病除上述之发汗、利小便和攻下逐水之法外,尚有温化法较为常用。

三、病证分析

(一)风水

1. 风水表虚

【原文】

风水,脉浮身重,汗出恶风者,防己黄芪汤主之。(22条)

防己黄芪汤方:

防己一两　黄芪一两一分　白术三分　甘草半两(炙)

上剉,每服五钱匕,生姜四片,枣一枚,水盏半,煎取八分,去滓,温服,良久再服。

【释义】

本条论述风水表虚证的证治。风水起病于风邪袭表,故见脉浮,溢于肌肤则身重,故属风水。卫表气虚不固则汗出,汗出肌腠疏松则恶风,故属风水表虚之证。辨证要点　证候:身肿,身重,汗出,恶风,脉浮;病机:风邪外袭,表卫不固,水气停留于肌表;治法:益气固表,利水除湿;方药:防己黄芪汤。方中防己,配白术祛风利水除湿,配黄芪益气固表,防己得黄芪可加强利水湿之功,白术配黄芪可助益气之力,大枣、生姜、甘草可调和营卫,增强黄芪益卫固表之效。

【临床应用】

本条虽与湿病中防己黄芪汤证仅有一字之差,即"湿"易"水"。但所叙病有别,前者言周身肌肉、骨节疼痛为主,后者言面目身肿为主,由于二证病机相同,故治法选方则一,这是体现了仲景异病同治的学术思想。

本方在临床上尚可用治风湿、慢性肾炎、其他原因引起的水肿,如特发性水肿、妊娠水肿,也可用于原因不明的头面及四肢虚浮者。

2. 风水夹热

【原文】

风水恶风,一身悉肿,脉浮不渴,续自汗出,无大热,越婢汤主之。(23条)

越婢汤方:

麻黄六两　石膏半斤　生姜三两　甘草二两　大枣十五枚

上五味,以水六升,先煮麻黄,去上沫,内诸药,煮取三升,分温三服,恶风者加附子一枚炮;风水加术四两《古今录验》。

【校勘】

"不渴"尤在泾《金匮要略心典》:"脉浮不渴者句,或作脉浮而渴,渴者热之内炽,汗为热逼与表虚汗出不同",宜从。

【释义】

本条论述风水夹热的证治。风水是因风致水,风邪袭表,肺气不宣,其通调水道功能失职,津液停聚泛溢于肌表而致,故有一身之浮肿。风邪袭表,肌腠疏松故有恶风。风邪外袭犯肺,肺主皮毛,其病在表故脉浮;里有郁热故口渴;风为阳邪,其性疏散,故续自汗出;热随汗解,故表无大热。辨证要点　证候:一身悉肿,恶风,口渴,脉浮,续自汗出,无大热。病机:内有水气,外有风邪,表卫不宣,肺胃郁热,风水相激,水气泛溢;治法:发越水气,兼清里热;方药:越婢汤。麻黄,升散阳气,开通腠理,行气祛湿,使水气从玄府而出,为君药;石膏,清里热,除口渴,为臣药;生姜、大枣,调和营卫,为佐药;甘草,调和诸药,为使药。方后加减:附子,温经扶阳止汗;白术,健脾利湿,表里同治。

【临床应用】

越婢汤及越婢加术汤多用于急性肾炎所引起的水肿,有较好的疗效。

越婢汤、防己黄芪汤为临床治疗肾小球肾炎的常用方剂:二者的相同点,证候方面都有恶风,脉浮,汗出;治疗药物都有生姜、甘草、大枣。不同点,证候方面,越婢汤主要表现一身悉肿,口渴,无大热;防己黄芪汤表现以身肿、身重为主;病机方面,越婢汤为风水夹热,防己黄芪汤是风水表虚;"汗出"、"恶风"的机制不同:越婢汤之"恶风"由于感受风邪;汗出是由于里热熏蒸所致,故先有恶风,后汗出,或恶风、汗出同时出现;防己黄芪汤之恶风是由于表虚汗出;汗出是由于卫气不固,故先有汗出,后恶风。治法方面,越婢汤治以发越水气,兼清里热;防己黄芪汤治以益气固表,利水除湿;治疗药物方面不同的是,越婢汤尚有麻黄、石膏,防己黄芪汤尚有防己、黄芪、白术。

(二) 皮水

【原文】

皮水为病,四肢肿,水气在皮肤中,四肢聂聂动[1]者,防己茯苓汤主之。(24条)

防己茯苓汤方:

防己三两　黄芪三两　桂枝三两　茯苓六两　甘草二两

上五味,以水六升,煮取二升,分温三服。

【词解】

[1] 四肢聂聂动:聂聂动,树叶被风微微吹动的样子,形容四肢水肿处的肌肉轻微跳动。

【释义】

本条论述皮水的证治。皮水病位主要在脾,脾主四肢,脾虚不运,水湿潴留四肢,故有四肢肿,水气阻遏,阳气欲伸,两相交争,则见肌肉轻微跳动。辨证要点　证候:皮水主证,即外证胕肿,按之没指,不恶风,兼四肢肿,四肢聂聂动;病机:脾虚不运,水流四肢,阳气失宣;治法:通阳化气,表里分消;方药:防己茯苓汤。方中防己、黄芪,走表祛湿;桂枝、茯苓,通阳化气行水,走里消水;甘草,调和诸药。

【临床应用】

防己茯苓汤临床用治水肿证属脾肾虚弱,气化不能者;妊娠子痫;冠心病合并心衰证属肺脾气虚,水气上犯;肾病综合征、尿毒症。另外有人用本方治疗膝关节慢性滑囊炎。

【病例分析】

秦伯未医案:某男,28岁。病浮肿1年,时轻时重,用过西药,也用过中药健脾、温肾、发汗、利尿法等,效果不明显。当会诊时,全身浮肿,腹大腰粗,小便短黄,脉象弦滑,舌质嫩红,苔薄白,没有脾肾阳虚的证候。进一步观察,腹大按之不坚,扣之不实,胸膈不闷,能食,食后不作胀,大便每天1次,很少矢气,说明水不在里而在肌表。因此考虑到《金匮要略》上所说的"风水"和"皮水",这两个证候都是水在肌表,但风水有外感风寒症状,皮水则否。所以不拟采用麻黄加术汤和越婢加术汤发汗,而用防己茯苓汤行气利尿。诚然,皮水也可用发汗法,但久病已经用过发汗,不宜再伤卫气。处方:汉防己、生黄芪、带皮茯苓各15克,桂枝6克,炙甘草3克,生姜2片,红枣3枚。用黄芪协助防己,桂枝协助茯苓,甘草、姜、枣调和营卫,一同走表,通阳气以行水,使之仍从小便排出。服2剂后,小便渐增,即以原方加减,约半个月症状完全消失。〔《谦斋医学讲稿》1964:132〕

秦老据患者"全身浮肿,腹大腰粗,小便短黄,腹大按之不坚,扣之不实,胸膈不闷,能食,食后不作胀"等证辨为水气在肌表而非在里,故选用防己茯苓汤行气利尿,这种辨证缜密的态度值得学习。

黄疸病

一、概说

黄疸病是以一身面目俱黄,小便黄为主证的病证。《说文解字》:"疸,黄病也。"《诸病源候论》曾将黄与疸分为二病。后世则统称黄疸。黄疸之名始于《内经》,《素问·平人气象论》曰:"溺黄赤安卧者,黄疸……目黄者曰黄疸。"在此篇中仲景将黄疸病按病因病机分为三疸,即谷疸、酒疸、女劳疸。论及黄疸病的主证为身黄、目黄、尿黄,三黄中尤以目黄为确定本病的重要依据。其病因病机,仲景提出"黄家所得,从湿得之",即湿热蕴结或寒湿郁结,郁于肝胆,胆汁逆行,渗入营血,外溢肌肤而发黄。女劳疸的病因与湿邪无关,而是由于房劳过度导致肾虚。仲景关于黄疸病的治疗原则,提出"诸病黄家,但利其小便",以通利小便为大法,如湿热黄疸即清热利湿,通利小便;寒湿黄疸即温中化湿,通利小便。

二、病证分析

(一)谷疸

【原文】

谷疸之为病,寒热不食,食即头眩,心胸不安,久久发黄,为谷疸。茵陈蒿汤主之。(13条)

茵陈蒿汤方:

茵陈蒿六两　栀子十四枚　大黄二两

上三味,以水一斗,先煮茵陈,减六升,内二味,煮取三升,去滓,分温三服。小便当利,尿如皂角汁状,色正赤。一宿腹减,黄从小便去也。

【释义】

本条论述湿热两盛谷疸的证治。病人恶寒发热,不是表证,是由于谷疸系胃热脾湿为病,湿热蕴结,营卫运行不利所致,故其发热特点为身热不扬;湿热蕴结脾胃,脾胃运化功能减弱,故不欲饮食;若勉强进食,食入不化,反能助湿生热,湿热不能下行,反而上冲,所以造成"食即头眩";心胸不安是由于湿热蕴结中焦,上乘心胸;久久发黄为郁蒸的过程;湿热蕴结,湿能困津,热能伤津,故便难。辨证要点　证候:发热,恶寒,不食,食即头眩,心胸不安,久久发黄,小便不利,腹满,大便难;病机:饮食不节,脾胃运化失常,湿热内蕴,熏蒸于外;治法:清热,利湿,退黄;方药:茵陈蒿汤。方中茵陈蒿,清热,利湿,退黄,为治疗湿邪黄疸的主药;栀子,清泄三焦之热,助小便通利;大黄,清阳明之热,泻下积滞。

【临床应用】

茵陈蒿汤是治疗湿热黄疸的主方,常用于急性黄疸型肝炎、亚急性黄色肝萎缩及重症肝炎,还用于治疗新生儿溶血症、母婴ABO血型不合性先兆流产、妊娠合并肝内胆汁淤积症、崩漏、血液透析患者皮肤瘙痒症、原发性肝癌栓塞化疗后发热、预防新生儿高胆红素血症、复发性口疮,证属湿热者,常可取得较好疗效。另外,此方亦常配入活血药,可以加速退黄,使肝肿大缩小。

应用本方时需注意,阴黄及湿重于热者忌用,孕妇慎用。本方具有清泄湿热之功,用于阳明瘀热之发黄,效果最佳,惟必须见腹满、二便不利、脉偏沉不浮。如热而不实者,可用栀子柏皮汤。本方虽然退黄效果迅速可靠,但终属苦寒之品,易于伤胃,故运用本方要中病即止,不可过剂,否则反使病情迁延难愈。

(二)酒疸

【原文】

酒黄疸,心中懊憹,或热痛,栀子大黄汤主之。(15条)

栀子大黄汤方:

栀子十四枚　大黄一两　枳实五枚　豉一升

上四味,以水六升,煮取二升,分温三服。

【释义】

本条论述酒疸热盛于湿的证治。酒疸的病机为湿热内蕴,上熏于心,故心中懊憹;若湿热阻滞,气机运行不畅,则心中热痛。辨证要点　证候:心中懊憹或热痛,面目身黄,小便不利,色黄赤,大便难;病机:嗜酒无度,湿热内蕴;治法:上下分消,清除湿热;方药:栀子大黄汤。方中栀子、豆豉,清除胃中郁热,除烦;枳实、大黄,清除胃肠积滞,使湿热之邪从下而解。

【临床应用】

本方与茵陈蒿汤同治湿热黄疸,且两方均用大黄、栀子,但病位、主证、方药功用却完全不同。病机方面:二方证相同之处为湿热内蕴,胆汁外溢。不同之处在于茵陈蒿汤证属湿热俱盛;栀子大黄汤证属里热较盛。主证方面:相同之处为都有目黄,身黄,尿黄。不同之处,茵陈蒿汤证寒热不食,食即头眩,心胸不安;栀子大黄汤证心中懊憹或热痛。治法方面:相同之处都用清热利湿除黄。不同之处为,茵陈蒿汤证清热泄湿并重;栀子大黄汤证偏于清泄里热兼以除烦。药物方面:都用清利湿热药。不同之处为,茵陈蒿汤包含清热、利湿、退黄的茵陈蒿;栀子大黄汤包含枳实、豆豉,能清除胃肠积滞,使湿热之邪从下而解。

本方主要用于治疗热重湿轻之肝胆疾患或心经郁热者。如急性黄疸型传染性肝炎以及其他黄疸病,也可用于无黄疸型肝炎。本方亦用于热扰胸膈兼有腑气不通的神经官能症,外用可治疗痛证、软组织损伤、关节扭伤等。

（三）女劳疸

【原文】

黄家日晡所发热,而反恶寒,此为女劳得之。膀胱急,少腹满,身尽黄,额上黑,足下热,因作黑疸。其腹胀如水状,大便必黑,时溏,此女劳之病,非水也。腹满者难治。硝石矾石散主之。(14条)

硝石矾石散方:

硝石　矾石(烧)等分

上二味,为散,以大麦粥汁和服方寸匕,日三服。病随大小便去,小便正黄,大便正黑,是候也。

【释义】

本条论述女劳疸兼有瘀血的证治。黄家,说明黄疸病程长;日晡所,傍晚,即下午三点至五点;反恶寒,说明不是湿热黄疸,因为湿热黄疸都有午后发热,但不恶寒。女劳疸原系阴虚火旺之证,一般可治以滋阴补肾之法。但如有膀胱急、少腹满、大便黑等证时,则用硝石矾石散治之。因阴虚生内热兼有瘀血,膀胱失于濡养,则膀胱急,少腹满;肾虚兼瘀血,血不能外荣,故身尽黄;额上黑,为女劳疸的特征性表现,是由虚热上熏而引起的。此处足下热与"酒疸"的"足下热"形成机制不同:此处为肾虚有热;酒疸为湿热下注;"因作黑疸"为女劳疸日久不愈,则变为黑疸。腹胀如水状,好像水气病一样,言外之意需与水气病鉴别:水气病除胀满外应有身肿,小便不利,而此证为小便自利;由于瘀血偏渗于大肠,故有大便必黑,时溏;腹满者难治,此为脾肾两败,加之瘀血,正虚邪实,故难治。辨证要点　证候:黄家日晡所发热,反恶寒;膀胱急,少腹满;身尽黄;额上黑;腹胀如水状;大便必黑,时溏;病机:房劳过度,肾精亏虚,阴虚内热,兼有瘀血;治法:滋阴补肾,清热消瘀;方药:女劳疸兼有瘀血用硝石矾石散。硝石,又名"火硝",为苦寒之品,能入血分,消坚散积;矾石,临床多用"皂矾",为酸寒之品,能消痰、祛湿、解毒。石类药易伤胃,故服法中提到"以大麦粥汁和服",大麦粥,宽胸,益脾,和胃。

【临床应用】

本方临床应用不限于女劳疸,对急性黄疸性肝炎、胆结石等均有良效。因为"瘀热以行"是黄疸病的主要病机,故凡黄疸病都应考虑运用活血化瘀之法。故关幼波说:"治黄必活血,血行黄易却。"本证临床还可有面色青紫黯滞,胁下癥积痞块,皮肤有蛛纹丝缕,舌青紫或有瘀斑等证候。实验证明本法可加速黄疸消退,促进肿大之肝脾回缩,促进肝细胞再生,具有重要临床价值。

吐血衄血下血病

一、概说

吐血、衄血、下血同属血证范围,指血不循经,自九窍排出体外,或渗溢于肌肤。由于出血部位和发病机制不同,故证有寒热虚实之分,治有温凉补泻之别。

二、病证分析

(一)虚寒吐血

【原文】

吐血不止者,柏叶汤主之。(14条)

柏叶汤方:

柏叶　干姜各三两　艾三把

上三味,以水五升,取马通汁一升,合煮取一升,分温再服。

【释义】

本条论述虚寒性吐血的证治。吐血不止,一方面说明病程长,持久不愈,血量时多时少;另一方面说明病性为虚寒性,中焦虚寒,气不摄血。辨证要点　证候:吐血不止,时多时少,面色㿠白或萎黄,腹部喜温喜按,四肢不温,精神不振,脉虚缓或微弱或迟缓;病机:中气虚寒,气不摄血,血不归经;治法:温中止血,引血归经;方药:柏叶汤。柏叶,为清降之品,折其逆上之势,达到收敛止血目的,为君药;艾叶,温经止血,干姜,温中散寒,共为臣药;马通汁,即马粪汁,新鲜直接用或干燥用水泡,为微温之品,止血散瘀,引浊下行。

【临床应用】

柏叶汤为虚寒性出血常用方剂,临床应用并不限于吐血,对衄血、咳血或下血等均可使用。本方临床上可用于上消化道出血、胃溃疡、十二指肠溃疡、肝硬化、食管静脉曲张出血、肺结核出血、血小板减少性紫癜等属中气虚寒失于统摄者。马通汁临床可用童便(童尿)代替;若欲止血作用更强,可将柏叶、艾叶炒炭。

(二)热盛吐衄

【原文】

心气不足,吐血,衄血,泻心汤主之。(17条)

泻心汤方:亦治霍乱,大黄二两　黄连　黄芩各一两

上三味,以水三升,煮取一升,顿服之。

【释义】

本条论述热盛吐血、衄血的证治。心气不足,注家有几种不同的解释:①尤在泾认为心的阴气不足,阴不足,阳独盛,阴虚火旺,迫血妄行;②《备急千金要方》认为心气不定,推测为传写之误;应为病人心烦不安,心悸亢进,为实热之邪;③《医宗金鉴》将心气不定改为心气有余,气有余便是火。第二种说法更恰当。心藏神,主血脉,邪热内炽,扰乱心神于内,迫血妄行于上,故见心烦不安,吐血、衄血。辨证要点　证候:吐血或衄血,血色鲜红,病势急,面赤,心烦不安,口干或口渴,大便秘结,舌质红,脉数有力或弦数有力;病机:心火亢盛,扰乱心神于内,迫血妄行于上;治法:清热泻火;方药:泻心汤。黄连,入心;黄芩,泻上焦火;大黄,泻阳明火,三药均为苦寒之品,泻火止血,火降则血自止,为釜底抽薪,治本之法。

【临床应用】

泻心汤与柏叶汤临床虽均治吐血,但有寒温之别,柏叶汤针对的是虚寒证,主证见吐血色

淡,面色苍白,精神委靡,兼见舌淡而润,脉弱无力,是由于中气虚寒,气不摄血所致,治宜温中止血;泻心汤针对实热证,主证见吐血鲜红,面赤气粗,烦渴便秘,兼见舌红苔黄,脉数有力,是由于心火亢盛、迫血妄行所致,治宜泄热凉血。

泻心汤是治疗三焦热盛的常用方。本方对血热妄行的吐血、衄血、便血、尿血等多种出血,有较好的疗效。对上消化道出血其效尤佳。本方还广泛用于火热所致的急性扁桃体炎、尿毒症、紫癜、黄疸型肝炎、急性胆囊炎、胆石症、口腔炎等多种疾病。

(三)虚寒便血

【原文】

下血,先便后血,此远血[1]也,黄土汤主之。(15条)

黄土汤方:

甘草　干地黄　白术　附子(炮)　阿胶　黄芩各三两　灶中黄土半斤

上七味,以水八升,煮取三升,分温二服。

【词解】

[1] 远血:指先大便,便后下血,因出血部位距离肛门较远,位于小肠以上如食管、胃、十二指肠等。

【释义】

本条论述虚寒性便血的证治。血从下窍而出,谓之下血。《素问·阴阳别论》称之为"结阴",后世称之为便血。大便在先,出血在后,因其血多来自直肠以上,离肛门较远,故称为远血。乃多因中气虚寒,脾失统摄之权,则血渗于下,从大便而出。辨证要点　证候:先便后血,下血量多,血色紫黯,腹部微痛,便溏,面色无华,手足不温,神疲懒言,舌淡脉细;病机:脾气虚寒,不能统摄血液,血不归经;治法:温阳健脾,坚阴止血;方药:黄土汤。灶心黄土,能够温脾、涩肠止血,为君药;附子、白术,温经健脾以摄血;地黄、阿胶,滋阴养血以止血,为臣药;黄芩,此方中惟一的苦寒之品,有坚阴作用,因方中大量辛温之品,易耗血动血,故反佐之。甘草,甘缓以和中。

【临床应用】

在临床上凡是中焦虚寒各种血证均可用此方。

(四)湿热便血

【原文】

下血,先血后便,此近血[1]也,赤小豆当归散主之。(16条)

赤小豆当归散方:

赤小豆三升(浸,令芽出,曝干)　当归

上二味,杵为散,浆水服方寸匕,日三服。

【词解】

[1] 近血:指先下血后大便,因出血部位距离肛门较近,如大肠以下,直肠、肛门等,后世也称为肠风下血或脏毒。

【释义】

本条论述湿热便血的证治。便血,出血在先,大便在后,出血部位多离肛门较近,故称之为近血。近血的形成,是因湿热蕴结于大肠,损伤脉络所致。辨证要点　证候:先下血后大便,血量不多,血色鲜红(若湿热重则兼有脓血),腹痛,大便不畅,舌苔黄腻,脉数或滑数;病机:湿热蕴结于大肠,灼伤阴络,迫血下行;治法:清热利湿,活血化瘀;方药:赤小豆当归散。方中赤小豆,清热利湿,活血解毒;当归,养血活血。服法:浆水调服。

【临床应用】

本方与黄土汤均治便血,但有虚实寒热之分,本方所治之近血,属大肠湿热灼伤阴络;而黄土汤所治之远血则为脾气虚寒失于统摄所致。黄土汤所治病证为远血,以先便后血,量多色黑为主证,兼证为腹冷痛,面苍白,便溏,舌淡润,脉弱而迟,病机为脾气虚寒,统摄无权,治以温脾摄血;赤小豆当归散所治病证为近血,以先血后便,量少鲜红为主证,兼证为神不衰,面如常,便秘,苔黄腻,脉滑而数,病机为湿热郁结,灼伤血络,治以清热利湿,活血化瘀。

【病例分析】

蒲辅周医案:段某,男,38岁,干部,1960年10月1日初诊。旧有胃溃疡病,并有胃出血史。前20日大便检查隐血阳性,近因过度疲劳,加之外出逢大雨受冷,饮葡萄酒一杯后,突然发生吐血不止,精神委靡,急送某医院检查为胃出血,经住院治疗2日,大口吐血仍不止,恐导致胃穿孔,决定立即施行手术,迟则将失去手术机会,而患者家属不同意,半夜后请蒲老处一方止血。蒲老曰:吐血已两昼夜,若未穿孔,尚可以服药止之。询其原因由受寒饮酒致血上溢,未可以凉药止血,宜用《金匮要略》侧柏叶汤,温通胃阳,消瘀止血。处方:侧柏叶9克,炮干姜6克,艾叶6克。浓煎取汁,兑童便60毫升,频频服之。次晨往诊,吐血渐止,脉沉细涩,舌质淡,无苔,原方再进,加西洋参12克益气摄血,三七(研末吞)6克,止血消瘀,频频服之。次日复诊,血止,神安欲寐,知饥思食,并转矢气,脉两寸微,关尺沉弱,舌质淡无苔,此乃气弱血虚之象,但在大失血后,脉证相符为吉,治宜温运脾阳,并养营血,佐以消瘀。主以理中汤,加归芍补血,佐以三七消瘀。服后微有头晕耳鸣,脉细数,此为虚热上冲所致,于前方内加入地骨皮6克,藕节9克,浓煎取汁,仍兑童便60毫升续服。再诊:诸证悉平,脉亦缓和,纳谷增加,但转矢气而无大便,继宜益气补血,养阴润燥兼消瘀之剂。处方:白人参9克,柏子仁6克,肉苁蓉12克,火麻仁12克(打),甜当归6克,藕节15克,新会皮3克,山楂肉3克,浓煎取汁,清阿胶12克(烊化)和童便60毫升加入,分四次温服。服后宿粪渐下,食眠俱佳,大便检查隐血阴性,嘱其停药,以饮食调养,逐渐恢复健康。[《蒲辅周医案》1975:43]

患者胃出血系因寒饮酒所致,故用温中止血之柏叶汤,待血稍止即加西洋参、三七以益气摄血、止血消瘀。病情稳定后进理中汤温运脾阳而养营血。虚热上冲导致头晕耳鸣,脉细数,故于前方加地骨皮、藕节以清虚热。待诸症悉平,脉亦缓和,纳谷增加,但无大便,因此继续以益气补血,养阴润燥兼消瘀之剂治之。

妇人病

一、妊娠腹痛

(一)概说

腹痛是妊娠期间常见的病证,导致妊娠腹痛的原因较多,由于原因不同,治法也不同。《金匮》所论有三种情况,一是妊娠阳虚寒盛腹痛,因少阴阳衰,阴寒内盛;二是妊娠肝脾不和所致腹痛;三是冲任虚寒腹痛。临床上应分别论治。

(二)病证分析

1. 阳虚寒盛

【原文】

妇人怀娠六七月,脉弦发热,其胎愈胀[1],腹痛恶寒者,少腹如扇[2],所以然者,子脏[3]开故也,当以附子汤温其脏。方未见。(3条)

【词解】

[1] 其胎愈胀:妊娠后期常常腹胀,所以叫"胎胀","其胎愈胀"指腹胀加重之意。

[2] 少腹如扇:形容少腹有冷如风吹的感觉。

[3] 子脏:即子宫。

【释义】

本条论述妊娠阳虚寒盛腹痛证治。妊娠六七个月,胎儿已长大成形,忽然出现脉弦发热,腹痛恶寒,并自觉胎更胀大,少腹作冷,如有被扇之状,此阳虚不能温煦胞宫,子脏不能司闭藏之职所致。阳虚阴寒之气内盛,寒凝气滞,故自觉胎胀,弦脉主寒、主痛,与妊娠腹痛主症相符;发热非外感,而是虚阳外浮之象,是为假热,所以"当以附子汤温其脏",以奏温阳散寒、暖宫安胎之功。辨证要点:症见妇人怀娠六七月,脉弦发热,其胎愈胀,腹痛恶寒,少腹如扇。病因病机:阳虚寒盛。治法:温阳祛寒。方药:附子汤,附子虽有堕胎之弊,但本证命门火衰,阴寒内盛,仲景用以扶阳散寒是去病安胎的方法。仲景本《内经》"有故无殒"之旨而用之,故能无殒。故《张氏医通》云:"世人皆以附子堕胎为百药长,仲景独用以为安胎圣药,非神而明之,莫敢轻试也。"本条方虽未见,但后世医家多主张用《伤寒论》附子汤(炮附子二枚,大茯苓、芍药各三两,白术四两,人参二两)。方中用炮附子温肾暖宫祛寒以扶先天之阳,配合党参,以培后天之本,并增先天扶阳之力,如此先后天均得扶培,白术、茯苓甘温益气,淡渗利水,既能健运中焦,又能运脾燥湿,补脾安胎;芍药其一制附子温燥而谨防伤阴;其二为缓急止痛,则寒饮散,阳气复,腹痛自止;其三助苓、术以利湿。

【临床应用】

现代运用附子汤治疗其他疾病的临证依据是对于确属阳虚阴盛的妊娠腹痛、子肿、胎水、先兆流产、习惯性流产、早产等病证,均可用本方。亦可将本方重剂煎汤,温洗或热敷腹部。

妊娠期用附子应注意因附子被后世医家列为妊娠忌药,这是因为附子辛热有毒,有耗津液、损胎元之可能。所以妊娠期用附子应注意的一是确属阳虚阴盛的腹痛才能用;二是最好与扶正安胎的人参(或党参)、白术等配伍应用,以减少耗津液、损胎元之弊。

2. 肝脾失调

【原文】

妇人怀妊,腹中疞[1]痛。当归芍药散主之。(5条)

当归芍药散方:

当归三两 芍药一斤 川芎半斤,一作三两 茯苓四两 白术四两 泽泻半斤

上六味,杵为散,取方寸匕,酒和,日三服。

【词解】

[1] 疠:读"绞"(jiao)或"鸠"时,指腹中急痛;读"朽"时,指绵绵作痛,本条即腹中拘急,绵绵作痛。

【释义】

本条论述妊娠肝脾不和所致腹痛的治法。导致妊娠腹痛的原因较多,但本证腹痛是由于肝郁脾虚,气机不畅,血气不行,血源不足,胞宫失养所致。脾虚运化失职,湿停于内可见小便不利,足跗浮肿;肝虚气郁则血滞,脾虚气弱则湿生,故用当归芍药散养血疏肝,健脾利湿。辨证要点:腹痛绵绵,饮食不思,急躁易怒,足跗浮肿,小便不利。病因病机:肝脾失调,血水阻滞。治法:调和肝脾,化瘀利水。方药:当归芍药散,方中重用芍药养血柔肝,缓急止痛,佐以归、芎调肝和血,更配以茯苓、白术、泽泻健脾利湿,使血足而气调达,脾运健而湿邪除,肝脾调和则诸症自愈。

【临床应用】

《水气病篇》提出妇人病水有血分、水分之不同,本病病机为血与水阻滞所致,临床中由血水阻滞而致疾病多见,故仲景创化瘀利水法,当归芍药散为其代表方,血分、水分病篇中未出方药,当归芍药散养血活血,利水健脾,既调经又利水,血水同治,可选用。

当归芍药散证与附子汤证虽同样见有腹痛,但病机不同,治法、选方自应不同,附子汤证为阳虚失煦,治以温阳散寒;本证为肝郁脾湿,治以舒肝和血、健脾利湿,体现了仲景同病异治的治则。

临床中本方广泛用于妇科疾病如胎位不正、先兆流产、功能性子宫出血;内科疾病如心绞痛等;五官科疾病如过敏性鼻炎等;外科疾病如慢性阑尾炎等病证,但其病机都与肝脾失调、气郁血滞湿阻有关。

当归芍药散的特点是肝脾两调,血水同治;当归芍药散治妊娠病时,应注意方中川芎的用量,因其为血中气药,辛温走窜,量宜小。本方临证时可加减应用。

3. 冲任虚寒

【原文】

师曰:妇人有漏下者,有半产后因续下血都不绝者,有妊娠下血者,假令妊娠腹中痛,为胞阻,胶艾汤主之。(4条)

芎归胶艾汤方:一方加干姜一两。胡氏治妇人胞动,无干姜。

川芎　阿胶　甘草各二两　艾叶　当归各三两　芍药四两　干地黄六两

上七味,以水五升,清酒三升,合煮取三升,去滓,内胶,令消尽,温服一升,日三服。不差,更作。

【释义】

本条论述冲任虚寒所致妇人三种下血的证治。辨证要点:妇人下血之证,常见以下三种病情:一为经水淋漓不断的漏下;二为半产后的下血不止;三为妊娠胞阻下血,又称胞漏。病因病机:妇人此三种下血,病因虽有不同,而其病机均属冲任脉虚,阴气不能内守之故。治法:调补冲任,固经养血。方药:胶艾汤,胶艾汤由四物汤加阿胶、艾叶、甘草组成,四物汤养血和血;阿胶养血止血;艾叶温经暖宫止血,二药合用调经安胎,为治崩漏之要药,甘草调和诸药,清酒以行药力,诸药合用,既和血止血,又暖宫调经,亦治腹痛、安胎。实为妇科中之要方。

【临床应用】

本方常用以治疗辨证属冲任虚损、血虚有寒的崩漏、胞阻或胎动不安,包括功能性子宫出血、先兆流产、习惯性流产等所致的出血不止;临床上应随证化裁,但若血分有热,或由癥瘕为患,以致漏下不止者,本方宜慎用。本方治疗宫外孕亦效,宫外孕前期用胶艾汤加党参、黄芪、仙鹤草、三七、贯众炭、乌梅等,后期用本方如丹参、鳖甲、乳香、三棱、莪术等药,取得较好疗效。

妊娠腹痛共介绍三个方证,其中附子汤证见妊娠六七个月,胎儿已长大成形,忽然出现脉弦发热,腹痛恶寒,少腹发凉,如有被扇之状,显著的胎胀欲坠感,此阳虚不能温煦胞宫,子脏不能司闭藏之职所致,阳虚阴寒之气内盛,寒凝气滞,故自觉胎胀,弦脉主寒、主痛,与妊娠腹痛主症相符;发热非外感,而是虚阳外浮之象,是为假热,所以"当以附子汤温其脏",以奏温阳散寒、暖宫安胎之功。附子虽有堕胎之弊,仲景用以扶阳散寒是去病安胎的方法。仲景本《内经》"有故无殒"之旨而用之,故能无殒。其中胶艾汤证因冲任虚寒失于温煦,证见妊娠腹痛伴有下血淋漓不止,治用胶艾汤温经暖宫。其中当归芍药散证因肝郁脾虚,气机不畅,血气不行,血源不足,胞宫失养所致。证见腹中拘急,绵绵作痛,小便不利,足跗浮肿;肝虚气郁则血滞,脾虚气弱则湿生,故用当归芍药散养血疏肝,健脾利湿。

二、产后腹痛

(一)概说

妇人产后病的特点在病因上,仲景提出了产后"多虚多瘀",由于产后耗血伤气,因而气血亏虚,腠理不固,易感受外邪并引起产后疾患,尤为产后腹痛更为常见,此为本篇的重点内容。

对于产后病的治法,仲景既强调必须注意照顾产后亡血伤津,气血俱虚的特点,同时也应根据临床证候,具体分析,随证施治,当汗则汗,当下则下,当补则补,不可拘泥。

(二)病证分析

1. 血虚里寒

【原文】

产后腹中㽲痛,当归生姜羊肉汤主之;并治腹中寒疝,虚劳不足。(4条)

当归生姜羊肉汤方:见寒疝中。

【释义】

本条主要论述产后血虚里寒的腹痛证治。产后血虚,寒动于中,经脉失其温煦濡养,故腹中拘急绵绵作痛,因其证为虚寒故喜温喜按,治用当归生姜羊肉汤补虚养血,散寒止痛,即所谓"精不足者,补之以味"。辨证要点:证见腹痛绵绵,喜温喜按。病因病机:血虚里寒。治法:为养血散寒止痛。方药:当归生姜羊肉汤,方中羊肉为血肉有情之品,补虚温中止痛,得当归主活血使血中之滞通;得生姜主利气使气中之滞通。当归养血补虚,生姜温中散寒。

【临床应用】

本方不仅可治产后血虚里寒的腹痛,也可主治血虚而寒的寒疝和虚劳腹痛。妊娠病与产后病均可有腹中疼痛一症,但二者病机迥异,故用不同的方药治疗。妊娠病是因肝脾不和,血郁湿滞而成,故用当归芍药散养血疏肝,健脾利湿;此为产后血虚内寒,血运迟滞所致,故用当归生姜羊肉汤补虚养血,散寒止痛。

临床上当归生姜羊肉汤常用于治疗产后少腹绞痛、闭经、低血压性眩晕、白细胞减少症、胃痛等证属血虚里寒者。还可治疗痛经、月经后期量少、不孕症及消化不良等病,病机属于血虚里寒者。

2. 气血郁滞

【原文】

产后腹痛,烦满不得卧,枳实芍药散主之。(5条)

枳实芍药散方:枳实(烧令黑、勿太过) 芍药等份。

上二味,杵为散,服方寸匕,日三服。并主痈脓,此麦粥下之。

【释义】

本条主要论述了产后气血郁滞成实的腹痛证治。条文中"烦满"是辨证关键。《医宗金鉴》说:"产后腹痛,不烦不满,里虚也;今腹痛烦满不得卧,里实也。"可知烦满既是判断虚实的依据,又是不得卧的原因。气机壅滞则胀满,气郁化热则心烦,此病由产后恶露不尽,瘀血内停,气血郁滞而成。故治用枳实芍药散行气和血止痛。辨证要点:证见腹痛烦满不得卧。病因病机:由产后气血郁滞而成。治法:活血行气止痛。方药:枳实芍药散,方中枳实行气散结,炒黑入血分能行血分之滞;芍药和血止痛;大麦粥和胃安中。诸药配伍,使气血宣通,则腹痛烦闷诸症自除。

【临床应用】

本方因能行血中之滞,故亦主痈脓,据唐宗海解:"并主痈脓者,脓乃血所化,此能行血中之滞故也。"条文中的"满"其说有二,一认为是胸胁满;二认为是腹满,如《金匮要略诠解》说:"产后气滞血瘀,气血不畅,故而腹痛,腹满,心烦不得卧。"以后说较妥。

枳实芍药散治疗气血郁滞的胃痛、腹痛、胃下垂、子宫脱垂、痛经、产后腹痛等病证。有报道用枳实芍药散治血虚气滞之产后腹痛,通过配伍用药,还可扩大其适用范围。如病位在上而胸胁痛者,配柴胡、郁金、当归、川芎;病位在中而脘痛者,配木香、砂仁、延胡索、丹参;病位在下而腹痛者,配小茴香、乌药、牛膝、红花。另外,本方取枳实与白芍的用量1:6,即枳实一日量为5~10克,白芍30~60克,再配以郁金、山萸肉,治疗肝郁气滞,见苔少或苔薄的经前乳胀者,疗效较好。对经后脘胁痛,属血虚者,宜用枳实白芍药散配归身、熟地、甘草、延胡索;若属气血瘀滞者,则用枳实赤芍药配丹参饮、金铃子散。

3. 瘀血内结

【原文】

师曰:产妇腹痛,法当以枳实芍药散,假令不愈者,此为腹中有干血著脐下也,宜下瘀血汤主之;亦主经水不利。(6条)

下瘀血汤方:大黄二两 桃仁二十枚 䗪虫二十枚(熬、去足)

上三味末之,炼蜜和为四丸,以酒一升,煎一丸,取八合顿服之,新血下如豚肝。

【释义】

本条主要论述产后瘀血内结腹痛的证治。本条的产后腹痛,如属气血郁滞的,法当用枳实芍药散行气和血;今服枳实芍药散而腹痛仍不愈,这是因为干血着于脐下,其证多见产后恶露不下,少腹刺痛拒按,痛处固定不移,舌紫黯,有瘀斑、瘀点,当用下瘀血汤破血逐瘀。辨证要点:症见腹中刺痛拒按,固定不移,舌紫黯,有瘀斑、瘀点。病因病机:属瘀血内阻者。治法:破血逐瘀。方药:下瘀血汤,方中大黄荡逐瘀血,桃仁活血化瘀。䗪虫逐瘀破结,三味相合,破血之力颇猛。用蜜为丸,是缓其性而不使骤发,酒煎是取其引入血分。意在运行药势,以达病所。顿服之,使其一鼓荡平,祛邪务尽。如因瘀血内结而致经水不利,亦可用本方治疗,服药后如见新血下如豚肝,即为瘀血下行之征。尤怡指出:"腹痛服枳实芍药而不愈者,以有瘀血在脐下,着而不去,是非攻坚破积之剂不能除矣。大黄、桃仁、䗪虫下血之力颇猛,用蜜丸者,缓其性不使骤发,恐伤上二焦也;酒煎顿服者,补下治下制以急,且去疾惟恐不及也。"

【临床应用】

以上所述治腹痛三方,因其病机不同,故治有寒热虚实之不同,临床诊治腹痛,须辨证施治,如血虚而寒所致腹痛,多腹中拘急,绵绵作痛,且喜温喜按,畏寒怕冷,治用当归生姜羊肉汤;如气血郁滞所致的腹痛,多为胀痛,且痛连脘腹,烦满不安,治用枳实芍药散;如瘀血内结所致腹痛,多为少腹刺痛,固定不移,拒按,按之有硬块,舌质青紫或有瘀斑、瘀点,方用下瘀血汤。

下瘀血汤常用于治疗盆腔炎、倒经、产后腹痛、中风、静脉栓塞、精神病、产后恶露不下、闭经、宫外孕等属瘀血者。本方作为活血化瘀的基础方,适当加减还可治疗多种与瘀血有关的病证,如慢性肝炎、肝硬化、跌打损伤、肠粘连等。

4. 瘀阻兼里实

【原文】

产后七八日,无太阳证,少腹坚痛,此恶露不尽;不大便,烦躁发热,切脉微实,再倍发热,日晡时烦躁者,不食,食则谵语,至夜即愈,宜大承气汤主之。热在里,结在膀胱也。方见痉病中。(7 条)

【释义】

本条主要论述产后瘀阻兼阳明里实的证治。产后七八日,无太阳表证,但见少腹坚硬疼痛而又不大便,发热烦躁,不食,食则谵语,脉微实等症,此乃恶露排出不畅,瘀血内阻,胞宫与阳明里热相兼所致的不大便,烦躁发热。切脉微实,乃是实热结于胃肠之象,因阳明旺于申酉,故其证于日晡时烦躁发热更为严重;又因阳明胃实,故病不能食;食入更助胃中邪热,胃络通心,胃热盛则上扰神明而作谵语。入夜阴气来复,阳明气衰,邪热减轻,所以谵语得止。本证病情急重而又复杂,故仲景特在文末用"热在里,结在膀胱也"一句,总结说明本证的病机不但是血结于下,而且热聚于中,即由瘀血内阻胞宫而实热结于胃肠所致。故治疗宜用大承气汤,是因本证虽是瘀阻与里热相兼,但以里热证为急、为重,若但治其血结则瘀血未必能去,而阳明实热不能急除,使病情加剧,然用大承气不仅可泄热通便,治阳明实热,亦可使瘀血随热去便通而下,从而收一攻两得之效。辨证要点:症见少腹坚痛而又不大便,烦躁发热日晡剧,便秘不食,食则谵语,脉微实等。病因病机:乃恶露排出不畅,瘀血内阻,胞宫与阳明里热相兼所致。先用大承气汤泄热通便以救其急,亦可使瘀血随热去便通而下,从而收一攻两得之效。如瘀血不去可再用下瘀血汤等治之。如果瘀血不去,少腹坚痛仍在者,可再用破血通瘀之剂如下瘀血汤,以去其瘀血。

【临床应用】

本方酌加清热解毒之品治疗肠梗阻疗效确实,还有报道以本方加减治破伤风、颅脑损伤及狂躁症也有效,临床应用时可参考。

三、杂病腹痛

(一)概说

妇人杂病之病因不外乎虚、积冷、结气。病证有热入血室、经水不利、漏下、带下、转胞、腹痛、情志病及前后阴疾患等。其中杂病腹痛尤为常见,杂病腹痛指月经期间或月经前后腹部疼痛的病证。治则有审阴阳、分虚实、行针药之别;治法丰富多彩,有内治法,也有外治法,内治法中有汤、散、丸、酒、膏等剂型;外治法中有针刺、洗剂、坐药、润导剂等,为后世妇科杂病辨证论治奠定了良好基础。

(二)病证分析

1. 风血相搏

【原文】

妇人六十二种风,及腹中血气刺痛,红蓝花酒主之。(16条)

红蓝花酒方:疑非仲景方。

红蓝花一两

上一味,以酒一大升,煎减半,顿服一半,未止再服。

【释义】

本条主要论述妇人腹中血气刺痛的治法。本条所论妇人六十二种风,泛指一切风邪病毒。妇人经产之后,风邪最易乘虚侵入腹中,与血气相搏,致使血滞不行,故腹中刺痛多在少腹部位。治用红蓝花酒活血行瘀,利气止痛。辨证要点:症见腹中血气刺痛。病因病机:风血相搏者。治法:活血理气止痛。方药:红蓝花酒,方中红蓝花即红花,辛温活血,祛瘀止痛,酒性辛热,能散寒行血助药势,两药相伍使气血流畅,瘀阻得除,通则不痛。

【临床应用】

本方只适宜风寒与血气相搏所致腹中刺痛,若阴虚有热者不宜使用。红蓝花酒方的病机关键是血瘀,故用血药而不用风药,取"治风先治血,血行风自灭"之意。后世用酒剂,泡酒服,或用红花酒浸后再煎,皆从本方和《金匮》书中之酒剂发展而来的。红蓝花酒临床上可用治瘀血内阻伴有寒象的痛经,也可治疗瘀血内停的产后腹痛以及恶露不尽,本方还常用治胎死腹中、胎衣不下、产后恶露不尽、产后腹痛、痛经、冠心病、心绞痛、急慢性肌肉劳损、压疮、荨麻疹、血栓闭塞性脉管炎等属于瘀血内阻者。

2. 肝脾失调

【原文】

妇人腹中诸疾痛,当归芍药散主之。(17条)

当归芍药散方:见前妊娠中。

【释义】

本条主要论述妇人腹中诸痛的治法。妇人腹痛的原因颇多,但肝脾失调,气滞血凝为多见。本条之腹痛,为肝虚血滞,脾虚湿阻,肝脾失调所致,以方测证还应有小便不利、腹微胀满、四肢头面微肿、带下清稀等。故治用当归芍药散。辨证要点:证见腹中诸疾痛,跗肿、小便不利、带下清稀等。病因病机：属肝脾不调，内有湿停者。治法：调肝脾、理气血、利水湿。方药：当归芍药散，使肝脾和，气血调，水湿去，则痛自已。方中当归、芍药、川芎养血疏肝；白术、茯苓、泽泻健脾利湿。本方调肝脾、理气血、利水湿，使肝脾和，气血调，水湿去，则痛自已。

【临床应用】

当归芍药散原文的"诸疾痛"应灵活理解。一方面妇人腹中痛大多为气血不和，肝脾不调，故本方可治许多种腹痛，临床上治疗妇人腹痛，多按此方随证化裁，效果较佳，可见"诸"字用意之深；另一方面并非各种腹痛都治，只限于肝脾不和、湿停血滞之证。妇人腹痛，多与气血失和有关，其病机有偏气、偏血和寒热虚实的不同，故治法各异。

本方广泛用于妇科疾病如胎位不正、先兆流产、功能性子宫出血、妇人前阴出血、慢性盆腔炎、特发性浮肿、痛经、不孕、妊娠高血压综合征、妊娠贫血、妊娠坐骨神经痛、子宫肿瘤、更年期综合征、羊水过多等，也常用治杂病、经期、妊娠、产后等腹痛，但其病机都与肝脾失调，气郁血滞湿阻有关。

3. 脾胃虚寒

【原文】

妇人腹中痛，小建中汤主之。（18 条）

小建中汤方：见前虚劳中。

【释义】

本条主要论述妇人脾胃阳虚里急腹痛的治法。本条所论妇人腹痛，是由于中焦脾胃虚寒，气血俱虚，脏腑经脉失于温煦濡养所致，症见腹痛喜按，心悸虚烦，面色无华，神疲纳少，大便溏薄，舌质淡红，脉细涩或沉弦或虚弦等。用小建中汤，意在建中培土，补气生血，使脾胃健运，气血流畅，则腹痛自已。辨证要点：症见腹痛喜按，心悸虚烦，面色无华，神疲纳少，大便溏薄，舌质淡红，脉细涩等。病因病机：由于中焦脾胃虚寒所致者。治法：建中培土，补气生血。方药：小建中汤，使脾胃健运，气血流畅，则腹痛自已。

【临床应用】

本书小建中汤凡见三次。第一次见于《虚劳病篇》，治疗阴阳两虚、脾胃阳虚之虚劳；第二次见于《黄疸病篇》，治疗血虚萎黄；第三次见于本篇，治疗妇人杂病虚寒腹痛。病虽不同，但脾胃虚寒，阴阳失调之病机相同，故均可用本方，甘温建中，化气调阴阳，体现了仲景异病同治的治则。上所述治腹痛三方，因其病机不同，治法、选方用药都不同，临床上应分别论治。

脾胃虚寒，腹中痛者，用小建中汤温中散寒，缓急止痛。可见，妇人腹痛的治疗，仍当审证求因，审因论治。临床用于痛经、产后腹痛属脾胃虚寒者。

四、妇人情志病

（一）梅核气

【原文】

妇人咽中如有炙脔，半夏厚朴汤主之。（5 条）

半夏厚朴汤方：千金作胸满心下坚，咽中帖帖，如有炙肉，吐之不出，吞之不下。

半夏一升　厚朴三两　茯苓四两　生姜五两　干苏叶二两。

上五味，以水七升，煮取四升，分温四服，日三夜一服。

【释义】

本条主要论述咽中痰凝气滞的证治。辨证要点：妇人自觉咽中如有异物感，咯之不出，吞之不下，但于饮食无碍，后世俗称"梅核气"。本病的病因病机：多由七情郁结，气机不畅，气滞痰凝，上逆于咽喉所致。治法：开结化痰，顺气降逆。方药：半夏厚朴汤。方中半夏、厚朴、生姜辛以散结，苦以降逆；佐以茯苓利饮化痰；苏叶芳香宣气解郁，合而用之使气顺痰消，则咽中炙脔之感可除。吴谦指出："咽中如有炙脔，谓咽中有痰涎，如同炙肉，咯之不出，咽之不下者，即今之梅核气病也。此病得于七情郁气，凝涎而生。"尤怡谓："此凝痰结气，阻塞咽嗌之间，《千金》所谓咽中帖帖，如有炙肉，吞不下，吐不出者是也。"概括本证病因病机，颇为精当。

【临床应用】

临床上梅核气亦可见于男性患者，常伴有精神抑郁、胸闷叹息等肝郁气滞见症，故多以本方酌加舒肝理气之品，或伍以咸味化痰之药，有助于提高疗效。半夏厚朴汤方中药性偏温，所以对痰气互结而无热者较为适宜。本方可用于梅核气、神经官能症、慢性咽喉炎、慢性支气管炎、支气管哮喘、颈淋巴结结核、急性胃炎、眩晕、闭经、精神病、咳喘、脘痛、呕吐及胸痹等病属于痰凝气滞者。临床上本病患者常精神抑郁，并伴有胸闷、喜叹息等肝郁气滞之症，可合逍遥散加减使用，或加入香附、陈皮、郁金等理气之品；也可加入化痰药，如瓜蒌仁、杏仁、海浮石等以提高疗效。

（二）脏躁

【原文】

妇人脏躁，喜悲伤欲哭，象如神灵所作，数欠伸，甘麦大枣汤主之。（6条）

甘麦大枣汤方：

甘麦三两　小麦一升　大枣十枚

上三味，以水六升，煮取三升，温分三服。亦补脾气。

【释义】

本条主要论述脏躁的证治。本条所论脏躁多由素体阴虚，情志不舒或思虑过多，肝郁化火，伤阴耗液，肝木乘及脾土致心脾两虚所致。一般表现有精神失常，无故悲伤欲哭，频作欠伸，神疲乏力，失眠，心烦，易怒，便秘，舌红，少苔，脉弦细等。治用甘麦大枣汤补益心脾，安神宁心。辨证要点：一般表现有精神失常，无故悲伤欲哭，频作欠伸，神疲乏力等症。病因病机：多由情志不舒或思虑过多，肝郁化火，伤阴耗液，心脾两虚所致。治法：补益心脾，安神宁心。方药：甘麦大枣汤，方中小麦养心安神，甘草、大枣甘润补中缓急，使脏不躁则悲伤叹息诸症自去。脏躁病虽多见于女子，但男子也有。

【临床应用】

脏躁病多见于妇女，亦可见于男子。脏躁临床上除原文所述症状外，还伴有心烦、易怒、失眠、便秘等症，可常与百合地黄汤、酸枣仁汤联合应用，酌加养血、安神、解郁之药，以增强疗效。本方可用于神经、精神疾患，如癔症、神经衰弱、神经官能症、精神分裂症、失眠、夜游症、更年期综合征、癫痫等疾病，还可用于治疗小儿盗汗、夜啼、厌食等多种儿科疾病。运用时常与生脉散、百合地黄汤、小柴胡汤、酸枣仁汤、四七汤、六味地黄丸、逍遥散、温胆汤等合用。酌加养血、安神、解郁之药，以增强疗效。临床应用本方时，小麦用量宜大。

五、胎与癥的鉴别以及癥病的治疗

【原文】

妇人宿有癥病，经断未及三月，而得漏下不止，胎动在脐上者，为癥痼害。妊娠六月动者，前三月经水利时，胎也。下血者，后断三月衃也。所以血不止者，其癥不去故也。当下其癥，桂枝茯苓丸主之。（2条）

桂枝茯苓丸方：

桂枝　茯苓　牡丹（去心）　芍药　桃仁（去皮尖，熬）各等分

上五味，末之，炼蜜和丸，如兔屎大，每日食前服一丸。不知，加至三丸。

【释义】

本条主要论述癥病与妊娠的鉴别，以及癥病的治法。妇人素有癥病，现停经未三月，忽又是漏下不止，并觉脐上似有胎动，此乃癥病影响所致，不属真正胎动。因一般胎动俱在受孕后四个月才出现，见其部位多在小腹或脐下，而不会在脐上，所以说："为癥痼害。"从"妊娠六月动者"至"后断三月衃也"一段进一步说明妊娠与癥病的鉴别。经停六个月，自觉有胎动，如果是受孕前三月月经正常，受孕后胞宫又按月逐渐胀大，按之柔软不痛，此为胎动。若前三个月，经水失常，后三个月又停经不行，胞宫亦未按月增大，复见漏下不止，此乃妇人素有癥病，停经三月，瘀血内阻，造成血不归经所致，故原文云此乃属"衃"。癥积不去，漏下不止，只有去癥，才能使新血得以养胎，故用桂枝茯苓丸消瘀化癥，使癥去血止。方中芍药和营调血脉，丹皮、桃仁化瘀消癥，茯苓健脾利水，桂枝色赤入血，味辛散结、化气，不但散气分之结以下气，尤能散血分之结以行瘀，故仲景行瘀方中多用桂枝。瘀积有形，非旦夕可除。辨证要点：妇人宿有癥病，经断未及三月，而得漏下不止，胎动在脐上者。病因病机：因于癥病者，属瘀属实。治法：化瘀消癥，下瘀以止血。方药：桂枝茯苓丸。方中芍药和营调血脉，丹皮、桃仁化瘀消癥，茯苓健脾利水，桂枝色赤入血，味辛散结、化气，不但散气分之结以下气，尤能散血分之结以行瘀，故仲景行瘀方中多用桂枝。瘀积有形，非旦夕可除，用蜜为丸长期服用，并从小剂量开始服起，以图缓攻其癥，亦示祛邪要注意少伤或不伤胎之意，攻邪而不伤正。

【临床应用】

桂枝茯苓丸临床应用非常广泛。现代临床上根据本方有活血化瘀、消癥散结、利水渗湿的功效，而将瘀、癥、水作为桂枝茯苓丸方证的病理核心，病机与瘀血阻滞，寒湿（痰）凝滞有关的病证，都可用本方化裁治疗。与癥积有关如子宫肌瘤、卵巢囊肿、子宫内膜异位症、慢性盆腔炎、慢性附件炎或炎性包块、输卵管阻塞及其引起的不孕、人流后恶露不尽、痛经、前列腺肥大及其引起的尿潴留、盆腔瘀血综合征、闭经、子宫直肠窝积液、面部斑块、宫外孕、前列腺肥大、甲状腺肿、慢性肝炎等均可取效。在治疗妇人癥积，崩漏下血时，如因血去较多，患者出现血虚见症，只要见瘀血征象，如腹痛拒按、块下痛减或出血时间较长，经补血、涩血、炭类药物止血，仍血不止或血量反多者，用此方活血消癥，使旧血去，新血生，血能归经，亦能收到止血效果。可根据病情适当选用。

第四部分

温病学

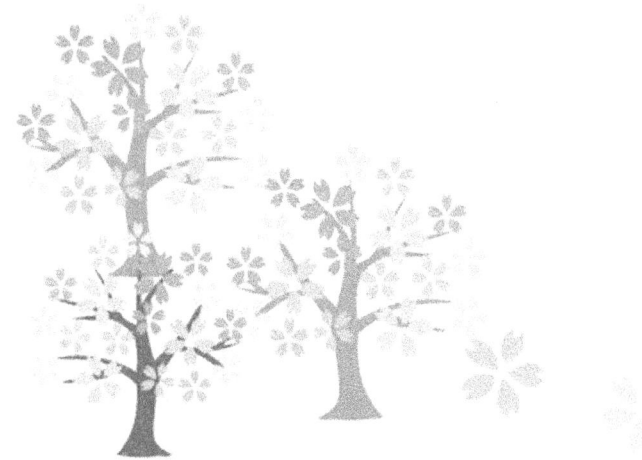

上篇 总 论

温病学是研究温病发生发展规律和诊治方法的一门学科。它主要讨论临床上各种温病的证因脉治,总结历代医家诊治温病的经验和方法,并在临床上广泛运用于各种热性病证的诊治。温病学研究的对象是温病。温病是外感四时温热或湿热邪气所引起的,以急性发热为主要临床特征的多种急性热病的总称。包括现代医学的多种急性传染病、急性感染性疾病及某些发热性疾病。温病所包括的多种外感热病在发生、发展和临床表现等方面均具有共同的特点。

第一章 温病的特点与分类

温病是外感温邪所引起的,以急性发热为主要临床特征的多种急性热病的总称。

温病并不是一个具体的病种,而是一类(多种)外感热病的总称。温病的属性为温热性质,从而与感受寒邪而引起的伤寒病不同。温病是温邪由外侵袭人体而引起的外感疾病,从而与某些能引起发热的内伤杂病不同。

一、温病的特点

温病所包括的多种外感热病在发生、发展和临床表现等方面均具有以下一些共同的特点。

(一)有特异的致病因素——温邪

温病之所以不同于风寒性质的外感病,也不同于具有发热症状的内伤杂病,其最主要的原因是温病是由特异的致病因素"温邪"所引起。

温邪包括了风热病邪、暑热病邪、湿热病邪、燥热病邪、疠气、温毒以及传统认为是"伏寒化温"等温热性质的病邪。

(二)大多具有传染性、流行性、季节性、地域性

1. **传染性** 温病是感受温邪而引起,大多数温病具有程度不等的传染性,并可以通过各种途径在人群中传播。在历代医学著作中,关于温病的传染性曾有不少记载,如《素问·刺法论》说"五疫之至,皆相染易,无问大小,病状相似"。易,即移的意思。染易,是指在人群中移

易、传染。不仅如此,吴又可在《温疫论》中进一步指出:"邪之所着,有天受,有传染",认识到病邪可以通过口鼻或接触等途径传染给其他人,在人群中引起互相传染。但也应看到,并非所有的温病都具有传染性,温病所具有的传染性是从多数温病的特性而言的,温病中还有一部分传染性很小或不会引起传染的疾病,如风温等感染性疾病及中暑等物理因素所引起的疾病。所以,不能说所有的温病都具有传染性。

2. 流行性　温邪在人群中连续传播,引起不同程度的蔓延、扩散,这就是流行性。古代所说的"天行"、"时行"就包含了流行的意思。温病流行程度和范围各不相同,具有传染性的温病,在一定条件下可以造成在人群中连续传播,引起在同一时期内同一疾病在一定范围内的蔓延,如流行范围极广,就称为大流行。在短时间内有大量的病例集中发生,称为暴发。某些温病只在一定地区流行,称为地方流行。还有些温病呈散在发生。正如庞安时在《伤寒总病论》中说"天行之病,大则流毒天下,次则一方,次则一乡,次则偏着一家",指出了温病流行程度大小的不同。

3. 季节性　是指温病的发生与特定的季节气候有关,因此温病又称"四时温病"。由于一年四季的气候及变化不同,所形成的温邪也各具特点。例如春季温暖而多风,故多风热为病;夏季暑热酷蒸,故多暑热为病;长夏季节天气炎热,湿气较重,故多湿热为病等。同时,在不同的季节中,不同的气候条件会影响人体的反应性及抗病能力。如冬春季节每易肺卫功能失司,故容易导致风热病邪侵犯;夏秋之交热盛湿重,人体脾胃功能多呆滞,故外在的湿热病邪较易侵犯。

4. 地域性　即某些温病在某一地域较为多见。如叶天士《外感温热篇》中说"吾吴湿邪害人最广",即指出了东南沿海等地湿热性疾病较多。这是由于地理环境、气候条件不同,以及在不同地域,人的体质状况有所不同影响了温邪的形成而造成的。

(三)病理演变有一定的规律性

病理演变的规律性主要表现为两个方面,一是从温病的发展过程和趋向来看,多数是由表入里、由浅入深、由轻到重、由实致虚。即温病开始时一般多病位较浅,而后邪传入里,病势随之加重,经过一段时间,或是病邪渐退而病渐向愈,或是正虚邪甚而病情加重,甚至死亡。二是从温病全过程的病理变化来看,当温邪作用于人体后,主要表现为卫气营血及三焦所属脏腑的功能失调及实质损害。即温病开始时多以人体的功能失调为主,病情严重者,可出现明显的实质损害,耗损阴液,甚则引起阴竭阳脱。

(四)临床表现有其特殊性

1. 温热类温病大多起病急骤,传变较快,变化较多。在证候表现上,较突出的是热象偏重,以发热为主症,易化燥伤阴,易内生险变,致动血、动风、窍闭等。

2. 湿热类温病　起病较缓,病势缠绵,病程较长。初起热象不显,易困遏阳气,阻滞气机,以中焦脾胃为中心,后期可化燥伤阴,也可湿恋伤阳。

二、温病的分类

温病包括了很多病种,但根据它们的某些共同之处,可对温病进行分类。目前较常用的分类方法有以下两种。

1. 根据病证性质分类。即根据温病的临床证候表现是否兼夹湿邪，将温病分为温热病与湿热病两大类。温热病包括风温、春温、暑温（暑热病）、秋燥（温燥）、大头瘟、烂喉痧等；湿热病包括暑温（暑湿病）、湿温、伏暑等。

2. 根据发病初起是否有里热见证分类。将温病分为新感温病与伏邪温病。

新感温病有风温、暑温、湿温、秋燥（温燥）等；伏邪温病有春温、伏暑等。

三、温病与伤寒

（一）温病与伤寒在概念上的区别

伤寒有广义和狭义之分。广义伤寒是一切外感病的总称，既包含了外感寒邪而导致的狭义伤寒，也包含了外感温邪所致的温病。而狭义伤寒仅指外感寒邪而导致的疾病，它与温病是并列关系。

（二）温病初起与狭义伤寒的鉴别

温病中的风温与伤寒，虽然初起均先见表证，但二者在证因脉治方面则各不相同：风温是感受风热病邪而引起，初起为表热证，临床见发热较甚，微恶风寒，口微渴，咳嗽，咽红疼痛，舌边尖红，苔薄白，脉浮数等，治以辛凉解表，以疏风透热；伤寒是感受寒邪而引起，初起为表寒证，临床见证有恶风寒重，发热轻，口不渴，无汗，周身疼痛，舌苔薄白，脉浮紧等，治以辛温解表，以发汗散寒。

四、温疫的概念

温疫是温病中的一个类型，它是具有强烈传染性和流行性的一类急性热病。也就是说，温病在散在发生、不传染或传染范围小的情况下，只称为温病，不称为疫。若其传染性强烈，造成大面积流行，则称为温疫。两者的主要区别就在于传染程度的强弱以及流行性的大小。

五、温毒的概念

温毒是温病中的一个类型，它是感受温热毒邪而引起的具有传染性的一类急性热病。除了有一般温病的共同表现外，还有局部红肿热痛，甚至溃烂，或发斑疹等临床特点，这类温病包括大头瘟、烂喉痧等。

第二章 温病的病因与发病

温病的病因是指引起温病的致病因素,即温邪。而人体感邪以后是否发病,还取决于人体正气的强弱及邪正力量的对比,并与自然、社会等因素有密切的关系。掌握温病每一病因的致病特点,了解温病的发病条件及规律,对临床辨证论治有重要的指导意义。

一、温病的病因

温病的病因是外感温邪。所谓温邪,是指外邪中具有阳热性质的一类病邪,包括风热病邪、暑热病邪、湿热病邪、燥热病邪、伏寒化温病邪等。此外,还包括了疫疠病邪、温毒病邪等。温邪具有从外感受,性质属热等特点。常见温邪的致病特点如下:

1. 风热病邪　常见于冬、春二季。多从口、鼻而入,先犯上焦肺卫;易损伤肺胃津液;变化迅速,易逆传而内陷心包。

2. 暑热病邪　常见于炎夏盛暑之时。伤人极速,径犯阳明;暑性酷烈,耗气伤津;易直中心包、肝经或侵入肺络引起闭窍动风以及咯血;易夹湿邪,郁阻气分。

3. 湿热病邪　常见于长夏季节。黏腻淹滞,传变较慢,难以速化;病位以中焦脾胃为中心;困遏清阳,阻滞气机。

4. 燥热病邪　常见于秋季。病位以肺为主,易致津亏干燥,易从火化。

5. 温热病邪(伏寒化温)　古人认为,是冬季感受寒邪,当时不发病,邪郁于里。如果人体阳气不虚,或阴虚内热体质,则寒邪郁而化热。至春季阳气生发,腠理疏松,则里热外发,初起即见里热偏盛,病势凶险,病情复杂,易动风动血;易耗伤阴液,后期多致肝肾阴伤。

6. 温毒病邪　具有传染性,攻冲走窜,蕴结壅滞,易形成肿毒。

7. 疫疠病邪　具有强烈的传染性,易引起大流行;多从口、鼻而入,有特异的病变部位,即所谓专入某脏腑经络,专发为某病;病势凶险,传变迅速,症状复杂多变。

二、温病的发病

发病是指疾病发生的机理和规律。温病的发病包括发病因素、感邪途径以及发病类型等。

(一) 发病因素

1. 体质因素　在导致温病发病的因素中,人体的防御能力即正气的强弱,是一个决定性的因素。温邪能否侵入人体引起发病,取决于人体正气的强弱及邪正力量的对比,即温邪只有在人体正气不足,防御功能减弱,或病邪的致病能力超过了人体防御能力的情况下,才有可能导致发病。

2. 自然因素　主要是气候的变化,对温病的发生有重要的影响。就一年四季而言,由于时令气候的不同,对温邪的形成、传播和机体的反应性及防御功能,都会产生不同的影响,从而可导致不同类型温病的发生。

3. 社会因素　人所处的社会状况、卫生条件,与温病的发生和流行也有着密切的关系。

(二)感邪途径

1. 邪从皮毛而入　皮毛主一身之表,它在卫气作用下,通过正常开合以保持机体内外环境的统一,防御外邪的侵袭。一旦卫外功能下降,皮毛失固,外邪即可乘虚而入,以致形成卫气与外邪抗争,皮毛开合失司的卫分表证。

2. 邪从口、鼻而入　实际包括口鼻呼吸和口中纳食两个方面。邪从口鼻而入者,主要是通过呼吸而感受病邪,其病位多在上焦手太阴肺。邪从口纳而入者,主要是指从口腔而入,口气通于胃,故邪从口入者大多因饮食不洁,致邪毒随其侵入人体,其病位多以脾胃为主。

(三)发病类型

1. 新感温病　感受时令之邪即时而发的温病,发病初起与当时季节主气的致病特点相一致。其特点为:初起病多发于表,以发热,恶寒,无汗或少汗,头痛,咳嗽,舌边尖红,苔薄白,脉浮数等卫表症状为主要表现。其传变趋向是由表入里,由浅入深。一般病情较轻,病程较短。初起治疗以解表透邪为基本大法,代表性的病种如风温、秋燥等。

2. 伏邪温病　感受外邪伏藏于体内,过时而发的温病,发病初起与当时季节主气的致病特点不一致。其特点为:初起以灼热,烦躁,口渴,溲赤,舌红苔黄等里热盛的症状为主要表现。其传变趋向:如伏热由里外达,为病情好转的表现;如里热进一步内陷深入,则为病情进展的标志。伏邪温病一般病情较重,病程较长。初起治疗以清里热为主,主要病种如有春温、伏暑等。

3. 辨新感温病与伏邪温病的意义　有利于区别病位的浅深,判断病情的轻重,把握传变趋势,确定治疗方法。

第三章 温病的辨证

温病的辨证纲领是卫气营血辨证和三焦辨证,这两者之间又有密切的关系,在具体运用时相互补充,共同构成了温病的辨证体系。当温邪侵犯人体后,主要表现为卫气营血和三焦所属脏腑的功能失调或实质损害,从而产生复杂多样的临床表现,以卫气营血辨证和三焦辨证理论为指导,就能正确地进行辨证论治。

一、卫气营血辨证

卫气营血辨证理论是清代温病学家叶天士创立的。他根据《内经》及前人有关卫气营血方面的论述,结合自己的实践体会,对温病的病理变化及其证候类型做出了理论性的概括,用以指导温病的辨证论治。

(一)卫气营血的证候与病机

1. 卫分证的概念、病机、证候、辨证要点　卫分证是指温邪初犯人体肌表,导致卫气功能失调而引起的证候类型。其病机是:温邪袭表,肺失宣降。

卫分证的主要表现有:发热,微恶风寒,无汗或少汗,咳嗽,口微渴,舌边尖红,舌苔薄白,脉浮数等。其中以发热,微恶风寒并见为辨证要点。

2. 气分证的概念、病机、证候、辨证要点　气分证是温邪入里,导致人体脏腑功能活动失常的一类证候,属于外感病里证的范畴,也包括了半表半里证在内。气分证的病变较广泛,凡温邪不在卫分,又未入营血,都可归属于气分证的范围,涉及的病变部位主要有肺、胃、脾、肠、胆、膜原、胸膈等。气分证的病机是:温热病为邪入气分,热炽津伤;湿热病为湿热困脾,气机郁阻。

气分证的主要表现因病变部位及证候类型的不同而各有不同。温热病以肺胃热炽较为常见,其主要表现有:壮热,不恶寒,但恶热,汗多,渴喜冷饮,舌苔黄燥,脉洪大等。其中以但发热不恶寒,口渴,舌苔黄为辨证要点。湿热类温病以湿热困脾较为常见,其主要表现有:身热不扬,有汗不解,胸脘痞闷,呕恶,身重肢倦,舌苔腻,脉濡等。其中以身热不扬,脘痞,舌苔腻,脉濡为辨证要点。

3. 营分证的概念、病机、证候、辨证要点　营分证是指热邪深入,劫灼营阴,扰乱心神而产生的证候类型,属里证的范畴。营分证的病机是:热灼营阴,心神被扰。

营分证的主要表现有:身热夜甚,口反不甚渴,心烦躁扰不寐,时有谵语,斑点隐隐,舌红绛,脉细数。其中以身热夜甚,心烦躁扰,舌红绛为辨证要点。

4. 血分证的概念、病机、证候、辨证要点　血分证是指热邪深入，引起耗血动血之变而产生的证候类型，属里证的范畴。热邪深入血分，病情危重。血分证的病机是：热盛迫血，热瘀交结；热盛耗血，阴亏血涩。

血分证的主要表现有：身热，躁扰不安，或神昏谵狂、吐血、衄血、便血、尿血、斑点密布，舌质深绛，脉数。其中以出血及舌质深绛为辨证要点。

（二）卫气营血证候的病位浅深和相互传变

邪在卫分，病位最浅，属表证，持续时间较短，病情最轻；邪在气分为病已入里，邪势转盛，病位深入，影响脏腑的功能活动，病情较在卫分为重，但此时正气尚盛，抗御力量较强，如治疗及时，每易驱邪外出，使疾病趋向好转或痊愈；邪热深入营分、血分不仅营血耗伤，而且心神亦受影响，病情最为深重。

卫气营血浅深轻重的四个层次的传变，一般是由卫到气，进而深入营血。这种发展变化，反映了温病传变的一般规律。正如叶天士所说"大凡看法，卫之后方言气，营之后方言血"。在临床上还有不传和特殊传变两种情况，所谓不传，是指邪犯卫分，经治疗后邪从外解而痊愈；所谓特殊传变，是指病发于里，即开始就见气分或营血分病变，而后转出气分，逐渐趋向好转、痊愈。

二、三焦辨证

三焦辨证理论是清代医家吴鞠通所倡导。他在《内经》三焦学说和叶天士温病学说的基础上，结合自己对温病临床实践的体会总结出了温病的三焦辨证纲领，主要阐述温病发展过程中三焦所属脏腑的病变及其传变规律，并在此基础上提示温病不同阶段的治则。三焦辨证既与卫气营血辨证有密切的联系，又补充了卫气营血辨证的不足，从而使温病学的辨证理论趋于系统、完善。

（一）三焦的证候与病机

1. 上焦证候　邪在上焦包括手太阴肺与手厥阴心包的病变。温邪在肺，多为疾病的初起阶段。上焦证候的常见类型主要有：

（1）邪犯肺卫证：主要表现是发热，微恶风寒，咳嗽，头痛，口微渴，舌边尖红，舌苔薄白欠润，脉浮数等。其中以发热，微恶风寒，咳嗽为辨证要点。其病机是：邪袭肺卫，肺失宣降。

（2）热邪壅肺证：主要表现是身热，汗出，口渴，咳嗽，气喘，舌红苔黄，脉数等。其中以身热，口渴，舌苔黄为辨证要点。其病机是：热邪壅肺，肺热气逆。

（3）邪陷心包证：主要表现是神昏谵语或昏愦不语，舌謇肢厥，舌质红绛等。其中以昏谵肢厥为辨证要点。其病机是：邪陷心包，机窍阻闭。

2. 中焦证候　中焦所包括的脏腑主要有胃、脾、大小肠、胆等。温邪传入中焦，一般属温病的中期或极期。中焦证候的常见类型主要有：

（1）阳明热炽证：发热不恶寒，反恶热，面目红赤，汗出，口渴，气粗，舌红苔黄燥，脉洪大等。其中以壮热，汗多，渴饮，舌苔黄燥，脉洪大为辨证要点。其病机是：胃经热盛，蒸腾于外。

（2）阳明热结证：主要表现是日晡潮热，大便秘结或热结旁流，腹部硬满疼痛拒按，神昏谵语，舌红，苔黄黑焦燥，脉沉有力等。其中以潮热，便秘，舌苔黄黑而燥，脉沉有力为辨证要点。

其病机是：肠道热结，腑气不通。

(3)湿热困脾证：主要表现是身热不扬，有汗不解，胸脘痞闷，泛恶欲呕，身重肢倦，舌苔腻，脉濡等。其中以身热不扬，脘痞，舌苔腻，脉濡为辨证要点。其病机是：湿热困脾，气机郁阻。

3. 下焦证候　温邪深入下焦，主要是肝、肾的病变，属温病的后期阶段。下焦的常见证候类型主要有：

(1)肾阴耗损证：主要表现是低热颧红，手足心热甚于手足背，口燥咽干，神倦，脉虚等。其中以手足心热甚于手足背，神倦，脉虚为辨证要点。其病机是：热邪久留，肾阴耗损。

(2)阴虚动风证：主要表现是手指蠕动，甚或瘛疭，神倦，肢厥，心中憺憺大动，舌干绛而痿，脉虚细弱等。其中以手指蠕动，舌干绛而痿，脉虚细弱为辨证要点。其病机是：肝肾阴虚，水不涵木，虚风内动。

(二)三焦的病程阶段和证候的相互传变

上焦手太阴肺的病变多为温热病的初期阶段；中焦阳明胃、肠的病变，多为极期阶段；下焦足少阴肾、足厥阴肝的病变，多为末期阶段。

三焦所属脏腑的证候传变规律，正如吴鞠通《温病条辨》所说"温病由口鼻而入，鼻气通于肺，口气通于胃。肺病逆传，则为心包；上焦病不治，则传中焦，胃与脾也；中焦病不治，即传下焦，肝与肾也，始上焦，终下焦。"但这种传变形式也不是固定不变的，有上焦证未罢而又见中焦证的，亦有中焦证未除又出现下焦证的，还有邪气弥漫，三焦同病的。

三、卫气营血辨证和三焦辨证的临床意义

卫气营血辨证与三焦辨证都是用以分析温病病理变化、明确病变部位、掌握病势轻重、认识病情传变、归纳证候类型，从而确定治疗方法的理论概括。更能有效地指导临床实践。

第四章 温病的常用诊法

温病的诊断方法,不外望、闻、问、切四诊。根据温病的临床特点,温病中的常用诊法主要是辨舌,验齿,辨斑、疹、白㾦以及辨神色,辨常见脉象,辨常见症状等。正确运用这些诊断方法,能为温病的辨证论治提供客观的依据。

一、辨舌

辨舌,又称舌诊,即通过观察舌象的变化,来判断病证的性质。温病过程中的脏腑虚实、气血盛衰、津液盈亏、邪正消长、病情轻重、病位浅深、预后好坏等情况,往往都能从舌象上反映出来。温病舌象的变化包括舌质和舌苔两个方面。舌诊的内容主要是指观察舌质和舌苔的形态、色泽、润泽及其动态变化等。

(一)辨舌质

心主血脉,而舌为心之苗,故通过对舌质色泽、形态等的观察,可以辨邪气的浅深,特别是热入营血的证候。温病舌质的变化有红舌、绛舌、紫舌等不同。

1. 红舌　比正常人的舌色稍深,为热邪盛的标志。温病中所见的红舌有以下几种。

(1)舌尖红赤起刺:为心火上炎,多见于红绛舌的早期。

(2)舌红中有裂纹如人字形,或舌中生有红点:为心营热毒极盛。

(3)舌质光红柔嫩,望之似觉潮润,扪之却干燥无津:多为热邪初退而津液未复。

(4)舌色淡红而干,其色不荣:为气血不足、气阴两虚之征象,多见于温病后期邪热已退而气血阴液未复者。

2. 绛舌　绛,指深红色。绛舌多由红舌发展而来,反映病变更为深重,血中津液大伤。温病中所见的绛舌主要有以下几种。

(1)纯绛鲜泽:为热入心包。

(2)绛而干燥:为热邪劫灼营阴,营阴受损。

(3)绛而兼有黄白苔:为热邪初传入营而卫气分之邪未尽。

(4)绛舌上罩黏腻苔垢:为热在营血而中夹有痰湿秽浊之气,可见于邪热夹痰浊闭阻心包证。

(5)舌绛光亮如镜:即镜面舌。指舌上无苔,光亮如镜面,干燥无津,为胃阴枯竭的征象。

(6)舌绛不鲜,干枯而萎:为肾阴枯涸的征象,病情多危重。

3. 紫舌　紫舌比绛舌色泽更深且瘀黯。在温病过程中出现的紫舌大多是从绛舌发展而来,所以反映的病情更为深重,常为营血热毒极甚的征象。此外,亦有其他因素而使舌色变紫的。

(1)焦紫起刺:又称杨梅舌,为血分热毒极盛所致,常为动血动风之先兆。

(2)紫晦而干:又称猪肝舌,为肝肾阴竭之征象,预后不良。

(3)紫而瘀黯,扪之潮湿:为内有瘀血的征象,多伴有胸胁或腹部刺痛的症状,常见于患温病而夹有宿伤瘀血的病人。

(二)辨舌苔

主要观察舌苔的色泽、润燥、厚薄等。温病舌苔的变化,主要反映卫分和气分的病变。

1. 白苔　白苔有厚薄之分。薄者主表,候卫分之邪,一般见于温病初起,病变尚轻浅。厚者主里,候气分之邪,多因于湿热为患,润者主津伤不甚,如呈浊腻则提示湿痰秽浊为患;燥者则提示津液已伤。在温病过程中,白苔有以下几种。

(1)苔薄白欠润,舌边尖略红:为温病初起邪袭肺卫的征象,多见于风温病初起。

(2)苔薄白而干,舌边尖红:系表邪未解,肺津已伤。

(3)苔白厚而黏腻:为湿热相搏于气分,浊邪上泛的征象,多见于湿温病湿重于热阶段湿阻气分的病证。

(4)苔白厚而干燥:为脾湿未化而胃津已伤的征象。

(5)苔白腻而舌质红绛:为湿遏热伏之象,即气分有湿邪遏阻而致热邪内伏。此外,热邪入营而兼有气分湿热未化者也可见到此种舌象,但在临床上同时会有营分证的表现。

(6)白苔滑腻厚如积粉而舌质红绛:为湿热秽浊郁闭膜原之象,病多凶险。

(7)白苔如碱状:为温病兼胃中宿滞夹秽浊郁伏。

(8)白砂苔:又名水晶苔,其舌苔白而干硬如砂皮,系热邪迅速化燥入胃,苔尚未及转黄而津液已被灼伤的征象。

(9)白霉苔:为秽浊之气上泛而胃气衰败之征象,多预后不良。

2. 黄苔　黄苔多由白苔转变而来,标志邪热已入气分,里热已盛。在临床上须区分其厚薄、润燥、兼白、不兼白等情况。一般来说,苔黄而薄者病势较轻浅,苔黄而厚者病势较深重,苔黄而润泽者津伤不甚,若腻者,多提示湿热内蕴,苔黄而干燥者,则多为津液已伤。在温病过程中,黄苔常见以下几种。

(1)薄黄苔:苔薄黄而不燥,为热邪初入气分,津液未伤;苔薄黄而干燥,为气分热甚,津液已伤。

(2)黄白相兼苔:为热邪已入气分,表邪尚未尽解。

(3)老黄苔:苔色老黄,焦燥起刺,或中有裂纹,为阳明腑实之证。

(4)黄腻苔或黄浊苔:主湿热内蕴,多见于湿热病气分证湿热并重或热重于湿阶段。

3. 灰苔　对温病过程中出现的灰苔应辨别其润燥的不同,二者所主病证各异。

(1)灰燥苔:多为阳明腑实而阴液已伤。

(2)灰腻苔:系温病夹有痰湿内阻的征象,多有胸脘痞闷,口不渴或渴喜热饮或口吐涎沫等症。

(3)灰滑苔:为温病后期阳虚有寒之征象,多伴舌质淡,肢冷,脉细或吐泻等症。湿温病因湿邪损伤阳气演变为寒湿之证时,亦可见此舌苔。

4. 黑苔　温病过程中出现黑苔,大多数是由黄苔或灰苔转变而来,标志着病情已经危重,但根据其厚薄润燥的不同,所主病证也有寒热虚实之分。温病中常见的黑苔有以下几种。

(1)黑苔焦燥起刺,质地干涩苍老:为阳明腑实,应下失下,热毒炽盛,阴液已伤的征象。

(2)黑苔干燥甚或焦枯:多出现于温病的后期,为热邪深入下焦,耗竭肾阴的征象。

(3)遍舌黑润:为温病夹有痰湿的征象。胸膈素有伏痰的患者,亦可见此种舌象,多并见发热,胸闷,渴喜热饮等而无其他险恶征象。

(4)舌苔干黑,舌质淡白无华:湿温病湿邪从阳化热深入营血,灼伤肠络,大量下血,气随血脱可见此种黑苔。

二、验齿

验齿主要是诊察牙齿的润燥、齿缝流血等情况,是温病诊断中的独特方法之一,对于判断热邪的轻重、病变的部位、津液的存亡有一定的参考价值。

(一)牙齿干燥

为津液耗损,津不上布,牙齿失于濡润所致。所反映的病理变化有浅深轻重的不同。

1. 光燥如石　指齿面干燥,但仍有光泽。为胃热津伤,肾阴未竭,病情尚不甚重的征象。

2. 燥如枯骨　指齿面枯燥晦黯而无光泽。为肾阴枯竭,不能上承于齿的表现,多属预后不良。

(二)齿缝流血

因于胃者属实,因于肾者属虚。

1. 齿缝流血兼有齿龈肿痛　血从齿龈外溢,色鲜红而量较多,为胃火冲激,其病属实。

2. 齿缝流血而无齿龈肿痛　血从齿缝渗出,多为肾阴亏而虚火上炎,其病属虚。

三、辨斑、疹、白㾦

斑、疹、白㾦是温病中常见的体征,通过观察其色泽、形态、分布等并结合全身表现,有助于了解感邪的轻重、病位的浅深、证候的顺逆等,对于指导临床治疗具有重要意义。

(一)辨斑、疹

斑、疹是在温病过程中出现的重要体征,斑和疹的形态不同,因其可以伴随出现,故古代医籍每举斑以赅疹,或统称斑疹。

1. 斑、疹的形态　斑是指皮下出血点大成片,有触目之形,无碍手之质,压之不退色;疹是指皮疹呈细碎小粒,形如粟米,突出于皮面,抚之碍手,压之退色。

2. 斑、疹的成因　斑疹皆是热邪深入营血的征象。阳明热炽,内迫血分,血从肌肉外溢,瘀于皮下则形成斑;邪热郁肺,内窜营分,使血液外逼,瘀于皮肤血络之中,则形成疹。正如陆子贤所说"斑为阳明热毒,疹为太阴风热"。

3. 斑、疹的诊察要点

(1)观察色泽:斑、疹以红活荣润为顺,标志着血行尚属流畅及邪热外透的佳象。斑、疹色艳红如胭脂,为血热炽盛之象;紫赤如鸡冠花,为热毒深重的表现;色黑为火毒极盛,最为凶险。

如其黑而光亮,虽属热毒炽盛,但气血尚充,治疗得法,尚可救治;如黑而隐隐,四旁色赤,为火郁内伏,气血尚活,用大剂清凉透发,间有转红为可救者;若黑而晦黯,则为元气衰败而热毒锢结的征象,预后不良。其诊察要点是:"红轻、紫重、黑危"。

(2)辨别形态:斑、疹松浮洋溢,如洒于皮面者,为邪毒外泄,预后良好,属顺证;斑、疹紧束有根,从皮里钻出,如履透针,如矢贯的,则系热毒深伏有根、锢结难出之象,预后不良,属逆证。

(3)注意疏密:斑、疹分布稀疏均匀,为热毒轻浅,一般预后良好;分布稠密融合成片,为热毒深重,预后不佳。

(4)结合脉证:斑、疹透发后热势下降,神情清爽,为邪热外达,外解里和之象;斑出热不解,或甫出即隐,神志昏愦,肢厥脉伏,为正不胜邪,热毒内闭之险恶征象。

4. 斑、疹的治则　治斑宜清胃泄热,凉血化斑;治疹宜宣肺达邪,凉营透疹。

5. 斑、疹的治疗禁忌　其初发之际,不可过用寒凉,以免热邪冰伏;斑、疹不可妄用升提和滋补,误用必助长热势或致邪热内闭,出现吐血、衄血、痉厥、神昏等症。

(二)辨白㾦

白㾦是湿热病过程中皮肤上出现的一种小疱疹。诊察白㾦对于辨别邪正的盛衰有一定的参考价值。

1. 形态与分布　白㾦是皮肤上出现的一种小疱疹,形如粟米,色如珍珠,突出于皮肤,一般内含白色透明浆液,外观晶莹,多见于颈、项、胸、腹等部,四肢及头面少见,消退时有皮屑脱落。

2. 成因　白㾦多见于湿热病过程中,是湿热留恋气分,蕴蒸淹缠,郁蒸于体表形成的。其虽发生于肤表,病变部位并不在卫分而在气分。

白㾦每随发热与汗出而外发,但因湿热之邪黏腻滞着,非一次所能透尽,所以常随着身热增高、汗出而反复多次发出。一般在发出之前,每因湿热郁蒸而有胸闷不舒等症,白㾦发出之后,病邪有外达之机,胸闷等症状也可得到缓解或解除。

3. 临床意义

(1)辨病证性质:凡有白㾦发出,即说明湿热为患,多见于属湿热性质的湿温、暑湿、伏暑等病。对这些病证如误用滋腻,或失于轻清开泄,则尤易出现。

(2)辨津气盛衰:㾦出晶莹饱满,颗粒分明,热势递减,神情清爽,为津气充足,正能胜邪之佳象;如㾦出空壳无浆,如枯骨之色,并见身热不退、神志昏迷等症,则为津气俱竭,正不胜邪,邪气内陷的危险征象。

4. 白㾦的治则与禁忌　宜清热化湿,宣畅气机。若津气两竭者,急宜养阴益气。因白㾦的产生为湿热所酿,其病变在气不在卫,所以治疗时不能纯用疏散,亦不可纯清里热。正如吴鞠通所说:"纯辛走表,纯苦清热,皆在所忌"。

四、辨常见症状

在温病的过程中,由于卫气营血和脏腑的病理变化,可以产生多种症状,而同一症状又可由不同的病因、病机引起,所以认真辨识温病中的常见症状,有助于探求温病的病因、病机,分析邪正消长态势。以下就温病的几个常见症状进行辨析。

（一）发热

发热是体温升高的表现，是各种温病必具的主症之一，是正气抗邪，邪正相争的全身性反应。正能胜邪，则邪却热退；持续发热，则能耗伤津气，甚至阴竭阳脱而死亡。

温病初起，正气较盛，病变轻浅，一般属实证发热。温病中期，正盛邪实，正邪剧争，多属实证发热。温病后期，因热邪久羁，耗损阴津，故一般属虚证发热。此外，亦有肾阴耗损、邪热内炽之发热，证属虚实相兼。温病的发热类型主要有以下几种。

1. 发热恶寒　指发热同时伴有恶寒，为温病初起邪在肺卫的征象。
2. 寒热往来　指发热与恶寒交替出现，往来起伏反复发作，为热郁半表半里，少阳枢机不利的表现。
3. 壮热　指热势炽盛，通体皆热，多表现为但恶热而不恶寒，系邪入气分，正邪剧争，里热蒸迫所致。
4. 日晡潮热　发热于下午益甚。日晡，即申时，相当于下午的3～5时。日晡潮热多为热结肠腑所致。
5. 身热不扬　身热稽留而热象不显，系热被湿郁，湿蕴热蒸的表现。
6. 发热夜甚　指发热入夜更甚，为热灼营阴的表现。
7. 夜热早凉　指至夜发热，天明则热退，多伴见热退无汗，系温病后期，余邪留伏阴分的证候。
8. 低热　温病后期热势低微，手足心热甚于手足背，为肝肾阴伤，邪少虚多之候。

（二）口渴

口渴是温病常见症状之一，由津液耗损或阴津不布引起。其辨察如下。

1. 口渴欲饮　为热盛津伤的表现。
2. 口微渴伴有发热恶寒者　为邪在卫表，伤津不甚。
3. 口大渴喜冷饮伴有壮热，汗大出者　为阳明热盛，胃津受损。
4. 口渴不欲饮　多为湿邪不化，脾气不升，津液不布。
5. 口渴不欲饮，或渴喜热饮，但所饮不多，或饮下不舒　温病夹有痰饮。
6. 口干反不欲饮或不甚渴饮　为邪热蒸腾营阴上升。
7. 口苦而渴　为胆火内炽，津液受伤。

（三）汗出异常

汗为水谷精微所化生的津液，通过蒸化从腠理毛窍排泄而成，在正常情况下为一种生理现象。津液亏损则汗源不足；腠理开阖失司则排汗障碍。故通过对汗出异常的观察，能帮助判断津液耗损的程度以及腠理开阖是否正常等。温病汗出异常的类型主要有以下几种。

1. 无汗　如见于温病初起，伴有发热、恶寒、头痛、舌苔薄白等症状，为邪在卫分，邪郁肌表所致。如见于营分证中，伴有身热夜甚、烦躁、舌绛、脉细数等症状，为热邪劫烁营阴，津液不足，无作汗之源所致。
2. 时有汗出　指汗随热势起伏而时出，汗出热减，继而复热。为湿热郁蒸所致，多见于湿温、暑湿等湿热病。
3. 大汗　指全身大量汗出，若见壮热、渴饮、心烦者，为气分热炽，迫其津液外泄所致；若骤然大汗,淋漓不止,并见唇干齿槁、舌红无津、神志恍惚、脉散大者,为亡阴脱变之象;若冷汗淋漓、肤冷肢厥、面色灰白、神气衰微、语声低微、舌淡无华、脉微欲绝等,为气脱亡阳征象。

4. **战汗** 指热势壮盛的病人先出现全身战栗,继则大汗淋漓,汗出后热退,为邪气留连气分,正邪相持,正气奋起鼓邪外出之征象。

(四)大便异常

1. **便秘** 如伴有腹胀痛而拒按、神昏谵语、舌苔黄燥起刺等,为热结肠腑所致,见于温病的中期或极期,多为邪气有余。若无腹满胀痛,而见口干、舌红少苔等症,为津枯肠燥所致,多出现在温病的后期,多为阴常不足。

2. **下利** 如便稀色黄热臭,并见身热口渴、肛门灼热等症,为肺胃邪热下移大肠所致。若泻下清稀粪水,臭秽异常,并见腹痛而拒按、舌苔黄燥起刺等,系热结肠腑所致,称为"热结旁流"。若便溏不爽,色黄如酱,并见呕恶、舌苔黄腻等症,为湿热夹滞交阻肠道所致。

(五)神志异常

温病的神志异常多与热邪深入营血分,导致心主神志功能失常有关。温病过程中神志异常的类型主要有以下几种。

1. **神昏谵语** 简称昏谵。神昏指神志不清,或意识丧失;谵语指语无伦次,或胡言乱语。二者每同时出现,称为昏谵,多为热扰心神或痰热蒙蔽心包所致。如见心烦不安,时有谵语,并见舌绛无苔者,为营热扰心所致;昏狂谵妄,并见吐血、便血、发斑等出血症状者,为血热扰心所致;神昏不语而有体热肢厥、舌绛苔黄燥者,为热入心包,痰蒙热扰所致。因为以上神志异常的产生均系热邪侵扰心神的结果,故病变属于营、血分。如谵语而伴有语声重浊、身潮热、便秘或热结旁流、腹满硬痛、舌苔黄燥焦厚者,则为热结肠腑,上扰心神所致,病变属于气分。

2. **神志昏蒙** 指表情淡漠,神呆寡言,意识模糊,时清时昧,似清似寐,时有谵语,多伴有身热不扬或有汗而热不解,舌苔白腻或黄垢腻,脉濡滑或濡滑而数等,为气分湿热,酿蒸痰浊,蒙蔽心包所致,多出现于湿温病中。

3. **昏愦不语** 指意识完全丧失,昏迷不语,呼之不应,对外界刺激全无反应,属神志异常中最严重者,多为热邪夹痰闭阻心包,或瘀热闭阻心包而致机窍阻塞之象。如内闭兼外脱者,除昏愦不语外,多伴有肢体厥冷,面色灰白,舌淡无华,脉微欲绝等。

4. **神志如狂** 指神志昏乱,躁扰不安,妄为如狂,多为下焦蓄血、瘀热扰心所致,并可见少腹硬满,舌质紫绛等。

(六)痉

肢体拘挛强直或手足抽搐,称为痉,或称动风。在温病发展过程中,出现痉证,多为肝风内动所致。在动风发痉时,每伴有神志不清,四肢逆冷,即厥的表现,所以常痉厥并称。温病中出现痉厥,与足厥阴肝有关。肝为风木之脏,主筋脉,温病热邪炽盛,热燔灼筋脉,或阴液亏损而致筋脉失养时,均可造成筋脉拘急或抽搐而成痉证,即所谓的肝风内动。由于发生痉证的原因不同,温病痉证有实风和虚风之异。

1. **实风** 多见于温病的极期,其临床特征是发作急骤,手足抽搐频繁、有力,两目上视,牙关紧闭,颈项强直,甚则角弓反张,同时可见肢冷、神昏、脉弦数有力等症状,是邪热炽盛、筋脉受热邪燔灼所致,又称为"热极生风"。实风可见于气、营、血分热邪炽盛阶段。如并见壮热、渴饮、汗出、舌红苔黄者,为阳明热盛引动肝风;如并见高热、咳喘、汗出者,为肺热亢盛,肝火无所制而致肝风内动,即所谓"金囚木旺";如并见身灼热,发斑、疹或吐血、便血,神昏谵语者,则为心营热盛或血分热盛而引动肝风。

2. 虚风 多见于温病的末期,其临床特征是抽搐无力,或仅为手指徐徐蠕动,或口角颤动,心中憺憺悸动等,常伴低热、颧红、五心烦热、消瘦、口舌干燥、耳聋失语、舌绛枯萎等,为热邪深入下焦,耗损阴精,筋脉失于濡养所致,即所谓"水不涵木,虚风内动"。

(七)厥脱

厥脱是温病发展过程中的危重证候之一。厥脱包括了厥与脱两种证候。在临床上大致可划分为以下几种类型。

1. 热厥 指四肢厥逆,但胸腹灼热,并伴有烦躁、气粗、汗多、尿短赤、便秘等热盛于里的症状,或伴有神昏谵语,喉间痰鸣,牙关紧闭,舌红或绛,苔黄燥,脉沉实或沉浮而数等表现。为热毒炽盛,郁闭于内,气机逆乱,阴阳气不相顺接,阳气不能外达四肢所致,往往具有热深厥甚的特点。

2. 寒厥 指身无热,通体清冷、四肢厥逆,同时伴有面色苍白,汗出淋漓,或下利清谷,气短息微,精神委靡,舌质淡,脉沉微欲绝等症状。为阳气大伤,虚寒内生,全身失于温煦所致,病情严重者可发生阳气外脱。

3. 阴竭 又称亡阴。其主要表现为身热骤降,汗出如油,气短息微,四肢厥逆,神情疲倦或烦躁不安,口渴,尿少,舌光红少苔,脉散大无力或细数无力。为邪热耗伤阴液,或因汗、吐、泻、亡血太过而致阴液大伤,阴竭而元气无所依附所致,所以也称为气阴外脱。本证可与热厥并见,或由热厥发展而来,也可在温病过程中由大汗、剧烈吐泻或大出血而造成。

4. 阳脱 即阳气外脱,其主要表现为全身冷汗淋漓,面色苍白,神情淡漠或神识朦胧,气息微弱急促,舌淡而润,脉细微欲绝,为阳气衰竭不能内守而外脱之象,若又见四肢厥逆,则为亡阳。本证即为寒厥,也可由阴竭而进一步导致阳气外脱,从而形成阴阳俱亡之证。

第五章 温病的治疗

温病的治疗，是在温病辨证论治的理论指导下，根据温病的证候表现，明确其病因病机，然后制定相应的治疗方法，选用恰当的方药，以驱除病邪，调整气机，辅助正气，从而促使患者恢复健康。

一、确定温病治法的依据

一是审病因，即明确引起各种温病发生的病邪性质；二是辨病机的变化，即按卫气营血辨证、三焦辨证来明确病变机理。

二、温病的主要治法

根据卫气营血辨证、三焦辨证和"审因论治"确立的温病治法主要有解表法、清气法、和解法、化湿法、通下法、清营凉血法、开窍法、息风法、滋阴法、固脱回阳法等。

（一）解表法

是通过驱除表邪而解除表证的一种治疗方法。本法的作用是疏泄腠理，逐邪外出，适用于温病初起，邪在卫分的表证。解表法又可分为如下几种。

1. 疏风透热法　以辛散凉清轻宣之品疏风透热，宣散表邪。主治风温初起，风热病邪袭于肺卫者。代表方剂如银翘散、桑菊饮。

2. 解表清暑法　以辛温芳香之品外散表寒，以芳香清凉之品清化暑湿，主治夏月内蕴暑湿，复受寒邪侵犯肌表者。代表方剂如新加香薷饮。

3. 宣表化湿法　以芳香之品宣化表湿，以辛开苦降之品宣通气机，祛除里湿，主治湿温初起，湿热病邪侵于卫气，表里同病者。代表方剂如藿朴夏苓汤。

4. 疏表润燥法　以轻凉清润之品宣肺润燥，主治秋燥初起，燥热病邪伤于肺卫者。代表方剂如桑杏汤。

温病在使用解表法时，应注意的是：①一般忌纯用辛温解表发汗，即使是"客寒包火"证，亦只宜暂用微辛轻解之法，以免助热化火。②使用解表法应中病即止，避免过汗伤津。

（二）清气法

是指清泄气分热邪的一种治疗方法。本法的作用是清热保津、止渴除烦，使无形热邪或外泄或里解，适用于温病气分里热亢盛，但尚未与燥屎、食滞、痰湿、瘀血等有形实邪相互搏结的病证。清气法又可分为如下几种。

1. 轻清宣气法　以轻清之品泄热透邪，宣畅气机，主治热邪初入气分，郁于胸膈，热势不甚而气失宣畅者。代表方剂如栀子豉汤。

2. 辛寒清气法　以辛寒之品清解气分热邪，达热出表，主治热邪炽盛于肺、胃气分，热势蒸腾浮盛者。代表方剂如白虎汤。

3. 清热泻火法　又称苦寒直折法，即以苦寒之品清热泻火，主治热邪内炽、蕴郁化火者。代表方剂如黄芩汤加减。

使用清气法时，应注意的是：①病邪未入气分者不宜早用，用之反易凉遏邪气。②湿热病如尚有湿邪未化者，不宜单纯使用清气法。③素体阳虚者，使用本法时切勿过剂，中病即止。

(三)和解法

是通过和解、疏泄、分消，祛除半表半里病邪的一种治疗方法。本法的作用是透解邪热，疏泄分消，宣通气机。适用于温病邪不在卫表，又非完全入里，而是属于少阳胆或三焦、膜原等半表半里证。和解法又可分为如下几种。

1. 清泄少阳法　以清透及辛开苦降之品透泄半表半里之邪，兼以化痰和胃，主治热邪夹痰湿郁于少阳，枢机不利，胃失和降者。代表方剂如蒿芩清胆汤。

2. 分消走泄法　以宣展气机、泄热化痰之品使弥漫三焦之湿热邪气分道而消，主治热邪与痰湿郁于三焦，既不外解，又不里传，而导致三焦气化失司者。代表方剂如温胆汤加减，或杏、朴、苓之类。

3. 开达膜原法　用辛开苦降、燥湿清热之品疏利气机，透达膜原之邪，主治湿热秽浊之邪郁伏膜原者。代表方剂如雷氏宣透膜原法。

使用和解法时，应注意的是：①清泄少阳法虽有透泄热邪的作用，但其清热之力毕竟较弱，故只适用于热郁少阳，而不适用于里热炽盛之证。②分消走泄、开达募原两法，作用偏于疏化湿浊，热甚渴饮者须配合他法使用。

(四)祛湿法

是以芳香化浊、辛温开郁、苦温燥湿及淡渗利湿之品祛除湿邪的一种治疗方法。本法的作用是宣通气机，运脾和胃，通利水道。适用于湿热病。化湿法又可分为如下几种。

1. 宣气化湿法　以宣透气机，透热化湿之品行气化湿，主治湿温初起，湿蕴生热，郁遏气机者。代表方剂如三仁汤。

2. 燥湿泄热法　以辛开苦降之品开郁燥湿泄热，主治湿渐化热，湿热并重者。代表方剂如王氏连朴饮。

3. 渗利湿邪法　以淡渗利湿之品利尿渗湿，使湿邪从小便而驱，主治湿热郁于下焦者。代表方剂如茯苓皮汤。

使用化湿法时，应注意的是：①须权衡湿与热的偏轻偏重及邪之所在部位，斟酌选用祛湿的方药。②湿已化燥者忌用。③平素液亏者慎用。

(五)通下法

是通过攻逐泻下，通导里实，使热邪外泄的一种治疗方法。本法的作用是通腑泄热，荡涤积滞，通瘀破结。适用于温病热结肠腑，或湿热积滞胶结胃肠以及血蓄下焦证。通下法又可分为如下几种。

1. 通腑泄热法　以苦寒攻下之品泻下肠腑有形热结,主治阳明热盛、燥屎内结肠腑者,代表方剂如大承气汤、小承气汤、调胃承气汤。

2. 导滞通下法　以燥湿清热、行气通下、消食导滞之品通滞通便,主治湿热积滞胶结胃肠者。代表方剂如枳实导滞汤。

3. 增液通下法　以滋阴增液与通下之品相伍,滋阴润下,主治热结液亏者。代表方剂如增液承气汤。

4. 通瘀破结法　以通下活瘀之品破散下焦蓄血,主治瘀热结于下焦者。代表方剂如桃仁承气汤。

使用通下法时,应注意的是:①里未成实者,不可妄用。②下后邪气复聚,必须再度用下者,应慎重掌握,避免过下伤正。③平素体虚或病中阴液、正气耗伤较甚而又里结者,应攻补兼施,不宜单纯攻下。④温病后期由于津枯肠燥而致大便秘结者,忌用苦寒攻下。

(六)清营凉血法

是通过清营透热,凉血解毒,滋养阴液,通络散血以清除营、血分邪热的一种治疗方法。本法的作用是清解营分或血分的热邪;适用于温病邪入营、血分,热邪亢盛的病证。清营凉血法又可分为如下几种。

1. 清营泄热法　以清解营热药物配伍清气宣气之品,使营分热邪透出气分而解,主治热邪入营分者。代表方剂如清营汤。

2. 凉血散血法　以清热凉血、养阴活血之品凉血行瘀,主治热邪入血分者。代表方剂如犀角地黄汤。

3. 气营(血)两清法　以清泄气热与清营凉血之品相伍,两解气营(血)之邪热,主治气营(血)两燔者。代表方剂如加减玉女煎、化斑汤、清瘟败毒饮。

使用清营凉血法时,应注意的是:①热在气分而未入营、血者,不可早用。②夹湿者慎用。③热入营、血,多影响及手、足厥阴,故本法常与开窍、息风诸法相配合使用。

(七)开窍法

是开通心窍之闭,促使神志苏醒的一种治疗方法。本法的作用是清泄心包热邪,芳香透络,涤痰化浊,开闭通窍,适用于邪入心包或痰湿内蒙机窍而引起的神志异常证候。开窍法又可分为如下几种。

1. 清心豁痰开窍法　以寒凉芳香、清心凉营、豁痰开窍之品开闭通窍醒神,主治温病热入心包而神志异常者。代表方剂如安宫牛黄丸。

2. 芳香化浊开窍法　以辛温芳香、行气化湿之品温化痰湿浊邪,宣闭通窍醒神,主治湿热郁蒸,酿生痰浊,蒙蔽机窍者。代表方剂如菖蒲郁金汤、苏合香丸。

使用开窍法时,应注意的是:①上述两法各有适用范围,运用时必须辨清窍闭性质区别使用。②热入营分而未至昏迷者,一般不宜早用本法。③非邪闭心窍之神昏禁用本法。④开窍法是一种应急措施,也是一种权宜之法,尚须根据病情,与他法配合使用。

(八)滋阴法

是用生津养阴之品滋补阴液的一种治疗方法。本法的作用是滋补阴液,润燥制火,适用于温病后期阴液亏损证候。滋阴法又可分为如下几种。

1. 滋养肺胃法　以甘寒清养之品滋养肺胃津液,主治温病后期肺胃阴液耗伤较著而热邪已基本消退者。代表方剂如沙参麦冬汤、益胃汤。

2. 增液润肠法　以甘寒与咸寒之品生津增液,润肠通便,主治温病后期热邪基本解除,阴伤未复,津枯肠燥而便秘者。代表方剂如增液汤。

3. 填补真阴法　以甘寒与咸寒药物,特别是"血肉有情之品"滋阴增液,填补肝肾之阴,主治温病后期温邪久羁而灼伤肝肾之阴,邪少虚多者。代表方剂如加减复脉汤。

使用滋阴法时,应注意的是:①温病阴液虽伤而热邪亢盛者,不可纯用本法。②阴伤而有湿邪未化者应慎用,须注意化湿而不伤阴,滋阴而不碍湿。

(九)息风法

是通过平息肝风而制止痉厥的一种治疗方法。本法的作用是凉肝息风或滋阴息风,适用于热甚动风或阴虚动风证候。息风法又可分为如下几种。

1. 凉肝息风法　以清热凉肝之品息风止痉,主治温病热邪内炽,引动肝风,风火相煽者。代表方剂如羚角钩藤汤。

2. 滋阴息风法　以滋阴潜阳之品柔肝息风,主治温病后期因肝肾真阴亏损而致筋脉失于滋养,虚风内动者。代表方剂如大定风珠。

使用息风法时,应注意的是:①须辨别内风之属虚属实,实风重在凉肝,虚风重在滋阴,两者不可相混。②用风药止痉(特别是虫类药)须不使其劫液,用滋阴药须防其恋邪。③小儿病在卫、气阶段,每可因高热而引起抽搐动风,应着重清热透邪,热退则抽搐自止,或酌用息风药,不宜纯用凉肝息风之剂。

(十)固脱回阳法

是通过大补元气、阴液以固敛气阴或阳气,救治脱证的一种治疗方法。本法的作用是益气敛阴,固脱回阳,适用于热邪炽盛,耗气伤津,或患者正气素虚而邪气太盛,或汗、下太过,阴液骤损,阴损及阳,导致气阴外脱或阳气外脱的厥脱证。固脱法又可分为如下几种。

1. 益气敛阴法　以益气生津、敛汗固脱之品益气敛阴,守阴留阳,主治温病过程中气阴大伤而正气欲脱者。代表方剂如生脉散。

2. 固脱回阳法　以补气固脱与回阳救逆之品,固脱回阳,主治温病过程中阳气暴脱者。代表方剂如参附龙牡汤。

使用固脱法时,应注意的是:①用药要快速及时。②给药次数、间隔时间及用药剂量等都必须适当掌握,并随时注意病情变化作相应调整。③一旦脱止阳回,即当注意有无火热复炽、阴液欲竭的表现,并根据具体情况辨证论治。

第六章 风温病

风温是多发于春冬两季,感受风热病邪所引起的温病。初起以发热、微恶风寒、咳嗽、口微渴等肺卫症状为其特征,属新感温病范畴。风温病是风热病邪从口、鼻、皮毛而犯于肺卫,初起先见肺卫见症。肺卫邪热不解,病邪入里,其发展趋向大致有两种情况:一是顺传于胃;二是逆传心包。凡热邪顺传于胃,多呈阳明热炽之证;如热邪逆传心包,则必见神昏谵语等神志症状。在病变过程中,如热邪壅肺,则可出现痰热喘急;热入血络,易外发红疹。病至后期,则多呈肺胃阴伤之象。风温病的治疗,初起邪在肺卫,宜辛凉宣解以驱邪外出。若邪传气分,宜辛寒清热或苦寒直折。热陷心包,则必须清心豁痰开窍。病至后期,肺胃阴伤者,宜甘寒清养肺胃之阴。

风温以冬春季节为多,冬春季的急性上呼吸道感染、支气管炎、肺炎、流行性感冒等肺系急性感染性和传染性疾病,如果起初见发热、恶寒、咳嗽、口渴、苔薄白、舌边尖红、脉浮数等风热表证之象,病程中易出现痰、热、喘、急等肺热壅盛之症状者,可按风温进行辨治。

第七章 春温病

　　春温是发生于春季的温病。初起即可出现高热、烦渴甚至神昏痉厥等里热证表现。一般发病急骤，病情较重，变化较多，故多认为是里热内伏所致，是伏邪温病的代表病种。本病多因素体阴亏，正气不足，冬季又感受寒邪，寒邪郁而化热所致，故初起即呈里热炽盛之候。初起有发于气分和发于营分之分。发于气分者，病情较营分者为轻，如病情发展，可向营、血分深入。发于营分者，病情较重，如病情好转，则可转出气分而解，如进一步发展则可深入血分。由于本病里热炽盛，热邪多易侵犯心营而发生神昏，或因热邪淫于肝而致热盛动风，至病变后期，邪易深入下焦，灼伤肝肾之阴而至邪少虚多之候。春温病的治疗以清泄里热为主，并须注意顾护阴液，透邪外出。热在气分者，宜辛寒清透，苦寒直折，苦寒攻下；热在营分者，宜清营泄热，透热外达；兼有表证者，清里佐以解表；如热盛动血者，宜凉血散血解毒；热盛动风者，宜凉肝息风；热伤肝肾之阴者，治以滋养肝肾之阴。

　　本病与发生于春季的风温有别。风温属于新感温病，初起以肺卫证为主，后期易出现肺胃阴伤之象。春温是伏邪温病，初起以里热见证为主，或发于气分或发于营分，后期易出现肝肾阴伤之象。

　　春温是以发病急、病情危重、起病即见里热炽盛表现等为特征的急性热病，春季多发的流行性脑脊髓膜炎发病后常迅速出现高热、头痛、皮肤瘀斑、烦躁甚至神昏等气营血分热盛症状，多按春温论治，有的初起有短暂的卫分证样上呼吸道感染表现，属新感引动伏邪。

第八章 暑温病

暑温是感受暑热邪气所引起的温病。发病急骤，起病即可见里热盛，病程中易伤津耗气，且多有窍闭动风之变，暑温发病有明显的季节性。由于暑温病中暑邪有夹湿不夹湿之别，故将暑温分为暑热病与暑湿病两类。暑热病多因素体元气亏乏或劳倦过度而津伤气耗，暑热病邪乘虚袭入人体而发病。暑热邪气炎热酷烈，传变迅速，故侵犯人体多侵入气分而无卫分过程。初起即可见壮热、汗多、口渴、脉洪等阳明气分热盛证候，即叶天士所说的"夏暑发自阳明"。由于暑性炎热，极易伤人正气，多耗伤津气，所以在病变过程中常出现津气耗伤，甚或津气欲脱等危重征象。若气分暑热不能及时清解，最易深入心营，生痰生风，从而迅速出现痰热闭窍，风火相煽等危重病证。夏季暑热既盛，雨湿又多，天暑下逼，地湿上蒸，湿气与热邪相合，故暑湿每多兼感，即为暑湿邪气，其致病即称为暑湿病。本病后期，邪热渐退，正气未复，故多见正虚邪恋或津气两虚之证。部分患者在病变过程中，因神昏、动风时间较长，每致痰热阻络塞窍，而留有各种后遗症。因暑温以暑热内感为主，故清暑泄热为本病的基本原则。初起阳明热盛者，宜辛寒清气，涤暑泄热；暑伤津气者，宜甘寒之剂清热涤暑，益气生津；若暑邪虽去而津气大伤者，宜甘酸之品益气敛津，此即叶天士引张凤逵之论所指出的"暑病首用辛凉，继用甘寒，再用泄酸泄酸敛"。若邪入营血，或进而引动肝风者，当辨证分别采用清心凉营、化痰开窍、凉肝息风等法，后期每用益气养阴、清泄余邪等法。暑湿病，当采用清暑祛湿之法。

暑温的发病季节为盛夏炎暑之时，初起暑热病邪多直中阳明而表现壮热、烦渴、多汗等阳明气分热盛症状，甚则热甚动风，或暑热迅速传入营血分而出现抽搐、神昏等。夏季多发的流行性乙型脑炎，发病后多迅速出现高热、恶心、呕吐、神昏、抽搐等暑热直中阳明或直犯心营、厥阴的表现，可按暑温论治。

第九章 暑湿病

　　暑湿是感受暑湿病邪所致的急性外感热病。其特点为初期以暑温阻遏肺卫为主要证候，临床常见身热、微恶风寒、头胀、胸闷、身重肢酸等表现。本病好发于夏末秋初。本病初起，肺先受邪，病在上焦肺卫，气失调畅，外则邪困肌肤，内则邪阻肺络，正如叶天士在《临证指南医案》中指出："暑湿伤气，肺先受病，诸气皆痹。"此外，夏暑气候炎热，患者多乘凉露宿，或冷饮过度，或者触冒风雨，因而易为寒邪所侵，阳气为阴寒所遏，故病初亦可见暑湿兼寒的表现。若邪由卫传气，多见暑湿困阻中焦，邪气留连而病情缠绵，或壅滞肺络，或邪干胃肠，弥漫三焦。若暑热甚，则可夹湿内陷心营；若其邪化火，则尤易损伤肺络；或邪郁成毒，毒入肝经而突见黄疸，则属险恶重症。若暑湿病邪日久不去而致元气更伤，阴液暗耗，或素体元气亏虚，感受暑湿者，易成暑湿伤气见证。恢复期可见暑湿余邪蒙绕清窍。

　　根据暑湿的发病季节和临床表现，西医学中夏季多发的上呼吸道感染、急性胃肠炎、钩端螺旋体病、夏季热以及部分流行性乙型脑炎均可参照本病的内容进行辨证论治。

第十章 湿温病

湿温是感受湿热邪气引起的温病，多发于夏秋之交际。初起具有身热不扬，身重肢倦，胸闷脘痞，舌苔白腻，脉濡缓等主要症状。本病起病较缓，传变较慢，病势缠绵，病程较长，以脾胃为病变中心部位，邪热稽留气分为病机特点。其发病多因脾湿停聚，复外感湿热邪气而致。湿温以脾胃为中心，往往又随脾胃之气盛衰强弱而转化。脾阳偏虚者，则邪从湿化而病变偏于太阴脾，表现为湿重于热；中阳偏旺者，则邪从热化而病变偏于阳明胃，表现为热重于湿。热重于湿者，可化燥伤阴而深入营血，发为营热阴伤或热甚动血之证。湿温的辨证当辨析湿与热的轻重，辨别湿热所在上、中、下三焦的脏腑部位。本病的治疗以清热祛湿为基本原则。湿重者以祛湿为主，佐以清热；热重者以清热为主，佐以祛湿；湿热并重者，则应清热祛湿并重。若湿热郁于上焦者，宜开宣肺气；若湿热郁于中焦者，宜辛开苦降、燥湿泄热；若湿热郁于下焦者，宜淡渗利湿；若湿热邪气化燥深入营血，则按温热病治疗。湿温病初起湿重于热者的治疗有三禁，即禁辛温发汗、禁纯用苦寒攻下、禁滋腻养阴。湿温初起，如误用麻黄桂枝等辛温发汗之品，则致湿热蒸腾而内蒙心包，上蒙清窍，出现神昏、耳聋等机窍被湿邪壅塞之见症；过早应用苦寒攻下，则损伤脾阳而致脾气下陷，出现洞泄难止；若将湿温病中出现的午后热甚误认为是阴虚发热而滋阴养液，则恐滋腻之品碍脾滞气，反使湿邪滞着不化，病情迁延难愈。正如吴鞠通所说："汗之则神昏耳聋，甚则目瞑不欲言；下之则洞泄；润之则病深不解。"

湿温是湿热类温病的代表，多发于夏秋雨湿较多季节，好发于此期的急性胃肠道感染性疾病如肠伤寒、急性胃肠炎以及胃肠型感冒和其他久治不愈的感染性疾病，如果初起见身热不扬、恶寒少汗、头重肢困、胸闷脘痞、苔腻脉缓等表现，或病程中湿困脾胃症状较著者，可按湿温辨治。

第十一章 伏暑病

伏暑是发于秋、冬季节，初起以暑湿内蕴或暑热内伏为主要临床表现的温热病。其证候特点是：初期类似感冒，继而形似疟疾，但寒热多不规则，以后则但热不寒，入夜尤甚，天明得汗稍减，而胸腹灼热不除，大便多溏而不爽。本病起病急骤，病势既重且缠绵难解。因其有暑湿见症，且在发病季节上又有秋、冬迟早的不同，所以又有"晚发"、"伏暑秋发"、"冬月伏暑"等名称。伏暑是夏季感受暑湿之邪，未即发病，至秋、冬复感时令之邪而诱发。本病初起或发于气分或发于营分，但必兼表证，而呈卫气同病或卫营同病。表解后，暑湿之邪多郁蒸于少阳。转入中焦湿邪未尽者，多表现为湿热相混。其临床表现和病机，大体和暑湿病、湿温病相同，故吴鞠通说"伏暑、暑温、湿温，证本一源，前后互参，不可偏执"。若湿热与积滞胶结胃肠，多出现大便溏滞不爽，热邪可内传营血或心包，出现心营移热小肠或痰热瘀闭心包等证。伏暑总的治疗原则为解表清里。卫气同病者，治以解表清暑化湿；卫营同病者，治以解表清营泄热。暑温郁于少阳气分者，治以清泄少阳，分消湿热。若湿热夹滞郁于胃肠者，治以苦辛通降，导滞通便。若邪入营血或心包者，则治同温热病。

伏暑发于秋冬季节，此期的某些感染发热性疾病，如流行性出血热、散发性脑炎、钩端螺旋体病等，初起即有高热、心烦、口渴、脘痞、苔腻等暑湿郁蒸气分证，或为高热、烦躁、口干不欲渴饮、舌绛苔少等热炽营分见证，同时兼有短暂表证者，可按伏暑辨治。

第十二章 温燥病

温燥是秋季感受燥热邪气，初起邪在肺卫，并见津液损伤的干燥见症的温病。温燥病势轻浅，传变较少，病程较短，易于痊愈。临证以津液损伤的干燥见症为其特征。温燥的病因是燥热邪气，初起邪在肺卫，不解则化燥化火，内传入里。一经化热入里，则津液损伤更为明显。其病变中心在肺，并可涉及胃、肠等。若深入营血，可出现气营（血）两燔证，后期可深入下焦，耗伤肝肾之阴，出现水不涵木，虚风内动。若初起治疗得当，或患者体质较好，一般不出现热入营血或下焦肝肾阴伤病变。本病的治疗应以滋润为主，即所谓"燥者濡之"。温燥初起邪在肺卫，法宜辛凉甘润。"上焦治气，中焦增液，下焦治血"可作为温燥初、中、末期治疗大法的概括。所谓"上燥治气"，即初起燥热犯肺，在治疗上以润肺宣气为主；"中燥增液"，即病至中期，多涉及胃、肠，以胃、肠津液耗伤为主，宜以甘寒之品补养胃阴、滋润肠液；下燥治血，即病至后期，由于燥热久羁，往往易伤肝肾真阴，选用甘寒、酸寒、咸寒之品滋养肝肾阴液，此处所谓"治血"不是指补血，而是指滋养血中阴液。治燥不同治火，治火可用苦寒，燥证惟喜柔润，而忌苦燥。

温燥的临床表现与风温相似，但口渴、鼻咽干燥等伤津现象较重，且季节性较强，发生于秋季的急性上呼吸道感染、急性支气管炎及某些肺部感染，燥热之象明显者可按温燥辨治。

第十三章 大头瘟

　　大头瘟多发于冬、春二季,是感受风热时毒引起的一种以头面焮赤肿大为特征的温病。本病除具全身憎寒发热外,还有头面红肿疼痛的表现,属温毒的范畴。其外因是风热时毒,内因是正气不足。初起多见卫气同病,继则肺胃热毒蒸迫而出现气分里热炽盛证,由于毒邪攻窜头面而致头面红肿热痛,甚则溃烂。本病为风热时毒壅结气血所致,故清热解毒是治疗本病的基本原则。

　　其临床表现是:壮热口渴,烦躁不安,头面焮肿疼痛,咽喉疼痛,舌红苔黄,脉数有力。治以清热解毒,疏风消肿,内服普济消毒饮,外用三黄二香散。

第十四章 烂喉痧

烂喉痧多发于冬、春二季,是外感温热时毒而引起的一种温毒疾患。临床以发热,咽喉肿痛糜烂,肌肤丹痧等为主要特征。烂喉痧的外因是温热时毒,内因是正气亏虚。本病初起热毒充斥肺、胃,或上攻咽喉,或串扰血络,继则气分热毒炽盛,或毒邪化火内逼营血,或内陷心包,甚则内闭外脱。后期毒退阴伤,出现余毒伤阴之证。本病的治疗重在清泄热毒,初起邪在卫表宜辛凉轻透,以透邪外出;中期热极化火,治宜泻火解毒,或苦寒攻下;毒燔气营者,侧重清气凉血;后期宜清营育阴。

下篇 各 论

第一章 温热类温病主要证治

温热类温病是指感受如风热病邪、暑热病邪、湿热病邪、燥热病邪等所引起的一类急性外感热病,主要包括风温、春温、暑温、秋燥等。此类温病以起病较急、热象明显、易伤津耗液、传遍较快、易内陷生变等为特征,治疗以清热祛邪为主,并注意时时顾护阴津。

一、卫分证治

卫分证只见于上焦,是邪从上犯而发病的初期表现。部位主要在肺、卫。而证以发热、微恶风寒,脉浮,苔薄白为特征。它的病机主要是肺、卫失宣。本类温病的致病邪气虽有风热、温热、暑热和燥热多种,但犯卫表者以风热和燥热为多,治疗以解表透邪为基本大法,宜选用辛凉之剂,解表泄热,透邪外出。正如叶天所说:"在卫汗之可也。"

(一)风热表证

主症:发热较重,微恶风寒,头痛,微汗或无汗,口微渴,小便略黄,或鼻塞流涕或咳嗽,或咽红肿痛。舌边尖红,苔薄白,脉浮数。

特征:身热恶风寒,口微渴,舌边尖红,脉浮数。

病机:邪袭肺卫,郁阻失宣。

治则:辛凉解表,疏风透热。

方药:银翘散(《温病条辨》)

金银花　连翘　桔梗　淡豆豉　薄荷　牛蒡子　竹叶　荆芥穗　甘草　芦根

银翘散为吴鞠通创制的一个辛凉解表的代表方剂。方中薄荷、豆豉辛凉解表,佐以芥穗祛邪疏风;金银花、连翘、竹叶清热宣透;牛蒡子、桔梗、甘草轻宣肺气,清热利咽;芦根甘凉生津。从全方的药物组成上看,是以辛凉为主,而稍佐以辛温之品,以增强表散之力。所以吴鞠通称本方为辛凉平剂,用于风热客表而发热恶寒、无汗者最为适宜。

临床运用时,若口渴甚加天花粉以生津止渴;项肿咽痛加马勃、玄参、板蓝根以清热利咽,解毒消肿;咳嗽较重加枇杷叶、前胡宣肺止咳;鼻衄去荆芥,豆豉加白茅根、侧柏叶、栀子以清热凉血。若初起感邪较轻,身热不甚,只是以咳嗽为主,为风热犯肺,肺气失宣。治以辛凉解表,宣肺止咳,方用桑菊饮。

(二)燥热表证

主症:发热,微恶风寒,头痛,少汗,干咳无痰或少痰,咽干鼻燥,口渴,舌边尖红,苔薄白欠润,脉右寸数大。

特征:发热,微恶风寒,咽干而咳,口鼻干燥。

病机:邪袭肺卫,燥热伤津。

治则:辛凉甘润,清透肺卫。

方药:桑杏汤(《温病条辨》)

桑叶　杏仁　沙参　象贝　豆豉　栀子皮　梨皮

方中桑叶、豆豉辛散透热,疏解在表之邪;杏仁、象贝宣开肺气,化痰止咳;栀子皮清上焦之热;沙参、梨皮甘凉生津,养阴润燥。全方辛透不伤津,润燥不碍表。正如叶天士所说"当以辛凉甘润之方,气燥自平而愈"。

临床运用时,若咽部红肿、干痛较甚者加牛蒡子、蝉蜕、桔梗等清利咽喉;鼻燥衄血者加白茅根、侧柏叶、旱莲草等凉血润燥;发热显著者加银花、连翘以增强辛凉解表之力。

二、气分证治

气分证的出现,多由卫分传入或初起病发于里所致。涉及的脏腑部位有肺、胃、肠、胆、膜原、胸膈等。但都具有但热不寒、口渴、苔黄、脉数等特征,其病机都是热邪郁阻气机,疏泄、传导功能失常。治疗总以清气透热或泄热为主。正如叶天士所说"到气才可清气"。

(一)邪热在肺

1. 肺热壅盛

主症:身热,汗出,口渴,咳喘,咳痰黏稠不爽,甚则气急鼻扇,胸痛,舌质红苔黄,脉数。

特征:身热,口渴,咳喘,苔黄,脉数。

病机:邪热壅盛,肺失宣降。

治则:清热宣肺平喘。

方药:麻杏石甘汤(《伤寒论》)

麻黄　杏仁　甘草　生石膏

方中麻黄配杏仁宣肺定喘;麻黄配石膏重在清宣肺热;甘草调和诸药。本方重在清气热而不在化痰。

临床运用时,若热毒炽盛者加银花、连翘、虎杖、黄芩、鱼腥草、金荞麦等以助清肺泄热之力;痰多咳而气急者加葶苈子、桑白皮以肃降肺气;胸痛加郁金、桃仁、瓜蒌理气通络;痰中带血者加白茅根、侧柏叶、仙鹤草、焦栀子以凉血止血;咳嗽痰黄稠加瓜蒌实、浙贝母以清肺化痰;咯吐腥臭脓痰者可加千金苇茎汤和桔梗汤(苇茎、薏苡仁、冬瓜仁、桃仁、桔梗、甘草)清肺化痰,逐瘀排脓。

2. 燥热伤肺

主症:身热,干咳无痰或少痰,甚则痰中带血,气逆而喘,胸满胁痛,鼻咽干燥,心烦口渴,少气乏力,舌边尖红赤,苔薄白燥或黄燥,脉数。

特征:身热,干咳无痰或少痰,气逆而喘,鼻咽干燥,脉数苔黄。

病机:燥热壅肺,气阴两伤。

治则:清肺泄热,养阴润燥。

方药:清燥救肺汤(《医门法律》)

生石膏　冬桑叶　甘草　人参　胡麻仁　阿胶　麦冬　杏仁　枇杷叶

方中桑叶辛凉轻清,宣透燥热;杏仁、枇杷叶宣肃肺气而止咳;石膏辛寒清泄肺热;胡麻仁、阿胶养阴润燥;人参、麦冬、甘草益气生津。

临床运用时,若肌表尚有邪热,可去阿胶加薄荷、连翘、牛蒡子以透邪外出;痰多者加贝母、竹沥、瓜蒌以化痰;痰中带血者可加侧柏叶、白茅根、仙鹤草等凉血止血;胸满胁痛甚者加丝瓜络、郁金等和络止痛。

3. 肺热腑实

主症:身热,痰涎壅盛,喘促不宁,腹满便秘,苔黄腻或黄滑,脉右寸实大。

特征:痰喘,潮热,便秘。

病机:肺经痰热壅阻,肠腑热结不通。

治则:宣肺化痰,泄热攻下。

方药:宣白承气汤(《温病条辨》)

生石膏　生大黄　杏仁粉　瓜蒌皮

方中生石膏清泄肺胃之热;杏仁、瓜蒌皮宣降肺气,化痰定喘;大黄攻下腑实。腑实得下,则肺热易清;肺气清肃,则腑气易通。所以本方为清热宣肺、泄热通腑、肺肠合治之剂。临床运用时,肺系感染性疾病在高热、咳喘的同时,常伴有便秘,清泄肺热佐以通腑,可提高疗效。

临床运用时,若肺热炽盛可加黄芩、桑白皮、鱼腥草以清泄肺热;痰涎壅盛加贝母、竹沥、天竺黄等清热化痰;胸闷甚者可加郁金、枳壳以宽胸理气。

4. 肺热发疹

主症:身热,咳嗽,胸闷,肌肤红疹,苔薄白,舌质红,脉数。

特征:肌肤红疹,发热,咳嗽。

病机:肺经气分热邪波及营络所致。

治则:宣肺泄热,凉营透疹。

方药:银翘散去豆豉,加细生地、丹皮、大青叶,倍玄参方。(《温病条辨》)

银花　连翘　桔梗　薄荷　竹叶　生甘草　芥穗　牛蒡子　细生地　丹皮　大青叶　玄参

本方为银翘散加减而成,但因本证不在表,故去温散透表之豆豉,以防助长热势;又因肺热波及营分,营热较盛,窜入血络而发疹,所以加入生地、丹皮、大青叶、玄参以凉血泄热解毒。

临床运用时,若无表郁见证者可去荆芥;忌用升麻、柴胡、防风、羌活、白芷、葛根、三春柳等辛温升散之品,以免劫阴动血。

(二)热在胸膈

主症:身热不甚,心烦懊恼,起卧不安,甚或身热不已,面红目赤,胸膈灼热如焚,烦躁不安,唇焦,咽燥,口渴,口舌生疮,齿龈肿痛,或大便秘结,舌红,苔黄,脉滑数。

特征：身热不甚，心烦懊𢙐，或热甚，烦躁，胸膈灼热如焚。

病机：上焦无形邪热，郁扰胸膈。

治则：清宣郁热或清泄膈热。

方药：栀子豉汤或凉膈散。

栀子豉汤（《伤寒论》）

栀子　豆豉

本证虽在气分，但热势不甚，蕴郁胸膈，当"火郁发之"，治以轻宣郁热。方中豆豉发而不烈，宜透胸膈郁热，栀子清热除烦。二药一清一宣，清中寓宣，使胸膈郁热得以轻清宣透。

凉膈散（《太平惠民和剂局方》）

大黄　芒硝　甘草　山栀子　薄荷　连翘　竹叶　黄芩　白蜜

胸膈郁热燔灼，充斥上下，治以凉膈泄热，清上泻下。方中连翘、山栀子、黄芩、薄荷、竹叶清泄胸膈灼热以治上；大黄、芒硝通腑泄热，"釜底抽薪"而治下；甘草、白蜜缓急润燥。共奏凉膈泄热，清上泻下之效。

临床运用时，如津伤口渴加天花粉生津止渴；兼呕逆，加生姜、竹茹和胃降逆；兼咳嗽，加杏仁、枇杷叶、牛蒡子宣肺止咳；热甚重用黄芩直折里热；热灼胸膈证不论有无便秘均可使用凉膈散，意在使胸膈郁热下泄。若泄热炼津为痰，结于胸膈胃脘而见身热面赤、心下痞、按之痛者，可选用小陷胸加枳实汤（半夏、黄连、瓜蒌、枳实）辛开散结，苦寒降泄。

（三）邪热犯胃

主症：壮热，不恶寒反恶热，面赤，多汗，心烦，渴喜凉饮，舌质红苔黄燥，脉洪大有力。

特征：壮热，多汗，渴饮，脉洪大。

病机：邪正剧争，热炽伤津。

治则：清热生津。

方药：白虎汤

石膏　知母　甘草　粳米

方中生石膏辛寒，入肺胃经，能大清胃热，达热出表，可除气分之壮热；知母苦寒而性润，入肺胃二经，清热养阴；知母配石膏，可增强清热止渴除烦之力；生甘草泻火解毒，调和诸药；配粳米可保养胃气，祛邪不伤正，配石膏则可甘寒生津。四药相配，共奏清热保津之功。

临床运用时，如热毒较盛者，可加银花、连翘、大青叶、板蓝根等清热解毒之品；里热化火者，可佐加黄连、黄芩清热泻火；津伤显著者，可加石斛、天花粉、芦根以生津。如热盛而津气耗伤兼有背微恶寒、脉洪大而芤者，可加人参以益气生津，即白虎加人参汤。

叶天士云"夏暑发自阳明"，暑热初起，阳明热盛而兼有津气耗伤，宜用白虎加人参汤，若暑伤津气明显，身热、体倦少气、脉虚无力者，方用王氏清暑益气汤（西洋参、石斛、麦冬、黄连、竹叶、荷梗、知母、甘草、粳米、西瓜翠衣）清涤暑热，益气生津；如汗出不止，津气欲脱者，症见大汗不止，气短喘喝，脉虚欲绝或散大无根，方用生脉散（人参、麦冬、五味子）补气敛津，生脉固脱。

（四）邪热在肠

1. 热结肠腑

主症：日晡潮热，大便秘结或纯利清水，腹满硬痛，或有神昏谵语，舌苔焦燥或起刺，脉沉实有力。

特征:日晡潮热,大便秘结或热结旁流,腹满硬痛,舌苔焦燥或起刺,脉沉实有力。

病机:胃肠邪热与积滞相结。

治则:攻下软坚泄热。

方药:调胃承气汤(《伤寒论》)

大黄　芒硝　炙甘草

方中大黄苦寒攻下泄热;芒硝咸寒软坚润燥;炙甘草缓硝黄之峻,使燥结郁热俱可缓缓而下。三药合用,可使胃肠郁热积滞从下得解。

临床运用时,如腑实兼小肠热盛,症见身热便秘,小便短赤,以"二肠合治"法,方用导赤承气汤(赤芍、生地、大黄、黄连、黄柏、芒硝)攻下热结,清泄火腑;如腑实兼热闭心包,症见身热便秘,神昏舌謇,方用牛黄承气汤(生大黄末调服安宫牛黄丸)攻下热结,清心开窍;如腑实兼阴液亏损,症见身热便秘,口干咽燥,舌苔焦燥,治以增液承气汤(大黄、芒硝、生地、麦冬、玄参)攻下燥结,滋阴增液;如腑实兼气液两亏,症见大便秘结,口燥咽干,倦怠少气,苔焦脉弱,治以新加黄龙汤(大黄、芒硝、麦冬、生地、玄参、人参、甘草、姜汁、海参、当归)攻下燥结,补益气阴。

2. 肠热下利

主症:身热,下利稀便,色黄秽臭,肛门灼热,咳嗽,胸脘烦热,口渴,苔黄,脉数。

特征:身热下利,苔黄脉数。

病机:肺胃邪热下移大肠。

治则:清热止利。

方药:葛根芩连汤(《伤寒论》)

葛根　黄芩　黄连　炙甘草

方中葛根轻清生发,生脾气而布津液,以止泻利;黄芩、黄连清热燥湿坚阴,使热不下迫,液不下注,则利可止;炙甘草甘缓和中,调和诸药。正如陈平伯说"温邪内逼,下注大肠则下利,治之者,宜清泄温邪,不必专于治利"。

临床运用时,如恶心呕吐,加半夏、姜竹茹以和胃降逆止呕;腹痛较重,加白芍、木香行气和营止痛;下利赤白,加白头翁、马齿苋清热解毒,凉血止痢;肺热较甚,可加银花、鱼腥草、桔梗以清肺降气;咳嗽较甚可加桑白皮、枇杷叶宣肺止咳。

(五)热郁少阳

主症:身热,口苦而渴,干呕,心烦,小便短赤,胸胁满闷不舒,舌红苔黄,脉弦数。

特征:身热,口苦,心烦,脉弦数。

病机:邪热郁于少阳。

治则:苦寒清热,养阴透邪。

方药:黄芩汤加豆豉玄参方(《温热逢源》)

黄芩　芍药　甘草　大枣　淡豆豉　玄参

本方是黄芩汤加豆豉、玄参组成。方中黄芩,苦寒泻火,直清胆热;玄参养阴清热;芍药、甘草酸甘化阴,以清热坚阴;全方宣发郁热,透邪外达,兼以除烦。诸药合用,具备了"清"、"养"、"透"的特点,确为治疗热郁少阳的临床良方。

临床运用时,若胆经郁热较甚,可改用黄连黄芩汤(黄连、黄芩、郁金、豆豉)以清宣胆腑郁热;若口苦干呕较甚,加黄连、龙胆草以清泄胆火;若兼有寒热往来加柴胡以和解少阳胆经郁热。

(六)热盛动风

主症:高热不退,头痛头胀,烦闷躁扰,手足抽搐,颈项强直,甚则角弓反张,舌红苔黄,脉弦数或舌红绛,脉细数。

特征:高热不退,烦闷躁扰,手足抽搐。

病机:热邪炽盛,引动肝风。

治则:清热凉肝息风。

方药:羚角钩藤汤(《通俗伤寒论》)

羚羊角　桑叶　川贝　生地　钩藤　菊花　茯神　白芍　甘草　竹沥

本方羚羊角、钩藤凉肝息风;桑叶、菊花轻清宣透,清利头目;生地、白芍、甘草酸甘化阴,舒缓筋脉之挛急;竹茹、川贝清热化痰通络;茯神宁神定志。诸药合用,可收热清阴复,痉止风定之效。

临床治疗上应重视祛除引起肝风内动的邪热。如热势炽盛,体温较高者,可酌用物理降温的方法,如温水或乙醇擦浴等。如痉厥兼有表气郁闭者,应予解表清里、息风止痉之法,可加僵蚕、蝉蜕、银花以清透表邪,祛风止痉;如气分热盛者,加石膏、知母以大清气热;腑实便秘者,加大黄、芒硝攻下泄热;痰涎壅盛者,加竹沥、姜汁以清热涤痰;营血分热盛见肌肤发斑者,加水牛角、板蓝根、丹皮、紫草以凉血解毒;角弓反张或抽搐较重者,加全蝎、地龙、蜈蚣以息风止痉;兼心经热盛而神昏谵语者,加用紫雪丹或清开灵、醒脑静注射液以清心开窍,镇痉息风。

三、营分证治

营分证多由气分邪热不解,传入营分,少数则由卫分传营或直接病发营分。见于风温、春温、暑温等温热类温病的极期。以身热夜甚、心烦谵语、舌质红绛为特征,其病机特点是营分热盛,热损营阴,心神被扰。治疗以清营泄热为主,正如叶天士所说:"入营犹可透热转气。"

(一)热灼营阴

主症:身热夜甚,心烦躁扰,甚则时有谵语,斑疹隐隐,咽燥口干反不甚渴,舌质红绛而干,苔薄或无苔,脉细数。

特征:身热夜甚,心烦谵语,舌红绛。

病机:热灼营阴,心神被扰。

治则:清营泄热。

方药:清营汤(《温病条辨》)

犀角　生地　玄参　竹叶　麦冬　丹参　黄连　银花　连翘

方中犀角以水牛角代用,清心凉营泄热;黄连清心热而解毒;生地、麦冬、玄参清热滋阴;银花、连翘、竹叶轻清透热,宣通气机,使营热外达,透出气分而解;丹参活血化瘀通络。

临床运用时,如气营两燔,症见壮热渴饮,心烦躁扰,舌红绛,方用加减玉女煎(生石膏、知母、玄参、生地、麦冬)以清气凉营;如热在心营,下移小肠,症见身热夜甚,心烦不寐,小便短赤热痛,舌红绛,治以导赤清心汤[生地、朱茯神、细木通、麦冬(辰砂染)、粉丹皮、益元散、淡竹叶、莲子心、灯心(辰砂染)、童便]清心凉营,清泻火腑。

(二)热陷心包

主症:身灼热,神昏谵语,或昏愦不语,舌謇肢厥,舌色鲜绛,脉细数。

特征:身热肢厥,神昏谵语,舌色鲜绛。

病机:邪热内陷,内闭心包。

治则:清心凉营,豁痰开窍。

方药:清宫汤送服安宫牛黄丸或至宝丹、紫雪丹。

清宫汤(《温病条辨》)

玄参心　莲子心　竹叶卷心　连翘心　犀角尖(水牛角代)　连心麦冬

本方专清心经包络之邪热。方中犀角(水牛角代)清心凉营;玄参心、莲子心、连心麦冬可清心滋液;竹叶卷心、连翘心则清心泄热。诸药合用,共奏清心泄热、凉营滋阴之功,以使心包邪热向外透达而解。

安宫牛黄丸、至宝丹、紫雪丹三方皆有清热解毒、透络开窍、苏醒神志之功,属凉开之剂,是传统治疗温病神昏之要药,俗称为"三宝"。安宫牛黄丸长于清热兼能解毒,主要用于高热昏迷之症;紫雪丹长于止痉息风、泄热通便,多用于高热痉厥之症;至宝丹则长于芳香辟秽,多用于窍闭谵语之症。

临床运用时,如痰热闭窍较甚,加竹沥、胆南星、菖蒲、郁金以豁痰开窍;若热陷心包兼瘀血阻络,症见灼热,昏谵,舌謇,舌紫黯,脉沉涩,方用犀地清络饮(水牛角、粉丹皮、青连翘、淡竹沥、鲜生地、生赤芍、桃仁、生姜汁、鲜茅根、灯心草、鲜石菖蒲)以清心豁痰,通瘀开窍。

(三)内闭外脱

主症:身热,神志昏愦不语,倦卧,汗多气短,脉细无力,甚者身热骤降,烦躁不宁,呼吸浅促,面色苍白,冷汗淋漓,四肢厥冷,脉细微欲绝。

特征:身热,神昏,汗多,肢厥,脉微。

病机:邪热内闭心包,正气外脱。

治则:清心开窍,固脱救逆。

方药:生脉散或参附汤合温病"三宝"。

生脉散(《温病条辨》)

人参　麦冬　五味子

本方以人参大补元气,麦冬、五味子酸甘化阴,守阴而留阳,阴液内守,则气不外脱。

参附汤(《妇人良方》)

人参　附子

方中以人参大补元气,附子温壮元阳,合用益气固脱,回阳救逆。

临床运用时,上述方药与温病"三宝"同时服用,以扶正祛邪,开闭固脱。回阳固脱之法,用于急救,用药当适可而止,待阳回脱止,不可再用,恐助热恋邪,须视具体证情辨治。现代生脉散和参附汤均已制成注射液,使用更方便,奏效更快。

四、血分证治

血分证多由卫、气分之邪热不解,深陷血分;或营热不得及时转出气分,进而深入血分;或伏气温病发于血分。多见于风温、春温、暑温等温热类温病的极期。以舌质深绛、斑疹显露及出血见症为特征,其病机特点是热甚迫血,热瘀交结。治疗以清热凉血,活血化瘀为主。正如叶天士说"入血就恐耗血动血,直须凉血散血"。

(一)热盛动血

主症:身灼热,躁扰不安,甚至昏狂谵妄,斑疹显露,或斑色紫黑,或吐、衄、便、尿血,舌质深绛,脉细数。

特征:灼热躁扰,斑疹,出血,舌质深绛。

病机:热盛动血,瘀热交结。

治则:清热解毒,凉血散血。

方药:犀角地黄汤(《温病条辨》)

犀角　生地黄　生白芍　丹皮

方中犀角(水牛角代)清心凉血,解血分热毒;生地凉血养阴;二药相配凉血止血,滋阴养血;芍药配丹皮清热凉血,活血化瘀。四药配合,共达清热解毒,凉血散血之功。

临床运用时,若热毒较甚,昏狂斑紫,加水蛭、大黄、神犀丹以活血祛瘀解毒;如吐血加侧柏叶、白茅根、三七;如衄血加白茅根、黄芩、焦栀子;便血加槐花、地榆;如尿血加小蓟、琥珀、白茅根;若气血两燔,症见壮热,大渴引饮,头痛如劈,骨节烦痛,烦躁不安,甚则昏狂谵妄,或吐衄发斑,舌绛、苔黄燥者,治以清热解毒,凉血救阴,轻证方用化斑汤(生石膏、知母、粳米、生甘草、玄参、水牛角),重证方用清瘟败毒饮(生石膏、生地、水牛角、川连、栀子、桔梗、黄芩、知母、赤芍、玄参、连翘、甘草、丹皮、竹叶)。

(二)热与血结

主症:少腹坚满,按之疼痛,小便自利,大便色黑易下,神志如狂,时清时乱,口干,漱水不欲咽,舌紫绛或有瘀斑,脉细涩。

特征:少腹坚满疼痛,舌紫绛或有瘀斑,脉细涩。

病机:热入血分,瘀热互结,蓄于下焦。

治则:泄热通结,活血逐瘀。

方药:桃仁承气汤(《温病条辨》)

大黄　芒硝　桃仁　当归　芍药　丹皮

方中桃仁、赤芍、丹皮清热凉血消瘀;大黄、芒硝泄热软坚,攻逐瘀结;当归和血养血,并行血中之气。本方是《伤寒论》桃核承气汤化裁而成,因本证热盛故去辛温之桂枝、甘缓之甘草,加丹皮、赤芍、当归以凉血散血。

临床运用时,如血热盛者可加清热凉血的水牛角、紫草等;瘀血较甚者可加活血散瘀的三七粉,热瘀甚者还可用丹参注射液静脉点滴。若见神志昏狂,可加用安宫牛黄丸,或至宝丹、紫雪丹,也可用清开灵注射液静脉点滴。

五、后期证治

温热类温病,在卫、气、营、血阶段,经过恰当的治疗,病可向愈。若虽经治疗但未能及时挽回病势,而邪恋正虚,产生诸多变证。临床上须分辨不同情况,或清解余热,或扶助正气,耐心调理以善其后。

(一)余热未清,气阴两伤

主症:低热,口舌干燥而渴,虚烦不眠,气短神疲,时时泛恶,纳谷不馨,舌红而干,脉细无力。

特征:低热,口干,气短,舌红而干。

病机:余热未尽,气阴两伤。

治则:清热生津,益气和胃。

方药:竹叶石膏汤(《伤寒论》)

竹叶　生石膏　半夏　人参　麦冬　甘草　粳米

本方由白虎汤去知母,加麦冬、半夏、竹叶、人参。吴鞠通说"以大寒之剂易为清补之方"。方中竹叶、石膏清透余邪,清热除烦;人参、麦冬益气养阴;粳米、甘草和中益胃;半夏降逆和胃止呕。诸药合用,祛邪不伤正,扶正不恋邪,共奏清热生津,益气和胃之功。

临床运用时,若邪热已退,肺胃阴伤,干咳、口干渴、舌红少苔者,宜滋养肺胃阴津,方用沙参麦冬汤(沙参、玉竹、生甘草、桑叶、麦冬、生扁豆、天花粉)。

(二)阴虚火炽

主症:身热,心烦躁扰不寐,口燥咽干,舌红苔黄或薄黑而干,脉细数。

特征:身热,心烦不寐,舌红,脉细数。

病机:肾阴亏损,心火亢盛。

治则:育阴清热。

方药:黄连阿胶汤(《温病条辨》)

黄连　黄芩　阿胶　白芍　鸡子黄

方中黄连、黄芩苦寒直折,清泻心火;阿胶、白芍滋补真阴;鸡子黄滋补心肾。诸药合用,上泻心火,下滋肾水,水火相济,阴能纳阳则诸症自除。正如吴鞠通所说"以黄芩从黄连,外泻壮火而内坚真阴;以芍药从阿胶,内护真阴而外捍亢阳。名黄连阿胶汤者,取一刚以御外侮,一柔以护内主之义也"。

(三)邪留阴分

主症:夜热早凉,热退无汗,能食形瘦,舌红少苔,脉沉细数。

特征:夜热早凉,热退无汗,舌红少苔。

病机:肾阴亏损,邪留阴分。

治则:滋阴透邪。

方药:青蒿鳖甲汤(《温病条辨》)

青蒿　鳖甲　生地　知母　丹皮

方中鳖甲咸寒滋阴,入络搜邪;青蒿芳香,透络清热;两药配合,导邪从阴分而出。正如吴鞠通所说"本方有先入后出之妙,青蒿不能直入阴分,有鳖甲领之入也;鳖甲不能独出阴分,有青蒿领之出也"。生地养阴,丹皮凉血,散血中余热,知母清热生津润燥,并清气分之邪热,合而用之使阴分邪热得以透解。

本方具有良好的透解阴分邪热的作用,临床上对于各种感染性疾病后期长期低热不退或其他多种不明原因的长期发热及功能性发热,均有较好的退热作用。

(四)肾阴耗损

主症:身热不甚,久留不退,手足心热甚于手足背,咽干齿黑,舌质干绛,其则紫晦,或神倦,耳聋,脉虚软或结代。

特征:低热,咽燥,齿黑,舌干绛,脉虚细或结代。

病机:邪热久羁,肾阴耗损。

治则:滋阴养液。

方药:加减复脉汤(《温病条辨》)

炙甘草　干地黄　生白芍　麦冬　阿胶　麻仁

本方是《伤寒论》炙甘草汤去参、桂、姜、枣加白芍而成。为治疗温热病邪深入下焦,肝肾阴伤之主方。方中炙甘草补益中气,以使津充阴复;生地、阿胶、白芍滋养肝肾之阴;炙甘草配白芍,酸甘化阴;麻仁养血润燥。诸药配伍,长于救阴,兼退虚热。正如吴鞠通所说:"热邪深入,或在少阴,或在厥阴,均宜复脉。"

临床运用时,如汗出心悸,本方去麻仁,加生龙骨、生牡蛎、人参以镇摄潜阳,益气固脱。若阴液下滑,加牡蛎以滋阴固摄。也可配合麦味地黄口服液、生脉饮注射液等以加强滋补肝肾真阴之功。

(五)虚风内动

主症:低热,手足蠕动瘛疭,心中憺憺大动,甚则时时欲脱,形消神倦,齿黑唇裂,舌干绛或光绛无苔,脉虚。

特征:手足蠕动,甚或瘛疭,舌干绛。

病机:肝肾耗损,虚风内动。

治则:滋阴息风。

方药:三甲复脉汤或大定风珠

三甲复脉汤(《温病条辨》)

炙甘草　干地黄　生白芍　麦冬　阿胶　麻仁　生牡蛎　生鳖甲　生龟板

本方是加减复脉汤加生牡蛎、生鳖甲、生龟板而成,在滋养肝肾之阴的同时,加三甲潜阳息风。

方药:大定风珠(《温病条辨》)

炙甘草　干地黄　生白芍　麦冬　阿胶　麻仁　生牡蛎　生鳖甲　生龟板　五味子　鸡子黄

本方是三甲复脉汤加五味子、鸡子黄而成,为治疗肝肾阴虚、虚风内动重证之主方。鸡子黄为血肉有情之品,滋补心肾,以加强滋阴息风之效,五味子补阴敛阳以防厥脱之变,合加减复脉汤滋补肝肾之阴、三甲滋阴潜阳息风。

第二章 湿热类温病主要证治

湿热类温病的病因是湿热病邪。在证候上主要表现为以脾胃为中心而弥漫全身的湿热症状和阴阳合邪的某些矛盾症状，如身热不扬，面色不红而淡黄，不烦躁而痴呆，渴而不欲饮，知饥不欲食，大便数日不下而不燥结等。故其辨证时一要辨其湿热的多少；二要辨其湿热所在的部位。总的治疗以清热化湿为原则，湿重者以化湿为主，兼以清热；湿热并重者，清热化湿并用；热重者以清热为主，兼以化湿。若湿热郁于上焦者，宜开宣肺气；若湿热郁于中焦者，宜辛开苦降，燥湿泄热；若湿热郁于下焦者，宜淡渗利湿。临床必须审度病势，合理遣方用药，力求做到清热不碍湿，祛湿不助热，而同时照顾到阴津盛衰。

一、卫分证治

湿热类温病的初起以恶寒少汗，身热缠绵，头重肢困，胸闷脘痞，苔腻脉缓等卫气分证同时并见。初期卫分证常有邪遏卫气证、邪阻膜原证、卫气同病证等，治疗以芳香透表，清热化湿为原则。忌用汗、下、滋腻。

（一）邪遏卫气

主症：身热不扬，午后热势较显，恶寒，无汗或少汗，头重如裹，身重酸困，四肢倦怠，胸闷脘痞，口不渴，苔白腻，脉濡缓。

特征：恶寒，身热不扬，胸闷脘痞，苔白腻。

病机：湿温初起，湿重于热，卫气同病。

治则：芳香辛散，宣化表里湿邪。

方药：藿朴夏苓汤（《医原》）

藿香　半夏　赤苓　杏仁　生薏苡　蔻仁　猪苓　泽泻　淡豆豉　厚朴

本方用淡豆豉、杏仁宣肺疏表，肺气宣化，则湿随气化；藿香、半夏、厚朴、蔻仁芳香化浊，燥屎理气，使里湿祛除而气机得畅；猪苓、赤苓、生薏苡、泽泻淡渗利湿，并可泄热为湿邪寻求出路。石南说："湿去气通，布津于外，自然汗解。"本方集芳香化湿、苦温燥湿、淡渗利湿于一方，以使表里之湿内外分解。

方药：三仁汤（《温病条辨》）

杏仁　滑石　通草　白蔻仁　竹叶　厚朴　生薏苡　半夏

本方用杏仁轻宣肺气；白蔻仁、厚朴、半夏芳香化浊，燥湿理气；生薏苡、通草、滑石淡渗利湿；合用竹叶以轻清宣透郁热。吴鞠通说："惟以三仁汤轻开上焦肺气，盖肺主一身之气，气化则湿亦化也。"

以上两方,均有上开、畅中、渗下作用,能宣化表里之湿而用于邪遏卫气之证。其中藿朴夏苓汤因有豆豉、藿香疏表透卫,故用于湿邪偏于卫表而化热尚不明显者为宜;三仁汤因有竹叶、滑石能泄湿中之热,故用于湿渐化热者为宜。

(二)邪阻膜原

主症:寒热往来,寒甚热微,身痛有汗,手足沉重,呕逆胀满,舌苔白厚腻浊如积粉,脉缓。

特征:寒热往来,寒甚热微,舌苔白厚浊腻。

病机:湿热秽浊,郁闭膜原。

治则:疏利透达膜原湿浊。

方药:雷氏宣透膜原法(《时病论》)

厚朴(姜制)　槟榔　草果仁(煨)　黄芩(酒炒)　粉甘草　藿香叶　半夏(姜制)　生姜

本方系从吴又可达原饮化裁而来。方用厚朴、槟榔、草果芳香辟秽,苦温湿燥,辛开行气,直达膜原,开泄透达盘踞之湿浊;辅以藿香、半夏、生姜增强化浊燥湿,开达湿浊之力;佐以黄芩清泄湿中之热;甘草为和中之用。本方性偏温燥,临床运用须适可而止,以防助热伤津,可加柴胡和解半表半里之邪。

(三)卫气同病

主症:发热恶寒,无汗头痛,肢体酸楚,口渴心烦,小溲黄赤,脘痞苔腻,脉濡数。

特征:发热恶寒,心烦口渴,脘痞苔腻。

病机:暑湿内蕴,表邪外束。

治则:疏解表邪,清暑化湿。

方药:银翘散去牛蒡子加元参、杏仁滑石方(《温病条辨》)

银花　连翘　桔梗　薄荷　竹叶　生甘草　荆芥穗　杏仁　滑石

本方用银翘散辛凉疏解卫表之邪,加杏仁以开肺利气,以肺主一身之气,气化则湿亦易化;滑石清利暑湿;小便短少,可加苡仁、通草淡渗利湿。诸药共奏辛凉疏透、清泄湿热之功,适用于表证较轻,而热象较显者。

方药:黄连香薷饮(《医方集解》)

香薷　扁豆　厚朴　黄连

方以香薷、厚朴、扁豆解表散寒,涤暑化湿;黄连清热除烦。适用于表寒较甚里有暑湿,且暑热较甚而口渴、心烦较著者。

二、气分证治

湿热类温病的气分证候,多出现于病程的中期阶段。以中焦脾胃证候为主,湿热留恋气分,弥漫三焦的特性较为明显。据其湿热的偏重程度和病变的不同部位,临床主要以发热、面色、出汗、口渴、痞闷、呕恶、二便及舌苔脉象的具体表现进行辨识。治疗总以分解脾胃湿热为大法,建议宣肺化湿、淡渗利湿等治法。

(一)湿重热轻,困阻中焦

主症:身热不扬,胸闷脘痞,腹胀纳呆,恶心呕吐,口不渴,或渴不欲饮,或可喜热饮,大便溏泄,小便浑浊,苔白腻,脉濡缓。

特征:身热不扬,脘痞腹胀,苔白腻。

病机:湿浊偏盛,困阻中焦,脾胃升降失司。

治则:芳香宣化,燥湿运脾。

方药:雷氏芳香化浊法,加减正气散。

雷氏芳香化浊法(《时病论》)

藿香　佩兰　半夏　厚朴　陈皮　大腹皮　鲜荷叶

方中藿香、佩兰,芳香化浊;半夏、厚朴、陈皮、大腹皮燥湿理气,散满除胀,降逆止呕;鲜荷叶升清化浊,又可清透郁热。

加减正气散(《温病条辨》)

加减正气散是升降中焦为主的治湿方。依证候之变化而加减化裁成五方。

一加减正气散由藿香梗、厚朴、杏仁、茯苓皮、木防己、陈皮、神曲、麦芽、茵陈、大腹皮组成。其中藿香芳香化浊;半夏、厚朴、陈皮、大腹皮泻湿除满;杏仁开肺利大肠之气;神曲、麦芽升降脾胃;茵陈宣开湿郁,升发清阳。全方集芳化、宣透、苦燥、淡渗于一体,治中焦湿阻之证,以脘腹胀满、大便不爽为主症。

二加减正气散由藿香梗、厚朴、茯苓皮、木防己、陈皮、大豆黄卷、通草、薏仁组成。其中藿香梗、厚朴、茯苓皮、陈皮升运脾气,与上方共有;又用防己走经络之湿,大豆黄卷、通草、薏仁利小便而实大便。治中焦湿困,兼经络湿滞之证,以脘闷便溏、身痛、苔白为主症。

三加减正气散由藿香、厚朴、茯苓皮、陈皮、杏仁、滑石组成。其中藿香、厚朴、茯苓皮、陈皮升运太阴中焦之气;杏仁利肺气;滑石渗湿而清湿中之热。治中焦湿郁化热之证,以脘闷、苔黄为主症。

四加减正气散由藿香梗、厚朴、茯苓皮、陈皮、草果、山楂肉、神曲组成。其中藿香梗、厚朴、茯苓皮、陈皮升运中焦之气;再以草果、山楂、神曲温运化湿。治中焦湿困日久,中阳被伤之证,以脘闷腹泻、苔白滑、脉濡缓为主症。

五加减正气散由藿香梗、厚朴、茯苓皮、陈皮、大腹皮、谷芽、苍术组成。主治同四加减正气散,因加入苍术,故湿盛大便泄泻,脘闷者更适合。

总之,湿困中焦证由于病情的转化、病位的偏移、治疗用药的影响等,可以发生如大便不爽、身痛、苔色转黄、舌苔白滑的不同见症,只用固定一方治疗显然已不合证情。本证总的属于湿中蕴热、湿重热轻之证,吴氏加减正气散在温运化湿的前提下,随证变法,颇合临床实用。

(二)湿热并重,困阻中焦

主症:发热汗出不解,口渴不欲多饮,脘痞呕恶,心中烦闷,或见白痦,便溏色黄,小溲短赤,苔黄滑腻,脉濡数。

特征:身热汗出不解,脘痞呕恶,心中烦闷,苔黄腻。

病机:湿热俱盛,交蒸中阻。

治则:辛开苦降,燥湿泄热。

方药:王氏连朴饮(《霍乱论》)

川连　厚朴　石菖蒲　制半夏　淡豆豉　炒山栀　芦根

方中黄连、山栀苦寒泄热；合以厚朴、半夏辛温燥湿。此寒温同施，苦辛并进，分解中焦湿热，调整脾胃功能，故谓之"辛开苦降"。辅以菖蒲芳化宁神，豆豉透热除烦，芦根清热生津止渴。

临床运用时，如出现白㾦，加连翘、淡竹叶、生薏仁、滑石轻清淡渗，泄热利湿。若津伤较甚而口渴，小便短赤显著者，可加白茅根等生津之品。

（三）热重湿轻，蕴阻中焦

主症：壮热面赤，汗多口渴，烦躁气粗，脘痞身重，苔黄微腻，脉洪大滑数。

特征：高热汗出，口渴脘痞，苔黄微腻。

病机：阳明气分热炽，见太阴脾湿。

治则：清泻胃热，兼燥脾湿。

方药：白虎加苍术汤（《类证活人书》）

石膏　知母　甘草（炙）　粳米　苍术

方中药物即由白虎汤加苍术而成。药用生石膏、知母清泻胃热，除烦止渴；甘草、粳米益胃护津；苍术燥湿运脾。

临床运用时，若腹满加厚朴，呕逆加竹茹、半夏，溲短赤加鲜芦根。中焦湿邪较盛，可酌加藿香、佩兰、滑石、大豆卷、通草等芳化渗利之品。

（四）湿热蕴毒

主症：发热口渴，咽喉肿痛，小便黄赤，或身目发黄，脘腹胀满，肢酸倦怠，苔黄腻，脉滑数。

特征：发热倦怠，脘腹胀满，咽喉肿痛，苔黄腻。

病机：湿热交蒸，热势较盛，酝酿成毒，弥漫上下，充斥气分。

治则：清热化湿解毒。

方药：甘露消毒丹（《温热经纬》）

飞滑石　绵茵陈　淡黄芩　石菖蒲　川贝母　木通　藿香　射干　连翘　薄荷　蔻仁

方中黄芩、连翘、薄荷清热透邪；藿香、蔻仁、石菖蒲芳香化浊；茵陈、滑石、木通渗湿泄热；射干、川贝解毒利咽。王孟英谓之为治疗湿温时疫、邪在气分的主方。

临床运用时，口渴明显者可酌加芦根、天花粉生津止渴；大便不通者，酌加生大黄、槟榔通便泄热；咽喉肿痛明显者，酌加玄参、桔梗、生甘草、僵蚕等解毒利咽。

（五）暑湿积滞，郁结肠道

主症：身热稽留，胸腹灼热，呕恶，便溏不爽，色黄如酱，苔黄垢腻，脉滑数。

特征：身热，腹痛，大便溏垢，苔黄腻、黄浊。

病机：湿热郁蒸气分，并与积滞互结阻于肠道。

治则：导滞通下，清暑化湿。

方药：枳实导滞汤（《通俗伤寒论》）

枳实　大黄　山楂　槟榔　厚朴　黄连　六曲　连翘　紫草　木通　甘草

方中大黄、枳实、厚朴、槟榔推荡积滞，通腹泻热；用山楂、六曲消导化滞和中；黄连、连翘、紫草清热解毒；木通利湿清热；甘草调和诸药。

（六）暑湿郁阻少阳

主症：寒热如疟，入暮尤剧，天明得汗诸症稍减，但胸腹灼热始终不除，口渴心烦，脘痞呕恶,舌红苔薄黄而腻,脉弦数。

特征:寒热如疟,脘痞苔腻,身热午后加重。

病机:邪留少阳,枢机不利。

治则:和解少阳,清热化湿。

方药:蒿芩清胆汤(《通俗伤寒论》)

青蒿　黄芩　淡竹茹　仙半夏　枳壳　陈皮　赤苓　碧玉散(包)

方中青蒿、黄芩二药为君,入少阳清邪热而利枢机;竹茹、半夏燥湿化痰;陈皮、枳壳行气降逆;赤苓、碧玉散清热利湿。诸药配合有清热化湿,疏理气机的功用。暑湿去,枢机利,则诸症自愈。

(七)暑湿弥漫三焦

主症:发热汗出口渴,面赤耳聋,胸闷喘咳,痰中带血,脘痞腹胀,下利稀水,小便短赤,舌红苔黄滑,脉滑数。

特征:脘痞腹胀,大便溏臭稀水,小便短赤,胸闷耳聋,咳痰略血。

病机:暑湿久蕴气分,弥漫三焦。

治则:清暑化湿,宣通三焦。

方药:三石汤(《温病条辨》)

飞滑石　生石膏　寒水石　杏仁　竹茹(炒)　银花(露更妙)　金汁(冲)　白通草

方中杏仁、竹茹宣开上焦气机,清化肺中痰热;石膏清泄中焦;寒水石、滑石、通草清利下焦;并合银花、金汁涤暑解毒,共奏清宣三焦暑湿之效。

临床应用时,可据三焦各部暑湿轻重的不同而予加减。如上焦见症明显加黄芩、连翘、瓜蒌皮等。中焦见症明显加黄连、厚朴、蔻仁等。若暑湿困阻脾胃,致使纳运功能不健,升降之责失司,证见发热汗出、渴不多饮、脘腹痞胀、纳呆恶呕、大便溏薄、小便短赤、苔黄腻、脉濡数者,治宜倾泻中焦暑湿,方用杏仁滑石汤(《温病条辨》),以杏仁、滑石、通草宣上渗下,是湿热有外达之机;黄连、黄芩苦寒清里,除热燥湿;厚朴、橘红、半夏、郁金畅中理气,运脾化湿;辛开苦降同用,则中焦蕴郁之湿热可得化解。下焦见症明显加苡仁、茯苓、车前子。

(八)暑湿伤气

主症:身热自汗,烦渴胸闷,神疲肢倦,小便短赤,大便稀溏,苔腻,脉浮大无力或濡滑带数。

特征:身热自汗,神疲肢倦,便溏苔腻,脉浮大无力。

病机:暑湿内郁,元气亏虚。

治则:清暑化湿,培元和中。

方药:东垣清暑益气汤(引《温病条辨》)

黄芪　黄柏　麦冬　白术　升麻　当归　炙草　神曲　人参　泽泻　五味子　陈皮　苍术　葛根　生姜　大枣

方中人参、黄芪、炙草益气固表,扶正敛汗;苍术、白术健脾燥湿,配泽泻利水渗湿;麦冬、五味子保肺生津;黄柏泻火以存阴;当归养血而和阴;升麻、葛根发散表热,升举清气;青皮理气和中,神曲和胃消食。诸药配伍,达到清解和补益兼施之目的。对于暑湿耗伤元气,或元气素亏又伤暑湿者较佳。

(九)湿热酿痰,蒙蔽心包

主症:身热不退,朝轻暮重,神志昏蒙,清醒之时,表情淡漠,耳聋目瞑,反应迟钝,问答间有清楚之词,甚则谵语乱言,苔浊腻,脉濡滑数。

特征:身热不退,朝轻暮重,神志昏蒙,苔黄腻。

病机:湿热留恋不解,酿痰蒙浊心包。

治则:清化湿热,豁痰开窍。

方药:菖蒲郁金汤送服苏合香丸或至宝丹

菖蒲郁金汤(《温病全书》)

鲜石菖蒲　广郁金　炒山栀　青连翘　细木桶　鲜竹叶　粉丹皮　淡灯心　紫金片(即玉枢丹)

方中菖蒲、郁金、竹沥、玉枢丹(山慈姑、续随子、千金霜子、红芽大戟、文蛤、麝香)芳香辟秽,豁痰化浊;辅以连翘、鲜竹叶、山栀、丹皮轻清宣透湿中之热;木通、灯心导湿热下行。方中药物多用鲜、轻者,乃取其鲜活灵动之性,以利湿热痰浊之化解。湿偏盛者,送服苏合香丸;热已盛者,送服至宝丹,增化浊开窍之力。

临床运用时,若神昏程度加重,由神志昏蒙转为神昏谵语或昏愦不语,腻苔渐化,舌转红绛,乃湿热化燥,热陷心包,病变由气入营,当予清心开窍,可用清宫汤合"三宝"施治;并见惊厥者,兼以息风止痉,可加用全蝎、蜈蚣、地龙、僵蚕等。

三、营血分证治

湿热类温病的营血分证候,出现于病程的极期阶段,多由湿热化燥化火内陷营血而致。常表现为暑湿内陷心营,热郁闭阻心脉和湿热化燥损伤肠络,病情较重,病势危急。治宜以清营凉血、开窍通络为大法,但邪入营血而兼湿阻气机或失血过多而气随血脱者,则当忌用,以免滋助湿邪或耗散元气。

(一)暑湿内陷心营

主症:灼热烦躁,目合耳聋,神志不清,时有谵语或四肢抽搐,舌绛苔黄腻,脉滑数。

特征:灼热烦躁,目合耳聋,神志不清,舌绛苔黄腻。

病机:暑湿内陷心营,蒙蔽清窍。

治则:清心开窍,涤暑化湿。

方药:清营汤合六一散,送服至宝丹

清营汤有清泄心营暑热之功。六一散为清利暑湿的名方,其中滑石味淡性寒质滑,淡渗利湿,寒可祛热,滑则利窍,使暑湿之邪从小便而出。至宝丹虽属凉开之剂,但宣通开窍之力较强,用于暑湿蒙蔽清窍者较为适宜。

临证时,若为外感引动伏暑发于心营而成卫营同病者,症见发热微恶寒,头痛少汗,口干不欲饮,心烦不安,舌质红绛,苔少脉浮细而数。治宜透邪宣表,清营泄热,方选清营汤和银翘散加减。若心营热盛,下移小肠,症见身热夜深,心烦不寐,或有谵语,口干不欲饮,小溲短赤热痛,甚则点滴不行,舌质红绛,脉细数。此为暑湿郁蒸日久化燥,深入心营,邪热由脏下移入腑,致使泌别失司所致。治宜清心凉营,养阴泻火,方选清营汤合导赤散或导赤清心汤(《通俗伤寒论》)。导赤清心汤以生地、丹皮、麦冬凉营养阴；朱茯神、莲子心、灯心草清心宁神；木通、竹叶、通便、益元散通利小便以泄邪热。

(二)热闭心包，郁阻血脉

主症：灼热不已，神昏谵语，口干漱水不欲咽，皮肤出血斑、进行性扩大，唇青肢厥，舌质深绛或紫晦，脉细数而涩。

特征：灼热不已，神昏谵语，皮肤黏膜出血斑，舌深绛或紫黯。

病机：血分热瘀闭阻心包，阻滞脉络。

治则：清心开窍，活血通络。

方药：犀地清络饮(《通俗伤寒论》)

本方以犀角地黄汤凉血散血为基础，加入桃仁、茅根凉血通瘀；连翘、灯心草清心泄热；菖蒲、竹沥、姜汁化痰开窍，使邪热得清，血络郁阻得通，神志苏醒。

临床运用时，若热郁互结，兼气阴两脱，症见身热面赤，皮肤、黏膜瘀斑，心烦躁扰，四肢厥冷，汗出不止，舌色黯绛，脉虚数。急予凉血化斑，益气养阴固脱，方选犀角地黄汤合生脉散。若热郁互结，兼阳气外脱，症见肢绝大汗，息微喘喝，神疲倦卧，面唇青灰，舌淡黯，脉微。急予益气回阳固脱，兼以化瘀通络，方选参附汤加丹皮、赤芍、桃仁。

(三)湿热化燥，伤络便血

主症：灼热烦躁，骤然腹痛，便下鲜血，腻苔剥脱，或转黑燥，舌质红绛。

特征：身灼热，烦躁，便下鲜血，舌红绛。

病机：湿热化燥，深入血分，损伤肠络。

治则：清火解毒，凉血止血。

方药：犀角地黄汤合黄连解毒汤加味。

临床运用时，可加紫珠草、茜草根、地榆炭、侧柏炭、三七增强止血之效。病势危机凶险，常因气脱而毙于顷刻，故首当益气固脱，给予独参汤或生脉散。

四、后期证治

湿热类温病在卫分、气分或营血分阶段，若经过积极准确的治疗，后期则病渐向愈，进入恢复期，此时多表现为余邪留恋、气阴两伤之候，治宜清涤余邪，醒胃扶正为主；但因湿邪黏腻淹滞之特性及脾胃功能未完全恢复，应注重改善后调治及饮食护理，防止"死灰复燃"。

(一)余湿留恋

主症：身热已退，或有低热，苔薄腻，脉象濡弱或缓。

特征：脘中微闷，知饥不食。

病机：余湿未净，脾气不舒，胃气未醒。

治则：轻宣芳化，淡渗余湿。

方药：薛氏五叶芦根汤(《湿热病篇》)

藿香叶　鲜荷叶　枇杷叶　佩兰叶　薄荷叶　芦根　冬瓜仁

方中藿香叶、鲜荷叶、枇杷叶、佩兰叶、薄荷叶轻清宣气，芳香醒胃；芦根、冬瓜仁淡渗余湿。

若余湿较盛，困倦乏力，加苍术、茯苓；呕恶加豆蔻壳、苏梗；便溏、食欲不振加白扁豆、薏苡仁、大豆黄卷、炒麦芽。薛生白说："此湿热已解,余邪蒙蔽清阳,胃气不舒,宜用极轻清之品,以宣上焦阳气。若投味重之剂,是与病情不相涉矣。"全方轻清灵活,为湿邪在气分阶段,邪热已退,而余邪未尽之良方。

（二）余热未清

主症：低热,头目昏胀不清,口渴或咳,舌红苔薄腻。

特征：低热,头目不清,苔薄腻。

病机：暑湿余邪留恋气分。

治则：清涤余邪。

方药：清络饮（《温病条辨》）

鲜荷叶边　鲜银花　西瓜翠衣　鲜扁豆花　丝瓜皮　鲜竹叶心

方中西瓜翠衣清解余邪,生津止渴,利尿祛湿;鲜银花、鲜扁豆花、鲜荷叶边轻清芳香,疏透暑湿,荷叶用边者乃取其疏散之意;丝瓜皮（可用丝瓜络）、鲜竹叶心通上利下,促其暑湿外解。正如吴瑭在制定本方时所述："既曰余邪,不可用重剂明矣,只以芳香轻药清肺络中余邪足矣。"故方曰"清络"。

临床运用时,也可不必局限于暑湿未净之证,如吴鞠通所说："凡暑伤肺经之轻证,皆可用之。"

（三）湿胜阳微

主症：形寒肢冷,口渴胸痞,呕吐泄泻,舌淡苔白腻,脉沉细。

特征：形寒肢冷,胸痞,苔白腻。

病机：素体中阳不足,邪从湿化,日久伤阳。

治则：温肾健脾,祛寒逐湿。

方药：薛氏扶阳逐湿汤（《温热经纬·湿热病篇》）

人参　附子　益智仁　白术　茯苓

本方出自薛雪《湿热病篇》第二十五条。薛氏认为：本证"湿邪伤阳,理合扶阳逐湿"。故方中人参、附子、益智仁补气温阳,以扶脾肾阳气之虚衰;佐以白术、茯苓运脾渗湿,即所谓治湿不利小便,非其治也。

临床运用时,可剧情加减。若肾阳衰微,水湿内停,症见形寒身疲,心悸气短,头目昏眩,小便不利,甚或面浮肢肿,四肢厥冷,腰膝酸软,舌淡,苔白滑腻,脉沉迟者,治宜温阳利水,方用真武汤。

名著选读

叶香岩《外感温热篇》

《外感温热篇》的作者是清代著名医家叶香岩（叶天士），由于该篇首次较系统地论述了温病学的基础理论和证治要点，所以被称为温病学的奠基之作，历来为学习中医者必读。在这篇著作中，叶氏在继承前人对温热病认识的基础上，结合自己长期临床实践的经验和体会，创造性地提出了温病辨证施治的体系。其主要内容可概括为以下几个方面：①阐明了温病发生、发展规律，指出了温病的病因、感染途径，并明确了温病与伤寒的区别。②创立了"卫气营血"学说作为温病辨证施治的理论根据，明确了温病的证治规律。③丰富和发展了温病的诊断内容，如辨舌、验齿、辨斑疹白㾦等。④论述了妇人温病的诊治特点。

这篇著作，据传是叶氏门人顾景文根据其师口授之语录而成。其内容则朴实地反映了叶氏治疗温病的独特见解和丰富经验，甚切实用，所以后世医家奉为圭臬，直到现在仍是研究温病学说的重要文献。

一、温病证治总纲

【原文】温邪上受，首先犯肺，逆传心包。肺主气属卫，心主血属营，辨营卫气血虽与伤寒同，若论治法则与伤寒大异也。（1）

【释义】本条为温病证治总纲，概括了温热病的病因、感邪途径、发病部位、传变趋势，并进而指出温病治法与伤寒有别。

温病的发生原因为感受温邪，感染途径为邪从上受，由口鼻而入，侵犯人体。因肺居上焦，开窍于鼻，且外合皮毛与卫气相通，主一身之表，所以温邪外侵，必先犯肺而出现肺卫表证。温病初起邪犯肺卫，治疗及时病邪即可外解。邪不外解，则可由肺而内陷心包，称为"逆传"。肺与心包同居上焦，主管全身卫气营血的的运行。所谓"肺主气属卫，心主血属营"即指此而言。外感温邪所致的温病与风寒引起的伤寒是外感病中的两大类型，其发展传变均是由表入里，由浅入深。病机变化均有卫气营血的浅深界限，这是两者在病变方面的共同之处。所不同的是，温病是温邪上受所致，伤寒为感受风寒而成，两者病因完全不同，故初起治疗截然有异。即原文指出"辨营卫气血虽与伤寒同，若论治法则与伤寒大异也"。

【原文】大凡看法，卫之后方言气，营之后方言血。在卫汗之可也，到气才可清气，入营犹可透热转气，如犀角、玄参、羚羊角等物，入血就恐耗血动血，直须凉血散血，如生地、丹皮、阿胶、赤芍等物。否则前后不循缓急之法，虑其动手便错，反致慌张矣。（8）

【释义】本条论述了卫气营血病理的浅深层次及治疗原则。

在病理上卫气营血的传变,则反映了温病发展过程中的病位浅深、病情轻重及病程的先后阶段。一般说,温病初起邪多在卫分,病情轻浅,继则表邪入里,传到气分,病情较重;进而深入营分,病情更重,最后邪陷血分,则病情最为深重。这就是一般新感温病由表入里,由浅入深,由轻转重的演变过程。邪在卫分即是表证,治疗宜辛凉轻剂透汗解表,使邪从外解。即"在卫汗之可也"。邪入气分,才可用清气法,以清气泄热为主,不可早用苦寒沉降之品,以免寒凝郁遏。邪热入营,治疗当以清营为主,加入透泄之品,透热外达,使营分邪热转出气分而解。故叶氏所举药物如犀角、玄参、羚羊角等均为清营凉血之品,再配合银花、连翘、竹叶等清泄之品,方可达到透热转气的目的。邪入血分后,易出现"耗血动血"病理变化,耗血是耗伤营阴和血液,动血是血热迫血妄行产生出血、瘀血,故当治以凉血散血。具体可采用凉血养阴、活血散瘀之品,清解血分热毒,以生地、丹皮、犀角、赤芍等药物为主化裁,灵活运用。

【原文】盖伤寒之邪留恋在表,然后化热入里,温邪则热变最速。未传心包,邪尚在肺,肺主气,其合皮毛,故云在表。在表初用辛凉轻剂。夹风则加入薄荷、牛蒡之属,挟湿加芦根、滑石之流。或透风于热外,或渗湿于热下,不与热相搏,势必孤矣。(2)

【释义】本条论述了伤寒与温病传变区别,并指出了温病初起"邪尚在肺"及其兼夹证的治法。

伤寒是外感寒邪所致,寒性阴凝,易伤阳气,化热较慢,所以初起邪恋在表,郁遏卫阳而呈表寒证,待寒邪郁而化热内传入里而转化成里热证候。而温为阳邪,其性属热,故初起邪在肺卫即出现表热证;且热邪传变迅速,所以温邪在肺,每易逆传心包而致病情骤然加剧。这是伤寒与温病传变上的不同之处。温邪虽传变迅速,但初起必有卫分过程。肺主皮毛,主一身之表,故温邪未传心包而尚在肺之际,其病多属表证。凡病邪在表,治疗宜辛散之品透邪外达。因温为阳邪,故宜辛凉之剂以宣透肺卫邪热,用药宜选轻透之品如豆豉、银花、连翘之类,切不可过分寒凉,以免遏伏病邪而不易外解。温邪致病每易兼夹风邪或湿邪,而致风热相搏或湿与温合,其治疗方法有所区别。风宜疏散,故夹风宜加透散之品,如薄荷、牛蒡之类,以使风从外解;湿宜分利,故夹湿宜加芦根、滑石等甘淡渗湿之品,以使湿从下泄。风邪外解,湿邪下泄,则温邪之势孤立,而病易解除。

【原文】不尔,风夹温热而燥生,清窍必干,谓水主之气不能上荣,两阳相劫也。湿与温合,蒸郁而蒙蔽于上,清窍为之壅塞,浊邪害清也。其病有类伤寒,其验之之法,伤寒多有变证,温热虽久,在一经不移,以此为辨。(3)

【释义】本条阐明了温热夹风夹湿的证候特点,以及与伤寒的鉴别要点。

因风与热具属阳邪,两阳相合,风火交炽,势必耗伤津液,津液一伤,则邪火愈炽,口鼻等头面清窍,因无津上荣,必然会出现干燥现象。谓之"两阳相劫",这是温邪最显著的证候表现。湿为重浊之邪,与热相合,湿热蕴蒸,蒙蔽于上,则清阳之气被其阻遏,以致清窍壅塞,势必出现耳聋鼻塞等症,此即"浊邪害清"之故。由于湿为阴邪,故温热夹湿之证,初起某些症状颇类似伤寒,但通过临床全面分析,两者有本质区别,以两者传变情况作为辨证的依据之一。由于湿性淹滞,转化较慢,临床往往有较长过程证情而无显著的变化,所以说:"温热虽久,在一经不移",仅是相对伤寒而言。由于伤寒证初起留恋在表,然后化热入里,传入少阳阳明或传入三阴，而且随着病邪的传变，证候的性质也起了变化，所以说"伤寒多有变证"。

【原文】若其邪始终在气分流连者，可冀其战汗透邪，法宜益胃，令邪与汗并，热达腠开，邪从汗出。解后胃气空虚，当肤冷一昼夜，待气还自温暖如常矣。盖战汗而解，邪退正虚，阳从汗泄，故渐肤冷，未必即成脱证。此时宜令病者，安舒静卧，以养阳气来复，旁人切勿惊惶，频频呼唤，扰其元神，使其烦躁。但诊其脉，若虚软和缓，虽倦卧不语，汗出肤冷，却非脱证；若脉急疾，躁扰不卧，肤冷汗出，便为气脱之证矣。更有邪盛正虚，不能一战而解，停一二日再战汗而愈者，不可不知。（6）

【释义】本条说明温邪不从外解亦未入营而始终流连气分的治疗大法以及战汗的形成机理、临床特点及护理措施等。

温邪由卫入气，既不外解，亦不内传营血，说明邪虽未去而正气尚未虚衰，此时治疗应取助正达邪之法，希望能通过战汗以促使病邪外解。治疗要"法当益胃"。所谓"益胃"，就是以轻清之品，清气生津，宣展气机，并灌溉汤液，以使气机宣通，热达于外，腠开汗出，则邪亦随之外透。

温病过程中出现战汗，一般来说是好的现象，战汗的临床表现大多先是全身战栗，甚或肢冷脉伏，继之不久，全身即可透出大汗。战汗的机理，是邪气流连已久，而正气尚未虚衰，而奋起驱邪外出。战而汗解以后，患者常表现出身冷、脉虚、倦卧不语等正虚现象。因为大汗之后，卫阳外泄，肌肤一时失却温养，以致汗后"肤冷一昼夜"，这是一种暂时的阳虚现象，一般不致形成"脱证"，一旦阳气恢复，肌肤即可温暖如常。其辨证要点在于注意脉象变化及神态表现。脉象虚软和缓，神静安卧的，为邪退正虚的表现，虽汗出肤冷，但非脱证；反之，若战汗后脉象急疾，神情躁扰，肤冷汗出的，则为正气外脱的危重表现。临床上还有这样一种情况，即一次战汗病邪不能尽解，需一二日后再次发生战汗后而痊愈的。其原因主要是邪甚而正气相对不足，一次战汗，还不足以驱逐全部病邪，因此，往往须停一二日，待正气恢复后再做战汗而痊愈。

战汗的护理，甚为重要。战而汗解之后，由于邪退正虚，阳气一时性的不足，不能布于肌肤，故往往战汗后一昼夜时间内，患者肢冷神倦，此时应保持环境安静，让患者安卧休息，以促使阳气的恢复。切不可见其倦卧不语，汗出肤冷而误认为"脱证"，以致惊惶失措，频频呼唤，这样反会扰其元神，不利机体恢复，这是值得注意的。

【原文】再论气病有不传血分，而邪留三焦，亦如伤寒中少阳病也。彼则和解表里之半，此则分消上下之势，随证变法，如近时杏、朴、苓等类，或如温胆汤之走泄。因其仍在气分，犹可望其战汗之门户，转疟之机括。（7）

【释义】本条讨论了邪留三焦的治疗和转归；以及与伤寒少阳病的区别。

温邪久羁气分，既不外解，亦不内传，往往留于三焦。病邪羁留则三焦气机郁滞，而水道不通，以致温邪夹痰湿内停。故本证多见寒热起伏，胸满腹胀，溲短，苔腻等。其证与《伤寒论》少阳病的区别是：后者是邪在半表半里。枢机不利，故予和解；本证虽亦属少阳为病，但病机则属邪阻上、中、下三焦气机，所以治疗宜予分消走泄之法，如杏、朴、苓，或温胆汤之类。但须注意杏、朴、苓或温胆汤作用皆着重在宣气化湿，对于气机不畅、痰湿较重的证候较为适用；若热象较甚的则又须以清化为法。总之，临床上必须随着证情的变化而立法施治，这就是叶氏所指出"随证变法"的主要精神。

由于邪留三焦之证，病变亦在气分，如能依法施治，气机宣化则可能通过战汗而解，或者转化为疟状,而逐渐痊愈。

【原文】且吾吴湿邪害人最广,如面色白者,须要顾其阳气,湿胜则阳微也,法应清凉,然到十分之六七,即不可过于寒凉,恐成功反弃。何以故耶?湿热一去,阳亦衰微也;面色苍者,须要顾其津液,清凉到十分之六七,往往热减身寒者,不可就云虚寒而投补剂,恐炉烟虽息,灰中有火也。须细察精详,方少少与之,慎不可直率而往也。又有酒客里湿素盛,外邪入里,里湿为合。在阳旺之躯,胃湿恒多;在阴盛之体,脾湿亦不少,然其化热则一。热病救阴犹易,通阳最难。救阴不在血,而在津与汗,通阳不在温,而在利小便,然较之杂证,则有不同也。(9)

【释义】本条论述了湿邪为病及其治疗等问题。

江南水乡多有湿热病邪。湿为阴邪,其性重浊,易于损伤人体阳气。凡面色㿠白之人,大多阳气不足,如再感受湿邪,易致湿胜阳微。因此在治疗过程中,必须注意顾护阳气。具体说,如治疗应予清凉之法的,务须做到适可而止,寒凉药物用到一定程度而邪热已经渐退,就不可再用寒凉,以免造成阳气的衰亡。

凡面呈苍色之人,多属阴虚火旺,在治疗过程中,又必须注意顾护津液,用药切忌温补。即使在病之后期,热减身凉的情况下,亦不可骤进温补之品,以防余邪未尽而导致"炉灰复燃"。

湿邪有内湿外湿之分:外湿是从外界感受而来,内湿多由脾胃而来,多由脾胃失健自内而生。凡嗜好饮酒之人,大多有湿邪蕴藏于里,一旦再受外湿,则必内外结合而酝酿成病。由于脾为湿土之脏,胃为水谷之海,湿土之气同类相召,故湿邪为病,多以中焦脾胃为重心。但随着人体体质的不同,而有两种不同的病机转化:在阳旺之人,湿邪多从热化,而归阳明,病为热重于湿;在阴盛之体,则邪多从湿化,留恋太阴,而成湿重于热。这是湿热郁蒸的两大证型,临床须详加辨审。

温病过程中,使用滋阴之法的机会甚多,而运用通阳之法则较少。滋养之品性偏甘凉,施治于邪热渐退,阴津耗伤之证,阴液尚易于恢复,故叶氏说:"热病救阴犹易。"通阳之法一般温病无须用到,只有在湿热病过程中才有应用的机会。由于湿热留恋,气机郁阻,既不能过于寒凉清热,以致湿邪不去,气机更不能舒展,亦不能滥用温运、苦燥化湿,以致有助热伤津之弊,所以说"通阳最难"。但须明确温病的救阴、通阳与杂病不同。温病救阴的目的并不在于滋补阴血,而在于生津养液与防汗泄过多而损津液;温病通阳的目的并不在运用温药温补阳气,而在于化气利湿通利小便,因气机宣通,水道通调则湿邪可从小便而去。因此温病治疗中救阴、通阳的意义与杂病有所不同。

【原文】再论三焦不得从外解,必致成里结。里结于何,在阳明胃与肠也。亦须用下法,不可以气血之分,就不可下也。但伤寒邪热在里,劫烁津液,下之宜猛;此多湿邪内搏,下之宜轻。伤寒大便溏为邪已尽,不可再下;湿温病大便溏为邪未尽,必大便硬,慎不可再攻也,以粪燥为无湿也。(10)

【释义】本条说明邪留三焦而致里结阳明的治法,以及湿温与伤寒所用下法的区别。

病邪羁留三焦如能及时给予分消走泄之法,则病邪多外透而解;反之,则必里结于阳明胃肠而成腑实之证。此虽属气分病演变而来,不与伤寒表邪入里者相同,但其病所则一,故治疗本证当用攻下之法以驱除实邪。然而伤寒与温病(主要指湿温)的里结情况毕竟有些不同。因此在下法的具体运用上,两者也就有所差异。伤寒之阳明里结为邪已化热传里,津液被其劫烁而成燥屎，故下之宜速宜猛，亦即"急下存阴"之意。湿温证之里结阳明多属湿热郁滞，相互搏结，而非燥屎，所以下之宜轻宜缓。由于伤寒里热属于燥热所致，所以下后大便转溏为燥结已去，邪热已尽，而不可再续予下法；湿温病则与此不同，大便溏正是湿滞未尽，必须待大便转硬方是邪尽的标志，所谓"粪燥无湿矣"，施治就不可再予攻导。

【原文】前言辛凉散风，甘淡驱湿，若病仍不解，是渐欲入营也。营分受热，则血液受劫，心神不安，夜甚无寐，或斑点隐隐，即撤去气药。如从风热陷入者，用犀角、竹叶之属；如从湿热陷入者，犀角、花露之品，参入凉血清热方中。若加烦躁，大便不通，金汁亦可加入。老年或平素有寒者，以人中黄代之，急急透斑为要。（4）

【释义】本条主要论述了邪传营分的主证和治法。

前面已论及，温热夹风在表治以辛凉散风，温热夹湿佐以甘淡利湿，这是初起夹风、夹湿的治疗大法。但按法治之而病变仍然不解，则有可能传入心营而致病情发生急剧变化。其原因多系邪热较盛或正气抗邪能力不足，而致正不胜邪，内陷为患。热邪入营，其病机是"血液受劫"，"心神不安"。因营血同居脉中，营分受热，则血液也必受其耗劫而外溢肌肤，以致斑点隐隐；营气通于心，营分邪热内扰，心神不安，而夜甚无寐。这是邪入营分的主要见症。除此以外，尚可见舌质红绛，时有谵语，身热夜甚等症。治疗应以清凉营血，泄热透斑为主。犀角清营凉血，解毒透斑，故为治疗营血的主药。属风热陷入者，宜在清营凉血剂中加入竹叶等宣透清凉之品；属温热夹湿陷入者，又可加入花露等清泄芳香化浊之品。若症见烦躁不安、大便不通，则说明热毒壅盛，锢结于内，治疗宜加入金汁，以清热解毒。由于金汁性极寒凉，故对老年阳气不足或素体虚寒的患者不可轻服，可用人中黄以清热毒。总之，邪热入营而见斑点隐隐者，病虽深入，但治疗总以泄热外达为急务，使斑疹外透。即所谓"急急透斑为要"。

【原文】若斑出热不解者，胃津亡也。主以甘寒，重则如玉女煎，轻则如梨皮、蔗浆之类。或其人肾水素亏，虽未及下焦，先自彷徨矣。必验之于舌，如甘寒之中加入咸寒，务在先安未受邪之地，恐其陷入易易耳。（5）

【释义】本条主要讨论了斑出而热不解的治疗大法和用药，并提出了"务在先安未受邪之地"的观点。

温病发斑，多因阳明胃热陷入血分所致。斑能外出则邪有透解之机，故一般斑出之后，理应热势逐渐下降而至解除。今斑既外出热势反而不解，则为邪热消烁胃津、水不济火所致，治疗应予甘寒之剂以生津清热。证情重的可用玉女煎加减清气凉营，退热生津；若证情较清的则梨皮、蔗浆之类即可胜任。但须注意若肾水素禀不足的，邪热最容易乘虚深入下焦为患。因此临床治疗可在甘寒之中加入咸寒之品以兼滋肾阴，肾阴充足则邪热无传变之机，病不致恶化。此即"务先安未受邪之地，恐其陷入易易耳"。对于如何诊断素体肾水不足，此时易产生选用方药的犹豫不决。此时应观察舌的变化，如出现舌质绛而枯萎这样的体征就可作为评判的标准。

吴鞠通《温病条辨》

《温病条辨》为清代著名医学家吴瑭（吴鞠通）所著。《温病条辨》共六卷，于1798年著成。本书以三焦为纲，分为上、中、下三焦，共265条，内载方剂208首。《温病条辨》的主要内容体现在以下几个方面：①创立了温病三焦辨证理论，即以肺与心包为上焦，脾与胃为中焦，肝与肾为下焦，并在此基础上又提出了三焦的治疗原则，形成了一整套的温病辨证治疗体系。②丰富了温病的治则治法。对于温病治疗无论立法还是用药皆颇具特色，体现在一方面强调要祛除病邪，另一方面又处处注意顾护正气，体现了邪正并重、邪正合治的思想。三焦辨证与卫气营血辨证相互补充、相辅相成，分别反映了温病病程变化中纵与横的关系，因而在吴瑭提出三焦辨证纲领后，可以认为温病学的理论体系已臻于完善，温病学已趋向成熟。

这里选编了该书上焦、中焦、下焦三篇有代表性的部分条文，并作了简单的讲解。

【原文】温病者：有风温、有温热、有温疫、有温毒、有暑温、有湿温、有秋燥、有冬温、有温疟。(1)

【释义】本条论述温病的病种。

吴鞠通在本条之按语中云："诸家论温，有顾此失彼之病，故是编首揭诸温之大纲，而名其书曰《温病条辨》"。可见，吴氏此条意在指明温病的病种，明确四时各种温病病名的概念，做为温病辨治的大纲。本条提出的温病病名共有9种，关于每种温病的概念，吴氏在本条分注中云："风温者，初春阳气始开，厥阴行令，风夹温也。温热者，春末夏初，阳气弛张，温盛为热也。温疫者，厉气流行，多兼秽浊，家家如是，若役使然也。温毒者，诸温夹毒，秽浊太甚也。暑温者，正夏之时，暑病之偏于热者也。湿温者，长夏初秋，湿中生热，即暑病之偏于湿者也。秋燥者，秋金燥烈之气也。冬温者，冬应寒而反温，阳不潜藏，民病温也。温疟者，阴气先伤，又因于暑，阳气独发也。"

本条所述9种温病的名称，至今仍多沿用。其中"温热"之名，一般认为即今所称之"春温"，是发于春季，初起即以里热为主的温病。

【原文】太阴之为病，脉不缓不紧而动数，或两寸独大，尺肤热，头痛，微恶风寒，身热，自汗，口渴，或不渴，而咳，午后热甚者，名曰温病。(3)

【释义】本条论述太阴温病的临床表现。

"太阴之为病"，是指上焦温病中的太阴病，其病变部位在手太阴肺系。"脉不缓不紧而动数"，是与伤寒病相鉴别。伤寒表证脉浮，即《伤寒论》所云："太阳之为病，脉浮，头项强痛而恶寒。"伤寒病中的太阳中风证脉浮而缓；太阳伤寒证脉浮而紧。上焦太阴温病的脉象既不缓，又不紧，而是"动数"，说明是热证。究竟是表热证还是里热证？从文义来看，其既与中风、伤寒相鉴别，当然应是表热证，则其脉象亦应是浮而数，其病变部位在肺卫。因风热邪气袭表，病在上焦肺卫，而两手寸脉候上焦病变，故脉象可见两手寸脉搏动幅度大，即文中所谓"两寸独大"。热邪在上焦，在表，故见上肢肘以下皮肤热，即"尺肤热"。风热上犯清窍，气血逆乱，故头痛。风热袭表，卫外失司，故微恶风寒。正邪相争，功能亢奋，则身热。其身热与微恶风寒并见，可作为诊断表热证的主要依据，是主症。自汗，是因热迫津液外泄。热邪易伤津液，在表证阶段，伤津较甚则口渴，伤津轻则不渴。可见，口渴与不渴在本条是或有之症，即兼症。若风热袭表，导致肺气不利，宣降失常，也可出现咳的症状，但也属兼症。其"午后热甚"，是因午后为阳明经气主令，阳明为多气多血之经，其气血充盛，正气抗邪有力，正邪激争而功能亢奋，使体温更高。

上述症状，条文中称为"名曰温病"，确切地说，应称之为太阴温病卫分证，按八纲辨证属表热证。

【原文】太阴风温、温热、温疫、冬温,初起恶风寒者,桂枝汤主之;但热,不恶寒而渴者,辛凉平剂银翘散主之。温毒、暑温、湿温、温疟,不在此例。(4)

【释义】本条论述太阴温病卫分证的证治。

条文的原义是:风温、温热、温疫、冬温这四种温病,初起在手太阴肺卫阶段,如果有恶风寒的症状,用桂枝汤治疗;如果只发热而不恶寒,且口渴者,用辛凉平剂银翘散治疗。温毒、暑温、湿温、温疟这四种温病有其特殊性,故治法与此不同。

本条提出治疗温病用辛温解表之剂桂枝汤的说法,吴鞠通在《温病条辨·卷四杂说本论起银翘论》中说:"本论第一方用桂枝汤者,以初春余寒之气未消,虽曰风温(系少阳之气),少阳紧承厥阴,厥阴根乎寒水,初起恶寒之证尚多,故仍以桂枝为首,犹时文之领上文来脉也。"这种说法实质上是自相矛盾的,既然是"初春余寒之气未消"、"初起恶寒之证尚多",则属伤寒范畴,不是温病。若曰风温,乃感受风热邪气致病,则当用辛凉轻解,而桂枝汤断不可用。吴氏将桂枝汤列为《温病条辨》第一方,并加这段说明,是借推尊伤寒学派之名,兴温病之起。究其本心,他对太阴温病初起的治疗,是力斥辛温发汗而主张用辛凉之剂的。他在"银翘散方论"中明确指出:"温病忌汗,汗之不惟不解,反生他患。盖病在手经,徒伤足太阳无益,病自口、鼻吸受而生,徒发其表亦无益也。"而且他在"本论起银翘散论"中也明确指出:"本论方法之始,实始于银翘散。"可见,《温病条辨》第一方用桂枝汤是假,而用辛凉平剂银翘散是真。

本条中提出的"但热,不恶寒而渴者,辛凉平剂银翘散主之",从临床实践中来看,"但热,不恶寒而渴者"是里热证,应当用清热法,而不应以辛凉平剂银翘散解表清热。吴氏是为了强调伤寒与温病之区别主要在于恶寒与否。其实温病初起亦非绝对不恶风寒,只是与伤寒初起相较,伤寒初起恶寒重,发热轻,温病初起发热重,恶寒轻。综观其上下文,应当是以第3条所述"太阴之为病,脉不缓不紧而动数,或两寸独大,尺肤热,头痛,微恶风寒,身热,自汗,口渴,或不渴而咳,午后热甚者",用"辛凉平剂银翘散主之"。因其证候是风热袭表,导致手太阴肺的经气不利,乃致卫外失司,以发热、微恶风寒为主症,故治用辛散、凉清、轻宣之剂,以疏风透热,解除表邪,银翘散辛凉平和,正当其属。

【原文】太阴风温,但咳,身不甚热,微渴者,辛凉轻剂桑菊饮主之。(6)

【释义】本条论述风温病太阴卫分证以咳为主症者的治法。

"但咳"是指以咳为主症。其仅言咳而不言嗽,是指咳而无痰。其"身不甚热,微渴",可知表热与津伤均不重,仅以咳为主。由其临床表现可以看出,其证是风热外袭,导致肺失宣降,肺气上逆,其病变轻浅,故以"辛凉轻剂桑菊饮主之",取其辛凉轻透,以宣肺止咳。因其病轻,故用药亦轻。

【原文】太阴温病,脉浮洪,舌黄,渴甚,大汗,面赤,恶热者,辛凉重剂白虎汤主之。(7)

【释义】本条论述太阴温病气分里热蒸腾证候的证治。热邪传入手太阴气分,因其邪气盛而正气不衰,正邪相争激烈,故里热炽盛,蒸腾发越,而致气血涌越,脉势如波涛汹涌,而呈"浮洪"之象。里热上蒸,则舌苔黄。热迫津液外泄,则"大汗"出。热迫气血上涌,则"面赤"。里热蒸腾,则见高热"恶热"。因其里热蒸腾发越,热邪有外达之势,故当辛散寒清,因势利导,使邪有出路,治用辛寒清气,泄热保津,以"辛凉重剂白虎汤主之"。

【原文】太阴温病,脉浮大而芤,汗大出,微喘,甚至鼻孔扇者,白虎汤加人参汤主之;脉若

散大者,急用之,倍人参。(8)

【释义】本条论述太阴气分证因里热蒸腾,耗气伤津,导致里热仍盛而津气两伤,虚实夹杂证候的证治。

其"脉浮大而芤"为浮大中空,如按葱管之象,乃因高热大汗,津液大伤所致。其"汗大出",一因热邪迫津,一因气不摄津所致,为虚实夹杂症状。"微喘,甚至鼻孔扇",亦为虚实夹杂症状。其喘,一因热邪迫肺,肺气上逆,一因热邪耗气,肺气大虚。喘甚,则鼻翼扇动。因其证属热邪仍盛而津气两伤,故治当辛寒清气与补气生津并施,以"白虎加人参汤主之"。若脉象浮散无根,举之浮散不聚,漫无根蒂,按之则无,称为散脉,主气血耗散,津气欲脱,正气将绝,当急用白虎加人参汤,且方中应重用人参以补气敛阴固脱。正如吴氏在本条分注中所云:"浮大而芤,几乎散矣,阴虚而阳不固也。补阴药有鞭长莫及之虞,惟白虎退邪阳,人参固正阳,使阳能生阴,乃救化源欲绝之妙法也。汗涌、鼻扇、脉散,皆化源欲绝之征兆也。"

【原文】白虎本为达热出表,若其人脉浮弦而细者,不可与也,脉沉者,不可与也;不渴者,不可与也;汗不出者,不可与也。常须识此,勿令误也。(9)

【释义】本条论述了白虎汤的禁忌证。

白虎汤的作用本是透达气分的热邪从表而解。如果患者脉浮,说明邪气在表,细主阴血虚少,弦主筋脉拘急,动风之兆,都不是白虎汤的适应证;脉沉有两种情况:沉实有力,多见于阳明腑实,热结在里,当攻下腑实,非白虎汤力所能及。脉沉无力为肾阳衰微,火不归元,浮阳外越,真寒假热,更不可用白虎汤伤其阳,口不渴是热邪没有化燥伤津,或是湿热之证,都不宜用清热生津的白虎汤。身热而汗不出,一为伤寒表不解,一为温病津液亏损,汗源告竭,或用辛温解表,或加甘寒生津之品,不能单用白虎汤。医生必须认识到这一点,不要误用白虎汤。

【原文】太阴温病,不可发汗。发汗而汗不出者,必发斑疹;汗出过多者,必神昏谵语。发斑者,化斑汤主之;发疹者,银翘散去豆豉,加细生地、丹皮、大青叶,倍元参主之。禁升麻、柴胡、当归、防风、羌活、白芷、葛根、三春柳。神昏谵语者,清宫汤主之,牛黄丸、紫雪丹、局方至宝丹亦主之。(16)

【释义】本条论述了温病忌辛温发汗及误汗后的证治。

"太阴温病,不可发汗",是因为温病在病邪性质,感邪途径,病变部位上与伤寒寒邪伤足太阳之表不同,所以忌用辛温发汗。

若误汗则出现两种转归:一是"发汗而汗不出者,必发斑疹";一是"汗出过多者,必神昏谵语"。

温病初起误用辛温发汗,如果患者热甚血燥,不能蒸腾津液而成汗,温邪内郁,伤及血络,迫血外窜于肌表,就可以外发斑疹。如果患者腠理疏松,一经发汗而汗出不止,导致亡阳,心阳伤而神明乱,中无所主,出现神昏,心液伤而心血虚,心以阴为体,心阴不能济阳,则心阳独亢,而为谵语不休。手太阴温病不解,最易"逆传",何况误汗后,心阴心气受伤,更易出现热入心包证候了。

【原文】头痛恶寒,身重疼痛,舌白不渴,脉弦细而濡,面色淡黄,胸闷不饥,午后身热,壮若阴虚,病难速已,名曰湿温。汗之则神昏耳聋,甚则目瞑不欲言,下之则洞泄,润之则病深不解,长夏、深秋、冬日同法,三仁汤主之。(43)

【释义】本条论述了湿温的证候特点和治疗禁忌。

湿温初起的证候是：患者头痛恶寒，身体困重疼痛，舌苔白腻，口不渴，脉象弦细而濡，面色淡黄，胸闷不舒，无饥饿感，午后发热比较明显，与阴虚发热相类似，并且难以很快治愈的疾病，就称为湿温病。湿温病初起湿重于热，治疗时禁忌有三：即禁用辛温发汗，禁用攻下，禁用滋腻。现在，一般的医生，不知道这是湿温病，见到头痛，恶寒，身重疼痛，就误认为是伤寒，而用辛温发汗的药物。发汗不仅耗伤了心阳，而且湿邪随着辛温发表的药物蒸腾上逆，蒙蔽心包，则神昏谵语，上蒙清窍则耳聋，两目闭而不开，不想说话。有的见到胸脘痞满不饥，认为是宿食停滞而投苦寒攻下之剂，不仅耗伤了阴液，而且进一步抑制了脾阳的升发，脾气下陷，湿邪乘势内溃，所以出现洞泄。也有见午后身热明显，误认为阴虚而用阴柔滋润之药，湿邪是胶滞黏腻的阴邪，又加上滋阴的阴性药物，二阴相合，同气相求，于是就胶着锢结而不易解除。本病的治疗，不论是发生于长夏、深秋还是冬天，都用相同的治法，以三仁汤为主，轻开上焦肺气，因为肺主一身之气，气行则湿行，气化则湿化。

【原文】暑温蔓延三焦，舌滑微黄，邪在气分者，三石汤主之；邪气久留，舌绛苔少，热搏血分者，加味清宫汤主之；神识不清，热闭内窍者，先与紫雪丹，再与清宫汤。(41)

【释义】本条论述暑湿病热重于湿弥漫三焦的证治。

"暑温蔓延三焦，舌滑微黄，邪在气分者"，讲述了病因、病位、症状及病程阶段。暑温病有暑热病与暑湿病之分，由其舌苔滑腻微黄可以看出是暑湿病。其以暑热为主，夹有湿邪，属热重于湿。其病位是弥漫于上、中、下三焦。病程阶段在气分，邪气盛而正气不衰。本条所述症状甚简，仅"舌滑微黄"一句，但以"暑温蔓延三焦"及用三石汤治疗而测其证，则可知应具暑热夹湿弥漫三焦之症状，如上焦见身热，汗出，面赤，眩晕，耳聋；中焦见口渴，胸脘痞闷，恶心呕吐，大便溏臭；下焦见小便黄少等。因其病程属气分阶段，暑湿邪气盛而正气不衰，故治当泄热利湿，宣畅三焦，以"三石汤主之"。

对"邪气久留，舌绛苔少，热搏血分者，加味清宫汤主之"应综合分析。其文意是指暑热夹湿在气分留恋日久，则其暑热邪气与湿邪相煎，化燥入营而成营热阴伤之证，其"舌绛"，即是暑热邪气已入营分，灼伤营阴，血液浓稠之确征。从其用"加味清宫汤主之"以测其证，因方中加知母、银花、竹沥，可知其气分湿热仍未尽化，且湿聚成痰，故可见少量黄燥苔。这说明其证候属气营两燔，治疗当清气化痰与凉营养阴并施，方用清宫汤凉营养阴，加知母、银花、竹沥清气化痰。条文中所谓"热搏血分者"，是以血赅营，实际是热入营分，气营两燔。

若见"神识不清"，说明暑热邪气除灼伤营阴外，又煎湿成痰，蒙蔽心包，致心窍闭塞，心神内闭而神昏，治当"先与紫雪丹"清营开窍，"再与清宫汤"清营养阴。

【原文】暑温、伏暑，三焦均受，舌灰白，胸痞闷，潮热，呕恶，烦渴，自利，汗出，溺短者，杏仁滑石汤主之。(42)

【释义】本条论述暑温、伏暑两种病中，湿热并重弥漫三焦的证治。

"暑温、伏暑，三焦均受，舌灰白……"，讲述了病因、病位、症状。由其舌苔色灰白可知其属湿热病，"胸痞闷"、"呕恶"、"自利"，说明湿邪重；"舌灰白"、"潮热"、"烦渴"、"汗出，溺短"，说明热亦重，故其病变属湿热并重之证。湿热交混，热蒸湿动，故弥漫于上、中、下三焦。弥漫于上、中焦则潮热，烦渴，汗出，胸脘痞闷，呕恶，便溏下利；弥漫于下焦则小便短少。因其湿热并重，弥漫三焦,故治当清泄三焦弥漫之热与祛除三焦弥漫之湿并举。但其关键在于宣通肺气以通调水道,使三焦弥漫之湿邪从下而驱,湿有出路,则热亦随之而解。其方名"杏仁滑石汤",可知以杏仁、滑石为君药。杏仁降肺气以开上焦,滑石利湿热以通下窍,佐以通草,通利三焦。三药合用,则使上下通达,邪有出路。再辅以辛开苦降、燥湿清热、宣畅中焦之品,则三焦弥漫之邪可分道而消,即如吴氏在本条分注中所云:"俾三焦混处之邪,各得分解矣",故此方可称是分消走泄之剂。

【原文】三焦湿郁,升降失司,脘连腹胀,大便不爽,一加减正气散主之。(58)

【释义】本条论述湿滞中焦,脾胃升降失司的证治。

"三焦湿郁,升降失司",是指湿邪以中焦脾胃为中心,弥漫三焦,郁阻气机,导致脾不健运,脾胃升降失司。"脘连腹胀",是因湿邪阻滞气机。大便溏滞"不爽",是湿困脾胃,消磨、运化失司,湿夹食滞下注大肠,黏滞肠道所致。治当燥湿行气化滞,调理脾胃之升降,以"一加减正气散主之"。

【原文】湿郁三焦,脘闷,便溏,身痛,舌白,脉象模糊,二加减正气散主之。(59)

【释义】本条论述湿郁表里的证治。

"脘闷",说明湿滞中焦,气机不畅。"便溏",乃湿浊下注大肠所致。"身痛",因于湿邪弥漫,郁于肌肉经络,导致气机不通,不通则痛。"舌白",主湿重。"脉象模糊",即濡软缓怠之类,亦主湿。综观其证,"脘闷,便溏"主湿困中焦,"身痛"主湿邪困表,共成表里同病,弥漫三焦之势。治当燥湿利尿,宣通经络,兼顾表里,以"二加减正气散主之"。

【原文】秽湿着里,舌黄,脘闷,气机不宣,久则酿热,三加减正气散主之。(60)

【释义】本条论述湿郁生热的证治。"秽湿着里",指湿浊内蕴,滞着不去,是讲病因。"气机不宣,久则酿热",是讲病机,论述湿浊阻滞,气机不宣,阳气被郁,若人体阳气不虚,阳郁日久则化热。由此可以看出,本证是因湿生热,热蕴湿中,湿重于热之候。其主症见"舌黄,脘闷",可知湿阻气机,邪无出路,故治当祛湿泄热,通调水道,宣畅气机,以"三加减正气散主之"。

【原文】秽湿着里,邪阻气分,舌白滑,脉右缓,四加减正气散主之。(61)

【释义】本条论述寒湿困阻脾胃的证治。"秽湿着里,邪阻气分",是指湿浊内蕴,阻滞气机。"舌白滑,脉右缓",是湿重之征。右手脉候气分病变,因其"邪阻气分",故右手脉濡缓无力。本条只列舌、脉,而未述其他症状,但从其方中加入辛温之草果及消食导滞之楂肉、神曲可以测知其证,应是湿困脾胃,久郁伤阳,脾阳不足而从阴化寒,转化为寒湿病。寒湿困阻脾胃,则胸脘痞闷、纳呆食少、食滞不化等见症自不可少,治当辛开苦降,温脾健胃,以"四加减正气散主之"。

【原文】秽湿着里,脘闷,便泄,五加减正气散主之。(62)

【释义】本条论述寒湿阻滞气机的证治。

"秽湿着里",是指湿浊内蕴,日久不解。湿郁日久,损伤脾阳,则寒自内生而转化为寒湿病。寒湿阻滞气机,则"脘闷"。脾不健运,寒湿下注大肠,则"便泄"。寒湿阻滞气机,治当用辛温、苦温之品,辛开苦降,燥湿行气,以"五加减正气散主之"。

【原文】脉缓,身痛,舌淡黄而滑,渴不多饮,或竟不渴,汗出热解,继而复热,内不能运水谷之湿,外复感时令之湿。发表、攻里,两不可施,误认伤寒,必转坏证。徒清热则湿不退,徒祛湿

则热愈炽,黄芩滑石汤主之。(63)

【释义】本条论述中焦湿热并重胶着难解的证候、病因、治法及治疗禁忌。

本证的特点是中焦湿热并重,里结胶着,难解难分。"脉缓",即濡缓之脉,主湿热内蕴。"舌淡黄而滑",主湿热熏蒸。其"身痛",是湿热熏蒸于肌肉、经络之间,气血运行不畅所致。湿阻气机,气化不利,津不上承,可见口渴,但因其津液未伤,湿邪内蕴,故"渴不多饮,或竟不渴"。其发热,是湿热熏蒸,正邪相争所致。热蒸湿动,可见汗出,但因其汗乃热邪蒸迫湿邪外出所致,故汗少而黏,气味秽浊。热邪随汗出有外达之机,故"汗出热解"。但湿浊黏腻,不可能一汗而尽泄,而热蕴湿中,湿不去则热不能除,故汗出之后"继而复热"。其证候特点是反复出少量黏汗,汗出之后热势稍减,但继而又增,形成汗出则热减、汗止则热增、热增则汗出、汗出热又减之状态,反复不止,缠绵不已。应当说明的是,条文中所谓"汗出热解"之"解"字使用不确切,应为"减"字。因为汗出之后体温虽然降低,但并未恢复正常,而是稍有所减,继而又起。这种状态,正说明湿热胶结,缠绵难解。究其病因,乃"内不能运水谷之湿,外复感时令之湿"。"内不能运水谷之湿",则水谷内生之湿困阻脾胃,脾不健运。脾不健运,则易遭外邪侵袭而"外复感时令之湿"。外湿侵袭,则肌肤经络受困,进而困阻脾胃。内外合邪,湿阻气滞,阳郁化热,热处湿中,遂成里结胶着之势。

本证"脉缓,身痛","汗出",有似太阳中风,但脉虽缓而不浮,且舌苔"淡黄而滑",虽汗出热减,但"继而复热",不可误诊为伤寒的太阳中风表证而投以辛温解表之剂。因湿热阻滞中焦,其大便多见溏滞不爽,黏滞难下,更不可误诊为伤寒阳明腑实证而误用攻下之法。如果误诊为伤寒之太阳中风或阳明腑实证而误用汗、下之法,不惟邪不能去,反使正气损伤,转为"坏证"。正如吴氏在本条分注中所云:"发表则诛伐无过之表,阳伤而成痓;攻里则脾胃之阳伤,而成洞泄寒中,故必转坏证也。"

因其证为湿热邪气所致,治疗应当用清热法或祛湿法。但其特点是湿热里结,胶着难解,若单纯寒凉清热,则湿不能去,且热蕴湿中,寒凉药物反易冰伏湿邪;若单纯用温燥祛湿药物,则又易助其热邪,二者皆非所宜。因此,吴氏有"徒清热则湿不退,徒祛湿则热愈炽"之论。

湿热胶着,则气机不通,气化不行。欲祛其邪,必从宣畅气机入手,气机通畅,则气化功能恢复,其湿邪可化,热亦随湿解。宣畅气机之法,以行气利小便为首选,故吴氏在本条分注中云:"共成宣气利小便之功,气化则湿化,小便利则火腑通而热自清矣"。其方剂,以"黄芩滑石汤"主之。

本条与本篇第42条应相互对照。二者均为湿热并重之证,但前者为湿热邪气以中焦为中心弥漫三焦,本条为湿热邪气胶着于中焦。其治疗,均以宣气利小便为主旨,但因前者是湿热弥漫三焦,故以"杏仁滑石汤主之",其方中以杏仁开上焦肺气,配淡渗通利下焦之滑石、通草,并辅以大量燥湿宣畅中焦之品,其用药三焦兼备。本条是湿热胶着于中焦,故以"黄芩滑石汤主之",不用入上焦之杏仁,而以宣畅中焦与通导下焦之品为主。

【原文】湿郁经脉,身热,身痛,汗多,自利,胸腹白疹,内外合邪,纯辛走表,纯苦清热,皆在所忌,辛凉淡法,薏苡竹叶散主之。(66)

【释义】本条论述湿热郁蒸,外发白痦的病因、证治及治疗禁忌。

"内外合邪",是讲病因,即第63条所云:"内不能运水谷之湿,外复感时令之湿。"其外感湿热与内生湿邪相合,则形成湿热郁蒸之势。"湿郁经脉",说明湿热郁蒸于肌表,邪气有外达之趋势。因其湿热郁蒸,正邪相争,故见"身热"。湿热阻滞于经脉肌肉之间,气血不通,故"身痛"。热蒸湿动,湿邪从表而出,则见"汗多",且其汗质黏味秽。脾不健运,湿热下注大肠,则见"自利",但其大便虽溏却黏滞不爽。"胸腹白疹",是指胸腹部发出白痦。

白痦多在湿热病1周左右出现,其形如粟米,高出皮肤,为白色疹点,故吴氏称其为"白疹",内有淡黄色浆液,状如水泡。多见于胸、腹,有时延及背部,四肢很少出现,一般数目不多,几个或几十个,亦偶有大片出现者。白痦溃后,有浆液渗出,退后皮色如常,不留瘢痕及色素沉着,常见出一次汗而随之发一次白痦。白痦之出现,标志湿热郁蒸,热蒸湿动,湿热外达肌表,但因汗出不畅,湿热不得从汗而解,遂致郁于肌肤而发痦。白痦之发出,说明湿热有外达之机,往往随白痦之出现,发热有减,但因湿热不能尽解,故继而复热,反复缠绵。若白痦空瘪,内无浆液,则属气阴两竭,称为"枯痦"。

因本证为内外合邪、湿热郁蒸之候,治当表里兼顾,不可偏执一端。条文中之"纯辛走表",是指用辛温解表药物,因其辛温燥烈,必助热动湿,不惟湿热不祛,反易招致他患,甚至发生湿热上蒙清窍、内闭心包之重证。"纯苦清热",是指用苦寒药物,其虽长于清热,但有碍于湿,易于导致湿邪冰伏之患,故二者"皆在所忌"。宜用辛凉甘淡之剂,宣透与清利并施,表里同治,以"薏苡竹叶散主之"。

【原文】面目俱赤,语声重浊,呼吸俱粗,大便闭,小便涩,舌苔老黄,甚至黑有芒刺,但恶热不恶寒,日晡益甚者,传至中焦,阳明温病也。脉浮洪躁甚者,白虎汤主之;脉沉数有力,甚则脉体反小而实者,大承气汤主之,暑湿、湿温、温疟,不在此例。(1)

【释义】本条论述了中焦温病的证候和治疗方法。

温热之邪传入阳明气分,必须出现阳明里热亢盛见症,主要表现有颜面及眼白发红,说话声音重浊不清,呼气与吸气俱粗大,大便闭结,小便短赤不畅,舌苔老黄,甚则黑有芒刺,但恶热不恶寒,热势到傍晚尤甚等。但具体又有阳明经证和阳明腑证的不同:阳明经证系阳明无形邪热亢盛,充斥表里,故其脉形浮洪躁甚,治疗当用白虎汤清热保津;阳明腑证系热邪与燥屎结于肠腑,腑气不通,故其脉形沉数有力,甚则小而实,治疗当用大承气汤通下热结,荡涤腑实。

暑温、湿温、温疟,以上三种病,其证治与上述不同,所以指出"不在此例"。

【原文】阳明温病,无上焦证,数日不大便,当下之。若其人阴素虚,不可行承气者,增液汤主之。服增液汤已,周十二时观之,若大便不下者,合调胃承气汤微和之。(11)

【释义】本条论述阴虚体质患者又有阳明热结腑实之证的治法。

"阳明温病,无上焦证,数日不大便,当下之"说明已见可下之征。但因"其人阴素虚",而阴液亏乏,肠道失润,虚实夹杂,无水舟停,单用承气汤攻下,无异于旱地行舟,则虽攻而不下,故"不可行承气"。应当滋阴润燥,增水行舟,以"增液汤主之"。服用增液汤后,观察"周十二时",即一昼夜(12时辰为24小时),若大便仍不下,说明肠液虽增,但推动乏力,故再"合调胃承气汤微和之",以增其荡涤之动力。吴氏在本条分注中云:"妙在寓泻于补,以补药之体,作泻药之用,既可攻实,又可防虚。余治体虚之温病与前医误伤津液,不大便,半虚半实之证,专以此法救之,无不应手而效。"吴氏在增液汤方论中又云:"本论于阳明下证,峙立三法:热结液干之大实证,则用大承气;偏于热结而液不干者,'旁流'是也,则用调胃承气;偏于液干多而热结少者,则用增液,所以廻护其虚,务存津液之心法也。"

【原文】阳明温病,下之不通,其证有五:应下失下,正虚不能运药,不运药者死,新加黄龙汤主之;喘促不宁,痰涎壅滞,右寸实大,肺气不降者,宣白承气汤主之;左尺牢坚,小便赤痛,时烦渴甚,导赤承气汤主之;邪闭心包,神昏,舌短,内窍不通,饮不解渴者,牛黄承气汤主之;津液不足,无水舟停者,间服增液,再不下者,增液承气汤主之。(17)

【释义】本条论述了阳明热结,下之不通的五种变证的治法。

阳明温病热结成实者,当用承气汤攻下热结以祛邪,但是如果服承气汤后,大便不通,热结未下,里热不除,其临床表现和病机大致分为五种情况。

第一种情况:见有阳明里实证而未能乘正气未衰及时攻下,以至邪热壅闭,气阴两伤。临床表现为邪热独盛,正气衰弱,服攻下药物大便不下,正虚致极,已无力运化药物,这种情况是十分危急的。用新加黄龙汤,方中以调胃承气汤攻逐热结,人参益气扶正,增液汤、当归、地黄增液养阴,生姜汁宣通胃气,再加海参补液,吴氏称此法为"邪正合治法"。

第二种情况:患者除具有阳明热结外,还出现了喘促不宁,痰涎壅盛的表现,以"右寸实大",说明肺经热盛,为痰热壅肺,肺气不降所致。用宣白承气汤,方中以大黄通腑泄热,用生石膏、杏仁、瓜蒌清肺降气化痰。吴氏称此法为"脏腑合治法"。

第三种情况:"左尺牢坚"提示小肠热盛,火腑不通。其临床表现为尿色黄赤,尿道涩痛。其病机既有大肠热结,又合并小肠火盛。此时治疗上既要泄下大肠热结,又要清利小肠火热,用导赤承气汤,方中以大黄、芒硝清下大肠热结,黄连、黄柏清利小肠火热,加生地、赤芍可养阴清热,并可纠正连、柏苦寒伤阴之弊。吴氏称此法为"二肠合治法"。

第四种情况:除具有阳明热结腑实外,还出现了神志昏迷、舌短难伸等热闭心包证状。在治疗上,既要清泄腑实,又要芳香开窍,用牛黄承气汤,方中以牛黄安宫丸开心窍,加冲大黄末下热结。吴氏称此法为"两少阴合治法"。

第五种情况:是阳明热盛耗伤津液而致使燥结不下者,此时必须增水行舟,用增液汤;如再不大便时,增液汤加大黄、芒硝增液攻下,即增液承气汤,方中增液汤养阴补血,大黄、芒硝清气通下,吴氏称此法为"气血合治法"。

【原文】斑疹,用升提则衄,或厥、或呛咳、或昏痉,用壅补则痉乱。(23)

【释义】本条主要指出了斑疹的治疗禁忌及其道理。

温病发斑疹禁用升提,禁壅补。若用柴胡、升麻、当归、防风、羌活、白芷、葛根等辛温升提之品,升提少阳之气,血随气升,可致衄血;有些属于辛温走窜之品,助热伤阴,阴气竭于下而出现热厥;热毒熏肺会出现发生呛咳;邪热入心,则出现昏痉等变症。

斑疹一般不可壅补,若壅补则使邪无出路,致斑疹不得透发,邪热内迫而陷入心包,导致神志不清,闷乱无知。

【原文】温病小便不利者,淡渗不可与也,忌五苓、八正辈。(30)

【释义】本条讨论了温病出现小便不利忌用淡渗之机理。

温病系温邪为患,其出现小便不利多系热盛耗阴而致,其治疗当滋阴以益其水源,泻火以除其邪热。如反投以淡渗,强利其尿,势必更耗竭其阴,因五苓散、八正散之类皆系淡渗利尿之剂,故不可投与。

【原文】温病燥热,欲解燥者,先滋其干,不可纯用苦寒也,服之反燥甚。(31)

【释义】本条阐述了温病不能纯用苦寒之理。

温病主要病理特点就是热盛伤阴,临床表现为一系列燥热现象,如发热而口干渴饮、大便干、舌黄燥等,从治病求本来说,清热就可以救阴。《内经》谓"热者寒之",因此运用寒凉药物清热就成为温病的主要治疗方法之一,但在寒凉药物中,又有苦寒、甘寒、咸寒之分。但是苦寒有化燥之弊,在温病燥热炽烈,阴液耗伤时,一味滥用苦寒,反能化燥伤阴。此时应投以甘苦合化之法,以甘寒滋润为主,配合苦寒泻火,就可避免纯用苦寒伤阴之弊。

【原文】风温、湿热、温疫、温毒、冬温,邪在阳明久羁,或已下,或未下,身热面赤,口干舌燥,甚则齿黑唇裂,脉沉实者,仍可下之;脉虚大,手足心热甚于手足背者,加减复脉汤主之。(1)

【释义】本条论述了温病邪入下焦脉、证及治法。

温邪在中焦留连日久,阳明燥热,没有不耗伤少阴之阴的。其中有已经使用下法而阴液耗伤的,也有未使用攻下而阴液耗伤的。此时里热亢盛,故见身热面赤,阴液耗伤,故见口干舌燥,甚则齿黑唇裂。若属热结在里,其脉沉实。此时治疗仍可采用攻下,这就是急下而存阴。若阳明大肠无燥屎内结,邪热不甚,而阴虚内热之象较显,症见手足心热甚于手足背,脉虚大,此时治疗应以滋补阴液为主,方用加减复脉汤,迅速复其真阴,阴复则阳气有依附,才可不至于死亡。

加减复脉汤方:炙甘草、干地黄、生白芍、麦冬、阿胶、火麻仁。

【原文】下焦温病,但大便溏者,即与一甲复脉汤。(10)

【释义】本条论述了下焦温病,阴伤便溏的治疗。

温病邪热深入下焦,耗伤肾阴,治疗应以滋阴为主,但是滋阴之药大多滑润,所以出现大便溏,治当以复阴的基础上,加固涩之品,用一甲复脉汤。

一甲复脉汤方:加减复脉汤去火麻仁加生牡蛎。

【原文】少阴温病,真阴欲竭,壮火复炽,心中烦,不得卧者,黄连阿胶汤主之。(11)

【释义】本条论述了少阴温病阴虚邪火炽盛的证治。

"少阴温病",即下焦温病。下焦温病,温邪久留,热盛伤阴,肝肾之阴,消耗殆尽,故曰"真阴欲竭"。"壮火"即邪火,亦即温热之邪,"壮火复炽",即邪热炽盛。由于阳热之邪夹心火亢盛于上,心之阴液没有存留之处,所以心烦乱不能自已;因为阳气亢盛不能进入阴分,阴液亏损又不能接受阳气,所以不能入睡。阴虚与邪火共存,邪火不去,阴耗更甚,阴愈虚则火愈炽,所以治疗应育阴清热并举,用黄连阿胶汤,方中黄连、黄芩泻邪火而护真阴;白芍、阿胶滋阴液以御亢阳,鸡子黄滋养中焦,交通心肾。

黄连阿胶汤方:黄连、黄芩、白芍、阿胶、鸡子黄。

【原文】夜热早凉,热退无汗,热自阴来者,青蒿鳖甲汤主之。(12)

【释义】本条论述了邪伏阴分的病机和治法。

"夜热早凉"是夜晚发热,白天不发热,体温正常。卫气夜行于阴分而发热,白天行于阳分而热退身凉,故发热是邪气深伏阴分所致。"热退无汗"是指热退时不伴有汗出,邪不能随汗而外出肌表,仍深伏阴分,更加证实了邪来自阴分。

故用青蒿鳖甲汤,滋阴透邪。此方有先入后出之妙,鳖甲能够引导青蒿深入阴分,青蒿能够引导鳖甲外出阳分,并能引邪外出。

青蒿鳖甲汤方:青蒿、鳖甲、细生地、知母、丹皮。

【原文】热邪深入下焦,脉沉数,舌干齿黑,手指但觉蠕动,急防痉厥,二甲复脉汤主之。(13)

【释义】本条论述了热深防惊厥的证治。

下焦温病,"舌干齿黑,脉沉数"是热邪耗伤真阴,阴精欲竭的临床表现。阴虚不能潜阳,肝风内动而发痉厥。"手指但觉蠕动"就是痉厥行将发作的前兆。

此时用二甲复脉汤,育阴潜阳,制止痉厥的发生。二甲复脉汤即加减复脉汤加生牡蛎、生鳖甲,方中复脉汤育阴,牡蛎、鳖甲潜阳息风。

二甲复脉汤方:加减复脉汤加生牡蛎、生鳖甲。

【原文】下焦温病,热深厥甚,脉细促,心中憺憺大动,甚则心中痛者,三甲复脉汤主之。(14)

【释义】本条论述了热深厥甚的证治。

本条证是承上条证继续发展变化而来。上条仅见手指蠕动的动风先兆,而本条痉厥已作,而且合并了心跳剧烈而有空虚感,即原文所谓"心中憺憺大动",心律紊乱,即原文所谓"脉细促"。"促"数中一止也,同时还有心胸疼痛,这都是真阴耗损,水不涵木,心失所养所致。此时单用二甲复脉汤,在潜阳方面犹恐力弱,所以再加龟板填补真阴,交通心肾,使阴液充足,亢阳潜降。加龟板后,即成三甲复脉汤,治疗作用较前增强。

三甲复脉汤方:二甲复脉汤加龟板。

【原文】热邪久羁,吸烁真阴,或因误表,或因妄攻,神倦,瘛疭,脉气虚弱,舌绛苔少,时时欲脱者,大定风珠主之。(16)

【释义】本条论述了阴竭欲脱的救治。

"热邪久羁,吸烁真阴",是指温病深入下焦,病久伤阴;"或因误表","或因妄攻",是指误用辛温解表,或苦寒攻下,由于汗、下均可伤阴,因而出现神倦,脉象虚弱,舌绛少苔等真阴欲竭的表现。阴损及阳,阴竭阳脱,所以出现时时欲脱,病属急重危证,必须急予大定风珠育阴潜阳固脱以急救。大定风珠是三甲复脉汤加五味子、鸡子黄,滋补欲绝之真阴,潜镇收敛欲脱之阳气。

大定风珠方:三甲复脉汤加鸡子黄、五味子。

图书购买或征订方式

关注官方微信和微博可有机会获得免费赠书

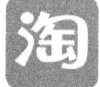 **淘宝店购买方式：**
直接搜索淘宝店名：**科学技术文献出版社**

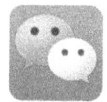 **微信购买方式：**
直接搜索微信公众号：**科学技术文献出版社**

 重点书书讯可关注官方微博：
微博名称：**科学技术文献出版社**

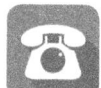 **电话邮购方式：**

联系人：王　静
电话：010-58882873，13811210803
邮箱：3081881659@qq.com
QQ：3081881659

汇款方式：
户　名：科学技术文献出版社
开户行：工行公主坟支行
帐　号：0200004609014463033